HISTOIRE NATURELLE

DE

LA SANTÉ ET DE LA MALADIE.

AVIS IMPORTANT.

Dans le cours de cet ouvrage, les chiffres entre parenthèses renvoient, non aux pages, mais aux alinéa. Le 2e volume commence à l'alinéa (558), et le troisième à l'alinéa (1111). Les dix-huit planches sur acier sont réunies à la fin de ce premier volume.

Tous les exemplaires doivent être revêtus de la signature de l'Auteur.

Paris. — Typographie Schneider et Comp., rue d'Erfurth, 1.

HISTOIRE NATURELLE

DE LA

SANTÉ ET DE LA MALADIE

CHEZ LES VÉGÉTAUX

ET CHEZ LES ANIMAUX EN GÉNÉRAL,

ET EN PARTICULIER

CHEZ L'HOMME;

Suivie

DU FORMULAIRE POUR UNE NOUVELLE MÉTHODE DE TRAITEMENT HYGIÉNIQUE ET CURATIF;

PAR

F.-V. RASPAIL.

Avec des figures sur bois dans le texte et dix-huit planches gravées sur acier, d'après les dessins originaux et les premières gravures de son fils, **F.-BENJ. RASPAIL.**

> Ἀρχὴ τῆς αἰτίης τῶν νεύσωντε καὶ τοῦ θανάτου. HIPP.
>
> Metaphorica spina in archeo.
>
> VAN HELMONT.

DEUXIÈME ÉDITION CONSIDÉRABLEMENT AUGMENTÉE.

TOME PREMIER.

PARIS,

CHEZ L'ÉDITEUR, RUE DES FRANCS-BOURGEOIS-SAINT-MICHEL, 5,

DERRIÈRE L'ODÉON; AU PREMIER, AU FOND DE LA COUR, A DROITE.

1846.

TABLE

PAR ORDRE DE CHAPITRES

DES MATIÈRES

CONTENUES DANS LE PREMIER VOLUME.

FIN DE LA TABLE DU PREMIER VOLUME.

A MES MEILLEURS AMIS,

LES MALADES,

ET A CEUX QUI LES SOIGNENT.

Non rem antiqui damnabant, sed artem. Pline, lib. 29. c. 1.

Ainsi que Caton et les anciens, ce n'est pas la profession que je condamne, c'est le métier.

J'avais dédié la première édition de ce livre à mes condisciples les médecins; les bons de cette profession m'ont compris avec le cœur et avec l'esprit; les méchants m'ont persécuté à coups d'épingle, faute de mieux: couronne de fleurs de la part des premiers, couronne d'épines de la part des seconds, deux manières différentes d'exprimer le même hommage; je porte les deux sur mon cœur; merci à tous! Les hommages des premiers m'auraient endurci par la fierté, ceux des seconds m'ont rendu compatissant aux maux physiques d'autrui par mes souffrances morales: pour que le médecin, *avec* ou *sans diplôme*, soit sympathique à ceux qui souffrent, il est bon qu'il ait occasion de souffrir.

Ma sympathie vous est acquise à ce prix et depuis longtemps, à vous qui souffrez; aussi est-ce à vous que je dédie la seconde édition de cet ouvrage, et à ceux qui se condamnent à souffrir de vos souffrances, afin d'arriver à les soulager. Médecins sans diplôme, dont le cœur illumine tant de fois l'intelligence, qui vous signalent le danger de telle ordonnance, l'inopportunité de telle autre, avec cet instinct qu'inspire l'observation constante des faits; ils sont encore la providence des médecins consciencieux et la terreur des médecins outrecuidants d'ignorance. Un jour, mes bons gardes-malades, et c'est là le vœu de tout médecin honnête homme, vous serez aussi bons praticiens que nous, et la loi ne vous poursuivra pas comme moi, en exercice illégal de la médecine, parce que la loi n'a jamais défendu à personne d'être garde-malade d'un parent ou d'un ami, et d'administrer un baume consolateur sans formuler l'ordonnance. Sauvez votre malade, mais ne signez pas; la loi ne poursuit que la signature, quand elle ne se trouve pas sur le tableau officiel; celle qui s'y trouve a carte blanche, et peut se servir impunément du tout, à l'exception cependant de la corde ou du poignard, et autres instruments prohibés expressément par la loi pénale.

Ce livre nouveau et entièrement refondu a pour objet de hâter le moment de votre émancipation médicale, de faire entrer la médecine dans le plan de l'éducation, de la rendre usuelle et domestique, et de mettre chacun à même de devenir dans l'occasion et à peu de frais *son propre médecin.*

Une science d'arcanes n'est pas une science; car les sciences ne sont telles qu'à la condition d'être accessibles à toutes les intelligences et de n'exiger pour être comprises qu'un peu de temps et de bonne volonté; ces sciences-là n'ont pas besoin de diplômes : le physicien, l'astronome, le chimiste, en ont-ils jamais demandé? On nous objectera que l'art de soigner la santé serait en état de compromettre la santé du malade, si l'on n'exigeait pas du médecin et du pharmacien des garanties de capacité. Mais, qu'on ne s'effarouche pas de ce rapprochement, l'art de la cuisine est dans le cas de compromettre la santé plus gravement encore que la médecine ; qui a jamais exigé du cuisinier un diplôme officiel? C'est que du mérite du cuisinier chacun est juge, et que chacun comprend la *Cuisinière bourgeoise*, ce *Codex* de l'art de se nourrir, et que le charlatanisme ici serait bien vite détrôné par la saveur et le goût de la clientèle. La médecine a eu soin de ne pas se vulgariser par son langage ; elle parle grec et arabe, sans le savoir cependant beaucoup, à des oreilles françaises ; elle n'est inabordable que par ce rempart-là ; aussi a-t-elle son sanctuaire de prêtres d'Esculape, et un vulgaire de profanes; elle rend des oracles, à la manière des oracles, qui ont également un sens, que l'événement soit heureux ou malheureux, et que la crise se termine par la mort ou par la vie. L'oracle de Delphes ne donnait jamais aux consultants la même réponse que l'oracle de Cumes ou de Jupiter Ammon ; n'exigez pas davantage des divers trépieds qu'Esculape, par un diplôme en bonne forme, a épars sur la surface du globe, et même sur la surface de Paris. L'oracle A vous dit oui, l'oracle B vous dit non ; c'est tout le contraire, je le veux bien; mais l'unité d'origine du diplôme donne un certain air de ressemblance à ces deux signes contraires du même cas. Le diplôme donne droit de répondre à la même question oui ou non, *ad libitum.*

Jusque-là chacun pourrait en faire tout autant sans le secours du diplôme; la réponse, chacun pourrait la donner. Mais la difficulté sur laquelle la médecine se retranche, c'est de pouvoir entendre la question; et comment l'entendre, puisqu'elle n'est pas posée en langue française? Cette difficulté disparaîtrait donc comme la première, si la médecine parlait français ou si elle vulgarisait son langage. Pourquoi donc ne le ferait-elle pas? Dieu n'a-t-il pas donné à l'homme les moyens de se faire comprendre, comme le plus doux de ses attributs? Que trouve-t-on de si flatteur à n'être compris que de soi-même? Or si la médecine vulgarisait son langage, à quoi se réduirait son importance comme art de guérir? Chacun ne saurait-il pas douter comme elle doute, trancher comme elle tranche, en désespoir de cause, revenir d'une erreur comme elle en revient elle-même; changer empiriquement de médicaments comme elle en change, souvent sur le simple avis d'un ignare?

Sans doute, mais alors la médecine ne serait plus une profession, car il n'y aurait plus moyen d'y faire fortune; ce ne serait plus une corporation avec privilége d'infaillibilité, comme elle l'est depuis Hippocrate; elle suivrait les inspirations du progrès qui nivelle de plus en plus les conditions sociales, qui propage l'instruction dans toutes les classes, et élève ainsi le plus bas métier à la hauteur de la profession la plus noble.

Les princes de la science ont intérêt à enrayer la marche de cette amélioration: ils ne sont princes qu'à la condition d'être inintelligibles. Mais tous les jeunes médecins ont hâte de montrer à leurs anciens qu'ils font cause commune avec la génération actuelle, et ils nous tendent la main pour émanciper l'art de soigner les hommes de la tutelle de nos vieilles et trop vieilles facultés. Le médecin ami du progrès cherche à se faire comprendre de son client et de ses juges. Il va plus loin dans son noble dévouement, il nous seconde dans nos plans de réforme et dans le but que nous nous sommes proposé, de rendre la médecine et la pharmacie accessibles à toutes les intelligences et à toutes les bourses.

Vous m'avez amplement secondé comme eux depuis la première publication de ce système, et bien d'entre vous, à la faveur seule du petit *Manuel annuaire de la santé*, ont eu des succès que les doctes médecins auraient enviés tout bas.

Continuez, avec moi, vos études; familiarisez-vous avec les théories développées dans ce livre, avec les prescriptions pratiques qui ont pour base ces théories. Prévenez le mal par l'hygiène; arrêtez-le au début par une application prompte de la médication nouvelle. Dans vos doutes, ayez recours à un médecin honnête homme, et, pour l'achat de vos matières premières, adressez-vous à un marchand de produits chimiques moral et consciencieux. Composez ensuite vos remèdes vous-même, à moins que vous ne rencontriez un pharmacien non hostile au système nouveau, et qui ait repoussé du pied le mot d'ordre coupable que la grande coterie de Paris a fait circuler dans toute la France (*).

(*) Voyez *Procès et défense de F. V. Raspail*, in-8° de 60 pag., mai 1846, et ci-après le chap. XXVII de l'*Introduction historique* de cet ouvrage.

Je combats pour vous, et la lutte est acharnée ; prêtez-moi assistance par votre sympathie : elle décuplera et mes forces contre les coups des puissants, et ma résignation contre les spoliations à ciel ouvert de la part de tous ceux qui me trahissent, et que l'impuissance de la loi enhardit plus que jamais.

C'est sous les auspices de cette bonne espérance que je termine aujourd'hui, 1er juillet 1846, ce livre dont l'impression a commencé le 18 novembre 1845, et que je vous le dédie, en ma qualité de votre infirmier en chef.

F. V. RASPAIL.

AVERTISSEMENT

SUR CETTE SECONDE ÉDITION.

L'*Histoire naturelle de la santé et de la maladie* parut, en juin 1843, en deux assez gros volumes grand in-8°, accompagnés de 12 planches dessinées et gravées sur acier par mon fils aîné.

Le succès en fut tel, que, dès le mois de novembre 1844, l'édition, assez nombreuse, pouvait en être considérée comme épuisée, et qu'à mon insu le libraire, qui n'avait droit qu'à des *tirages*, se mettait à l'œuvre pour en réimprimer une seconde édition. Nous dirons, dans l'introduction historique, ce que nous avons gagné en numéraire à ce succès, nous qui sommes condamné à perdre en enrichissant les autres. Quant à l'autre genre de succès, il a été immense pour nous; car la méthode de se préserver et de se guérir de la maladie avait en si peu de temps triomphé du mutisme de la presse médicale et autre, du mauvais vouloir de nos ennemis, et de tous les obstacles qu'une innovation rencontre sur sa route, en France beaucoup plus qu'ailleurs. Ce succès était d'autant plus flatteur, que le livre ne le devait qu'à lui-même, et qu'il avait fait son chemin dans le monde, comme tous mes autres livres, sans autre publicité que celle de l'*annonce*.

La médecine antique, gravement compromise par les conséquences pratiques de ce succès, n'osa pourtant pas tout d'abord attaquer de front les doctrines de l'ouvrage; elle eut recours aux petits moyens de sa diplomatie habituelle: ruiner l'auteur par des petits procès, et ruiner l'ouvrage par des petites contrefaçons destinées à se montrer peu à peu hostiles, et à amener à leur insu les lecteurs dans le camp ennemi. Ce soin fut confié à un individu, écrivain parasite de tous les partis, et qui, à ce dernier métier contre nous, a gagné une pension clandestine d'homme de lettres sous le ministère Villemain. Le *Médecin de soi-même* se lança en librairie, coupable de contrefaçon et d'un odieux mensonge; c'était un extrait textuel, mais fort mal distribué, de l'*Histoire naturelle de la santé et de la maladie*, publié sous le nom d'un prétendu docteur Florent Dubois, lequel n'a jamais existé sous une forme ou sous une autre.

Jusque-là ce n'était qu'une rouerie de librairie; et je pouvais croire que l'auteur n'y joindrait pas une autre rouerie de police médicale. Mais l'homme qui n'écrit que sous le nom d'un autre, et cela pour de l'argent, ne manque jamais l'occasion qui s'offre à lui d'en prendre des deux côtés et de gagner double.

Car bientôt, s'enhardissant de mon silence, on se hasarda de glisser çà et là quelques jalons pour arriver peu à peu à la dépréciation du système. La 4ᵉ édition prenait déjà un certain caractère d'une hostilité sans rime ni raison.

On m'avait pillé, je n'avais rien dit; on me défigurait, je réclamai et signalai au public ces misérables subterfuges. C'est alors que l'auteur se dévoila en pleurant misère et me suppliant de me laisser ainsi piller et défigurer, dans l'intérêt de ses enfants. Il se trouva que cet homme m'avait fait plus de vingt visites, sans jamais me parler de son petit méfait. Comme je ne connais qu'une manière honorable de nourrir sa famille, je ne me laissai pas prendre à ces larmes épistolaires, et je continuai à informer le public qu'on le trompait sous mon nom.

Alors l'hostilité marcha la tête haute, se doublant d'un authentique bonnet de docteur de la faculté de Paris, qui accolla son nom à celui de son faux confrère, sans changer un *iota* à la rédaction.

Je n'ai pas appris que l'association de police médicale ait jamais intenté un procès à l'auteur caché dans l'ombre, pour avoir *dicté* mot à mot ce plagiat à un docteur de la Faculté. Quoi qu'il en soit, le public était averti; je n'infligeai pas d'autre peine à ce délit.

Mais j'appris pendant ce temps-là qu'il se commettait, au détriment de mon livre, un genre de contrefaçon plus grave et plus important. A mon insu, contrairement aux conditions de mon contrat, et aux dispositions de la loi sur la propriété littéraire, on me réimprimait en entier clandestinement Cette clandestinité n'annonçait pas qu'on cherchât à faire paraître une édition bien exacte; l'intérêt de la santé publique, autant que celui de ma réputation, me faisait donc un devoir de recourir aux tribunaux et de réclamer mes droits de propriété. On ne m'avait pas encore payé les billets de la première édition, on tentait de me soustraire la seconde; je demandai la résiliation du contrat; je fus repoussé par le tribunal de commerce, avec perte et tribulations. Mais la cour royale, dans son audience d'août 1845, infirma ce jugement, et me débarrassa de toutes les entraves de ma pensée en me restituant ma propriété.

La contrefaçon n'en avait pas moins vu le jour, avec force placards pour masquer les innombrables fautes qu'on avait laissées passer en opérant ainsi dans l'ombre et à la hâte. Misérable édition que chacun pourra reconnaître à son format étriqué, à la mauvaise qualité du papier, à une ânerie de l'épigraphe de la couverture du premier volume, où l'on a mis en grec macaronique la phrase latine de van Helmont, et aux noms de l'imprimeur et du libraire. La véritable édition a été imprimée chez Schneider et Langrand, rue d'Erfurth, 1, et la contrefaçon, chez Maistrasse et Lacour, rue Saint-Hyacinthe-Saint-Michel. Cette contrefaçon ayant été prohibée par la cour royale de Paris, chacun a droit de s'en faire restituer le prix au vendeur de mauvaise foi. Quant à nous, ce qui n'étonnera personne, nous ne trouvons dans la procédure qu'entraves ou lenteurs pour faire exécuter l'arrêt de la cour royale.

Le mauvais vouloir de la cupidité, bien mal entendue, du reste, s'opposait à l'amélioration de notre ouvrage, et nous privait de notre droit d'augmenter chaque nouvelle édition du fruit de nos nouvelles recherches. En attendant que justice fût rendue, nous rédigeâmes le petit *Manuel annuaire de la santé et de la maladie* de 1845, ouvrage qui a mis la nouvelle méthode tellement à la portée de tout le monde, que les moins lettrés ont appris à se soigner dans le plus grand nombre de cas, eux, leurs parents et leurs amis, avec un succès dont la vieille méthode se montre à chaque instant jalouse. On n'a presque plus recours à ceux qui appliquent notre système que dans les cas qui sont assez graves pour exiger une étude toute spéciale du fait particulier.

C'est pour mettre la portion la plus éclairée de la société en état de discuter l'origine, la cause et la médication de ces faits particuliers, avec autant de compétence que le premier médecin venu, que nous avons rédigé la seconde édition de l'*Histoire naturelle de la santé et de la maladie* que nous publions aujourd'hui. Elle a un gros volume et six planches sur acier de plus que la première: et cependant les éditeurs n'en ont élevé le prix que de 1 franc, tant nous avons tous voulu concourir à conserver à l'ouvrage la bienveillance avec laquelle le public l'a accueilli à son apparition.

Le troisième volume peut être considéré comme entièrement nouveau; le *Dictionnaire des maladies* est si complet, qu'il servira de *vade-mecum* à tous ceux qui s'intéressent à la santé de leurs semblables, médecins avec ou sans diplôme. En ayant recours à la lettre alphabétique, chacun y trouvera décrite en peu de mots la médication de la maladie qui l'occupe.

Un essai de double nomenclature, fondée sur la nouvelle théorie développée dans les deux volumes précédents, permettra de désigner, de la manière la plus rationnelle, toute espèce d'indisposition, sans avoir recours au savant jargon fondé sur les antiques incohérences des millions de volumes de médecine que recouvre la poudre séculaire de nos bibliothèques.

L'*Histoire naturelle de la santé et de la maladie*, pour ceux qui ont le temps de méditer et de s'instruire; le *Manuel annuaire de la santé*, pour ceux qui ont à peine le temps de se soigner : nous pensons avoir ainsi atteint le double but d'être utile également aux riches et aux pauvres, aux malades et à leurs médecins.

Nous avons vulgarisé la formule de nos médicaments ; d'autres en auraient conservé le monopole pour en faire fortune ; avec ces formules chacun peut composer ses médicaments tout aussi facilement que le pharmacien le plus habile.

A la faveur de nos deux livres, et dans le plus grand nombre de cas, chacun peut se passer et du médecin et de l'apothicaire : voilà pourquoi notre innovation a soulevé contre nous la portion la plus cupide et la moins intelligente de ces deux nobles professions. L'injure, la calomnie, la ruine n'ont pas suffi à l'ire de ces ennemis ; il leur a fallu les bancs de la police correctionnelle. Vous savez ce qu'ils en ont retiré. Ils demandent aujourd'hui que la législature bâillonne la pensée, et leur accorde le monopole d'écrire, comme elle leur accorde celui de saigner et de purger. La législature rira du même rire que les juges, et puis ils se tairont pour quelque temps. Dans ce siècle précurseur d'une sage liberté, et aussi de toutes les réformes, les clameurs de quelques médiocrités obscures ou de quelques passions immorales n'ont fait qu'amuser la galerie des malades. La basse jalousie du marchand dans l'âme du prêtre d'Esculape, ce n'est pas rassurant pour qui vient implorer le dieu du temple ; ce temple n'est plus pour eux que la caverne dont parle le Christ.

Mais il faut le dire à la louange de notre siècle et de notre pays, ce joyau du monde, la médecine et la pharmacie ne comptent pas que des marchands ; elles renferment dans leur sein des hommes qui sont de leur époque, et qui placent l'humanité avant l'envie de thésauriser : *virtus ante nummos*. On nous a parlé de 400 médecins hostiles sur 2,000 médecins de la capitale ; ce serait le cinquième. Ceux qui restent neutres ou nous sont favorables formeraient donc une imposante majorité. Mais sur les 400, on en compte à peine 50, et ce ne sont ni les plus répandus ni les mieux famés, qui épousent les passions du chef de cette police ; les autres ignorent encore qu'on se serve d'eux comme de prête-nom ; du moins nous nous plaisons à croire les désaveux qui nous arrivent de toutes parts. Quant aux cinquante, ils se permettent bien des méfaits ; ils écrivent bien des ordures, des injures sans dignité et sans esprit ; et il en faut beaucoup d'esprit pour se faire pardonner une mauvaise cause et une haine plus mauvaise encore. Quant aux bévues sur le camphre et sur notre médication, le public y répond aujourd'hui par de grands éclats de rire. Que voulez-vous, les maîtres n'osent m'attaquer que par leurs meutes : *damnatus ad bestias*. Et ces pauvres bêtes lèchent encore, mais ne mordent plus.

Le seul succès qu'ils aient réellement remporté jusqu'à ce jour, c'est d'avoir entravé le développement du bien que personnellement, et à notre corps défendant, nous avions mission de faire, par nos consultations gratuites. Que Dieu leur pardonne le mal qu'ils ont fait aux autres et à moi par ce succès.

Le médecin et le pharmacien consciencieux entrevoient déjà, dans un avenir peu éloigné, tout ce que leur art a à gagner dans l'innovation nouvelle.

L'homme lige d'une certaine police illégale, le renégat en médecine, l'ingrat qui nous a trahi et vendu, ne voit, dans cette occasion, que le moyen qui lui a tant de fois profité, de garnir sa bourse de l'or de la trahison ; ce qui ne l'empêche pas de se ranger comme un ami à la table des agapes. Oh ! qu'ils sont malheureux ceux qui organisent un tel système de corruption ! ils n'en prévoient certainement pas les conséquences ; car si c'est là de l'habileté, je leur déclare qu'à la Force j'en ai connu en ce genre de bien plus habiles qu'eux ; seulement, pour l'honneur de mon pays, je ne voudrais pas que de pareilles habiletés fussent universitaires ! Couvrons-les donc du manteau de respect qu'on doit à ses vieux parents, et revenons-en à nos bons et infortunés malades.

Tout homme qui souffre est exigeant, et demande à être soulagé par son droit de vivre. Nous aurions vivement désiré satisfaire à cette exigence, et nous avions déjà commencé à le faire sans bruit et pourtant avec un certain succès. On y a mis ordre par le désordre ; il a fallu cesser, crainte de pire.

Ne pouvant plus nous voir, les malades ont pris le parti de nous écrire. Mais comment répondre à vingt lettres par jour, et à des lettres souvent indéchiffrables et de la longueur d'une brochure? Comment ne pas s'exposer à des méprises, en prescrivant de loin une médication à un malade qui peut décrire à faux, et qu'on ne peut examiner soi-même? Comment distinguer, dans la foule de ces lettres, les douleurs authentiques des douleurs simulées, et démêler un piége ou une mystification au milieu de tant d'écritures? Force fut donc de couper court à une si volumineuse correspondance.

On me demandait de toutes parts un médecin qui pût me représenter. Je fondai les *consultations* de la rue des Francs-Bourgeois, au Marais, 10, qui dès le principe furent confiées à la pratique éclairée de M. Cottereau, docteur-médecin et pharmacien, professeur agrégé de la faculté de médecine de Paris.

Le jour des consultations gratuites, la porte était ouverte à tout venant; il finit par nous venir six cents malades. Le voisinage et la police du quartier nous imposèrent l'obligation de restreindre ce nombre, d'autant plus que tout n'était pas malade dans le nombre des six cents : bien au contraire.

Le jour des consultations ordinaires, les agents hostiles encombraient les salles, et faisaient fuir les malades réels et décents : c'était une mystification ruineuse pour M. Cottereau, qui sacrifiait sa clientèle. Quel parti prendre pour parer à ces inconvénients, et ne pas frustrer les malades dignes d'intérêt et pleins de bonne foi? M. Cottereau dit aux riches : « Vous m'offrez mes honoraires, vous êtes incapables de me les refuser. Mais comment saura-t-on que vous venez dans des intentions probes et honnêtes? Le signalement n'est pas écrit sur le front aujourd'hui. Acquittez-vous en entrant : c'est le seul moyen de nous débarrasser, vous et moi, des mystifications, des dénonciateurs et autres gens de cette farine, que nous n'avons nullement l'intention de recevoir chez nous. Quant aux personnes peu aisées, comment les reconnaître, si ce n'est par le témoignage de leurs juges naturels? En conséquence, nous avons déposé des *laissez-passer* entre les mains de MM. les maires, curés de Paris et de la banlieue, pasteurs protestants et autres ministres des religions reconnues. Soyez porteurs d'un de ces *laissez-passer*, ou d'une attestation de ces messieurs, et vous aurez droit d'entrée aux consultations gratuites du vendredi. Mais, riches ou pauvres, commencez, au début de toute douleur, par vous soigner d'après les prescriptions du *Manuel annuaire de la santé*; préparez vous-mêmes vos médicaments, et il est plus que probable que vous n'aurez pas besoin de venir nous en demander davantage.

La médecine à 100, 200, 500, 1,000 fr. la consultation a jeté des hauts cris et de plus hautes calomnies en dénonçant cette mesure ; elle plaidait pour sa cause en cela, non-seulement parce que sa clientèle baisse, mais encore parce que c'est principalement à ses agents que cette mesure a fermé la porte. Quelle calamité que M. Cottereau soulage ou guérisse au prix de 10 francs pour les riches, 5 francs pour les personnes aisées, en son nom de docteur-médecin, des maladies qui n'obtiennent le plus souvent pas soulagement au prix de 1,000 francs et davantage, non compris les médicaments !

Sans doute, il y a toujours quelque chose d'odieux pour le pontife de percevoir un impôt : mais cet odieux pèse depuis deux mille ans sur toute la profession pharmaceutique et médicale. Vous en rougissez, je vous approuve. Transformons donc l'institution mercantile en institution indépendante ; et du médecin marchand faisons un médecin magistrat, rétribué aux frais de l'État, et ne percevant plus rien de la clientèle. C'est là le but ! ce livre est un des moyens d'y arriver : cette innovation n'aura pas de plus chaud partisan que nous, du jour où votre cabinet ne sera plus une boutique.

MANIÈRE DE SE SERVIR DE CET OUVRAGE.

L'*Histoire naturelle de la santé et de la maladie* est un corps de doctrines et d'applications ayant pour objet de mettre chaque lecteur à même de se rendre compte du siége et de la nature du mal, ainsi que du genre de médication que ce mal réclame.

La théorie est fondée sur des faits tellement accessibles à l'intelligence la plus vulgaire, que, sans études préalables, chacun peut devenir aussi docte, sur ce point, que l'auteur lui-même, et se passer, comme lui, du diplôme de docteur.

La simplicité de la médication est partout en harmonie avec celle de la théorie, et à l'aide de ce livre chacun pourra être son propre pharmacien, tout aussi facilement que son propre médecin.

Il trouvera sa *pharmacopée* pag. 141, et le *Dictionnaire pratique de la maladie*, pag. 529 du 3e volume.

Les alinéa de l'ouvrage ont été numérotés, afin de faciliter les renvois destinés à éviter des répétitions fastidieuses et qui auraient grossi l'ouvrage inutilement. Tout chiffre entre deux parenthèses renvoie à l'alinéa numéroté de ce chiffre, qui contient l'explication ou la formule de l'idée et du traitement indiqués par le mot précédent. Ainsi, par exemple, cherchez le mot Brulure, dans le Dictionnaire de ces maladies, pag. 565 du 3e volume ; à la 15e ligne de la pag. 566, vous lisez : *Plumasseaux de charpie* (1586) ; ce chiffre (1586) vous renverra à l'alinéa 1586 de l'ouvrage que vous trouverez, d'alinéa en alinéa, à la pag. 217 du 3e volume, où sont décrits la confection et l'usage de ces plumasseaux.

La numérotation des alinéa ne recommence pas comme celle des pages, à chaque volume ; elle se suit depuis le premier alinéa jusqu'au dernier de l'ouvrage. Afin de ne pas prendre un volume pour un autre, dans la recherche de l'alinéa indiqué, il sera bon de se souvenir que le 2e volume commence à l'alinéa numéroté 558, et le 3e à l'alinéa numéroté 1111.

La lecture de ce livre peut se faire par tous les bouts, à la faveur de ce système de renvois, et la pratique n'est condamnée à prendre, de la théorie, que ce qui convient à l'emploi spécial de la médication indiquée par la maladie que l'on s'occupe de soigner.

Une lecture superficielle des démonstrations théoriques de l'ouvrage suffira à chacun pour réfuter victorieusement les bévues que se permettent de débiter, contre ce système nouveau, les membres de l'association de police médicale et pharmaceutique, à qui certainement leurs fonctions patentes et occultes n'ont pas encore laissé le temps de se faire une idée d'une doctrine qu'ils ont ordre de réprouver quand même. La numérotation des alinéa de la note complémentaire d'anatomie qu'on trouve à la suite de l'introduction, pag. xc, est toute particulière à cette partie de l'ouvrage.

INTRODUCTION

HISTORIQUE

I. — ORIGINE DE LA MÉDECINE.

La médecine, ou *l'art de soigner les malades* (*), a commencé du jour où l'homme a senti faiblir sa santé, c'est-à-dire, du jour qu'il y a eu des malades, et ce jour-là remonte bien haut dans l'histoire du monde.

Les animaux reconnaissent par instinct les simples qui les soulagent : l'homme sauvage participe de l'instinct admirable des animaux.

La médecine, ou l'art de retirer profit des soins que l'on donne au malade, la profession de médecin enfin, remonte au jour où le hasard fit trouver à l'homme malade une plante pour se débarrasser de son mal, un procédé pour s'administrer la panacée. Dès ce jour cet homme eut un remède secret, dont il s'ingénia à faire argent et marchandise. Il en chercha d'autres, la première fois qu'il s'aperçut que son remède n'était pas un remède à tous maux, une panacée universelle. En suivant et ses penchants vers les découvertes et sa veine de fortune, il dut se faire peu à peu une boutique d'herboriste, et partant une officine de préparations qui se confondait avec le cabinet des consultations payantes ; il dogmatisa, il se créa à sa façon un corps de doctrine sur les causes des maladies et les moyens de les soigner; si la plupart de ces monuments de l'intelligence des premiers âges avaient pu arriver jusqu'à nous, nous les trouverions peut-être aussi profonds au moins que les écrits d'Hippocrate, et, à vrai dire, ces théories antiques entreraient en concurrence assez facilement avec nos théories modernes sur les causes du mal.

A cette époque on se payait peu de mots, vu que tout cela s'exprimait en termes

(*) On a défini la médecine *l'art de guérir ;* quand le malade meurt, il n'a donc pas été traité selon les règles de l'art : l'art en effet n'est pas dans l'intention, mais dans l'exécution. Les anciens étaient plus modestes par leurs définitions : ἰατρική ne signifiait que l'art d'extraire les flèches et de panser les blessures ; θεραπεία, que l'art de servir et de soigner les malades.

ordinaires, et que l'enseignement scolastique n'avait pas encore conféré le droit de supposer des idées en forgeant des phrases. L'herboriste n'était que marchand, et non docteur ou professeur; on pouvait discuter ses théories, les renverser et les remplacer, tout en lui achetant ses drogues et ses consultations.

Chez ces premiers peuples, amis ardents et féroces de la gloire des vengeances et des combats, c'était une honte que de tomber malade; et la honte du malade rejaillissait un peu sur le médecin et l'embaumeur. C'était, au contraire, une belle et noble gloire que d'avoir reçu en combattant une grande et large blessure; cette gloire rejaillissait naturellement sur l'artiste guerrier qui pansait les blessés sur le champ de bataille, et les arrachait à cette mort pour leur rendre la force de s'exposer valeureusement à une mort nouvelle. Chiron était chirurgien d'Hercule; Podalire et Machaon étaient les deux plus grands chirurgiens de l'armée des Grecs au siége de Troie; ils pansaient avec une admirable dextérité les blessures faites par le bras des hommes; ils restaient les bras croisés en face des blessures faites par la colère des dieux; ils arrachaient une flèche, refermaient une plaie; mais quand la peste fondait sur l'armée, ils faisaient de la médecine respectueuse et expectante, et semblaient dire, comme plus tard notre Ambroise Paré : ***Je t'ai pansé, que Dieu te guérisse.*** Voyez avec quelle précision Homère se plaît à décrire une blessure; comme il se tait sur les caractères, les prédispositions, les causes présumées d'une maladie spontanée, pour me servir du langage actuel. On a publié un long ouvrage dans le but de prouver que toutes les blessures dont Homère fait mourir ses héros étaient réellement mortelles; on ne trouverait pas deux lignes dans son *Iliade* pour servir de frontispice à une nosologie. On connaissait bien des simples sans doute pour se soulager des maux internes; mais quand ces simples n'étaient pas des remèdes secrets, des remèdes de vieux bergers avares de leurs trouvailles, c'étaient des remèdes de bonnes femmes que l'on se transmettait sans beaucoup de façon. L'*Odyssée* ne mentionne que l'herbe *moly* que Mercure apporte, comme l'antidote des poisons de Circé. Dans l'*Iliade* il n'est parlé que de sucs, de racines amères, pour calmer la douleur des blessures et assurer la cicatrisation des plaies.

On est en général porté à croire que la chirurgie et la médecine étaient déjà deux professions du temps d'Homère, et que Podalire et Machaon n'intervenaient qu'à ce titre dans l'armée des Grecs. C'est une erreur, dont il est facile de se convaincre par le texte même d'Homère. Podalire et Machaon étaient deux guerriers conducteurs d'hommes, chefs comme le grand Agamemnon, qui n'était que le roi des rois présents au siége de Troie. Dans l'énumération des forces grecques, Podalire et Machaon figurent pour trente vaisseaux, et comme chefs du pays de Trikkès et d'Ithome (*Iliad.* B). Le *héros Machaon, cet homme égal aux dieux* (comme l'appelle Homère, *Iliad.* Λ), se bat, ainsi que Podalire, au milieu de la mêlée, ainsi que tout autre combattant; il finit par être blessé, comme tant d'autres, et Euripyle dit à Achille qui boude dans sa tente : *Je crois que Machaon, blessé à son tour, est étendu dans sa tente, attendant les soins d'un habile arracheur de flèches*

(*Iliad.* M). Podalire et Machaon n'étaient pas les seuls qui arrachaient des flèches (car en ces sortes de guerres il n'y avait pas d'autres opérations que celles-là, et l'on ne voit pas dans Homère qu'on s'y occupât d'autres blessures); Patrocle arrache la flèche qui avait percé la cuisse d'Eurypile, il l'arrache en la coupant en deux près de la chair; son bistouri, c'est son sabre; il étanche le sang avec de l'eau pure; il applique sur la blessure un cataplasme de racines amères qu'il broie à l'instant, de racines qui ont la propriété d'assoupir la douleur et d'arrêter l'hémorragie (*Iliad.* Λ). Idoménée fait porter dans sa tente un de ses compagnons sur les bras de ses amis; il retourne au combat après l'avoir confié au soin des arracheurs de flèches (ἰητροῖς). Chez les Troyens, Agénor fait l'office accidentel de rebouteur; là il extrait le javelot qui avait traversé la main d'Hélénus, enveloppe la plaie avec le tissu d'une fronde de laine, que son serviteur cède à ce chef des peuples, en guise de charpie. Diomède, ayant été blessé à l'épaule, prie son cocher Sthenelus (on ne soupçonnera pas celui-ci d'avoir eu son diplôme) de lui extraire la flèche, et il retourne au combat (*Iliad.* E). Ulysse extrait la flèche que Pâris avait lancée contre Diomède, et qui avait traversé le pied de ce dernier (*Iliad.* Λ). Que faisaient donc de plus Podalire et Machaon? Il paraît, d'après les textes, qu'ils possédaient des secrets de pansements un peu plus prompts que les autres, secrets de famille qu'ils tenaient de leur père Esculape (Ἀσκληπιοῦ παῖδες, *Iliad.* Λ), lequel les tenait du sage Chiron (*ibid*); et c'est pour cela qu'Homère leur a consacré un vers qui a fait proverbe parmi les médecins, lesquels se complaisent beaucoup dans la synecdoque, et aiment bien à généraliser, au profit de tout le corps, les éloges et le reflet d'un seul de leurs membres. Tous les chirurgiens d'aujourd'hui prennent l'habit vert, parce que Dupuytren, qu'ils n'ont pas toujours ménagé vivant, n'en portait pas d'autre; l'habit vert est devenu, après la mort de Dupuytren, le manteau d'Élie en chirurgie.

Les panégyristes de la médecine ne manquent jamais de citer ce vers d'Homère :

> ἰητρὸς γὰρ ἀνὴρ πολλῶν ἀντάξιος ἄλλων,

qu'ils traduisent en ces termes :

> Car le médecin est un homme supérieur à tous les autres.

C'est très-flatteur pour les médecins ; mais, par malheur pour la dignité de la profession, Homère ne s'occupait nullement d'eux, d'abord parce que ἰητρὸς ne signifie pas médecin, mais simplement arracheur de flèches ; ensuite, ainsi que le démontre le vers suivant, parce que ce vers ne s'applique qu'à Machaon : car Homère ajoute :

> ἰοῦστε ἐκτάμνειν, ἐπί τ' ἤπια φάρμακα πάσσειν.

Ce qui signifie, en réunissant les deux vers : *Car Machaon est un arracheur de flèches bien supérieur à tous les autres, quand il s'agit de couper la tige de la flèche, pour l'extraire avec plus de facilité, et d'appliquer sur la blessure des remèdes calmants*. Les traducteurs ont érigé le mérite de Machaon en profession; et c'est ainsi qu'on écrit l'histoire. Cette erreur de traduction est commune à Mme Dacier et suivants, avec Vésale et même Galien : *Homerus*, dit Vésale, *medicum virum multis præstantiorem esse affirmat.*

Ainsi, en un mot, on le voit, à l'époque d'Homère la profession de médecin n'existait pas.

La médecine ne devint un corps de doctrines que lorsque les peuples se créèrent un corps de lois. La civilisation est une classification par principes et par raisonnement; tout s'y change en art et en science; la pensée ennoblit tout et perfectionne tout; elle égalise toutes les conditions, l'épée et la robe, la médecine casanière et la chirurgie des champs de bataille.

Machaon dédaignait de soigner un mal de tête. Salomon se fit gloire de connaître les caractères et les vertus de tous les simples, depuis l'hysope jusqu'au cèdre du Liban; le malade avait à choisir dans le nombre; mais il paraît que le choix était assez difficile, car on ne guérissait pas mieux qu'auparavant.

Dans toute l'écriture du Vieux Testament, nous ne rencontrons pas de médecin de profession. Ce mot n'apparaît qu'après le retour de la captivité de Babylone, et la dispersion des Juifs en Syrie et en Egypte. On retrouve ce mot, pour la première fois, dans le livre de Jésus, fils de Sirach (*Ecclesiasticus seu sapiens*, cap. 38), qui avait habité l'Egypte vers la trentième année de Ptolomée Évergète. Dans la Vulgate il est dit : *Honora medicum propter necessitatem*; ce qu'on traduit par *honorez le médecin*; et ce qui signifie, d'après Watable, *donnez ses honoraires au médecin, à cause du besoin qu'on peut en avoir*. Jésus, fils de Sirach, poursuit en ces termes. « Car la médecine vient d'en haut, et le médecin reçoit des récompenses du roi. La science du médecin lui fait porter la tête haute, et lui attire les égards respectueux même des grands. C'est Dieu qui a créé les médicaments sur la terre, et l'homme ne doit pas les dédaigner. » Ce passage, empreint de réminiscences égyptiennes, est certes bien plus flatteur que celui d'Homère ; mais il nous reporte bien avant dans les temps historiques, car à cette époque Hippocrate et Aristote avaient cessé depuis longtemps d'exister.

Les Hébreux, avant la captivité de Babylone, et encore moins les Hébreux fugitifs d'Égypte, n'avaient ni médecins ni chirurgiens de profession. Les peuples nomades ou conquérants comptent des combattants et non des facultés universitaires. Imaginez, si vous pouvez, une faculté de médecine emportant ses tréteaux et ses oripeaux, à la suite d'une caravane, et fondant l'espoir d'une clientèle sur une population que le combat décime chaque jour. Les Égyptiens, peuples autochthones, connurent, bien avant tous les autres peuples de l'Asie et de l'Europe, les arts et les sciences, enfants de l'économie publique, et partant les professions filles de l'industrie et de la civilisation. L'industrie s'attache à tout et fait argent de tout; *je te donne, rends-moi : rien pour rien*, se dit-elle. La vie nomade ne reçoit rien que de la terre qui est à tous, et à laquelle on ne rend que son corps, après sa mort, pour le payer de tout ce qu'elle nous prodigue, de tout ce dont nous avons vécu.

Aussi est-il un fait certain, c'est que les Hébreux et les Grecs n'ont connu la profession de la médecine que depuis leurs excursions en Égypte. La profession médicale est une importation égyptienne, et elle a conservé le double cachet théocratique et marchand de son origine. Honorez le médecin dont la science vient de Dieu, mais vous l'honorez d'autant plus, que vous élevez plus haut son salaire ; la valeur de son mérite se pèse avec un trébuchet.

On eut recours aux dieux pour aider un peu la médecine ; les prêtres devinrent dès lors médecins. Il pansaient, ordonnaient, formulaient : Dieu guérissait. Si le malade venait à mourir, la responsabilité ne retombait de la sorte sur personne, et nul n'avait le droit d'accuser le médecin d'avoir tué son malade.

Mais quand le malade guérissait, il était juste qu'il en témoignât aux dieux toute sa reconnaissance, en déposant dans leur temple une offrande et un souvenir ; l'offrande dans la main du prêtre, le souvenir appendu en *ex-voto* contre le mur ; contribuant ainsi pour sa part au bien-être du médecin pontife et à la réputation de la puissance curative du temple : les preuves de guérison ont de tout temps grossi la clientèle. Dans ces *ex-voto* on relatait nécessairement l'histoire du mal ainsi que l'emploi des drogues ; l'*ex-voto* était une complète observation. Il ne fallait que classer ces observations par ordre de cas maladifs, pour en composer des traités *ex-professo* sur la matière, des traités spéciaux : compose-t-on autrement aujourd'hui un traité sur les maladies du cœur ou des voies urinaires, sur la gastrite, les fièvres, les phlegmasies, etc. ?

II. — ANALYSE DES ÉCRITS HIPPOCRATIQUES.

La postérité a tenu compte, comme d'un acte de génie, à Hippocrate, natif de l'île de Cos, d'avoir exécuté cette idée sur une large échelle, de nous avoir transmis un corps de doctrine avec tous ces faits épars d'une observation journalière, et de les avoir sauvés des flammes qui brûlèrent le temple d'Esculape à Cos, ainsi que le rapportent Pline et Varron. Ces deux auteurs vont même jusqu'à assurer que ce grand homme, réparant autant qu'il était en lui ce désastre et cette calamité publique, remplaça les consultations du temple par des consultations particulières chez lui et au lit des malades ; lui attribuant ainsi la fondation de la *médecine clinique,* ou médecine par visites, que d'autres font avec juste raison remonter plus haut et jusqu'à Esculape. Hippocrate était né dans le siècle encyclopédique d'Athènes et de la Grèce ; il vécut dans le temps le plus florissant de l'atticisme du langage, dont son style rappelle l'élévation et la pureté. Hippocrate fournit son contingent au monument que la philosophie érigeait alors à la science universelle ; il se chargea d'une noble et belle spécialité ; il sépara la médecine de la philosophie. Il eut pour maîtres : Hérodicus, le profond médecin, Démocrite, le sceptique, Héraclite, le philanthrope ; et pour imitateurs, Platon, ce grand classificateur des passions de l'âme, et Aristote, ce grand classificateur des fonctions de l'esprit et des caractères des corps. La philosophie reconnaissante a recueilli la généalogie d'Hippocrate, à l'instar de celle des plus grands rois; elle a encore plus recherché de qui il était père que de qui il était fils; tant ses titres de gloire datent de lui seul et ne relèvent d'aucun autre, si ce n'est peut-être des temples des dieux. Il y avait eu des médecins avant lui, il n'y avait jamais eu de fondateurs d'un corps de doctrine de la médecine. Il généralisait ses observations particulières, dès qu'il trouvait assez de concordance entre elles; il préconisait une médication, dès qu'elle lui avait réussi un assez grand nombre de fois; ce qui lui paraissait infaillible, il en faisait un aphorisme, espèce de règle générale réduite à sa plus simple expression. Les livres qui portent son nom ne sont pas tous de lui; on dirait qu'il s'est trouvé des adeptes de ses doctrines, qui ont mis leur gloire à se faire oublier, pourvu que leurs écrits portassent le nom du grand Hippocrate, voulant fondre ainsi leur mémoire dans cette noble mémoire des premiers jours. Une aussi pieuse intention n'a pas toujours été couronnée du succès qu'elle était en droit d'attendre. Ces écrits apocryphes ne portent, ni dans la pensée ni dans le style, le cachet du maître qui pensait si haut, prévoyait de si loin et parlait si bien; on n'y rencontre ni son élévation ni son élégance. Car Hippocrate sait relever l'aridité des descriptions par la coupe de la phrase, et par cette heureuse combinaison des particules grecques qui préparent si bien l'antithèse et la transition : on trouve de l'Isocrate dans la phrase du médecin de Cos.

Mais il y a loin de là à la base fondamentale d'un système; et les facultés scolastiques qui ont érigé les livres d'Hippocrate en code et en ont fait une bible de leur croyance, n'ont prouvé par là qu'une chose : c'est que, depuis Hippocrate, la science de la médecine n'a pas fait de bien grands pas. Hippocrate a laissé un beau monument des connaissances acquises de son temps; il n'a pas véritablement composé un corps de doctrine, un enchaînement de vérités qui puissent se déduire les unes des autres, un système, une science enfin. Il décrit des cas de maladies et indique la médication qui lui semble la plus convenable; nulle part il ne faut chercher autre chose; on l'y supposerait, au lieu de l'y trouver. Je suis sûr que le parfum de probité dont ses écrits sont empreints a beaucoup plus contribué au culte que l'on professe pour sa mémoire, que la beauté de ses théories et de ses applications. Paracelse, qui ne craignit pas de faire brûler, au pied de sa chaire, Aristote et Galien, se découvrait devant Hippocrate, dont il n'adoptait pas mieux pourtant les opinions que celles des premiers. Sous tous les autres rapports, et sans le reflet de sa haute probité, Hippocrate, comme autorité invoquée et professée par les écoles, aurait dû encourir avec une égale justice l'animadversion du réformateur.

En effet, la philosophie d'Hippocrate n'est pas moins nébuleuse que celle de Platon; elle ne reproduit pas même la hardiesse de celle de Démocrite. Le monde n'a que quatre éléments : l'eau, l'air, la terre et le feu. Sa physiologie se réduit à quatre qualités premières : le *chaud*, le *froid*, le *sec* et l'*humide*. C'est *la nature qui suffit seule aux animaux et leur tient lieu de tout*. Les *membranes et tuniques* sont issues du mélange confus des quatre éléments; dans leur sein les matières s'échauffent et fermentent, et produisent les *os* par la combustion de l'humide et du gras, les *nerfs, tendons* et *ligaments* par la combinaison du gluant et du froid, les *veines* émanant de ce qu'il y a de plus froid et de plus gluant, les *liquides* n'ayant ni du froid ni du gluant. Les *poils noirs* sont formés d'une surabondance de bile, etc. Ce n'est pas qu'au milieu de ce fatras d'hypothèses bizarres, il ne se rencontre de temps à autre quelques-uns de ces traits à grande portée, qui rappellent et reproduisent peut-être littéralement les grandes vues de Démocrite ; telle que cette belle pensée qui commence le livre *de Locis in homine* : « Le corps humain n'offre aucune partie qui soit le point de départ de toutes les autres : on ne saurait dire où il commence et où il finit. Où serait donc le commencement d'un cercle ? » Mais ce magnifique frontispice ne cache qu'un monument fondé sur le sec et l'humide ; et la transition de cette belle pensée, qui pourrait servir d'épigraphe à toute *la théorie spiro-vésiculaire*, ne mène qu'à quelques détails d'ostéologie et de médication.

Dans un autre livre, intitulé *de Principiis* ou *de Carnibus*, deux mots qui en grec ne diffèrent presque que par une lettre initiale (περὶ ἀρχῶν ou περὶ σαρκῶν), nous n'avons pas peu été surpris de rencontrer, jetée là comme au hasard, une phrase qui résume la théorie du calorique que nous avons publiée en 1838, dans la deuxième édition de la *Chimie organique*, 4e partie, 3e vol., et à laquelle les bouts de notes académiques ont tant emprunté depuis sept ans, en dissimulant la source comme toujours ; cette phrase a trop de profondeur pour n'être pas encore empruntée à Démocrite, que l'auteur du livre ne cite pas mieux que nos lecteurs académiques ne nous citent. « Je pense, dit-il, que ce que nous appelons le calorique est immortel, qu'il conçoit tout, qu'il voit et entend tout, qu'il devine tout, le présent comme l'avenir..... et que c'est là le principe que les anciens ont nommé Éther. »

L'anatomie d'Hippocrate se réduit à ce qu'avaient pu lui révéler quelques-unes de ses opérations chirurgicales. Sous ce rapport, Homère est encore plus habile anatomiste qu'Hippocrate, d'autant plus qu'Homère ne décrit que ce qu'il a vu, et qu'Hippocrate suppose tout le reste. D'après lui, les veines partent du foie, les artères du cœur ; les uretères et les nerfs sont pris par lui pour des veines ; les muscles ont tous un ventre ou une cavité, les muscles digastriques de la mâchoire tirent leur dénomination de cette idée-là ; ces muscles sont censés avoir deux ventres ; les reins pour lui sont un amas de glandes, etc., etc. ; et tout le reste est presque de cette force, ou plutôt de cette obscurité. Au reste, on n'a pas besoin de prouver aujourd'hui que les dissections humaines datent d'Érasistrate et d'Hérophile, un siècle après Hippocrate.

Quant à la médecine, ce magnifique fleuron de la gloire du grand homme, on doit hautement avouer qu'Hippocrate nous a laissé l'un des plus riches monuments des connaissances pratiques qu'il ait acquises par la tradition et dans l'exercice de sa profession ; c'est un beau recueil de faits observés, mais non un système ou une méthodique classification. Rien ne s'y enchaîne ; et l'unité du titre de chaque livre n'implique jamais l'unité et la coordination des matières. Nulle part la démonstration ; presque partout une tendance uniforme à l'aphorisme qui résume, à la génération qui devance la démonstration, au lieu de la supposer.

Ses livres d'aphorismes fourmillent de sentences, assez semblables aux oracles, et que l'on peut entendre en deux sens contraires, quand on en trouve le sens. Ces sentences s'enchaînent si mal et se classent si peu par ordre de matières, qu'on pourrait les battre dans un chapeau et les réunir ensuite au hasard, sans que le lecteur s'aperçût d'un déplacement quelconque. Son livre des *airs*, des *eaux* et des *lieux*, est peut-être au fond une météorologie locale; mais par sa rédaction il aurait l'air d'une météorologie générale; et, sous ce rapport, tout y serait faux dans l'application. Du reste, c'est moins un traité qu'un recueil d'observations météorologiques sur les localités dans lesquelles l'auteur a séjourné, et peut-être toutes relatives au climat et à la position topographique de l'île de Cos. Tout n'est pas faux sans doute dans ces livres, mais tout n'y est pas vrai; et, pour y démêler le vrai du faux, il faut nécessairement avoir recours à la science moderne; donc Hippocrate ne démontre rien. Dans presque toutes ses théories, Hippocrate manque de bases et partant de clarté; il est peu de ses généralisations que l'application aux cas particuliers ne démente le plus grand nombre de fois.

Aristote et après lui Sénèque, dans ses *Quæstiones naturales*, se montrent bien plus profonds météorologues qu'Hippocrate. Il y a, surtout dans Sénèque, dont la physique s'occupe fort peu aujourd'hui, le germe d'une foule de découvertes modernes. Rien n'est plus rationnel que ce qu'il dit du son (qui n'est que l'air agité), des couronnes solaires et lunaires (simples effets des brouillards), des étoiles filantes, des éclairs et de la foudre (trois effets de la compression des nuages). Il connaît le pouvoir grossissant des miroirs non planes et des boules de verre remplies d'eau qui amplifient les plus petites lettres. Il aborde toutes les questions de l'air, de la pluie, de la grêle, des fleuves, de la mer, avec une supériorité d'induction et une hauteur de vues, qui fait jaillir à chaque instant des aperçus ingénieux que ne désavoueraient certes pas les météorologues modernes. Nous conseillons à ceux qui s'extasient sur le traité d'Hippocrate de lire les Questions de Sénèque.

Notre évaluation d'Hippocrate paraîtra hardie, mais elle est faite le livre à la main; et si jamais on prend la peine de confronter au lit du malade l'une de ses meilleures descriptions, on nous rendra la justice que nous n'avons rien exagéré, et que nous avons bien médité avant d'écrire. L'admiration pour les monuments élevés par les anciens, à l'aide de leur seul génie, ne doit pas aller jusqu'à un engouement rétrograde, qui nous porte à leur attribuer par anachronisme tout ce que les siècles suivants ont découvert de plus qu'eux. Lorsque dans un livre se rencontrent tant de lacunes et d'imperfections, n'en faisons pas une bible et un symbole; n'y enchaînons pas le progrès avec la cheville de la foi et de la dévotion aveugle.

Il restera à Hippocrate d'avoir beaucoup observé, d'avoir beaucoup noté et peut-être compulsé, d'avoir beaucoup décrit ; il a par là fait faire un pas à la science. Mais, sous certains point de vue, trop longtemps la médecine s'est arrêtée malheureusement à ce premier pas, et la théorie, soit des quatre humeurs, soit du chaud, du froid, du sec et de l'humide, domine encore aujourd'hui tout notre langage nosologique. La théorie médicale, la théorie de l'entité maladive, n'a pas fait depuis lui un second pas dans nos facultés ; nous avons toujours tourné dans ce premier cercle, nous plaçant, tantôt à la circonférence, tantôt au centre, tantôt sur l'un ou l'autre rayon.

A ceux qui voudraient nous donner les descriptions nosologiques d'Hippocrate comme des modèles sans pareils, je rappellerai, en finissant ce point de critique, que la description de la peste d'Athènes, par Thucydide, et celle de l'épizootie, par Virgile, effacent, sous le rapport de la méthode, de l'élévation de la pensée, de la couleur locale et de la vigueur du trait, tout ce que l'on pourrait citer de moins imparfait dans les descriptions d'Hippocrate.

J'irai même plus loin, et j'avancerai qu'Hippocrate a beaucoup gagné à l'adjonction des livres apocryphes. Les livres *de Morbis* (περὶ νούσων), qui ne sont pas de lui, sont sans doute écrits d'une manière moins élégante que les vrais ouvrages hippocratiques, mais ils sont bien supérieurs à ceux-ci sous le rapport de la clarté d'exposition, de l'exactitude descriptive et du talent d'observation.

Quoi qu'il en soit, et en résumant notre appréciation critique, nous professons pour la mémoire d'Hippocrate le respect que nous professons pour celle d'Aristote et de tous les fondateurs d'une branche des connaissances humaines. Il ne faut tenir compte aux hommes que de leurs beaux efforts, et non de ce qui manque à leurs résultats. Le blâme de ma critique ne tombe donc pas sur les travaux du médecin de Cos, mais sur la paresse d'intelligence et l'impuissance virile de deux mille ans historiques qui se sont rabattus sur ce nid, tissu en passant par une seule vie d'homme, laquelle est si courte, pour n'y couver qu'un germe que le génie y avait déposé afin qu'il fructifie, et qu'on a rendu stérile et infécond en l'étouffant sous des masses de serviles imitations, et sous des commentaires sans nombre dont il serait impossible d'extraire une seule trace de nouveauté ; je blâme hautement ici ces deux mille ans, y compris notre siècle, et j'en secoue la poussière qui m'en restait aux pieds. Locke, Descartes, Malebranche, Nicole, Condillac, n'ont pas juré par Platon ; Tournefort, Linné, Buffon, n'ont pas juré par Aristote ; il est temps que la médecine, à l'exemple de la métaphysique et de l'histoire naturelle, efface son impuissant passé, en recouvrant l'indépendance de la pensée et de l'expression, en se dépouillant de ces théories absurdes dont son langage est tout incrusté, et qui depuis des siècles la vouent à un ridicule que les autres sciences n'ont jamais encouru (*). Qui s'est jamais moqué en ce monde de l'astronomie, des mathématiques, de l'histoire naturelle, etc. ?

(*) Ce ridicule date de bien loin : car l'auteur du livre hippocratique *sur la diète dans les maladies aiguës* s'écriait déjà, en signalant les contradictions des médecins entre eux :

Il y a des réputations qui agissent à la manière de l'aimant, qui attirent à elles et s'approprient toutes les réputations de même nature et de même valeur. On dirait que le nom d'Hippocrate a absorbé toutes les élucubrations et tous les souvenirs qui étaient en état de rivaliser avec lui. Tout ce qu'avaient fait avant lui les Asclépiades est devenu sa propriété ; on a perdu de vue comme médecins :
1° Thalès, qui le premier compara le monde au corps humain, et lui donna une âme ; 2° Pythagore, ce propagateur de la frugalité hygiénique ; ce trappiste du paganisme ; 3° Empédocle, à qui Hippocrate a pris tout ce qu'il sait sur l'organogénésie, sur le rôle que jouent en médecine les quatre facultés et les quatre éléments ; 4° Héraclite, ce philanthrope larmoyant, qui soutenait, tout en professant la médecine, *qu'il n'y avait rien de plus sot que les grammairiens, si ce n'est les médecins* (*) ; 5° Démocrite, ce philanthrope jovial, qui composa tant de livres de médecine, dont il est arrivé jusqu'à nous quelques titres : l'un *sur la nature de l'homme ou de la chair*, l'autre *sur la peste et les maladies pestilentielles*, un autre sur la *mégalanthropogénie* ; et qui, excellent chimiste autant qu'habile médecin, *savait amollir l'ivoire*, ce que nous avons inventé après lui, *faire des émeraudes en fondant les cailloux*, et composer des *strass* deux mille ans avant nous ; 6° Acron d'Agrigente, le chef des empiriques, c'est-à-dire, de ceux qui, secouant les théories médicales déjà trop en défaut dès cette époque, ne voulaient accepter comme règles de conduite que les résultats des faits observés, et le premier qui ait cherché à dissiper la peste en allumant des feux pour purifier l'air ; 7° Hérodicus, inventeur de la médecine gymnastique, comme moyen de maintenir et ramener la santé, et non comme un *chevalet* pour redresser la taille ; 8° Iccus, qui, joignant l'exemple à la théorie d'Hérodicus, se fit médecin et athlète, et vécut dans le plus austère célibat, afin de conserver ses forces et de remporter des prix, lui dont la sobriété était devenue si proverbiale, qu'on souhaitait aux ventrus de l'époque le *repas d'Iccus*. En médecine, Hippocrate est tout cela à la fois ; et le moyen qu'il ne le fût pas, puisqu'on lui en a donné même les livres ; comme on a donné à Homère, d'après quelques auteurs, tous les chants des anciens rapsodes, et à Ossian tous les hymnes des bardes écossais.

Quant à nous, faisons de la philosophie par usurpation tant que vous voudrez ; mais, de grâce, ne crucifions plus l'observation et l'expérience sur les stigmates de la collection hippocratique.

Dès le premier siècle qui suivit Hippocrate, son exemple avait porté malheur aux recherches médicales, et son serment n'avait pas rendu meilleurs les médecins.

« Voilà pourquoi tout notre art encourt auprès du public un grand discrédit, en sorte que « chacun croit que la médecine n'existe en aucune manière. »

(*) Εἰ μὴ ἰατροὶ ἦσαν, οὐδὲν ἂν ἦν τῶν γραμματικῶν μωρότερον.

La science n'était pas plus expérimentale ; le métier n'offrait pas plus de probité ; le métier faisait toute la science.

III. — RÉVOLUTION OPÉRÉE PAR ÉRASISTRATE ET HÉROPHILE.

Érasistrate parut, et celui-ci fut novateur et inventeur bien plus encore que ne l'avait été Hippocrate. Il pensa que pour guérir des organes, il fallait préalablement connaître ces organes, et que par conséquent, pour soigner les hommes vivants, il fallait disséquer les cadavres des morts. Érasistrate fut le fondateur de l'anatomie pathologique ; on l'accuse même d'avoir disséqué vivants des condamnés à mort ; cela est possible ; car, dans le seizième siècle, on ne se fit pas faute d'essayer des breuvages sur des condamnés, à qui il est vrai on promettait leur grâce, s'ils en étaient quittes pour quelques coliques et quelques *haut-le-cœur.*

Hérophile fut le rival, s'il n'est pas le devancier d'Érasistrate, dans cette innovation. La plupart de nos termes d'anatomie, c'est de lui que nous les tenons ; tels que le *duodénum*, traduction du mot qu'il lui avait imposé, *dodecadactulon.* Il nomma *veine artérielle*, l'artère pulmonaire, et *artère veineuse*, la veine pulmonaire. La *rétine*, l'*arachnoïde*, le *pressoir*, les *parastates* ou *prostates*, etc., sont des restes de la nomenclature anatomique d'Hérophile.

C'était là une grande innovation apportée dans les études médicales ; mais la médecine en retira peu de fruits. La nécroscopie, alors comme aujourd'hui, ne surprenait que des effets. La cause de la maladie n'était pas encore de sa compétence et à sa portée. La maladie n'en continua pas moins à être une entité émanée du phlegme et de la bile, du froid, du chaud, du sec et de l'humide.

Le seul des disciples qui s'écarta un peu de la route battue par le maître, ce fut Prodicus, qui donna une si grande étendue à l'emploi des frictions avec les baumes, qu'il a passé pour l'inventeur de la médecine onguentaire ou *iatraleptique* (*). J'ai un faible, je l'avoue, pour ce docteur-là, qui peut-être s'était inspiré dans la méthode des athlètes et dans la cosmétique des peuples orientaux. On demandait un jour à un athlète romain d'où venait qu'il se portait si bien : *Merum intus*, répondit-il, *oleum extus.* C'est l'épigraphe de l'iatraleptique.

C'est à dater de l'influence des tentatives d'Érasistrate et d'Hérophile, deux cents ans seulement avant Jésus-Christ, que la *chirurgie* devint une profession distincte de la *médecine*, et la *pharmacie* une nouvelle branche de commerce introduite dans l'art de soigner l'homme malade ; la médecine, proprement dite, prit le nom de *diététique.* Cette division en trois grandes spécialités enfanta des subdivisions,

(*) L'usage des frictions remonte à la plus haute antiquité. Jésus, fils de Sirach, l'auteur du livre biblique l'*Ecclésiastique*, qui avait habité l'Égypte sous les Ptolomées, a consigné ce précepte, évidemment égyptien, dans le verset 7 du chapitre 38 de son recueil : *Unguentarius faciet pigmenta suavitatis, et unctiones conficiet sanitatis* : « Le parfumeur aura soin de composer des pommades parfumées et de pratiquer des onctions hygiéniques. »

ou sous-spécialités : on vit s'établir des rebouteurs, ou *médecins des plaies et des ulcères;* des pharmaciens, ou *pharmaceutæ*, bien distincts et des *pharmacopes*, ou empoisonneurs, et des *pharmacopoles*, droguistes ambulants ou marchands des remèdes qu'ils ne fabriquaient pas, charlatans et bateleurs, médecins en plein vent (*circulatores, circuitores, circumforanei, agyrtæ, sellularii medici*) ; des droguistes sédentaires et en magasin (*seplasarii, pigmentarii, catholici, pantapolæ* ou vendeurs de tout) ; des herboristes (*herbarii, rizotomi*, ou coupeurs de racines, *botanologi* ou *botanici*, ou cueilleurs d'herbes, mais non *botanistæ*, qui ne signifiait que les sarcleurs), qui avaient exprès des boutiques (*apothecæ*) ; des parfumeurs ou onguentaires, en grand renom depuis Prodicus, disciple d'Hippocrate, et inventeur de la médecine onguentaire (*myrepsi, myropoli, pimentarii, pigmentarii*) ; des *manœuvres* (demiourgoi) qui saignaient, frictionnaient, appliquaient les cataplasmes et administraient les clystères.

Le malade d'alors se trouvait ainsi la proie de bien des sangsues; et l'on voit d'ici combien là-bas il y avait de professions qui ne vivaient que de ce qui fait souffrir les hommes, et combien d'hommes étaient intéressés à ce qu'il y eût plus de malades que de gens bien portants.

La *médecine empirique*, qui remonte au berceau de la médecine, prit force et vigueur dans ce siècle, et devint le mot d'ordre de Sérapion et Philinus. Par opposition il y eut en même temps des *médecins dogmatiques*. En médecine, une enseigne en appelle une autre, un drapeau fait hisser un autre drapeau, dont le fond est toujours noir ; il n'y a que la couleur des lettres qui varie ; mais on se divise, on s'attaque, on se bat pour quelques teintes de couleurs. Les *empiriques* accusaient les *dogmatiques* de n'avoir pas recours à l'expérience ; les *dogmatiques* reprochaient aux *empiriques* de s'y arrêter exclusivement, et de repousser le raisonnement et l'analogie. Ils se calomniaient évidemment ; comment croire que l'expérience ne raisonne pas ses données, et que le raisonnement ne se base pas sur l'expérience ?

Ces deux sectes partagèrent longtemps la médecine en deux camps opposés, et la lutte dut produire bien de ces écrits de polémique qui sont le signe de la décadence de l'art, dont ils finissent par cacher le but et par encombrer et obstruer toutes les avenues. Les bons esprits, les esprits positifs se détournaient de l'étude d'une science qui devenait de plus en plus inintelligible, et où le pour et le contre étaient soutenus par un égal nombre de célébrités.

IV. — DÉBUT DE LA MÉDECINE A ROME.

Ces subtilités des Grecs inspiraient un profond mépris à ces Romains si sévères sur le fond, si positifs sur la forme, qui, à la première difficulté, savaient mettre leur épée dans le plateau de la diplomatie, et leur bon sens d'agronomes et d'administrateurs à la place des arguties verbeuses des discoureurs de profession. Marcus Caton écrivait à son fils : « Je vais te dire, ô mon fils, ce que tu dois rapporter d'Athènes. Leur littérature est bonne à parcourir et non à apprendre. Quand cette nation sera parvenue à nous en inspirer le goût, elle sera parvenue à nous corrompre. Que sera-ce si elle nous expédie ses médecins? Ils ont juré de tuer tous les barbares, avec les ordonnances de leurs médecins; et pour cela ils exigent un salaire, afin de mieux perdre le malade, sur la foi des traités..... Je t'interdis souverainement les médecins. » Les médecins grecs pourtant finirent par s'établir à Rome; mais la médecine, du temps de Pline même, était le seul des arts des Grecs dont la gravité romaine ne croyait pas pouvoir, sans déroger, exercer la profession. La médecine eut de la peine à devenir un art libéral; les Romains la faisaient apprendre à leurs esclaves, dont ils récompensaient ensuite le service et le mérite par l'affranchissement; témoin cet Antonius Musa, affranchi d'Auguste, qui obtint le privilége patricien de porter un anneau d'or au doigt, et à qui le sénat fit élever une statue d'airain à côté de celle d'Esculape, pour avoir sauvé la vie à Auguste, en le faisant baigner dans l'*eau froide.*

Le portrait que Pline nous trace des médecins grecs exerçant à Rome n'est pas flatté peut-être, mais il ne manque pas d'une certaine ressemblance, à en juger même par ce qui se passe sous nos yeux :

« Le médecin, dit-il, est le seul artiste à qui l'on se fie sur parole ; il est cru dès qu'il se dit médecin; et pourtant il n'est pas d'art où l'imposture ait de plus graves conséquences. Nous n'y pensons pas, tant l'espoir de recouvrer la santé a pour nous de charme. Au reste, nous n'avons aucune loi pour punir son ignorance qui cause la mort, aucun exemple de vindicte publique contre sa témérité. Le médecin s'instruit à nos dépens, il expérimente en donnant la mort; il n'y a que le médecin au monde qui puisse tuer un homme avec la plus grande impunité. Que dis-je? c'est lui qui accuse au lieu d'être accusé; il rejette l'insuccès sur l'intempérance du malade; le malade seul est coupable de sa propre mort. Nous marchons donc avec les pieds d'autrui; nous ne voyons qu'avec les yeux d'autrui; nous n'invoquons que leurs souvenirs : nous ne vivons que comme ils nous le permettent; nous ne conservons notre libre arbitre que sur l'article de nos plaisirs..... Et pourtant quelle profession a plus commis d'empoisonnements et CAPTÉ PLUS D'HÉRITAGES? laquelle a porté plus impunément l'adultère jusque dans les palais des Césars?.... Parlerai-je ici de leurs avares exigences, de ces conditions onéreuses qu'ils imposent à l'agonie, de ces arrhes qu'ils demandent contre la mort, et de ces remèdes secrets qu'ils vendent si cher au malade..... de cette thériaque composée pour le luxe, de cet antidote de Mithridate, amas confus de cinquante-quatre drogues qui y entrent chacune pour un poids différent, et quelques-unes pour une quantité infinitésimale? C'est pour vendre plus cher, qu'ils mettent tant d'ostentation et qu'ils affichent une science prodigieuse, une science dont ils ignorent quelquefois les premiers éléments; car j'ai acquis la conviction que, dans leurs formules, ils prennent fort souvent le nom d'une substance pour celui d'une substance contraire..... Voilà ce que Caton prévoyait dans sa colère, et ce qui fit que pendant six cents ans le sénat proscrivit une profession aussi insidieuse, et dans laquelle le médecin probe sert de couvert aux charlatans; combattant ainsi d'avance les hallucinations de quelques esprits malades, qui pensent que rien n'est plus salutaire que ce qui coûte fort cher. »

Sous le rapport moral, la médecine, je le demande, a-t-elle beaucoup progressé depuis Pline? Que ceux qui lisent les affiches placardées sur nos murs nous répondent. Revenons sur nos pas.

V. — ASCLÉPIADE ET SES DISCIPLES A ROME.

Cent ans environ avant Jésus-Christ, nous trouvons à Rome Asclépiade se créant une célébrité et formant école, par le scandale de ses inculpations; il n'était pas de la famille des Asclépiades. Faisant table rase sur toutes les traditions de l'antiquité, il s'élevait chaque jour, dans des leçons préparées avec soin, et avec une éloquence saisissante, contre l'emploi des purgatifs et des vomitifs; il ne voulait que des remèdes doux et antiphlogistiques, si je puis m'exprimer ainsi; il préconisait les promenades à pied et en voiture, les frictions et le vin; l'eau froide et les bains froids contre le flux de ventre, l'eau salée contre la jaunisse, la saignée et les larges saignées avec ventouses scarifiées, et même la laryngotomie contre l'esquinancie, la paracentèse contre l'hydropisie. Comme Asclépiade parlait haut et tonnait fort, son auditoire était nombreux, et ses disciples étaient fanatiques du maître.

Le plus célèbre d'entre eux fut Thémison qui s'écarta de la doctrine du maître, et devint chef de la secte des *méthodiques*, encore un mot qui servit d'enseigne et rien de plus. Il réduisait toutes les maladies à trois états, soit de *resserrement*, soit de *relâchement*, et à un état *mixte*, que l'on combattait par des remèdes *relâchants, resserrants*, ou *mixtes*. Thessalus, disciple de Thémison, poussa plus loin encore les prétentions à la méthode et l'emphase des prétentions; et, sous le règne de Néron même, qui aimait tant à se procurer des victoires paisibles et faciles, il ne craignait pas de se faire appeler le *vainqueur des médecins* (iatronicés); Néron ne se fit jamais appeler le vainqueur des joueurs de flûte.

Après Thessalus, le plus illustre des disciples de Thémison, ce fut Soranus, dont Cœlius Aurelianus, le Numide, recueillit les doctrines qu'il partageait entièrement. Cœlius Aurelianus a enrichi la nomenclature médicale de plusieurs mots qui sont restés : l'*ascite*, la *tympanite*, l'*éléphantiase*, la *polysarcie*, la *passion céliaque*, l'*incube*, l'*éphialte*, la *passion cardiaque*, la *satyriase*, le *priapisme*, etc.

Les méthodiques n'expliquaient pas plus clairement que les autres les causes des maladies; ils ne s'en distinguaient qu'en prononçant un peu plus souvent que les autres le mot de méthode, *methodus sanandi*. La pensée la plus raisonnable qui leur ait échappé est renfermée dans les phrases suivantes : « Les remèdes simples sont préférables aux remèdes en vogue (Cœlius Aurelianus, *Tard.*, lib. 2, cap. 13).» « Si la médecine était exercée par des hommes rustiques et moins érudits que nous ne le sommes, formés à l'école de la nature plutôt qu'à celle de la philosophie, nos maladies seraient bien moins graves, nos remèdes plus simples et plus faciles; mais nous sommes sortis de cette voie naturelle, mettant notre gloire dans une certaine élocution et dans une certaine facilité de disserter et d'écrire (Theodorus Priscianus, *Præf.*). »

Les *éclectiques* (de ἐκλέγω, choisir, faire un triage) surgirent des rangs des fidèles adeptes et de la secte dogmatique et de la secte empirique; c'était une secte mixte qui faisait profession de prendre, comme son bien, le bon et le vrai, partout où elle les rencontrait; secte timide et respectueuse, peu conquérante de son naturel, qui préférait la jouissance du savoir acquis au triomphe des découvertes; elle jugeait les autres, ne s'exposant jamais à se faire juger. Le berceau de l'éclectisme fut à Alexandrie; son auteur était Potamon le philosophe; la seconde édition en parut à Rome sous Trajan, et l'éditeur en fut Archigène. Les éclectiques n'aimaient pas la lutte, mais le professorat; ils préféraient la chaire à l'arène; c'étaient les médecins civilisés et à gants jaunes de ce temps-là.

Il manquait à toutes ces sectes une secte qui reflétât un peu moins le positivisme d'Hippocrate, et un peu plus le spiritualisme de Platon, dont le christianisme naissant s'appropriait les grandes vues et le langage. La secte *spirituelle* ou *pneumatique*, dont Galien fait remonter l'origine aux théories de Chrysippe, remplit à cette époque cette lacune. Arétée le Cappadocien, qui vécut, dit-on, sous Vespasien, en a été l'interprète le plus épargné par le temps. Les maladies dans cette doctrine avaient pour cause un esprit spécial, qu'Arétée confond quelquefois avec la respiration (*pneuma*).

VI. — MÉDECINE DE CELSE ET DE PLINE.

C'est à peu près vers cette époque, d'Auguste à Trajan, qu'écrivait Celse; écrivain de médecine et non médecin de profession, mais écrivain élégant et positif, qui, par le soin qu'il a pris d'élaguer tout ce qui sent les théories et la divagation, et de n'admettre que les principes pratiques de l'art de guérir, semble avoir eu à tâche de composer un manuel de santé et de chirurgie, à l'usage des gens du monde, plutôt qu'un traité *ex professo* sur la matière. Celse n'est pas un inventeur proprement dit, mais il n'est pas non plus un éclectique; il a des pensées et des procédés de son propre fonds, et des pensées de sens et désintéressées. La meilleure preuve que Celse n'exerçait pas la profession lucrative de médecin, c'est qu'il soutient *qu'un bon médecin ne doit plus quitter son malade, ce que ne peuvent pas faire ceux qui n'exercent la médecine que pour de l'argent..... La meilleure médication*, dit-il ailleurs, *c'est la nourriture donnée à propos*. Pour le reste, Celse puise tout dans Hippocrate autant que dans Asclépiade, à part leurs théories et leurs hypothèses.

Après Celse, le seul auteur romain qui ait pris à tâche d'écrire sur la médecine, ce fut Caius Plinius Secundus, ou Pline l'ancien, qui vivait sous Vespasien, dans le premier siècle de notre ère ; et encore n'a-t-il traité cette branche de nos connaissances que comme partie accessoire de son *Histoire de la nature*, ce monument encyclopédique des connaissances de cette époque, où l'on ne sait ce qu'on l'on doit admirer davantage, de la pompe du style, de la majesté de la pensée, ou de l'inépuisable érudition de l'auteur (*).

Dans ce vaste répertoire de faits, Pline touche à tout, excepté aux doctrines médicales et aux ergoteries des sophistes. Il parle des remèdes, des vertus des plantes, mais jamais des causes assignées aux maladies ; ce qu'on en savait de son temps était trop vague ou trop absurde à ses yeux pour qu'il l'enregistrât. Qu'aurait-il fait d'une science que les médecins qui la professent ne connaissent même pas? *Ac ne quidem illam novere.* Au lieu de la décrire, il commence son vingt-neuvième livre par le portrait dont nous avons ci-dessus donné quelques traits, et il passe outre, pour exposer la matière médicale qui est de son domaine, comme œuvre de la nature, toujours la même et toujours indépendante des bizarreries de l'art. « La matière médicale, dit-il en commençant le livre vingt-quatrième, est innombrable ; c'est d'elle qu'est issue la médecine. La nature s'est plu à ne créer que des remèdes vulgaires, faciles à trouver, que l'on se procure sans frais, et qui au besoin nous servent de nourriture. C'est la fraude et le charlatanisme qui ont inventé ensuite ces officines où l'on promet à chacun de lui rendre la vie à prix d'argent ; c'est là qu'on préconise aussitôt les compositions et les mixtures, et que l'on vante les remèdes venus à grands frais de l'Arabie et de l'Inde ; on dirait qu'il n'y a que la mer Rouge qui produise les moyens de guérir le plus petit bouton, tandis que nous voyons les pauvres gens trouver de quoi se guérir dans les condiments dont ils se nourrissent. Mais la médecine ne deviendrait-elle pas le plus vil des arts, si l'on cueillait dans son jardin l'herbe ou l'arbrisseau qui doit servir de spécifique? De là il est arrivé que la grandeur romaine a perdu sa sévérité antique ; les vainqueurs ont été domptés par les vaincus ; le Romain obéit aux barbares, et il est un art qui exerce son empire sur nos empereurs mêmes. »

Mais rien n'est moins opiniâtre que l'orgueil du malade ; celui qui souffre et qui se croit perdu s'accroche à toutes les branches ; le Romain malade n'avait pas moins recours au médecin grec, qu'il dédaignait et persiflait, dès qu'il se portait bien. C'est le cas du matelot qui blasphème durant le calme, et tombe à genoux au moindre grain.

Le manifeste de Pline n'empêcha pas les célébrités du temps de faire fortune, en accusant réciproquement leurs doctrines de tuer les malades ; ils furent riches et

(*) La prodigieuse érudition de Pline s'explique par l'habitude qu'il avait de faire des extraits de tout ce qu'il lisait ; il avait coutume de dire, ainsi que le rapporte Pline le jeune, qu'il n'existait pas de si mauvais livre, qui ne renfermât quelque chose dont on ne pût tirer parti. (*C. Plinius Cæcilius, Marcello suo Epist.*)

considérés pendant leur vie ; il nous en reste à peine le nom aujourd'hui ; et il faut arriver à Galien pour rencontrer une capacité littéraire en médecine.

VII. — GALIEN.

Galien (*Galenos*), natif de Pergame, fut mandé, à l'âge de trente-huit ans, par Marc-Aurèle et Lucius Verus, qui se trouvaient alors à Aquilée, et il partit pour Rome avec eux. Sa célébrité date donc de l'an 170 de notre ère. La mission de Galien était de réhabiliter Hippocrate. Les six gros volumes in-folio que l'on a recueillis de lui ne sont presque que les commentaires du médecin de Cos, enrichis de faits particuliers et de notions anatomiques qu'Hippocrate ne possédait pas. Ainsi qu'Érasistrate et Hérophile, Galien disséqua des cadavres humains, et il se promettait, s'il vivait plus longtemps, de composer une anatomie comparée. Les termes d'*épiderme*, de *péritoine*, d'*épiploon*, de *pylore*, de *ventricule* (estomac), de *jejunum*, *ileum*, *cæcum*, *côlon*, *rectum*, *sphincter*, de *veines mésaraïques*, de *chorion*, d'*amnios*, d'*ouraque*, *péricarde*, *plexus choroïde*, *glande pinéale*, *nates* et *testes*, *ventricule* et *entonnoir*, *glande pituitaire* ou *pinéale*, *os sphénoïde et ethmoïde*, *paires de nerfs*, *humeur vitrée*, *cristalline*, *uvée*, et presque tous les mots grecs de la nomenclature anatomique, etc., datent de lui, qui les a inventés, quand il ne les emprunte pas à Hérophile. D'après Galien, les organes sexuels de l'homme ne sont que ceux de la femme poussés et faisant saillie au dehors, idée physiologique et d'organogénie qui reste là stérile et se perd ensuite dans un commentaire diffus, ainsi que le sont en général tous les commentaires de Galien ; car, en le lisant, on dirait que, comme la plupart de nos faiseurs à la solde des libraires, Galien vise à la page, tant il délaye et se reproduit souvent. Si chaque phrase de Galien était un axiome et renfermait une vérité, il faudrait toute une vie d'homme pour apprendre ses ouvrages. Mais on s'aperçoit en le lisant qu'on aurait plus à désapprendre qu'à apprendre ; et à part celui qui voudra être son éditeur, je ne sache pas de médecin de l'époque actuelle qui aurait le courage de le lire jusqu'au bout ; je le plaindrais, s'il avait jamais cette patience ; sa patience ne pourrait être qu'une manie couronnée d'une grande perte de temps. Car, en fait de médecine, exprimez les six volumes in-folio de Galien, il vous restera entre les mains Hippocrate avec ses quatre humeurs, le *sang*, la *pituite*, la *bile jaune* et la *bile noire* ou *mélancolie*, ces quatre grandes entités asclépiadiques ; puis les *maladies aiguës* et *chroniques*, *bénignes* et *malignes*, *épidémiques*, *endémiques*, *sporadiques*, etc. ; plus les *tempéraments* basés sur la combinaison et la prédominance de l'une quelconque des quatre humeurs. Non pas que de temps à autre on ne rencontre quelques faits particuliers qui témoignent de l'exactitude de son coup d'œil et de son talent d'observation, et qui ne puissent servir dans la pratique ; mais combien ces indications sont peu de chose, au prix de la perte de temps qu'elles coûtent à trouver et à déchiffer ; et combien on les trouverait plus vite, en observant la nature au lieu de feuilleter d'aussi volumineux écrits. Tant que la médecine a juré par Galien, comme Galien avait juré par Hippocrate, elle n'a pas fait un pas en avant; et cet état stationnaire a duré près de seize cents ans, pendant lesquels les écrits du médecin de Cos et ceux de Galien ont été les uns l'Ancien, et les autres le Nouveau Testament de la croyance médicale; les Pandectes, le *Coran* et le code des institutions médicales; le *palladium* des priviléges des médecins, et le bouclier des fautes de l'art et des oublis de l'artiste. Avant Galien il y a eu des chefs d'école et de secte qui érigeaient autel contre autel; Galien a absorbé toutes les sectes; il a été le pape de l'art médical, la pierre angulaire de l'unité de croyance et de profession. Les écoles et puis les facultés se sont proclamées les héritières de ses doctrines, les dépositaires de ses écrits; on l'a commenté comme Hippocrate, comme la Bible. On a professé pour enseigner à le comprendre, mais non à le surpasser et encore moins à le réfuter. On vénérait Galien, même alors que le christianisme eut donné à la vénération publique un objet de culte d'un ordre infiniment plus élevé.

VIII. — INFLUENCE DU CHRISTIANISME SUR LA PROFESSION MÉDICALE. ARCHIATRES DE L'EMPEREUR ET DU PEUPLE.

Car dès que le christianisme eut impatronisé ses belles et pures maximes jusque sur le trône des Césars, toutes les institutions humaines furent enveloppées de sa prévoyance, épurées par sa charité, soumises à ses règles d'organisation sociale, la médecine comme l'économie publique, Hippocrate comme Platon.

Il prit un jour fantaisie à Néron de nommer son médecin Andromachus *archiatre* (*). Quand il y en eut un, il s'en offrit mille; car les médecins d'alors, comme ceux d'aujourd'hui, savaient bien qu'un titre vaut une clientèle. Mais de cette institution de vanité, il ne laissa pas que d'en sortir une institution de charité, à une époque où le christianisme se mit à la tête du progrès humanitaire. Car les archiatres ou médecins du palais (*archiatri palatini*) durent soigner gratuitement les courtisans et les esclaves. Dès que l'archiatre en chef en eut donné l'exemple, tous les archiatres honoraires durent en faire autant; bientôt la mode devint institution et passa dans le peuple qui finit par avoir de fait ses archiatres (*archiatri populares*) que les empereurs avaient de fait et de nom; archiatres payés aux frais de l'État, qui se rendaient sans autres frais à la voix du malade, le soignaient sans l'épouvanter de la crainte d'une rétribution, et lui fournissaient même les remèdes gratis. L'État rémunérait largement le zèle de ces médecins du peuple, et cela par ordre d'ancienneté de service et d'éminence du talent; les plus forts émoluments se montèrent jusqu'à la valeur de 25,000 de nos francs; on leur donnait des titres de comtes, ducs et vicaires (**), comme Napoléon créait ba-

(*) On ne sait pas encore si le mot d'archiatre fut donné à Andromachus, comme *médecin du prince*, τοῦ ἄρχ(οντος)ἰατρός, ou comme *prince des médecins*, ἄρχ(ων)τῶν ἰατρῶν.

(**) Code Théodosien, liv. 13, tit. 5; code Justinien, liv. 10, tit. 52, etc.

rons de l'empire les célébrités médicales de son temps, qui ne se contentaient pas des dotations pécuniaires de sa munificence, et ne négligeaient pas l'obole des clients. Le moyen âge alla plus loin ; il établit des hôpitaux, qu'on nommait lazarets, pour les pauvres et pour ceux qui n'auraient pas de chez soi, avec des gardes-malades (*parabolani*). Le corps de médecins, ainsi hiérarchiquement organisé, eut une faculté (*schola medicorum*, *consistorium medicorum*) dans laquelle on n'était pas admis sans examen préalable. Le *temple de la Paix* en était l'académie ; les *gymnases* ou *auditoires particuliers* en étaient les succursales ou écoles secondaires.

La médecine, cet art dévolu aux esclaves, devint dès lors un art noble et libéral. La religion, qui ennoblissait la souffrance, ne devait pas laisser dans le mépris l'art qui a pour but de soigner ceux qui sont appelés à souffrir. Il fallut être probe autant que savant, pieux autant que charitable, pour obtenir place dans ce corps d'hospitaliers, chargés de porter à domicile les soins désintéressés que l'on rencontre dans nos hôpitaux.

Le moyen âge n'a conservé des archiatres que le pédantisme universitaire ; et la paille de la rue du *Fouarre* a servi d'engrais au charlatanisme, qui a préféré l'impôt avilissant de la clientèle à la noble rétribution de l'État ; tous les maux qui affligent aujourd'hui les institutions médicales sont sortis de ce bouge universitaire, dont le Pré-aux-Clercs était la récréation ; le mendiant écolier s'est fait millionnaire, plus dur au pauvre que jamais. La réforme s'est transformée en abus ; l'anarchie a pris la place de la hiérarchie ; la médecine est devenue un fief dont le malade est le vassal, taillable et corvéable à volonté, souffre-douleur de la nécroscopie dans les hôpitaux et de la cupidité médicale en ville, payant et battu, et n'ayant pas même le droit de se plaindre, crainte de ne pouvoir plus être battu et de n'avoir plus à payer personne.

IX. — INFLUENCE DE L'INVASION DES BARBARES. — MÉDECINE ARABE.

C'est l'invasion des barbares qui suspendit l'heureuse innovation que le christianisme avait introduite dans l'exercice de la médecine ; mauvais service que cette révolution racheta, en coupant court à l'ergotisme de la médecine scolastique. Comme les héros d'Homère, les guerriers du Nord attachaient peu d'importance à la clinique ; ils n'avaient besoin que de vétérinaires et de *rebouteurs*. Ils prisaient Machaon et dédaignaient Hippocrate.

Les galénistes se réfugièrent, avec tout leur bagage, et sains et saufs, chez les Arabes, ces brillants héritiers de la science et des arts des Grecs et de la valeur romaine.

Le plus ancien auteur arabe qui ait écrit sur la médecine est *Isaac Israëlite*, fils adoptif de Salomon, roi d'Arabie, qui vivait dans le septième siècle. Sérapion vécut dans le huitième, et Avenzoar (*voy.* t. 2, p. 101) dans le neuvième. Rhazès, auteur du dixième siècle, dont la faculté de Paris ne voulut prêter que sur gage le *Continens totum* à monseigneur Louis XI, ce tyran superstitieux et farouche, qui fit si peu de cas de la vie des autres, tout en s'occupant avec tant de soin de sa santé ; Avicenne, qui vint après Rhazès, qui reproduisit Galien dans son *Canon de la Médecine*, et fut surnommé le prince des médecins ; Averrhoës, grand controversiste et homme peu positif; Al Bucasis, l'honneur de la chirurgie arabe, et une foule d'auteurs moins connus, furent importés en France et en Europe par les croisés qui revenaient de la Palestine.

La traduction de leurs ouvrages servit de texte aux leçons de nos professeurs du moyen âge, qui ne savaient pas assez de grec pour lire Hippocrate et Galien. La vogue ne fut rendue à ces deux derniers auteurs et à la médecine grecque qu'à la renaissance, lorsque la découverte de l'imprimerie vint exhumer les trésors enfouis dans les bibliothèques des moines et mettre les copies à la portée des bourses les plus vulgaires, en les illustrant par des gravures sur bois, art qui est né avec l'imprimerie. On cessa enfin de commenter les traductions latines des auteurs arabes, dès qu'on s'aperçut que les Arabes n'avaient fait le plus souvent que traduire et commenter Hippocrate et Galien. Siècle révolutionnaire et réformateur, qui proclama, en fait de sciences et de lettres au moins, le suffrage universel, la liberté de la pensée et la compétence de tous !

X. — SIÈCLE DE LA RENAISSANCE.

Mais après ce premier pas, la Faculté sut arrêter le torrent qui se faisait jour par toutes les fissures de ses portes, et menaçait d'engloutir ses vieux us et coutumes, et tout, jusqu'à son autorité. L'université se ligua contre le progrès des lumières ; elle se dit fille de nos rois, afin d'emprunter à la royauté son caractère inviolable et son droit divin ; elle monopolisa ce que l'imprimerie avait vulgarisé ; elle établit, en tout et partout, la censure préventive, dans la médecine comme dans le dogme ; rien ne fut plus imprimé qu'avec un *imprimatur* ; on ne pouvait plus inventer qu'en répétant. Les religions se montrèrent plus libérales, plus progressives, plus indépendantes que la médecine ; et la santé de l'âme s'en trouva mieux que la santé du corps. Nos facultés n'ont jamais rien possédé en propre, tous leurs usages sont de vieux usages, des choses usées jusqu'à la corde par le savoir-faire qui modifie et vicie les meilleures institutions, pour en faire concorder la sévérité avec le relâchement de l'égoïsme. La profession du médecin n'est qu'une dégénérescence des institutions et des archiatres et de l'école de Salerne réformée par Frédéric II. Une loi de ce dernier empereur, promulguée en 1140 (*), règle le mode des examens, pour passer *magister*, *magister artium*, *physices doctor* et *professor*. Elle exige que l'élève, avant de passer maître, ait fait un stage de sept ans dans l'étude de la médecine. Le médecin jurait, le jour de sa réception, d'observer les règles de pratique de la Faculté, de dénoncer les falsifications des médicaments,

(1) Leidenbrog, *Cod. leg. antiqu.*, p. 806.

de traiter gratuitement les pauvres. Il était obligé de voir deux fois par jour le malade; le malade avait le droit de l'appeler une fois dans la nuit : le prix de la visite était un demi-*tarenus* (50 centimes) par jour, et de trois *tareni* (3 fr.) si le malade était hors la ville. Il était expressément défendu au médecin de prendre des arrangements avec des apothicaires, pour le prix des médicaments, ou de tenir une pharmacie. Quant aux pharmaciens, ils prêtaient serment de ne préparer les médicaments que d'après l'*Antidotarium*, qui était le *Codex* de Salerne approuvé par l'État. Ils ne pouvaient prétendre qu'à trois *tareni* de bénéfice, par once, pour les médicaments qui ne se conservaient pas plus d'un an, et à 6 *tareni*, par once, pour les médicaments qui se conservent plus d'un an. Deux notables de la ville avaient la charge de surveiller soigneusement la pharmacie. Cette disposition de la loi de Frédérik rappelle l'institution des archiatres du Bas-Empire, qui étaient nommés juges ou remplacés par le suffrage libre et souverain de leurs concitoyens. La médecine moderne a conservé, de ces vieilles institutions, tout ce qui est capable de maintenir son autorité, mais rien de ce qui peut servir à donner des garanties de sa responsabilité : les priviléges et non les charges, les droits et non les devoirs : n'a-t-elle pas la prétention même de ne se faire justiciable que d'elle-même et de s'assurer ainsi un brevet d'impunité devant nos lois ? Il a fallu aux facultés bien des efforts, bien des combats, bien des actes de bravoure et de courage, pour ressaisir ainsi le sceptre de la conservation et du mouvement rétrograde. Que de belles choses n'auraient-elles pas produites et créés, si elles avaient laissé libre carrière à quiconque se sentait une force virile, et si elles avaient consacré tant de ressources d'intrigue et d'esprit à l'observation et à l'expérience ! Il est vrai qu'alors elles n'auraient pas été quelques-uns, mais tout le monde ; et les quelques-uns ne sont jamais de cet avis-là.

Ces masses de quelques-uns ne font jamais un pas de plus que lorsqu'un homme de génie survient pour les attaquer de front ou par derrière, et les couche un instant par terre, afin de les forcer à s'échapper en courant ; elles fuient à l'approche, mais elles vont planter le drapeau qui leur sert de cheville, un peu plus loin, sur la route du progrès ; elles ont ainsi avancé par la fuite, et puis elles font là, en s'endormant, un nouveau temps d'arrêt.

XI. — PARACELSE, OU RÉFORME DE LA MÉDECINE PAR LA CHIMIE.

Dans le seizième siècle, les facultés eurent à leurs trousses un homme de cette trempe, dans la personne de PARACELSE-AURÉOLE-PHILIPPE-THÉOPHRASTE BOMBAST DE HOHENHEIM ; esprit hardi, novateur et révolutionnaire, de la trempe de ceux qui font école dès qu'ils professent, et qui passent maîtres sans jamais avoir consenti à se dire écoliers. Il y a du Luther plutôt que de Bacon dans Paracelse ; ses papes à renverser sont Aristote, et surtout Galien. Ce médecin, si obscur quand il s'explique, devient éloquent quand il cite ces illustres morts à sa barre : il est plein d'esprit et de causticité dans sa critique, de véhémence dans ses interpellations ; il est fort dès qu'il attaque, il a trouvé le défaut de la cuirasse, et il se plaît à y retourner le fer. Il faut le lire à travers tout son fatras, pour se faire une idée de la verve intarissable que lui inspirent les quatre humeurs de Galien ; il triomphe, il terrasse, il jugule son adversaire qui ne dit mot ; il me semble voir ce pape déterré que son successeur fit comparaître à son tribunal, en os plutôt qu'en chair, afin d'avoir à rendre compte des actes de sa vie. Mais quand le vainqueur rentre au camp pour y jouir de son triomphe et y organiser la victoire, il semble que l'âme de Galien le saisisse à la gorge et l'imprégne de ses inspirations ; il se perd alors en explications qu'il veut substituer aux théories de Galien, et qui sont si baroques, si obscures, si inintelligibles dans le fond et dans la forme, qu'on regrette la doctrine galénique, et qu'en désespoir de cause on médite une restauration contre l'usurpateur. Tout cela est d'un fantastique, d'un délirant, d'un nébuleux, d'une incohérence telle, qu'on ne sait plus où cette absence complète d'idées a pu trouver à son service tant de mots et de phrases différentes. C'est que l'homme de génie qui ne sait manier que le marteau, devient bien ridicule, dès l'instant qu'il entreprend de saisir la truelle, et qu'il veut reconstruire après avoir abattu.

Ce qui me semble le plus clairement exprimé dans le fatras de ses volumes, c'est l'exposition de sa doctrine sur les causes des maladies ; et comme ici l'auteur est clair et net, ce n'est pas l'endroit où il paraît le moins absurde. « Il y a, dit-il (*de Entibus morborum*, num. 8, prol. 4), cinq entités qui engendrent toutes les maladies. Ces entités signifient cinq origines, comprenez-le bien. Il y a cinq origines ou causes, dont une seule cause surgit, assez efficace pour engendrer toutes les maladies qui ont jamais existé, qui existent aujourd'hui et qui existeront un jour. C'est à ces entités, ô médecins ! qu'il fallait faire attention, si vous ne vouliez pas croire que tous les maux émanent d'une seule entité et d'une seule origine..... Vous le comprendrez par un exemple ; posons en thèse générale l'une de ces maladies, la peste ; on demande d'où elle vient. Vous répondez : De la dissolution de la nature. Vous parlez donc comme les physiciens. L'astronome ne dit-il pas que le mouvement et le cours des astres sont la cause des phénomènes célestes ? Lequel des deux est vrai ? je conclus que l'un et l'autre est vrai à dire ; il n'y a qu'une opération et qu'une origine qui viennent de la nature, une des astres, et en outre de ces deux-là, de trois autres ; car la nature est une entité, l'astre est une autre entité. Vous devez donc savoir qu'il y a cinq pestes, non sous le rapport des genres, essences, formes et espèces ; mais sous celui des origines d'où elles procèdent, de quelque forme que ce soit. Nous dirons donc que notre corps est sujet à cinq entités, qu'une seule entité contient en elle toutes les maladies, et avec elles une certaine puissance sur notre corps ; car il y a cinq genres d'hydropisies, tout autant de jaunisses ou maladies royales, tout autant de fièvres, tout autant d'espèces de cancer ; et cela est vrai de toutes les autres maladies..... L'influence des astres, c'est l'entité des astres ; la seconde influence est l'entité du poison ; la troisième, qui affaiblit notre corps, le mine par une mauvaise complexion, c'est l'entité naturelle ; la quatrième, c'est l'entité des esprits surnaturels qui ont puissance sur notre corps pour le violer et l'épuiser ; la cinquième entité, c'est Dieu. »

Et il est fort heureux que Dieu soit arrivé là le cinquième, pour empêcher l'auteur d'aller plus loin.

Dans un autre endroit, il se lance dans les grandes analogies, et nous apprend que « le monde est une matrice de tout ce qui y naît, qu'ainsi la matrice de la femme doit être regardée comme participant de la même anatomie. Dans la création, l'eau est la matrice ; la matrice n'est que le monde fermé de toutes parts, et qui n'a avec les autres corps aucune affinité ; et cependant il est monde en tout ; car le monde en était la première créature ; l'autre monde, c'est l'homme ; le troisième, c'est la femme. Le premier est le plus grand, l'homme est le moyen, la femme est le plus petit et le dernier par ordre. Le monde a sa philosophie et sa science, de même l'homme, de même la femme. »

Ces deux échantillons de la manière de ce novateur suffiront pour permettre d'apprécier tous les autres ; ils sont tous de la même force et de la même clarté.

Cependant Paracelse eut une grande vogue en Allemagne et en Suisse ; les élèves, fatigués du joug des facultés, accouraient en foule au pied de la chaire de l'homme libre ; les souverains et les hommes d'esprit de l'époque le consultaient de loin sur leurs maladies ; Érasme lui-même, le plus grand frondeur de ce siècle essentiellement frondeur et sceptique, ne craignit pas de compromettre sa réputation de bon goût, en lui exposant ses maux et lui demandant une réponse, dont, il est vrai, il ne se trouva pas mieux. Au milieu donc de tout son fatras théorique, il fallait bien que Paracelse fût enfin un homme pratique et que sa méthode curative obtînt quelque succès ; car on n'a jamais tenu compte au médecin de ses théories, mais de sa pratique ; le plus illustre de tout temps a été, non pas celui qui sait le mieux dire, mais celui qui sait le mieux guérir. Or, c'est dans sa pratique que Paracelse fut véritablement novateur ; il inventa des médications et des remèdes ; il les préconisa avec opiniâtreté ; il imposa ses ordonnances comme des articles de foi, et l'expérience des siècles a confirmé beaucoup de ses prétentions. On a dit que ces remèdes, il les avait recueillis dans ses longues pérégrinations par l'Europe. Mais qu'importe où il ait pris ses remèdes ; ne sont-ils pas tous dans la nature ? Pour les choisir, il faut les expérimenter. Jenner a-t-il inventé autrement la vaccine ? C'est Paracelse qui mit le plus en faveur les remèdes minéraux, qu'il appelait chimiques, le mercure surtout et l'arsenic ; et il obtint des cures qui tinrent du merveilleux tant qu'on ne s'occupa point des récidives. Il était obscur dans l'exposition de la théorie de leur action, mais hardi et précis dans leur application. Il guérissait ainsi ou il tuait vite ; ce qui fait qu'on parlait longtemps de ses cures et très-peu de ses insuccès ; le guéri devenait son apôtre ; quant au mort, un peu de terre effaçait à jamais l'accident ; tout allait ainsi pour le mieux dans l'intérêt de la réputation du maître. Il possédait pour les opérations chirurgicales des méthodes manuelles et de pansement, auxquelles la chirurgie revient encore avec avantage. Ses baumes et ses liniments assuraient le succès de la guérison, et il ne les ménageait pas en ces circonstances ; ce qu'on n'a pas toujours fait depuis.

Les universités, on le conçoit bien, ne partagèrent pas l'engouement de son auditoire; elles ne l'attaquèrent pas non plus ouvertement; les universités sont trop diplomates pour être aussi braves. Elles firent, contre Paracelse, ce que les jésuites en robe courte ou longue firent contre Jean-Jacques Rousseau ; elles l'abreuvèrent de dégoûts, l'entourèrent d'espions chargés de le rendre ridicule. Son secrétaire m'a tout l'air d'un homme de cette trempe-là ; il ne nous a dépeint son maître qu'à la manière d'un valet de chambre, aux yeux duquel nul n'est héros de ceux qu'il sert et qu'il voit en déshabillé. Jean Oporinus, l'homme dont nous parlons, auteur de *la Vie et des écrits* de Paracelse son maître, a pris plaisir à nous montrer ce grand homme cuvant une petite orgie allemande, ou en proie à quelque cauchemar ; il a gardé un profond silence sur la filière des observations qui ont dû amener l'alchimiste à bouleverser toutes les idées nosologiques du temps. Jean Oporinus sembla écrire pour la Sorbonne d'alors, et pour l'université de Bâle, où il devint plus tard professeur de littérature grecque, plutôt que pour l'Allemagne, où le peuple, les princes et les écoliers sont si indulgents pour quiconque tient un verre noblement et sait boire sans tricherie. J'ai un faible, moi, pour le caractère allemand, dont le mysticisme se soutient et se raisonne jusqu'au dernier coup de l'orgie, moment où il s'enterre douze heures dans un avant-goût de l'éternité. L'Allemand trinque d'esprit et de cœur, en choquant son verre ; il s'inspire en buvant ; il ne boit jamais avec arrière-pensée : l'art de boire est une partie sacrée de son éducation, c'est celle qu'il apprend à l'école mutuelle de ses bons et loyaux camarades ; il aime le vin comme nous le café ; c'est un nectar exotique. Paracelse, né à Bade, était d'esprit et de cœur Allemand ; la Sorbonne lui en fit un vice ; il passa pour un impie, un sorcier, pour un homme adonné à la magie et qui entretenait commerce avec les démons. Si nos secrétaires ou nos valets rapportaient tout ce que nous disons, quand nous causons seuls dans un moment de violente préoccupation, et que la Sorbonne eût encore le privilége de l'estrapade, nous passerions souvent pour sorciers, au même titre que Paracelse. Mais tandis que l'ultramontanisme français lançait ses foudres impuissantes contre un libre penseur à qui le Rhin servait de bouclier, Paracelse finissait par le poison, dit-on, une vie courte, mais longuement agitée ; et un pauvre prêtre lui érigeait un modeste cénotaphe dans l'église de Saint-Sébastien, à Saltzbourg en Autriche, le vengeant ainsi, après sa mort, de toutes les accusations de libertinage et de sorcellerie qui l'avaient poursuivi pendant tous ses triomphes, comme à Rome les soldats poursuivaient, de leurs quolibets et de leurs propos joyeux, le char du général à qui le sénat et le peuple avaient décerné les honneurs de l'ovation triomphale.

XII. — RÉFORME DE LA MÉDECINE PAR LES ANATOMISTES.

Mais pendant que Paracelse démolissait les quatre humeurs universitaires de

Galien, les anatomistes faisaient une guerre plus solide et plus positive à la routine de nos facultés. Vésale, médecin de Bruxelles, recommençait l'anatomie, le scalpel à la main ; et l'exactitude de ses descriptions était rehaussée par des illustrations sur bois d'après les dessins de Calcar, élève du Titien, et peut-être d'après ceux du Titien même, qui puisait, dans ces études arides et de détail, les secrets de la pureté du dessin et de la vérité du coloris que l'on remarque dans ses moindres œuvres ; il apprenait, en disséquant, l'art de peindre, comme le disait un de ses rivaux, avec de la chair. Ces dessins de squelettes et d'écorchés se distinguent par l'originalité et la variété des poses, par le naturel de l'expression, et même par la concordance de la nature des paysages qui les accompagnent avec l'état de spoliation de chaque sujet de dissection. Tous les anatomistes qui vinrent après Vésale se complurent à donner ainsi de l'expression au cadavre et du sentiment au squelette décharné. Vésale se plaint que l'exécution des gravures sur bois n'ait pas rendu toute la finesse et la pureté des dessins qu'il avait pris tant de soin de surveiller à Padoue, où il professait alors ; les lointains ne sont pas ménagés dans le paysage, parce que les graveurs sur bois d'alors ne savaient par encore abaisser les surfaces, pour que l'impression prît moins en certains endroits qu'en certains autres. Les proportions sont quelquefois manquées dans les figures des os des membres vus en détail, sans doute par la négligence des raccourcis et des déliés. On a prétendu que Vésale avait fait dessiner le cœur d'un chien à la place de celui de l'homme ; cela ne saurait être admissible ; seulement le manque de raccourcis rend un peu la figure du cœur défectueuse. A part ces défauts qu'il faut attribuer à l'exécution des gravures sur bois, je n'ai pas trouvé un connaisseur qui n'ait admiré la composition et le dessin de ces figures. L'exécution typographique trop serrée, et l'absence de nos subdivisions analytiques qui délassent l'attention et facilitent la mémoire, peut-être enfin la rédaction un peu traînante du texte, rendent la lecture des démonstrations fatigante. Mais jamais on n'a porté plus loin que Vésale l'exactitude minutieuse de la description des parties du corps humain. Il suit pas à pas Galien, soit pour l'expliquer, soit pour le réfuter. Ainsi que Galien l'avait fait, en anatomie comparée, il ne sort pas des analogies qu'offre l'anatomie du singe et du chien. Quant à ses inductions physiologiques, elles ne dépassent pas la portée de celles de son temps ; elles ne sortent pas du cercle des causes finales ; en voici un exemple tiré de la page 62 : « En thèse générale, dit-il, tous les animaux qui respirent par les poumons ont un cou, ce qui n'arrive pas à ceux qui respirent par des branchies. » Vésale s'élève hautement contre la séparation de la médecine, de la pharmacie et de la chirurgie ; il blâme les médecins qui croiraient déroger, et se voir traités de barbiers, s'ils exécutaient la moindre opération chirurgicale, pensant qu'il est de leur dignité de ne faire qu'ordonner des potions qu'ils seraient incapables de composer eux-mêmes.

Il rapporte que c'est à Paris, et à la grande surprise des auditeurs (*), qu'il a

(*) Cette innovation universitaire à Paris n'en était rien moins qu'une en Italie. Car, en

donné les premières démonstrations d'anatomie ; et son frontispice in-folio représente, de la manière la plus grandiose, l'une de ces séances où la foule des auditeurs débordait de toutes parts. Il s'était formé à la dissection des animaux sous le célèbre Jacob Sylvius. Les guerres de la France le forcèrent à quitter Paris pour se réfugier à Louvain, où il démontra en présence d'un auditoire de professeurs. Plus tard il fut nommé professeur à Padoue et professa même à Bologne ; et c'est là qu'il composa son livre, sous le titre de *Andreæ Vesalii Bruxellensis scholæ medicorum patavinæ professoris, de humani corporis Fabrica, libri septem.* Son livre parut in-folio, à Bâle, en 1542, par les soins de son ami Jean Oporinus, célèbre professeur de littérature grecque ; Vésale avait alors vingt-huit ans. C'est la meilleure édition ; les beaux exemplaires sont à filets, avec toutes les majuscules colorées de jaune, en tête de chaque phrase du texte.

A la même époque Fallope, en Italie, continuait l'œuvre de Vésale, son maître. Eustache, à Rome, s'attirait le titre de *prince des anatomistes*, qu'on a tant prodigué depuis. Puis vinrent Albinus, Fabrice d'Aquapendente, J. Silvius, de la Torre, Ingrassias, Varole, qui donna son nom au *pont de Varole ;* Spigelius, etc. ; tous étrangers à la France et à l'Angleterre, deux pays où l'université a été toujours rétrograde, stationnaire et conservatrice des vieux us, fussent-ils de vieux oripeaux ou de vieilles erreurs. En France et en Angleterre, c'est toujours la minorité qui va en avant en émettant des principes, tout étouffée qu'elle est, dans l'action, par le poids de la majorité. Tous les cinquante ans, la minorité est forcée de donner un croc-en-jambe, pour faire avancer d'un pas la majorité, qui se remet sur ses pieds après la panique, et se surveille quelque temps un peu mieux.

A la même époque, notre Ambroise Paré réformait la chirurgie, hardiment, librement, à couvert sous son titre de barbier, ce vil métier en tout pour l'hermine universitaire. Car le médecin universitaire discourait sur Hippocrate et Galien, sur lesquels il motivait son ordonnance, et il mandait ensuite le barbier pour opérer; et le pauvre barbier riait bien souvent sous cape, se confiant dans l'avenir, qui n'échappe jamais à l'homme de génie; car son royaume n'est pas dans notre présent. Molière s'est moqué du médecin de son temps, qui était encore le vieux médecin de la renaissance ; il n'a jamais plaisanté les barbiers, hommes de sens, de goût et d'esprit comme lui, hommes de ce peuple au sein duquel il s'inspirait, pour stigmatiser tout bourgeois gentilhomme.

1515, Mondini de Luzzi disséqua le premier en public deux cadavres de femme, et publia bientôt la description anatomique de ses leçons. Depuis ce temps, on établit, dans presque toutes les universités, l'usage de disséquer publiquement, une ou deux fois l'année, des cadavres humains ; on en trouve un exemple à Montpellier en 1576. Mais la faculté de Paris avait trop le sentiment de sa dignité pour se salir ainsi les doigts dans les débris du cadavre. Guy de Chauliac, qui est le père de la chirurgie en France, et qui précéda de près de deux cents ans notre Ambroise Paré, écrivait à Avignon, pays italien, et non à Paris ; il était médecin particulier du pape Urbain V, et non celui du roi de France ; son ouvrage parut à Avignon en 1363.

XIII. — VAN HELMONT, OU RÉFORME, PAR LA LOGIQUE ET L'OBSERVATION DES FAITS, DE LA MÉDECINE ÉGARÉE PAR LA CHIMIE DE PARACELSE.

Un autre démolisseur de la doctrine galénique des écoles s'élevait en même temps, dans la patrie de Vésale, en Belgique, pays où la religion laissait toute liberté de penser à tout ce qui n'était pas elle ; tandis qu'en France la théologie avait la prétention de tout étreindre et de tout enlacer dans le filet que saint Pierre lui avait légué. Val Helmont apprit à douter de la médecine, en fréquentant les médecins et les consultant pour son propre compte. Un doute était bien permis, quand Paracelse fulminait avec tant d'assurance. Van Helmont était riche; il lui était facile de se faire savant indépendant ; il était pieux, il lui fut facile de donner l'exemple du désintéressement, en s'indignant contre la sordide avarice des médecins de l'époque. Il leur reprocha de vendre leurs bavardages un peu trop cher, et il prouva que toute leur science n'était qu'un verbiage. Chimiste habile et esprit novateur, il dominait la médecine d'alors de toute la supériorité que donne l'étude positive d'une science accessoire qui ne marche que par poids et par mesure, qui contrôle la synthèse par l'analyse, et réciproquement. Son traité d'analyse chimique de la pierre est un chef-d'œuvre pour ce temps-là, et renferme des faits d'observation que ne dédaignerait pas l'exactitude de notre époque.

Écrivain d'une grande pureté de style et plein de goût dans le choix des mots et des pensées, il ne déclame pas, mais il démontre à la manière de Socrate, à l'aide de l'ironie et d'un ingénieux persiflage (*voy.* page 133 du 2e volume). Il a de l'atticisme dans le langage, une grande sobriété dans la rédaction. Il découpe ses pensées en alinéa et comme en aphorismes, pour éviter la tentation des développements oiseux et des divagations. On le comprend quand il attaque; on le soupçonne de ne pas tout dire, quand il s'enveloppe d'un peu d'obscurité; on sent alors qu'il garde en réserve des arcanes que son siècle lui impose l'obligation de ne pas divulguer. Son mysticisme, c'est un retour de piété vers Dieu ; sa superstition a un certain reflet d'alchimie. Il emprunte à la nomenclature de Paracelse beaucoup de mots, le *duelech*, pour désigner les calculs ; l'*iliadus*, ou matière matrice ; le *lili tinctura* ; le *reloleum*, ou qualités élémentaires des corps ; l'*alkohest*, ou menstrue universel ; l'*azoth*, ou panacée mercurielle. Il en a inventé d'autres, dont les plus célèbres sont : 1° son *archée*, principe de la santé et de la maladie qui produit et soutient tout, que Van Helmont suppose sans cesse et qu'il ne définit clairement nulle part, si ce n'est par l'allégorie de l'épine qui nous blesse et nous donne la fièvre; synonyme de l'*impetum faciens* d'Hippocrate ; 2° le *blas* qui constitue la puissance impulsive de l'archée ; 3° le *gas* qui est resté en chimie, pour désigner les vapeurs permanentes, mais invisibles, ainsi que le seraient des esprits follets.

« Depuis Hippocrate jusqu'à nous, dit-il, la médecine n'a pas fait un pas de plus; Galien lui a même imprimé une impulsion rétrograde, la faisant tourner dans un cercle vicieux; ce qui a causé le vertige aux écoles. Les hallucinations de Galien, comme le chant du coucou, en reviennent toujours à la même note. Depuis que l'étude de la médecine s'est tournée vers le lucre, le médecin s'est attaché en esclave à la meule..... J'ai lu deux fois les volumes de Galien avec la plus grande attention, et je me suis convaincu ainsi de la pauvreté de Galien, de son ignorance qui le dispute à sa témérité. Galien n'a de bon que ce qu'il emprunte; il est pauvre de son propre fonds. Ses livres ne sont que le reflet et le mélange des écrits d'Hippocrate et de Platon. »

Van Helmont, élevé à l'université de Louvain, que commençaient à envahir, dès 1580, les jésuites, se ressentit de cet esprit d'envahissement d'une société qui levait l'étendard de l'indépendance contre toutes les autorités qui n'étaient pas elle. Il toucha à toutes les sciences, et vit le vide de toutes; mais surtout le ridicule des études médicales d'alors, de cette science qui a toujours puisé dans le langage scolastique la manie de s'enfler de son propre vide, et d'affecter des prétentions d'autant plus grandes à l'infaillibilité, qu'elle arrive à se comprendre moins. C'est la médecine qu'il stigmatise avec le plus de vigueur; il prend souvent des titres qui ont la forme caustique du calembour; il intitule un de ses traités: *de la Gale et des ulcères des écoles;* un autre porte en tête: *Quiétisme, déception et ignorance des écoles humoristes;* et là il les ménage peu, comme on s'y attend bien. Dans un autre livre intitulé: *Arcana Paracelsi*, des Arcanes de Paracelse, il venge ce grand novateur de toutes les calomnies qui ont laissé de lui, après sa mort, une idée enveloppée de tant de nuages, une réputation si équivoque de conduite et de savoir. En tête d'un autre traité, il inscrit: *le Tombeau de la peste*, il le dédie à un prince supposé, en lui promettant, s'il continue à écouter les médecins, de lui consacrer l'épitaphe suivante:

> .... Jacet hic dux optimus; in quem
> Nil potuit Mars, dum corpore sanguis erat.
> Quod Mars, non potuit, medici potuere secando;
> Sic mavors ipso fit minor Hippocrate.

> Ci-gît un guerrier qui, tant qu'il eut tout son sang,
> Affronta mille fois la mort et la défaite.
> Ce que ne put sur lui le dieu de la conquête,
> Le médecin l'a fait un jour en le saignant.
> Que la lance de Mars le cède à la lancette.

Puis vient l'épitaphe de la peste qui a succombé enfin, dit l'auteur, sous le coup de sa propre analyse Ce traité a pour but de démontrer que l'archée de la peste est surtout dans l'imagination du malade, idée qu'on a renouvelée depuis de Van Helmont.

Mais à la place de toutes les autorités renversées, foulées aux pieds à jamais, qu'a su mettre Van Helmont? Un mot seulement qui semble quelquefois gros de bien des choses, mais dont il a pris soin de cacher le sens et la portée; en sorte que le démolisseur a confessé encore, comme Paracelse, son impuissance en qualité de réformateur.

Aussi, après sa mort, les facultés se contentèrent de secouer la poussière de leur vieille perruque, de rajuster les plis de leur robe, et de refaire un peu leur toilette tant compromise par les coups que leur avait portés Van Helmont, avec cet excès d'audace et de malignité; et elles remontèrent de nouveau dans leurs chaires, plus triomphantes que jamais. Van Helmont n'avait pas fait secte; car, à la place de l'x médical de Galien, il n'avait pas pu placer un autre signe de l'inconnue; on garda donc le signe dont on était en possession depuis si longtemps.

Les grands hommes ne sont souvent imités que par leurs défauts. A la suite de Van Helmont et plus tard à la suite de Stahl et Boerhaave, nous voyons paraître les médecins fermentateurs, les coagulateurs, les triturants, les mécanistes, les spasmodistes, etc.; comme avant lui, il avait paru les stercoraires, qui faisaient entrer dans leurs prescriptions l'*Album græcum* (crottes de chien qu'on nourrissait avec des os de mouton et qu'on privait de boire[1], et l'*Album nigrum* (crotte de souris).

XIV. — INFLUENCES DES INVENTIONS PHYSIQUES SUR LES PROGRÈS DE LA MÉDECINE.

Mais vers cette époque, la dioptrique dotait l'étude de la physique et de l'histoire naturelle d'un instrument destiné à en étendre le champ bien au delà des bornes de notre vue, et à faire toucher toutes les sciences par tous les bouts; je veux parler du microscope, dont l'usage prenait un si grand développement dès le milieu du dix-septième siècle. En même temps que le télescope, ce microscope renversé, rapprochait l'infiniment loin de notre point visuel, le microscope, ce télescope des atomes, rendait accessible à notre vue, sous des dimensions gigantesques, ce que les yeux du lynx n'auraient pas même pu soupçonner. Or, quand, à l'aide de ce sixième sens, l'observateur vit grouiller de vers tous les liquides organiques que l'on expose à l'action de l'air et de la lumière: qu'il découvrit, dans nos humeurs et dans nos tissus, des êtres animés d'une structure fort compliquée et d'une petitesse telle, que la pointe du scalpel les aurait recouverts tout entiers, une idée lumineuse vint éclairer, dans son esprit, tout le champ si obscur des entités morbides. Cette cause inconnue, se demanda-t-il, qui tourmente l'école et lui impose l'obligation de tant d'absurdités, cette cause inconnue qui nous dévore, nous donne la fièvre et la mort, ne la vois-je pas dans ces êtres animés qui vivent en nous, s'engraissent de notre sang, pullulent dans nos tissus vivants, grouillent dans nos tissus morts, apparaissent dans tout ce dont nous vivons, dans nos breuvages, dans nos mets, dans notre air; parasites de notre corps, comme nous le sommes du corps des autres animaux et de la nature entière? Cette idée prit racine dans le monde des observateurs; on l'avait poussée déjà fort loin, que le monde médical ne s'en doutait guère et continuait à sacrifier aux entités galéniques selon la formule. Les médecins d'alors, comme ceux d'aujourd'hui, mettaient un peu le nez pendant quatre ans dans les études accessoires ; et une fois reçus docteurs, ils faisaient du commerce et n'avaient plus le temps d'étudier. C'étaient les religieux, c'étaient les seigneurs amis des arts et des sciences, tous ceux enfin à qui leur position sociale procurait une certaine indépendance, qu'ils tenaient du bienfait de l'association ou de celui de la naissance, c'étaient ces hommes libres d'esprit et de corps qui observaient la nature et révolutionnaient la science, un petit tube à la main. Leurs découvertes se glissaient ensuite une à une dans la science médicale, et venaient se caser pêle-mêle au milieu du fatras de Galien, dont les humeurs leur faisaient un peu de place, à condition qu'elles restassent sur l'un des derniers plans, ainsi que les barbiers et les baigneurs. Car il faut bien le dire aussi, parmi ces observateurs bénévoles et non coiffés du bonnet doctoral, nul ne cherchait trop à coordonner les résultats de l'observation microscopique avec ceux de tout autre genre d'observation ; la plupart d'entre eux n'avaient qu'une idée, avec laquelle ils voulaient tout expliquer ; et dans l'application, il se présentait bien des cas non-seulement inexplicables à la faveur de cette idée, mais encore qui renversaient la généralité de la théorie. Quand ils virent que telle maladie pouvait être l'effet de la présence d'une cause animée qu'ils avaient sous les yeux, ils en conclurent qu'il en était ainsi de toutes les maladies ; la fausseté de la conclusion enveloppa dans sa disgrâce toute la justesse des observations. Les galénistes, un moment déconcertés, se remirent sur leurs pieds, plus victorieux que jamais, dès qu'ils eurent encore une fois trouvé le défaut de la cuirasse des observations physiques ; ils conservèrent leurs toutes bonnes petites humeurs dont ils connaissaient les formules, ce qui les dispensait d'apprendre autre chose ; et, à la faveur de leur clientèle, il ne leur fut pas difficile de faire rentrer toutes ces nouvelles idées dans le silence du cabinet. Si nos astronomes couraient le cachet, croyez bien qu'aujourd'hui 8 mai 1846, nul ne croirait plus à l'apparition d'une comète qui les déconcerte dans leurs calculs, et qui est venue montrer le bout de la queue, à l'instant où nos observatoires l'attendaient le moins.

Quoi qu'il en soit, ces travaux accessoires à la médecine des écoles restent encore dans nos bibliothèques, tandis que les intrigues de la Faculté ont passé depuis longtemps par le creuset de la métempsycose.

La science, qui jusque-là ne s'était propagée que par les publications isolées de chaque auteur, commençait à cette époque à se répandre périodiquement par le concours des savants dispersés sur toute la surface du globe. Les académies devenaient des tribunaux qui appelaient à leur barre les lettrés, les savants et les médecins, comme les autres hommes. La discussion frappait au cœur l'outrecuidance doctorale ; les barbiers pouvaient prendre la plume comme les médecins, ils devenaient leurs égaux devant l'opinion publique. L'homme du monde avait droit d'écrire sur la médecine ; il fallait dès lors que la médecine n'eût plus d'arcanes, et qu'elle s'humanisât jusqu'à se faire comprendre de tout le monde.

Le plus ancien journal quotidien, la *Gazette de France*, fut fondé en 1631 par un médecin, Théophraste Renaudot, qui la rédigea jusqu'à sa mort. Ce médecin, partisan du progrès, était commissaire général des pauvres du royaume, maître général du bureau d'adresses, maître de prêt (espèce de mont-de-piété); et puis, comme il faut toujours que le bout d'oreille sorte un peu sous le bonnet de docteur, Renaudot faisait comme tant d'autres, il vendait des remèdes secrets.

En 1640, Descartes, Pascal, Gassendi, etc., fondaient une académie de physique.

En 1657, Léopold, grand-duc de Toscane, organisait à Florence l'*Academia del Cimento*, pour les progrès de la physique expérimentale; elle était presque exclusivement composée des disciples de Galilée. Ses premiers mémoires parurent en 1667 sous le modeste titre d'*Essais;* mais ces essais, qui rappellent la manière du maître, sont des chefs-d'œuvre et des modèles d'expérimentation.

En 1664, Bausch, médecin allemand, imagina de réunir, dans le giron d'une académie, les savants dispersés sur toute la surface du globe, sans les obliger à résidence dans le siége de la société. Cette académie, qui s'étendait partout et qu'on ne voyait nulle part, publia en latin ses premiers mémoires en 1670, sous le titre d'*Ephémérides de l'Académie des curieux de la nature de l'Allemagne.* Il en a paru sous cette forme trois décuries de dix ans chaque, ainsi que l'indique le mot, et d'un volume par an, ce qui fait trente volumes in-4° énormes. Toutes les branches des connaissances humaines y apportent leur tribut; c'est là que la *pathologie animée*, dont nous parlerons plus bas, occupe une des premières places et a ses coudées franches. Mais en 1683, ayant voulu prendre le titre d'impériale, sous les auspices de l'empereur Léopold, elle perdit un peu les franches allures de sa rédaction; les médecins de profession surent fort bien ramener les médecins d'observation aux quatre humeurs de Galien, comme à la règle de foi, hors de laquelle il n'y a pas moyen de faire son chemin, dans nos facultés du moyen âge. L'académie s'intitula *Académie Césaréo-Léopoldine des curieux de la nature d'Allemagne;* son président et son directeur recevaient des titres de noblesse, ils devenaient comtes du saint-empire, le jour de leur nomination. Ses mémoires parurent en centuries, et puis, sans attendre le jubilé centenaire, ils s'intitulèrent *Acta physico-medica.* Il est curieux de voir comment les centuries démolissent peu à peu l'œuvre des décuries, et comment les humeurs de Galien viennent effacer à chaque instant le souvenir des faits recueillis par les naïfs observateurs des causes naturelles de la plupart des maux. Cette académie existe encore; mais depuis la chute de notre *Bulletin universel des Sciences*, qui formait en France le lien des nations lettrées, chacun se demande où siége la noble fille des empereurs.

Presque en même temps que Bausch fondait l'Académie des curieux de la nature, quelques Anglais, qui avaient été témoins en France des conférences littéraires qui se tenaient chez Monmor et Thévenot, et qui donnèrent lieu à la formation de notre Académie française, quelques Anglais, dis-je, eurent l'idée de s'éloigner du théâtre politique, et de ne plus s'occuper que des révolutions de l'esprit humain. Pour échapper à la surveillance ombrageuse de Cromwell, ils se réunissaient à

Oxford. Charles II érigea cette académie de particuliers en société royale à Londres, laquelle publia ses mémoires en 1665 sous le titre de *Transactions philosophiques*.

Notre Académie des sciences ne fut organisée qu'en 1666 par Colbert ; et dès ce moment il s'établit, entre les savants anglais et français, une rivalité, qui ne s'est jamais traduite, comme la rivalité nationale, par des coups de canon, mais quelquefois par une polémique au moins aigre-douce. Les faits d'observation populaire en médecine trouvent fort peu de place dans les recueils des mémoires de l'une et de l'autre société.

L'année 1665 est féconde en innovations littéraires. Le *Journal des Savants* parut au mois de janvier, par les soins et sous la rédaction de Denis de Sallo, conseiller au parlement de Paris; Chapelain figure au nombre des collaborateurs. Mais quelques mois après son apparition, un arrêt du conseil le supprima ; sa rédaction avait blessé quelques susceptibilités littéraires. L'année suivante, Galois le reprit d'une main un peu paresseuse ; car de 1668 à 1674 il ne parut que 46 numéros. C'est pour combler cette lacune que Denys, docteur-médecin, publia ses *mémoires sur les arts et les sciences*.

En Italie, l'abbé François Nazari de Bergame fonda, en 1668, le *Giornale de' letterati*, sous la direction de l'abbé, depuis cardinal Ricci. Ce journal était le sosie de notre *Journal des Savants*. Il s'éteignit en 1681.

En 1702, la rédaction du *Journal des Savants* fut confiée à une société de gens de lettres ; Fontenelle et Vertot en firent partie. La société se plaça sous le patronage du grand chancelier, et y resta jusqu'en 1793. Louis XVIII voulut ressusciter ce recueil en 1816 ; mais le pauvre Lazare donna de bien faibles signes de vie. Il me semble que je n'ai jamais lu un numéro du *Journal des Savants*, moi qui, par profession, ai lu presque tous les journaux savants de l'univers, de 1824 à 1830.

De 1671 à 1679, Thomas Bartholin fit paraître en cinq volumes les Actes de Copenhague (*Acta medico-physica hafniensia*) ; il avait pour collaborateurs son fils, Olaüs Borrichius, Sténon, Jacobœus, Hannemann, etc., représentants presque fanatiques de la médecine sympathique, de la puissance du bois sympathique, de l'onguent sympathique, etc., ces vieux restes de l'héritage de Paracelse et de Van Helmont. Hannemann se vantait de guérir sympathiquement la jaunisse à l'aide d'un gâteau pétri avec l'urine du malade, qu'il faisait avaler à des chiens ou à des chats. Il transplantait les douleurs du malade dans une plante, comme on ferait passer le diable du corps d'un possédé dans celui des cochons. Mais à part ces bizarreries, on rencontre, dans les *Actes de Copenhague*, de bonnes observations d'anatomie et d'histoire naturelle médicale. Thomas Bartholin, grand anatomiste, a fait la découverte du canal thoracique et des vaisseaux lymphatiques. Simon Paulli, l'un de ses collaborateurs, nous a donné le moyen de blanchir les os, pour en faire des squelettes susceptibles d'être vus sans horreur.

L'époque royalement galante de 1672 avait besoin d'un recueil périodique qui en fût l'organe et l'aliment. Danneau de Vizey eut l'heureuse idée de publier, dans l'intérêt du siècle, le *Mercure galant* qu'il continua jusqu'en 1710. A la mort de Vizey, Charles Rivière de Fresny obtint le privilége du *Mercure*, et fut créé, pour ainsi dire, *galant* II. Mais le *Mercure*, si galant jusque-là envers les Muses et les Grâces, ne le fut pas moins dès lors envers les sciences qui, dans ce siècle, étaient sœurs des Grâces et des Muses; il était encore bien plus galant envers les facultés universitaires, filles aînées de nos rois, et surtout envers la faculté de médecine, cette fille qui régente *ex professo* ses père et mère. L'indépendance de son caractère s'alliant fort peu avec la galanterie de sa profession de rédacteur, Fresny céda son privilége à Lefèvre qui continua le *Mercure* de 1714 à 1716, époque où cette feuille fut supprimée par arrêt du conseil. L'abbé Buchet reprit la rédaction sous un autre titre, *Nouveau Mercure*, non-seulement parce que, par l'ancien titre, le mot aurait plus juré que la chose avec le caractère du rédacteur, mais surtout pour annoncer que le *Mercure* venait de dépouiller ses velléités d'indépendance, et de reprendre le pas du siècle. A l'abbé Buchet succéda Antoine de la Roque, qui, de 1721 jusqu'en 1744, publia 330 volumes, sous le titre de *Mercure de France*; c'est l'abbé Pélegrin qui rédigeait les spectacles. Dans le nombre des rédacteurs, nous voyons passer successivement Fuselier, l'abbé Raynal, Marmontel, Delaplace, etc.

Le *Mercure*, exclusivement *galant* sous le sceptre de Danneau de Vizey, inspira à Gauthier, docteur-médecin, et à Blegny, chirurgien, la pensée de fonder le *Mercure savant* en 1684. L'apparition de cette nouvelle feuille ne pouvait manquer d'être accueillie avec ce déchaînement de passions qui a toujours caractérisé la susceptibilité médicale. Le médecin est essentiellement ennemi de la publicité; lui dont un peu de terre couvre à jamais la responsabilité, ne supporte pas facilement qu'un trait de plume la compromette. La persécution médicale n'a jamais fait défaut aux novateurs en médecine; il y a toujours, dans le corps médical, une tourbe d'inutilités remuantes et tracassières, qui, faute de clientèle, ayant du temps à perdre, croient mieux faire et le bien employer, en le mettant au service des jalouses médiocrités. On dénonça Blegny comme coupable de personnalités; l'accusation s'arroge toujours le droit d'en dire, il est de son essence de le faire impunément. On vit sans doute une criante personnalité dans l'annonce du cours de Blegny, qui se proposait de traiter de la chirurgie, de la pharmacie et de la *théorie des perruques*, cours qu'il désignait sous le nom d'*académie des nouvelles découvertes*. Aussi les membres du conseil ne purent-ils se dispenser, chacun dans le but de plaire à son médecin et de se ménager la bienveillance de ses prescriptions magistrales, de supprimer et le *Mercure savant* devenu l'épouvantail des savants, et le rare recueil que Blegny publia ensuite sous le titre de *Nouvelles découvertes en médecine*. Nous connaissons, nous, depuis vingt-quatre ans, ces suppressions forcées de la pensée; mais elles n'ont plus lieu par arrêt du conseil, dont les magistrats ont le bon goût de s'émanciper de la médecine; elles ont lieu par un léger savoir-faire et un bouquet de corruption. Le *Congrès médical* parisien de 1845, réunion essentiellement morale, ainsi que chacun a pu en juger par ses paroles et par ses actes, ne veut plus de ce dernier moyen ; il demande qu'on en revienne aux suppressions de la pensée médicale par arrêt du conseil ; à son avis, c'est là le seul moyen de restituer à la médecine cet ascendant mystérieux, qui commence à tomber dans le ridicule, même aux yeux des moribonds. Puissance effrayante d'un petit tronçon de plume et d'un peu de boue noire ! seize mille docteurs ne se trouvent pas encore assez forts pour la détrôner ; il faut que la vindicte publique leur prête ses menottes et ses cachots. Vous écrivez sur la médecine ! *halte-là ; on met en prison pour cela.*

Avant de supprimer Blegny, la médecine avait bien essayé de le ruiner d'une autre manière plus loyale, en l'attaquant à armes égales, et à son corps défendant, dans les *Nouvelles de la République des lettres*, que, dès 1684, Bayle publia en Hollande. Ce recueil, qui prit ensuite le titre moins républicain d'*Histoire des ouvrages savants*, et qui reprit plus tard son ancien titre, continua sa marche peu hostile aux savants jusqu'en 1718. Mais sans l'arrêt du conseil, l'indépendant Blegny aurait eu plus de lecteurs que le journal docile.

En Allemagne, où les arrêts du conseil respectaient, en médecine, le droit de libre examen, que Luther avait impatronisé en théologie, Othon Menken, professeur de morale à l'université de Leipsick, fonda à lui seul un recueil encyclopédique intitulé, les *Actes de Leipsick*. Le *prospectus* en parut en 1682. A sa mort Menken fit jurer à son fils de continuer son œuvre. Son fils Jean Burchard compta parmi ses collaborateurs les Leibnitz, les Bernouilly, etc. ; et le journal dura sous de tels auspices quatre-vingt-quatre ans. Il cessa de paraître en 1766.

C'est dans ces divers recueils que trouvaient asile les observations de détail, trop spéciales pour satisfaire aux exigences d'un éditeur. Sans ces recueils, la plupart de ces observations, dont la naïveté garantit l'impartialité et la véracité, auraient été perdues pour la science. En Allemagne, elles abondaient, ainsi que dans tout pays libre de censure. En France, les bonnes observations sont un peu plus rares dans nos journaux d'alors ; qu'a-t-on à écrire, quand on a sur la tête l'épée qui tient au fil des facultés? Aussi le pauvre barbier tremblait encore de tous ses membres en France, alors que le chirurgien taillait et rognait librement, et sans autre contrôle que celui de sa conscience, dans les pays d'outre-Rhin. Quelle timidité dans nos théories médicales à cette époque ! quelle noble hardiesse, quelle vive allure, quelle portée dans les théories publiées en Allemagne et même dans les États romains !

On se ferait difficilement une idée de la foule de bonnes choses qui restent enfouies dans les innombrables pages de ces recueils, surtout dans les *Éphémérides des curieux de la nature.* C'est ce qui avait inspiré à Berryat, vers le milieu du dix-huitième siècle, la pensée de transporter dans notre langue les extraits des observations les plus intéressantes, disséminées dans la foule de ces journaux anciens. La mort empêcha Berryat de donner suite à ce projet. Gueneau de Montbeillard l'exécuta avec le concours du fils du grand Buffon, des deux Daubenton, de Savary, docteur-médecin, etc. Ce recueil analytique de tous les autres recueils porta le titre de *Collection académique*; il paraissait par gros volumes in-4° à Dijon, sous les auspices du prince de Condé. Il était divisé en *partie étrangère* et *partie française*. Celle-ci parut une superfétation, et n'a jamais été recherchée ; mais la partie étrangère a rendu de grands services aux recherches de nos compatriotes, malgré les lacunes de la compilation, et l'arbitraire qui règne quelquefois dans le choix des matières. Outre les analyses, les rédacteurs ont donné quelquefois la traduction complète d'ouvrages importants, tels que les œuvres de Redi, le *Biblia naturæ* de Swammerdam, les dissertations de Stenon, etc. La médecine proprement dite tient peu de place dans ce recueil, le siècle de Buffon aimait trop à voir de près la nature ; on subissait le médecin comme une formalité à remplir, mais on aimait à lui parler d'autre chose que de la médecine ; et à ce sujet la *Collection académique* écrivait hautement ce qu'elle pensait.

« Convenons de bonne foi, dit Savary, docteur-médecin, le rédacteur de la préface du tome 7 de la partie étrangère, convenons de bonne foi qu'on aurait beau posséder tous les systèmes qui ont régné dans les écoles de médecine, depuis Asclépiade jusqu'à nous, on n'en serait pas plus avancé pour guérir un rhume ou un furoncle.... Un ouvrage utile, dit-il ailleurs, serait celui qui aurait pour titre : *de Morbis à medicaminibus* (des Maladies qui ne proviennent que des médicaments administrés au malade). » Excellente phrase qui fait le pendant à la suivante que nous empruntons à Alexandre de Tralles, savant médecin philosophe du temps de Justinien (sixième siècle), et le premier qui pratiqua la saignée à la jugulaire : « On ne saurait croire combien de fois la puissance vitale, qui persiste même dans le malade, suffit à elle seule pour guérir la maladie, alors que le médecin ose attribuer le succès de la guérison à ses remèdes ineptes et souvent privés de toute vertu..... On doit donc avoir le plus grand soin de bien distinguer l'issue de la maladie, qui suit l'administration du remède, de celle qui est due en propre au remède lui-même (*post datum remedium et à dato remedio*) ; et c'est pour avoir négligé de faire cette distinction, qu'il s'élève entre les médecins de si nombreuses querelles. » (Trallesius, *Præfat. de terreis remediis.*)

Nous allons remonter au dix-septième siècle, dont cette petite digression vient de nous détourner.

XV. — PATHOLOGIE ANIMÉE EN ITALIE ET EN ALLEMAGNE.

En 1658, le père Kircher, de la société de Jésus, publiait, sur la peste, un traité *ex professo*, destiné à démontrer que la peste est causée en grande partie par une pullulation contagieuse de vermines, variables d'espèces et de formes à chaque invasion. Il est vrai qu'il n'en décrit aucune d'une manière qui puisse nous permettre de leur donner une place dans le cadre de nos classifications (*).

(*) Athan. Kircherii *Scrutinium physico-medicum contagiosæ luis quæ pestis dicitur*. Romæ,

Avant l'apparition de cet ouvrage, Aug. Hauptmann, à Dresde, avait publié une espèce de prospectus sous forme de lettre adressée à P. Jean Fabre, docteur-médecin et chimiste de la faculté de Montpellier, dans laquelle il donnait l'esquisse d'un ouvrage sous presse, devant avoir pour titre : *Tractatus de viva mortis imagine.* Ce petit prospectus de vingt-deux pages a eu toute la célébrité du traité qui n'a jamais paru (*). On comprend, en lisant ces quelques pages, que l'auteur n'avait pas encore arrêté l'ensemble de ses idées, et, d'un autre côté, qu'il n'osait pas tout dire; mais qu'il se proposait de prouver que la mort ne nous arrive jamais que sous une forme déterminable en histoire naturelle.

En 1685, Christ.-Franç. Paullini, dans une monographie complète sur le genre *canis* (**), exposait hardiment ses idées sur l'origine vermineuse des maladies, mais avec beaucoup plus d'érudition que d'originalité d'observation. En traitant de *la rage*, qui forme le sujet de la section quatrième de l'ouvrage, l'auteur se livre à des recherches philosophiques sur les causes animées de cette maladie et de toutes les autres; ses pages sont effrayantes de citations à déchiffrer, mais dénuées de toute observation spéciale. Là, Kircher est son guide; il l'appelle *errantium medicorum Hermes, qui mihi totus hæret in medulis*, le Trismégiste qui ramène les médecins dans la bonne voie, et dont je suis la chair de la chair, les os des os. Il a un chapitre intitulé : *de Vermibus ubique in microcosmo;* un quatrième sur la nature vermineuse des feux follets : *Paradoxon de igne fatuo verminoso ;* un septième, *de Vermibus justissimi Dei flagellis;* un huitième, *de abstrusis Morbis à vermibus ortis ;* un neuvième, *de Lue venereâ verè verminosâ ;* un dixième, *de Jobo verminoso*, etc.

Paullini, Hauptmann, Hannemann, et bien d'autres, publiaient en outre, dans les *Ephémérides des curieux de la nature*, toutes les observations qui, dans leur pratique, venaient à l'appui de leur théorie, à laquelle ils avaient donné le nom de *pathologie animée.* Sans doute tout n'est pas soumis à une critique de bon aloi dans ces observations particulières ; mais il s'en faut de beaucoup que tout y soit à rejeter ; et l'expérience de chaque jour confirme, à nos yeux, les résultats qui, aux yeux des esprits timides et routiniers, pourraient passer pour les plus extraordinaires.

La médecine allemande secouait le joug de l'infaillibilité galénique, alors que la nôtre osait à peine remuer les pieds dans les langes où l'avait emmaillottée la faculté de Paris, aidée de son austère sœur la Sorbonne. Cependant il y avait, dans

1658, in-4°. L'ouvrage est terminé par une énumération chronologique de toutes les contagions dont l'histoire nous a conservé le souvenir.

(*) Nous l'avons vainement demandé dans nos bibliothèques, quoique Kircher semble le citer comme ayant paru. Paullini, du reste, dans l'ouvrage que nous allons analyser, ne l'a pas plus vu que nous, *In libello peculiari*, dit-il (*quem tamen nunquam vidi*), *Cynogr. cur.*, page 180, § 6.

(**) *Cynographia curiosa, seu canis descriptio*, etc., à Chr. Fr. Paullini. Nuremberg, 1685, in-4°.

les innovations envahissantes des observateurs étrangers, un point qui devait frapper l'attention des anatomistes les plus dévoués aux doctrines de l'école : c'était la question des vers intestinaux.

Redi, en 1686, imprimait à cette branche de nos connaissances une impulsion plus heureuse, en s'appuyant sur l'expérience directe, et en négligeant, comme non avenu, tout ce qui était du domaine de l'érudition. Il donna alors le mot de l'énigme de bien des fables populaires que les savants avaient adoptées de confiance. Il renversa de fond en comble le système des générations spontanées, et établit en principe que tout animal vient d'un œuf, comme toute plante d'une graine. La publication de son livre contre les *générations spontanées*, et de celui *sur les animaux vivants dans les animaux vivants*, remua vivement le monde des observateurs.

Ces deux traités de Redi ont été deux fois traduits en latin à Amsterdam; la *Collection académique* en a publié une traduction française, avec une série de lettres de lui ou adressées à lui, entre autres celles de Cestoni. (*Coll. acad.*, tom. 4, de la partie étrangère, pag. 175, 415, 588, ann. 1757.)

Cestoni, sous le pseudonyme de *Giovan Cosimo Bonomo*, en décrivant et figurant l'insecte de la gale, que les femmes du peuple ont de tout temps connu, alors que les médecins à diplôme ne s'en doutaient même pas, Cestoni réduisit aux dimensions d'un *acarus* la cause immédiate de la gale, et décocha en passant, contre les doctrines humorales, un trait qui leur est resté au cœur.

XVI. — IMPORTATION DE LA PATHOLOGIE ANIMÉE EN FRANCE. ANDRY.

Mais notre Faculté faisait la sourde oreille, alors que tout le monde d'au delà du Rhin, de la Manche et des Alpes commençait à douter que tout ce qu'elle professait sous peine d'exclusion fût de la plus exacte vérité. Cependant un docteur régent de la faculté de Paris fut plus hardi que tous les autres ensemble; ce fut Andry, ancien doyen. Dès 1699, il publiait un livre, qui eut plusieurs éditions, *sur la génération des vers dans le corps de l'homme, sur la nature et les espèces de cette maladie, sur les moyens de s'en préserver et de la guérir* ; ouvrage fondé sur des observations particulières au ténia, à l'occasion desquelles Andry prend occasion de classer tous les autres parasites de l'homme. Mais sur ce point l'auteur est forcé de recourir au témoignage des auteurs, et il ne fait pas preuve de beaucoup de connaissances acquises en histoire naturelle ; car il admet des vers *encéphales, rinaires* ou du nez, *ophthalmiques*, *péricardiaires*, *cardiaires*, *spléniques*, *hépatiques*, *dentaires*, *pulmonaires*, *sanguins*, *vésiculaires* ou urinaires, *cutanés* ; comme si le cerveau, le nez, l'œil, le péricarde, le cœur, la rate, le foie, les dents, les poumons, les vaisseaux sanguins, la vessie, la peau, n'affectaient chacun qu'un seul genre de parasites ; ce que l'auteur dément du reste à chaque pas, en décrivant, par exemple, sous le même titre, des espèces aussi différentes que les crinons, le dragonneau et l'insecte de la gale.

La Faculté accueillit cet ouvrage à sa manière : elle se mit sur l'offensive, vu qu'Andry, plus novateur que révolutionnaire, avait eu la précaution de ne pas dépasser les limites de la défensive ; il eut à se défendre, dans les éditions subséquentes, d'avoir été plus loin que ne l'avait voulu l'*alma universitas;* il modifia ce qui avait l'air d'une opinion trop tranchée ; il fit du juste milieu, afin de rester tranquille ; et la Faculté admit en principe ce qu'elle professe encore de nos jours, sous peine de faire perdre une inscription, que la présence des vers intestinaux est tout au plus une coïncidence, une complication de la maladie. C'est ainsi que Galien donne droit de bourgeoisie aux observations qu'il ne peut pas tout à fait exclure : il les emprisonne et les dénature dans la trame de ses entités.

Partout ailleurs le rôle que jouent les helminthes dans le cadre de nos maux prenait une étendue insolite ; la médecine étrangère se rapprochait de l'observation populaire : « Si nous savions reconnaître, disait Kircher, la présence et les effets de ces ennemis cachés, peut-être arriverions-nous plus promptement à faire toucher au malade le port du salut par des remèdes appropriés à la circonstance. » — « Que de fois n'ai-je pas vu, s'écriait Borellus, les maladies dont le médecin allait chercher la cause bien loin, se dissiper subitement par une déjection vermineuse ! » — « Les vers sont, disait Ramsey, une maladie épidémique qui nous tue plus souvent que la peste. » — D'après Bonnet, ce grand penseur qui fut tout sans titre, « souvent nous nous perdons dans le labyrinthe de la classification, pour déterminer une maladie, et quand nous l'observons en ouvrant un peu plus les yeux, tout se réduit aux vers intestinaux et aux lombrics ; l'obscurité des symptômes trompe les médecins les plus exercés. » — « Je conseille donc aux praticiens, écrivait Heister, le célèbre anatomiste, de ne jamais perdre de vue l'influence des vers dans les cas de convulsions, et d'employer alors les vermifuges, qui m'ont toujours bien plus servi que les antispasmodiques..... Car j'ai souvent réussi à guérir, par les anthelminthiques seuls, les convulsions et l'épilepsie des enfants et des jeunes personnes. » En province, les bonnes femmes voyaient l'action des vers dans toutes les maladies où la Faculté ne voyait que la présence de la bile et des saburres ; et elles guérissaient leurs enfants d'une manière toute contraire aux ordonnances de la Faculté. Les docteurs de province refaisaient leur instruction à l'école de l'observation populaire, et ils y désapprenaient leur thèse d'inauguration. Mais la Faculté n'en rompait pas d'une semelle. Les apothicaires devenaient de plus en plus chimistes ; les barbiers de plus en plus anatomistes et chirurgiens. Mais le médecin galénique s'enveloppait dans les plis de sa ridicule simarre, comme pour se défendre de la contagion du progrès en histoire naturelle.

XVII. — LINNÉ ET SON ÉCOLE EN MÉDECINE.

Linné survint dans la mêlée, plébéien de la science, qui s'arrogea, de par son génie d'observation, le droit de toucher à tout ce qui se présenterait tour à tour à son travail infatigable. Il commence par la botanique et y opère une révolution dans l'art de classer les plantes; là il se révèle classificateur précis et ingénieux; et, fort de la conscience intime de son aptitude naturelle, il se met à classer successivement les insectes, les poissons, les mammifères, les minéraux et la maladie même. Il paraît qu'en Suède on pouvait s'arroger impunément ce droit, et qu'on n'y était pas empêché par les délimitations des priviléges et des prébendes qui, en France, mettaient des entraves à toute tentative d'innovation. Mais dès que Linné se vit à la tête de l'instruction publique et qu'il eut à faire subir des examens, il me semble qu'il devint un tant soit peu moins porté vers les goûts de réforme; il se mit à prendre le bon partout où il le rencontrait, mais il n'y ajouta plus grand'-chose. On trouve, dans le recueil de thèses qu'il publiait chaque année, sous le titre d'*Aménités académiques*, un travail de l'un de ses élèves, Nysander, travail qui, de même que toutes les thèses en général, ne saurait être considéré que comme l'ébauche d'un projet de ramener la médecine dans le giron de l'histoire naturelle. Cette thèse a pour titre : *Exanthemata viva* (*), et aurait pu être intitulée : *Exanthemata animata*, si Linné n'avait pas craint de rappeler trop directement la formule : *Pathologia animata*, qu'avaient, plus de cent ans avant lui, adoptée les rédacteurs des *Ephémérides des curieux de la nature*. Car cette thèse est le reflet le plus pur des idées de Cestoni, d'Hauptmann, de Kircher, de Paullini, d'Andry, sur le rôle presque universel que jouent les insectes dans les maladies, le reflet même de cette grande idée de notre le Cat, de Rouen, qui admettait qu'en général toutes les maladies des muqueuses sont des maladies exanthémateuses, comme les maladies de la peau. Enfin, Nysander proclame hautement, d'un bout à l'autre de sa thèse, que les infiniment petits, les acares, sont les auteurs immédiats des mille et mille maux qui affligent l'espèce humaine.

Ce n'était là qu'un aperçu à vol d'oiseau; l'auteur généralisait beaucoup trop et ne démontrait pas du tout. Mais on y rencontre çà et là des vues et des applications qui renfermaient le germe d'une révolution médicale, si une circonstance heureuse était survenue pour le féconder.

Il s'élève contre l'usage des lavements chargés de substances nutritives, plus propres encore à nourrir, dit-il, les lombrics et les ascarides, qu'à nourrir l'homme lui-même. — Il rapporte, sur le témoignage de Linné, que les Néerlandais préservent leurs enfants de la petite vérole en leur entourant le cou d'un collier de musc, et les Russes orientaux, des maladies contagieuses, en portant du musc dans leurs

(*) *Amœnit. academicæ*, tome 5, 1757.

vêtements. Le musc étant éminemment propre à chasser les insectes, Nysander en conclut que, puisqu'il préserve des maladies ci-dessus, ces maladies sont dues à l'action et à la contagion des insectes.—Le paroxysme des maladies, d'après Nysander, s'explique fort bien par les habitudes et les intermittences de la nutrition, des amours, de la multiplication, du sommeil et de la digestion des insectes auteurs des maladies.

Mais ces principes restèrent tellement dans l'oubli, que nous ne les avons connus qu'en nous livrant, après les premières publications de nos découvertes, à des recherches d'érudition sur cette matière. Ils furent si peu goûtés, que les autres disciples de Linné professèrent souvent des doctrines diamétralement opposées et qui ont été publiées, côte à côte, dans les *Aménités académiques*. Ainsi, trois ans auparavant, Isaac Palmerus avait soutenu, sur la gale des moutons, une thèse où il ne fait pas la moindre mention de l'insecte de la gale. La médecine du temps laissa de côté cette tentative ébauchée et renouvelée des observateurs de la fin du dix-septième siècle, et ne prit de Linné que sa tendance à la classification des objets de détail.

Sauvages fut novateur en classant les maladies, comme Linné avait classé les êtres de la nature, par classes, ordres, genres, espèces, variétés et sous-variétés. Il recueillit dans les auteurs toutes les descriptions complètes des maladies ; et à chacune il imposa un nom spécifique et une place numérotée sous la rubrique d'une classe et d'un genre. De cette manière la nomenclature, déjà si riche de son propre fonds, se hérissa de termes de nouvelle fabrique. L'ouvrage de Sauvages fit fureur ; et c'est de cette époque que date la manie, qui saisit les descripteurs, d'imposer un nouveau nom spécifique à chaque cas dont ils avaient noté une circonstance qui n'avait pas été mentionnée par les auteurs précédents. La *Nosologie méthodique* de Sauvages ne semblait plus qu'un cadre, dont chacun s'empressait de remplir une case vide. (*Voyez* page 66 du troisième volume de notre ouvrage.)

La *pathologie animée* était donc tout à fait déchue ; et il faut bien l'avouer, parce que cette idée n'était tombée dans aucun cerveau organisé pour la féconder, pour en faire l'idée de toute sa vie, la pensée intime de ses veilles et de ses travaux. Elle n'avait apparu dans le monde qu'enveloppée d'hypothèses, au lieu de s'entourer de faits observés.

XVIII. — THÉORIES DE STAHL ET DE BOERRHAAVE ; PRATIQUE DE STOLL.

Cependant, comme tous les grands esprits comprenaient que la médecine se laissait un peu trop traîner à la remorque, dans ce siècle éminemment inventeur et progressif, on demanda à la chimie ce que l'histoire naturelle n'avait pu réaliser. Dès le commencement du dix-huitième siècle, Stahl entreprenait de changer la face des théories existantes, et il en trouvait le point de contact dans le phlogistique, au moyen duquel il expliquait, et la combustion des corps inertes, et l'inflammation des êtres vivants. Il y avait là-dessous une idée, mais non un système complet. Aussi vit-on ce grand génie descendre de cette hauteur, dans les détails de la science, par des chemins détournés, entrecoupés de mille lacunes et enveloppés de mille obscurités. Il admet une âme gubernatrice, une nature dont il faut étudier la marche dans la maladie, et l'étudier les bras croisés, sauf souvent à n'être qu'un bénévole spectateur. C'est lui qui donna la plus grande vogue au mot de *médecine expectante* qui a tant consolé les médecins de l'embarras du diagnostic, en publiant, avec notes, une nouvelle édition du livre de Gédéon Harvey : *Ars sanandi morbos expectatione*, dont la première édition d'Amsterdam est de 1695 ; et dont le titre pourrait être traduit par celui-ci : *Art de guérir sans les ressources de l'art, et d'assister les bras croisés les malades.*

Boerrhaave, de son côté, faisait une trouée dans les mathématiques : et il entreprit d'expliquer la maladie par les principes de la mécanique. Ici encore en théorie tout allait bien ; mais dans l'application tout retombait dans l'ancienne médecine et dans l'ancienne nomenclature. Quels principes mécaniques rencontre-t-on dans ses *Aphorismes*, que Stoll de Vienne augmenta des siens, et que Corvisart traduisit sans les rendre plus intelligibles ? Aphorismes qui rappellent tous ceux d'Hippocrate, moins la concision ; même désordre dans la distribution, même obscurité dans la rédaction, même manière de généraliser quelques caractères particuliers.

Quant à Stoll lui-même, qui a fait époque comme praticien, quoiqu'il n'ait eu le temps de publier que peu de livres, nous avons vainement cherché, dans ce qu'il a laissé, les bases de la grande autorité qu'il exerce sur le diagnostic des praticiens. Stoll s'appliquait à décrire minutieusement toutes les circonstances de la maladie, il prenait note de tout indistinctement et sans avoir rien d'arrêté d'avance ; méthode que M. Louis a remise en vogue de notre temps, et qui consiste à remplir des cadres d'observation médicale, comme on remplit les cadres des observations météorologiques ; ce qui exige un esprit posé, patient, consciencieux, mais nullement un génie inventif. En un mot, les livres de Stoll ressemblent exactement aux premières venues de nos gazettes de médecine, même de nos gazettes cliniques, que les médecins mêmes ont fini par ne plus lire du tout, et dont on trouve les numéros sous bande, huit jours après, sur le bureau. Maximilien Stoll, mort à Vienne, en 1788, à l'âge de quarante-cinq ans, outre l'édition augmentée des *Aphorismes* de Boerrhaave, a consigné le fruit de ses observations dans son *Ars medendi* et dans son petit traité intitulé *Ratio medendi*, deux livres dont P.-A.-O. Mahon a donné la traduction, avec notes de Pinel, Baudelocque, etc., en 3 vol. in-8°, l'an 9 de la république, sous les titres de *Médecine pratique*, et *Matière médicale pratique* de Maximilien Stoll. La manière de Stoll et de ses imitateurs finirait par exiger, en médecine, un hôtel des archives médicales, qu'on serait réduit à brûler tous les vingt ans, faute d'emplacement.

C'est à cette époque surtout que le champ clos médical s'ouvrit aux deux théories des solidistes et des humoristes. « Vous me demandez la cause d'une maladie ? Elle est dans les humeurs, dit l'un. Elle est dans les solides, dit l'autre. Ce sont les solides qui souffrent et qui s'altèrent ; les humeurs ne sont là que pour mémoire et par manière d'acquit. » Comme si l'altération des solides ne se résolvait pas en liquide ; comme si leur développement ne s'alimentait pas dans le triage des liquides ; comme si tout solide n'avait pas commencé par être liquide ; comme si enfin le sang n'était pas, ainsi qu'on l'a dit, une chair coulante. Sans doute c'est par les nerfs qui sont solides que nous percevons la souffrance ; mais d'abord la cause qui fait souffrir les nerfs, la cause de la maladie peut se trouver dans un liquide altéré. Qu'on injecte de l'acide sulfurique dans le sang ; qui causera donc les souffrances qui en seront la conséquence, si ce n'est le sang véhicule de ce poison liquide ?

Quand vous voyez qu'une dispute se prolonge un peu plus que d'habitude, soyez sûr que les deux opinions contraires restent l'une et l'autre à côté de la vérité ; et souvent alors il en survient une troisième qui, en les mettant d'accord, ne fait que les associer ensemble ; la vérité se trouve dans la réunion des deux. Nous remplirons ce rôle dans la suite de cet ouvrage, en prouvant que la cause de nos maladies peut se trouver autant dans les solides que dans les liquides du corps humain ; mais que les conséquences réagissent toujours immanquablement et à la fois sur les uns et sur les autres.

XIX. — BROWN ET RASORI.

Brown, novateur anglais, crut trouver, dans le mot *excitabilité*, un succédané plus heureux de la théorie de Thémison et autres. D'après lui, toutes les maladies auraient dépendu de l'augmentation ou de la diminution de l'excitabilité, de la *sthénie* ou *asthénie* des organes, comme Thémison les faisait dépendre du *strictum* et *laxum*. Cette doctrine eut en Italie pour principal propagateur Rasori. Les médicaments employés pour combattre l'une ou l'autre cause de maladies furent dits, non plus *échauffants* et *rafraîchissants*, *resserrants* et *relâchants*, mais *hypersthénisants* et *hyposthénisants*, deux mots nouveaux qui avaient, par le sens au moins, près de seize cents ans de date. Dans l'application, Brown et Rasori ont reçu de temps à autre des démentis qui font frémir : qu'importe ? n'avaient-ils pas leur diplôme ! Lorsqu'il faut combattre, avec des poids et des mesures, une ou deux entités qu'on s'est posées dans son imagination, on s'expose à sacrifier bien des hécatombes humaines à une chimère.

XX. — INFLUENCE DE LA RÉVOLUTION DE 89 SUR LES PROGRÈS DE LA MÉDECINE.

La Faculté de Paris faisait la morte et se tenait coite, au milieu de cet esprit de bouleversement et de démolition qui, depuis cent ans, s'était mis à travailler toute l'Europe. Elle se distinguait par toutes les qualités du courtisan; elle se défendait de l'esprit des encyclopédistes. Mais le grand tocsin de 89 sonna sur toutes ces vieilles têtes, et leur défrisa leurs perruques à marteau d'abord, puis leur rasa complétement la chevelure, afin de leur donner quelque chose de semblable au peuple qui venait de grandir, après avoir brisé ses entraves. La médecine se retrempa, et dans les vicissitudes de l'exil, et dans les eaux du torrent révolutionnaire. L'émigration abandonna les hôpitaux aux infirmiers, et les malades ne s'aperçurent pas de la différence : elle ouvrit, à la foule des élèves sans diplôme et sans maîtres, les champs de bataille pour y apprendre à disséquer et à panser les blessures, pour y apprendre enfin la médecine sans professeurs. Les officiers de santé devinrent des chirurgiens et des médecins de génie ; et si Napoléon n'avait pas repétri ces éléments nouveaux avec le vieux levain de la médecine universitaire, s'il n'avait pas emmaillotté le progrès dans les oripeaux de la rue du Fouare, il y a peut-être quarante ans que la société serait débarrassée, comme elle le sera un jour, d'une institution rétrograde, qui l'entrave et la démoralise par tous les points de contact, qui repousse souvent la portion la plus active de sa population, pour n'admettre que la portion la plus débile, distribuant la science comme une faveur, et les titres comme des priviléges. Le mal est fait, mais il n'est pas incurable ; malheur à tous les efforts combinés de cette coterie occulte organisée par Fouché, malheur à toutes ses prévisions, si elle laisse échapper, à travers le crible de ses épurations, un seul homme de la trempe révolutionnaire! En trois ans, cet homme est majeur et s'émancipe, et il troublera alors d'une belle manière le sommeil de ses impotents tuteurs.

XXI. — CABANIS, BICHAT ET PINEL.

Cabanis et Bichat commencèrent la série de ces novateurs de l'ère nouvelle et révolutionnaire ; Cabanis, ramenant les études psychologiques à l'histoire naturelle, et démontrant les influences réciproques du physique et du moral ; Bichat, cherchant à analyser, par l'expérience et par les études d'anatomie générale et comparée, la théorie de la vie et de la mort. Il y avait dans les écrits de ces deux hommes un travail subversif de toute la doctrine humorale et galénique. L'université impériale, occupée à ramener la révolution dans l'ornière de l'ancien régime, se hâta bien vite de confier l'enseignement médical à des têtes moins portées vers les innovations de tout genre ; elle semblait craindre qu'à force d'innover on n'inventât ; ce qui aurait donné à la France une trop grande prépondérance. Quand, par la force irrésistible des choses, Dupuytren se fit jour au milieu de ces momies professorales : « Eh ! grand Dieu, s'écria-t-il, ce n'est donc là qu'une *machine à docteurs!* » Et il s'isola d'eux, en se fortifiant dans son immortelle clinique, d'où la mort seule a pu le déloger ; car ces myrmidons n'étaient pas de force.

Quant à la médecine théorique, un seul auteur y avait porté la main ; mais sa main n'était pas hardie. Pinel, esprit classique plutôt que novateur, écrivant au milieu de l'engouement qui se formait pour le système des *familles naturelles*, que les Jussieu s'efforçaient de détacher à leur profit de l'auréole d'Adanson, systématisa les maladies, pour ainsi dire, en *familles naturelles*, comme Sauvages, qui avait écrit à l'époque de la plus grande vogue du système linnéen, les avait classées d'après le cadre du *Systema naturæ;* en fallait-il davantage pour que Sauvages et Cullen fussent détrônés par Pinel? Pinel n'a fait qu'une classification, il n'a pas créé une théorie proprement dite; il est éclectique et nullement inventeur, pas même dans les formes de la démonstration et du langage. Ses classes, ses ordres, ses genres et ses espèces ont tous un préambule dont l'emphase est fondue ou plutôt glacée au même moule. « Qu'il est difficile en médecine, s'écrie-t-il en débutant, même pour les hommes qui ont le plus de sagacité et de lumière, d'éviter toute espèce d'illusions dans l'observation des faits, de s'en tenir rigoureusement à la marche de la nature, sans y joindre quelque fiction d'un esprit prévenu, ou sans céder à l'autorité d'un nom célèbre! (Page 12, tome 1, édition de 1807.) Doit-on s'étonner si la dénomination de fièvre putride a joui d'une si grande vogue en médecine, et si elle a passé de là avec tant de facilité dans le langage ordinaire? Les apparences les plus frappantes ne semblent-elles pas déposer en sa faveur? » (Page 127.) Et ces formes de début et autres, sur la marche d'un *esprit exact et logique animé d'un goût sûr dans la pratique et l'exacte observation des faits*, etc., se représentent en tête de tous les préambules, et vous font tourner le feuillet d'ennui. On arrive alors à une longue formule sur les *prédispositions et causes occasionnelles, les symptômes, le traitement*, et puis aux *considérations sur la nature* des diverses espèces ou variétés des maladies; et lorsqu'on s'applique à chercher, dans ces longues descriptions, en quoi une maladie diffère d'une autre par les causes et les symptômes, on croirait, au contraire, que toutes les maladies presque pourraient à la rigueur porter le même nom. Quant au traitement, on ne sait souvent plus en quoi il diffère dans les diverses maladies, quoique cependant Pinel ait soin de faire un choix sage et judicieux des médications préconisées par les divers auteurs de thérapeutique. Mais sa classification, à force d'être naturelle, brise le fil de tous les rapports naturels entre les choses semblables, et réunit les plus dissemblables: la peste, cette variété mortelle du phlegmon, se range à côté des fièvres bilieuses; ne donnent-elles pas un mouvement fébrile toutes les deux? Les fièvres bilieuses et muqueuses, dans un volume, et la gastrite, l'entérite, etc., dans un autre; la péritonite à côté du phlegmon et des oreillons. Car Pinel avait divisé son livre en cinq grandes classes: les *fièvres*, les *phlegmasies*, les *hémorragies*, les *névroses* et les *lésions organiques*. Essentiellement galénique, car l'école l'était, quoiqu'il affectât d'être solidiste, et de s'élever avec emphase contre les humoristes, Pinel admettait des *fièvres inflammatoires*, ou fièvres marquées par une irritation des tuniques des vaisseaux, des *fièvres méningogastriques* (bilieuses), ou ayant leur siége dans les organes digestifs; *fièvres adénoméningées* (pituiteuses ou muqueuses), ou irritations des membranes muqueuses qui revêtent les voies alimentaires; *fièvres adynamiques* (putrides), ou marquées par une diminution de la sensibilité générale des fibres musculaires; *fièvres ataniques* (malignes), fièvres de désordre par suite d'une atteinte dirigée sur l'origine des nerfs; *fièvres adénonerveuses* (peste), compliquées d'une affection simultanée des glandes.

Or la *pustule maligne*, la *scarlatine*, la *rougeole*, etc., que Pinel classe dans les phlegmasies, ne donnent-elles pas la fièvre? pourquoi donc ne se rangent-elles pas à côté de la peste? Mais le *rhumatisme musculaire*, qui est classé dans les phlegmasies, ne pourrait-il pas se classer dans les fièvres adynamiques, etc.?

Les hémorragies sont-elles des maladies essentielles, plutôt que des symptômes et des effets consécutifs d'une autre espèce de maladie?

Qui pourrait ensuite distinguer, dans ce livre, les névroses de la digestion des phlegmasies de la digestion? l'épilepsie, qui est l'effet d'un désordre cérébral, de l'épilepsie qui vient de la présence d'un ténia dans les intestins? le tétanos, qui peut provenir également de l'une comme de l'autre cause? Comment voir une lésion organique dans la phthisie tuberculeuse, quand on voit une phlegmasie dans l'angine trachéale? et par suite de quelle analogie ranger la phthisie tuberculeuse à côté du cancer? C'est là, et sur tous les points, de l'arbitraire en classification. par le droit que s'arroge toujours le *système des familles naturelles*; c'est de l'ordre typographique, à la place d'une classification philosophique.

Or ce n'est pas une chose si indifférente qu'on le pense que de briser, à chaque instant, les rapports naturels des maladies: l'analogie en effet des caractères devrait servir à faire jaillir l'analogie du traitement et de la médication. Mais nos auteurs de *Nosologie philosophique* ont tout brisé, rompu, morcelé, au lieu de grouper; ils ont fait plus, ils ont eu recours à des artifices de style et à des développements syllogistiques tels, que les bons esprits ont fini par ne plus lire la partie positive du livre, à laquelle on ne peut plus arriver qu'à travers un tel fatras de facondes boursouflures.

La concision linnéenne de Sauvages avait l'immense avantage de faire tableau, et de présenter ainsi, synoptiquement, et le fort et le faible. Ce qu'on devait en désapprendre n'avait pas coûté, de cette manière, une si grande dépense de temps.

Le livre de Pinel obtint le prix décennal le 9 novembre 1810; les écrits de Bichat ne furent jugés dignes que d'un *accessit*. A sa mort Pinel eut un tombeau. Pendant quarante ans, Bichat n'a eu qu'une fosse oubliée sous un peu de gazon. La médecine lui dresse aujourd'hui une statue: vivant il n'aurait peut-être pas échappé aux déclamations anonymes du *Congrès médical;* car l'homme dont la providence de l'humanité se sert pour opérer des révolutions ne doit attendre du repos que de la part de la postérité. L'homme qui féconde la terre de ses sueurs n'en goutte jamais les prémices; il n'a son bonheur ici-bas que dans la conscience de son sacrifice.

XXII. — BROUSSAIS RÉVOLUTIONNAIRE ET NON RÉFORMATEUR.

Ce vide de la pensée, cette timidité de l'invention, ces rédactions terre à terre qui distinguent les productions littéraires et médicales de l'empire, de cette grande époque où un seul homme se montrait aussi grand que son peuple, et où toutes les autres capacités craignaient toujours de ne pas se faire assez petites, et de ne pas rassurer assez, sur leurs tendances stationnaires, la police des Talleyrand et des Fouché; cette absence, enfin, de grandes vues et de grands projets d'expérimentation, frappèrent singulièrement un de ces officiers de santé du temps de la république, qui était revenu des camps dans ses pénates, presque avec son catogan révolutionnaire et sa libre manière de penser, et qui était resté sous l'empire, et en dépit des courtisans, ce qu'il avait appris à être dans les plus nobles époques de la révolution. Broussais, une fois rendu aux études de l'amphithéâtre et du cabinet, se demanda où en était arrivé le système de la médecine, et ce qu'on avait tenté en France pour coordonner les faits observés. « Rien, se répondit-il, et moins que rien; car on a fait pire que de se tromper, on a bâillonné la pensée. » Il prit la plume pour le dire; tous les journaux lui furent fermés par la coterie de ces savants de police. Il voulut parler en public : la première fois, pas un seul auditeur; tant la police de ces savants officiels avait sourdement organisé la répugnance de l'auditoire. Il tonna alors contre ces intrigues, il tonna éloquemment, et il força jusqu'à ses ennemis à l'entendre; l'éloquence n'a jamais rencontré d'auditeurs indifférents, si ce n'est dans ceux qui n'ont pas d'oreilles. Il attaqua, il irrita, il persifla, il réfuta cette tourbe de parvenus qui monopolisaient la renommée; il les força d'entrer dans la lice; et là, son triomphe fut assuré; il avait enfin des ennemis à combattre; et nul d'entre eux ne fut de taille contre cet athléte nouvellement apparu. On le déchira dans les journaux, où l'on refusait ses réponses : il créa un journal pour son compte; son journal fut lu, et procura des lecteurs aux pâles journaux qui l'attaquaient. La médecine galénique croulait de toutes parts sous les coups de massue de cet Hercule; elle se réfugiait, sans mot dire, sous le couvert des murs déserts de l'école, et sous la protection du pouvoir. L'école de Broussais était pour la jeunesse la seule et unique Faculté; ils se formaient à celle-ci, ils allaient marmotter leurs examens à l'autre, et y passer docteurs comme sous les Fourches Caudines. Dans un temps aussi rétrograde que celui de la restauration, il a fallu à Broussais une grande puissance de volonté et de génie pour se maintenir novateur envers et contre toutes ces puissances; et quand la révolution de juillet, cette fille de toutes les innovations, est venue lui prêter main-forte, Broussais a vu, comme la statue de Louis XIV, les quatre personnifications de l'esclavage enchaînées et à genoux à ses pieds; son cercueil a été porté sur les épaules de ses plus anciens ennemis. Broussais avait donc frappé juste, quand il s'était mis à démolir. Pour l'empêcher de le faire à lui seul, et d'en recueillir seul la gloire, chacun à l'envi, parmi les anciens propriétaires, avait pris le marteau, et démolissait à son tour, d'un bras plus débile, il est vrai ; mais ils étaient tant, que tous ces petits coups réunis équivalaient à une force, et que l'ouvrage avançait au delà des espérances du novateur. On fit bientôt table rase, et l'on se mit à douter et à méditer ; le libre examen avait été impatronisé dans les facultés de notre France, par la publication de l'*Examen des doctrines médicales*.

Mais lorsqu'il fallut reconstruire l'édifice sur un nouveau plan, redresser les autels abattus, annoncer le Dieu qu'on devait adorer à la place de l'idole renversée, remplacer par un code scientifique les us et coutumes des facultés du moyen âge, et leur jargon par un système nouveau, Broussais se trouva épuisé par la lutte et les attaques incessantes. Il aurait eu besoin d'aller méditer sur la montagne; mais les vociférations de ses ennemis et les défections de son peuple l'appelaient dans la plaine, chaque fois qu'il montait dans les régions des calmes et solitaires méditations; et en descendant, il brisait de rage la table des lois qu'il venait d'esquisser. Il avait pris pour point de départ l'irritabilité, comme Brown avait pris l'excitabilité ; l'inflammation, comme Stahl avait pris le phlogistique. Mais l'ennemi des entités n'avait créé ainsi, ou plutôt rajeuni que deux vieilles entités, les phlegmasies des anciens et des modernes. Pour combattre les phlegmasies, il cherchait à rafraichir : il rafraichissait en exténuant le malade. Sa médication n'était pas plus nouvelle que sa théorie ; seulement il la poussait jusque dans ses derniers retranchements, et la poursuivait souvent jusqu'à la tombe. Les saignées de Bosquillon n'étaient qu'une piqûre de sangsue en comparaison des saignées physiologiques. Le docteur Sangrado ne tenait pas autant que Broussais à la diète alimentée de quelques gorgées d'eau gommée. J'ai vu à cette époque la gastrite et l'entérite chronique, que nos anciens médicastres ne connaissaient certainement pas ; car leurs bons médicaments enrayaient en peu de temps ces maux de l'estomac et des entrailles.

Quand le sceptre tombe de la main d'un grand homme, il se brise ; et c'est alors le hasard qui en disperse les morceaux ; ce sont les rivalités qui se les arrachent des mains. L'anarchie des médiocrités succède toujours au despotisme du génie : Alexandre, César, Napoléon ! Tout ce qu'ils avaient fait de grand se résout à leur mort ou à leur chute, entre les mains débiles des généraux, qui tombent de toute la hauteur du maître dès l'instant qu'ils veulent se partager son héritage. Les fils de Charlemagne furent pires que les rois fainéants. Paracelse, Van Helmont, Stahl, Boerrhaave, Brown, Rasori, Gall, Broussais, ces grands despotes, en leur vivant, de la pensée médicale, sont tous descendus tout entiers dans la tombe, et la cendre de leur bûcher a été dispersée aux vents. Galilée, Descartes, Pascal, Newton, Lavoisier règnent parmi nous, comme s'ils étaient encore nos contemporains et nos maîtres ; de leur vivant ils n'ont point dominé. Broussais fut témoin de la chute de son système, il se voyait survivre à sa puissance et à son éclat. On démolissait sous ses yeux le peu qu'il avait eu le temps de construire ; et comme on demolissait plus par la mine que par le marteau, car on le redoutait encore vivant, tout s'écroula d'un bloc à sa mort; et le terrain des théories médicales fut jonché de ruines. Tout se mêla, se confondit sur ces décombres; les vieux systèmes et les systèmes nouveaux. La polypharmacie vint ranimer l'espoir de faire de nouveau fortune en vendant des médicaments; et malheureusement la polypharmacie évoqua de l'oubli les remèdes les plus violents et les plus féconds en désastres. La posologie et l'art de formuler une ordonnance se jouèrent avec la noix vomique, la belladone, la jusquiame, l'antimoine, l'arsenic et le mercure; le mercure, ce fléau de la médecine, dont le vingtième de notre population semble avoir été pétri, poison contagieux et héréditaire, que le mari communique à l'épouse, et dont l'épouse allaite son enfant; le mercure, symbole et peine de l'impudeur jadis, finit par secouer son antique honte, et se montrer, en tête de l'ordonnance, dans tous les traitements les plus pudiques, et dans les maladies les moins graves. Aussi venait-on se faire soigner pour un mal d'yeux ou pour une crampe d'estomac, on retournait avec le germe d'une cécité et d'une affection convulsive. Le médecin échangeait une maladie spontanée et guérisable contre une hydrargirie ou maladie mercurielle qui ne se guérit plus. L'anarchie dans les théories produisit l'anarchie dans le traitement; et le diplôme couvrait d'un bill d'indemnité les désastres qui en ont été la suite.

Aujourd'hui les théories de Broussais sont presque toutes tombées, alors que son œuvre de démolition reste encore, et que nul n'a osé relever ces ruines; la postérité lui tiendra compte de ce magnifique titre de libre penseur. Les intrigants le poussèrent à l'école; c'était pour le perdre. Il y entra en triomphateur; les colonnes de l'école furent ébranlées par la foule qui s'y ruait pour l'entendre; et, comme du temps de Pythagore, un instant on chercha, dans la foule, un Milon de Crotone, afin de soutenir l'édifice qui craquait. On fut obligé de procurer au professeur de l'école un local étranger; on le trouva dans *un Prado*, et la chaire universitaire fut érigée sur l'estrade des ménétriers; on alla s'instruire dans une salle de danse, ainsi qu'autrefois dans les jardins d'Académus. Broussais venait d'émanciper les études universitaires. On n'avait pu l'abattre, on le ruina; l'intrigue millionnaire avait juré de ne lui laisser ni paix ni trêve, sur un terrain où l'âme du grand homme ne savait plus se soutenir, lui qui combattait à la lumière, alors que ses ennemis ne l'attaquaient que dans l'ombre et pendant son sommeil. Heureux pays où Broussais n'a pas laissé de quoi fournir à ses funérailles, quand ses libraires ont gagné avec lui des millions! la France est la terre privilégiée des hommes de génie et des hommes d'argent; ce sont deux sèves différentes qui ne s'y mêlent jamais, quoiqu'elles y poussent abondamment côte à côte.

XXIII. — RÉFORME DE L'ANATOMIE PAR CHAUSSIER.

J'ai parlé de Bichat, j'ai parlé de Broussais; je ne dois pas passer sous silence un autre novateur, quoique le cadre de ses travaux ne rentre pas dans celui de notre ouvrage: Chaussier, ce réformateur de la nomenclature anatomique. Sa nomenclature des muscles tendait à nous débarrasser de toutes ces vieilleries baroques qui fatiguent si inutilement l'imagination et la mémoire, même de ceux qui les savent le mieux par cœur : c'était une excellente idée que d'emprunter le nom des muscles à l'os sur lequel ils s'insèrent et à celui qu'ils font mouvoir. A peine Chaussieur mort, sa nomenclature a été proscrite ; elle n'était plus affublée d'une robe de professeur. Il faut dire pourtant que cette nomenclature manquait de philosophie, et ramenait l'esprit plutôt vers l'analyse que vers l'analogie des rapports et vers les grandes lois de l'organogénie ; c'était encore là de l'anatomie de détails avec un peu plus de méthode que dans l'anatomie renouvelée d'Érasistrate et d'Hérophile ; mais rien de plus : c'était le système linnéen s'introduisant en anatomie. Ce peu de bien, la Faculté n'en a pas voulu ; elle est retournée à ses muscles *triceps*, *biceps*, *jumeaux*, *dentelé*, *vaste interne et externe*, *buccinateur*, *trapèze*, *rhomboïde*, *couturier*, *deltoïde*, etc. ; comme si la chimie venait tout à coup à laisser là la nomenclature de Guyton de Morveau, pour retomber dans les barbarismes de l'alchimie. L'anatomie attend une réforme dans ses mots, réforme qui ne peut ressortir que de la réforme dans les analogies. Nous renvoyons à la fin de cette *Introduction historique*, et pour ne pas trop interrompre le fil de la narration, l'ébauche que nous avons faite d'une réforme de ce genre ; nous en avions jeté les premières bases, à la suite de cet alinéa, dans notre première édition.

XXIV. — FONDATION DE L'ACADÉMIE DE MÉDECINE.

La tendance de l'empire avait donné des baronnies aux capacités médicales ; la médecine prit goût à ces bizarres distinctions : la guérison des malades ne fut plus qu'un moyen ; le but, c'étaient les titres honorifiques. On s'associa pour les partager, comme les malins s'associent au bas du mât de Cocagne : « A toi la montre, à moi la coupe, à lui le couvert d'argent, et que personne autre n'approche ! » La Faculté fut le théâtre permanent de ces conditions secrètes : « Tu me nommeras, je te nommerai, nous le nommerons ; tu me vanteras, je te prônerai, nous le prônerons, et il nous prônera. » Chacune de ces associations devint une coterie. Dupuytren obtenait une baronnie à Thénard, pour compenser un empoisonnement qui n'avait pas eu de suite, mais qui avait eu pour témoin monseigneur le duc d'Angoulême. Orfila obtenait une baronnie à Alibert, qui obtenait pour lui toute autre chose, vu qu'alors il y avait encore quelque incompatibilité de souvenirs entre la baronnie et lui. Tout cela devint si patent, si régulier, que Lisfranc, dont le caractère ne se prêtait pas à tout ce savoir-faire, finit par donner à nos facultés et académies le nom de *Sociétés admirables d'admiration mutuelle*. Le style des savants barons prit alors la souplesse de l'intrigue, la nébuleuse morgue du parvenu, la faconde hâblerie de la concurrence. Il leur manquait une tribune ; ils obtinrent de devenir académiciens, par l'influence gastronomique dont jouissait l'archiatre Portal auprès de Sa Majesté Louis XVIII. Quel beau jour, pour des mal appris, que celui où M. Purgon à 2 fr. la visite put se regarder dans la glace, coiffé d'un tricorne, l'épée au côté et l'habit vert-pomme se dessinant sur sa large taille ! Pauvre lancette ! elle sembla se perdre au fond du fourreau de l'épée. « Ouvrez les portes ; battez aux champs ; chapeau bas, voilà M. le président ; la séance est ouverte ; M. le secrétaire perpétuel va vous donner lecture du procès-verbal. Il n'y a pas de réclamation, le procès-verbal est adopté. L'honorable *** a la parole, silence, messieurs ! » Ah bien oui ! silence, parmi des médecins ! Contenez des médecins qui entendent parler médecine par un confrère : *tot capita, tot sensus*, autant d'opinions que de têtes ; et comme, si toutes ces têtes parlaient à leur tour, il faudrait une séance de plusieurs vingt-quatre heures, il arrivait qu'elles parlaient toutes à la fois, et quel langage ! Dumarsais avait prétendu qu'il se débitait plus de figures de rhétorique à la halle un jour de marché, qu'à l'Académie française ; c'est qu'alors l'Académie de médecine n'existait pas. Il y a eu telle séance où le spectateur s'est cru dépaysé : jurons, apostrophes, poing sur les hanches ou sous le nez, rien n'y a manqué que l'emplacement. Quant à la science, ce qu'elle a gagné à cette institution, je le cherche encore. Car lorsqu'un médecin croyait avoir par devers lui une idée un peu plus positive que les autres, il allait la soumettre à l'Académie des sciences, et se gardait bien d'en offrir les primeurs à l'aréopage des médecins.

Après les premiers essais au pugilat, et dès qu'on s'est administré les premiers horions, chacun se met sur la réserve, les vaincus en ayant assez d'une fois, et les vainqueurs redoutant un revers de fortune. On vit bientôt le médecin académicien s'exercer à la période, préparer ses improvisations d'avance, les débiter avec gravité et une académique solennité, parer la polémique par la circonlocution, et se ménager une porte de derrière par l'équivoque et l'ambiguïté. A ces longues dissertations, j'ai été pris moi-même le premier, dans le principe ; moi qui pourtant fréquentais les coulisses ! Il m'est arrivé de croire que ce verbiage oratoire couvrait une science spéciale et des connaissances peu accessibles au commun des hommes intelligents. « C'est singulier, me disais-je, comme l'on comprend facilement la botanique, la zoologie, l'anatomie, la physique et la chimie, et comme l'on a de la peine à comprendre la haute médecine. » Et je suis resté bien longtemps à me convaincre qu'elle ne se comprenait pas mieux que moi, et que toutes ces longues dissertations n'étaient que des mots et des phrases, et rien de plus ; *verba et voces, prætereaque nihil*. Jusque-là me rejetant sur la paresse de mon intelligence, je m'imaginais presque que, pour être médecin, il fallait être doué d'une organisation toute spéciale ; mais cette idée se dissipait encore, quand j'approchais l'oracle d'un peu plus près. Quoi qu'il en soit, l'Académie prit peu à peu certaines formes, en jetant les yeux sur le buste de Louis XVIII, son fondateur, et sur la perruque classique de Portal, son protecteur. La plupart entrelardèrent leurs ordonnances de citations d'Horace, parce que Louis XVIII le savait par cœur ; d'autres exhumaient des mémoires de Portal, dont Portal lui-même avait perdu souvenance. J'en ai vu me retirer le salut que je leur avais rendu, dès que je leur déclinais mon titre de proscrit de 1815. Les médecins et chirurgiens de l'ex-empereur se jetaient dans la première ruelle venue, crainte de se trouver sur mon chemin et sur le haut de mon pavé ; quelle rencontre de mauvais augure dans la carrière de l'ambition ! Ah ! si, à cette époque déjà, nous avions voulu dire trois mots et ramasser les deux ou trois titres que des puissantes mains jetaient sur notre table, que d'obséquiosités de vieillards nous aurions recueillies sur notre passage de jeune homme ! Nous préférâmes étudier, et nous n'avons pas eu à nous repentir de notre préférence ; nous sommes arrivé à l'*oméga* en commençant par l'*alpha* : vingt ans, ce n'est plus qu'un jour, dès qu'on arrive.

XXV. — VICISSITUDES DE LA PATHOLOGIE ANIMÉE.

On s'imagine bien que les idées si simples et si précises de la pathologie animée ne trouvaient pas de place dans le beau langage de nos médecins académiques ; et qu'on aurait fait bien des gorges chaudes du pauvre savant qui serait venu leur dire alors que la fièvre typhoïde n'était qu'une maladie vermineuse. Que serait devenu le cadre d'une docte dissertation, avec ses chapitres des prédispositions, des symptômes, des signes, de l'invasion, de la recrudescence, de la diathèse, de la crise et de l'autopsie, si l'on avait vu toutes ces doctes énigmes à travers le prisme d'un tout petit être de quelques lignes de longueur ; soyez donc médecin, avec de pareilles idées accessibles à l'intelligence des bonnes femmes ! Je crois même que le mot de *pathologie animée*, personne dans l'Académie d'alors ne l'aurait connu, tant il était oublié ! Dans le cours de mes nouvelles études, je me suis souvent appliqué à étudier les vicissitudes de ce mot, qui était gros de si grandes choses, tout mal défini qu'il avait été ; et j'en ai suivi le fil dans la série de tous les journaux savants que j'ai eu à consulter pour la rédaction de cet ouvrage. Il serait trop long de faire l'application de mes résultats d'observation à chacun de ces journaux en particulier ; il suffira au but que je me propose d'en donner un spécimen sur un seul, sur le plus ancien recueil de médecine de France, qui a pris bien longtemps le titre de *Journal général de médecine*.

Ce journal remonte à juillet de l'année 1754, où il parut chez Barbou et sans nom de rédacteur, sous le titre de *Recueil périodique d'Observations de médecine, de chirurgie, de pharmacie*, publié par cahiers mensuels, ce qui formait deux volumes par an.

Dès le tome 2, et en 1755, il fut confié à la rédaction de Vandermonde, docteur régent de la faculté de Paris, qui dès le 4e volume, et en 1758, en change le titre en celui de *Journal de médecine, chirurgie et de pharmacie*, dédié à M. le comte de Clermont, prince du sang. Sous la rédaction de Vandermonde, la *pathologie animée* trouva une grande et large place dans ce recueil ; et ce qu'il est facile d'y remarquer, c'est que toutes les observations faites dans cet esprit arrivent de la province, de quelques médecins de village et de hameau, et ce ne sont jamais ceux-là qui observent en courant et à la légère. La faculté de Paris n'en fournit pas du tout dans ce sens.

A la mort de Vandermonde, et dès le mois de juillet 1762, A. Roux prend la direction du journal ; et dès ce moment il s'opère dans la rédaction, et au point de vue qui nous occupe, un changement remarquable ou plutôt regrettable. Le journal était remonté sur les hautes échasses de la Faculté ; il n'admettait plus aussi souvent des explications d'une simplicité trop populaire ; cependant il ne les refusait pas toutes.

A la mort d'A. Roux, et dès le mois d'août 1776, les docteurs régents Dumangin et Bacher en prennent la direction, et la dédicace est adressée à Monsieur ; la rédaction baisse de ton, sans changer d'esprit.

En 1781, Bacher reste seul rédacteur et continue jusqu'en frimaire 1793, où le combat finit faute de combattants ; le recueil était arrivé à son quatre-vingt-quinzième volume.

En 1796, la Société de médecine de Paris en reprend la publication, sous le nom de *Recueil périodique de la Société de médecine de Paris* ; la rédaction se ressent un peu, et des tendances de l'enseignement vers l'ancien régime, et de l'anarchie que l'amour-propre médical ne pouvait manquer d'amener dans une réunion d'écrivains qui se disputent la page, et de la peur que, dans la grande tempête, chacun avait ressentie et ressentait encore.

En 1804, le journal prend le titre de *Journal général de médecine, chirurgie et pharmacie* : véritable restauration, dont la société confie le feu sacré à Sédillot, et là commence une nouvelle série. Double et Sédillot veillèrent dès lors à ce que l'on ne prît pas, pour la cause des maladies, les apparitions vermineuses, qu'ils ne considéraient que comme de simples complications accidentelles, et dont même ils n'auraient voulu tenir compte qu'accessoirement. En 1818, et dès le 62e volume, la société associe J.-V.-F. Vaidy à Sédillot, à cause du grand âge de ce dernier ; et là commence une troisième série. Dès le mois de janvier 1819, tome 66 de l'ancienne série, les noms de Sédillot et Vaidy ne paraissent plus sur le frontispice, et le journal n'est plus rédigé que par une commission prise dans le sein de la société.

Si mon sujet me permettait de toucher à une autre histoire qu'à celle de la médecine, j'aurais bien ici quelques rapprochements déplorables à faire entre la rédaction de 1814 et celle de 1815, entre la rédaction de la veille et celle du lendemain ; mais jetons un voile sur ces revirements subits de dévouement et de religion politique, qui tiennent à une boutonnière d'habit et à quelques pièces de monnaie. Mon cœur saigne encore, toutes les fois que le hasard me ramène sur ces souvenirs.

Dès 1820, la rédaction est confiée à Gaultier de Claubry, et dès lors les théories helminthologiques reprennent un peu de leur ancienne importance. On n'y refuse pas aux helminthes un certain rôle dans la cause de nos maux ; quant aux autres causes animées, on n'y pensait plus ; on ne croyait plus même à l'acare de la gale. Pour tout le reste, Gaultier de Claubry se déclare partisan de la doctrine physiologique, qui à cette époque était presque arrivée à l'apogée de sa faveur.

A Gaultier de Claubry succéda Gendrin, qui, s'isolant alors de toute coterie, et marchant seul au milieu des passions aux prises de toutes parts, arborait presque le drapeau de l'indépendance et le faisait sagement (*). C'est dans son recueil que trouvèrent asile, en 1828, les premiers de nos travaux de médecine légale, sur le sang et les empoisonnements, qui, en soulevant tant de haines serviles ou despotiques contre nous, commencèrent à ouvrir les yeux de la justice sur les contradictions et les légèretés scientifiques d'un expert, à qui le dernier coup a été porté de 1839 à 1840, alors que, dans sa position sociale et dans son paroxysme d'outrecuidance, il paraissait s'y attendre si peu.

Quant à la *pathologie animée*, on pense bien qu'elle ne prenait pas plus de place dans le *Journal général de médecine* que dans tout autre de l'époque. Les études médicales avaient perdu totalement de vue ce point fondamental de la question que le dix-huitième siècle avait touché du bout du doigt. Jamais les doctrines humorales, se modifiant de temps à autre d'un peu de solidisme, n'avaient pris des allures plus savantes, plus variées, et n'avaient fait naître tant de commentaires théoriques revêtus du nom de système, que dans les quinze dernières années qui ont précédé la révolution de juillet. Le *Journal général de médecine* n'a cessé de paraître que deux ou trois ans après cette nouvelle ère.

On voit ainsi que les idées importées en France par Andry influèrent sur la rédaction des premiers volumes du recueil ; mais que dès la mort de Vandermonde cet ordre de choses alla de plus en plus en déclinant, et que jamais le retour vers les doctrines humorales ne fut plus marqué qu'à l'époque où l'université reprit impérialement les insignes de la fille aînée de nos rois. La médecine s'était faite trop savante, elle avait trop bien mis le pied dans le cothurne de l'empire, pour redescendre à ces explications naïves d'une observation visible et palpable, qui réduiraient à une phrase laconique les plus longs traités *ex professo*.

Nous sommes arrivés, avec une certaine rapidité, par cet historique à l'époque actuelle. Loin de moi la prétention d'avoir analysé tous les systèmes de médecine, d'avoir fait connaître les célébrités les plus éminentes qui ont de temps à autre déplacé avec éclat les termes de la question hippocratique et galénique ; il

(*) On a fait grand bruit d'une inculpation fort grave, si elle était vraie ; car elle placerait M. Gendrin en tête des plus infâmes délateurs. Nous l'en croyons incapable, quoique nous l'ayons perdu de vue depuis 1830, et que nous nous soyons trouvé dans les rangs des proscrits, au mois de juin, de lugubre mémoire. Cela n'est pas croyable, d'abord parce que cela n'est pas français, et ensuite parce que ceux qui l'en accusent se trouvent aujourd'hui sous le poids d'une inculpation bien plus infamante encore, dont ils ont de la peine à se justifier. Voulez-vous savoir ce qui a attiré à M. Gendrin l'inculpation portée contre lui par un journal de médecine qui jouait alors le rôle de journal libéral et d'opposition ? le voici : Gendrin avait soutenu, dans un travail plein de sens, que le duc de Condé n'avait pas pu se suicider : le journal libéral a eu mission de lui faire expier cet acte de haute impartialité médicale ; en faisant choix d'un journal d'une tout autre couleur, on aurait trop montré la ficelle.

m'aurait fallu deux volumes pour ne transcrire que les titres des ouvrages principaux (*).

Nulle science n'enfante plus d'écrits, de sectes et d'opinions que les sciences qui n'ont pas encore trouvé leur principe ; telles sont la théologie et la médecine. Nos bibliothèques sont encombrées d'écrits de ce genre, que nul homme peut-être ne lira jamais ; et il n'y perdra rien.

XXVI. — ORGANISATION DE LA MÉDECINE DEPUIS LA RÉVOLUTION DE 1830.

Dans cette esquisse historique, mon but a été de saisir çà et là les instants où la science médicale sembla vouloir secouer le joug de la croyance en la parole du maître, pour chercher ailleurs que dans ses écrits la cause de nos maux et la raison de l'action de nos remèdes ; pour se débarrasser enfin des entraves humiliantes que la Sorbonne et la Faculté ont de tout temps, et aujourd'hui peut-être plus que jamais encore, imposées à l'affranchissement de l'esprit humain. La Sorbonne s'y prenait en despote, il a fallu le canon de la Bastille pour lui arracher la verge des mains ; nos facultés s'y prennent en diplomates depuis près de trente ans ; le canon de juillet leur a passé par-dessus la tête, elles n'ont eu pour cela qu'à baisser la tête de honte et de peur ; et les voilà qui se remettent à l'œuvre avec plus d'assurance que jamais. Malheur à qui aura l'audace de relever le front au-dessus d'elles, quoique pour cela il ne faille pas être bien grand ! Elles ont tout pour l'accabler, il n'a presque rien pour se défendre ; on le ruine, comme si on le volait ; on le calomnie, comme si on le condamnait ; on lui ferme toutes les portes, comme si on l'interdisait. S'il travaille, c'est pour autrui ; s'il souffre, c'est, dit-on, par sa faute. Ses ennemis ont tout à leur disposition, on ne lui laisse pas même le fruit de ses recherches. Il ne demande rien, et il réussirait mieux que ceux qui sollicitent et obtiennent ; on lui arrache des mains ses moyens de réussir qui n'émanent que de lui-même ; car le prolétaire produit trop aux yeux de ces savants repus et frappés d'impotence. Du reste, son indépendance loyale ferait rougir et sourciller, sans doute, disions-nous en 1845, dans la première édition de cet ouvrage, et depuis longtemps ailleurs, ces libéraux officiels chargés du département de l'opposition littéraire (**), et dont le rôle est de donner, dans la presse ou à la tribune, la réplique aux ministres à portefeuille, par quelques *ana* scientifiques ou autres, que le lendemain les mille trompettes étouffent quand ils sont par trop entachés de maladresse, ou traduisent en moins mauvais français ; malheureux comédiens de

(*) *Voyez* le *Catalogue* de Haller ; l'*Histoire pragmatique de la médecine* de Sprengel, trad. par Fréd. Geiger, 1809 ; l'*Histoire de la médecine* de Leclercq et celle de Freind.

(**) Dans le cours de la discussion de l'adresse de 1846, le ministre Guizot n'a-t-il pas osé dire enfin : « Le gouvernement ne se compose pas de six ministres, mais de huit, MM. Thiers et Barrot étant chargés du ministère de l'opposition constitutionnelle ? » Le ministre a oublié le ministère de l'opposition scientifique qui n'est pas la moins curieuse de ces trois comédies. Quoi qu'il en soit, nos révélations, on le voit, portent leurs fruits tous les quatre ans.

la naissance de l'empire, ils ont plus fait pour arrêter le progrès qui les aurait débordés bien vite, que tous les mauvais vouloirs de nos plus mauvais gouvernements.

La portion avancée du corps médical crut fermement à une révolution médicale, le lendemain de la révolution populaire ; l'une devait nécessairement entraîner l'autre. Cela serait arrivé, s'il y avait eu révolution ; mais il n'y avait eu qu'un changement d'administration. On a sacrifié un doyen dévot, mais prudent et sage, pour en mettre un qui n'est pas dévot. On a accordé le concours aux sollicitations de la presse ; les capacités se sont ruées dans l'arène. « Parlez, leur a-t-on dit; mais la chose est déjà faite ; quand on a le droit de nommer les juges du concours, c'est comme si l'on nommait le concurrent d'une manière directe ; faites briller votre science, comme professeurs de médecine, devant cet aréopage d'élèves ; à nous il nous faut un chanteur, et il est là, l'oreille au diapason ; la loi n'a jamais défendu à Turlupin de devenir doyen, pas plus qu'elle ne défendit autrefois à un doyen de se faire Turlupin sur le Pont-Neuf (*historique*). Avez-vous assez disserté ? le sablier expire ; on nous observe par l'œil-de-bœuf ; notre écriture sera vérifiée sur nos bulletins ; nous votons ; le plus digne à nos yeux est celui qui nous est recommandé ; *dignus est intrare in nostro corpore,* au même titre que nous y sommes entrés. »

La presse médicale en général, ainsi que la plupart des presses du monopole, est à la disposition du plus offrant ; c'est un bravo qui dévoue son bras au puissant, et qui, lorsque personne ne l'enrôle plus, ne se gêne pas d'aller enfourcher son escopette sur le grand chemin, et de dire au passant : *La bourse ou la réputation et la vie morale !*

Qu'un honnête homme fonde un journal scientifique et médical, s'imposant la tâche de dire la vérité sur les hommes et les choses, et de maintenir dans la ligne droite du devoir quiconque aurait envie d'en dévier à droite ou à gauche ; son existence ne sera plus qu'une série de tribulations et de mesures vexatoires. S'il résiste, on en viendra aux grands moyens ; on lui détachera son libraire. Les *Annales des sciences d'observation* n'ont pas été ruinées autrement en 1829, par Cuvier et autres encore existants ; la cour royale nous donna raison, mais la ruine n'en fut pas moins complète : c'est tout ce que l'on voulait. Nous n'avons plus de Cuviers pas plus que de Fouchés ; mais leur méthode reste, et tout va comme auparavant.

La presse médicale d'aujourd'hui vise à la subvention par rang d'ancienneté et de grade. Elle débute toujours par être radicale ; son prospectus s'annonce comme une bourre à fusil. Elle accourt nous demander en grâce un article, une page, une ligne de notre écriture ; elle offre de la payer au prix d'un autographe de Molière ou autre de cette rareté ; car avec cette ligne elle se fait mille abonnés, et à mille abonnés la subvention commence. Et là, « donnant donnant : la subvention et je vous rends mon masque ! » Le lendemain le subventionné tourne la culasse de son canon et tire sur ses amis de la veille, qui doivent avoir tort, puisque le journal se pique de radicalisme. Le rédacteur nuance sa couleur, du rouge au bleu, du bleu au blanc, et l'armée qu'il commande se trouve un jour ou un autre, à son insu, dans le camp ennemi. Honneur au rédacteur! il a été habile. Mais pourtant il a laissé un vide; et la politique médicale a horreur du vide. Le lendemain de la défection, il surgit un nouveau venu, fort inconnu, mais qui apparaît tout armé d'indépendance, tout cuirassé d'incorruptibilité. « Accourez, hommes de cœur, celui-ci ne fera pas comme l'autre, il vous le dit; croyez-le, car il n'a jamais fait parler de lui. » Oh! que j'en ai vu tomber de ces anges incorruptibles! Il y en a un dont on se sert aujourd'hui contre moi, et qui ne faillit pas à sa nouvelle tâche; je l'avais trouvé sur le grand chemin de la publicité, attaquant les passants pour placer une action ou un abonnement; je l'avais déterminé à quitter ce vilain métier, et à n'attendre le succès de sa feuille que d'une honnête et libérale rédaction; je lui fournis des articles pour le relever dans l'opinion publique; je ramenai l'ordre dans ses affaires domestiques; les lecteurs accoururent, sa feuille grandissait en bonne renommée, et la caisse se remplissait en bonnes espèces. Tout changea dans une nuit; un bruit métallique se fit entendre, *et rediit sus ad vomitum;* la femme métamorphosée se ressouvint de ses griffes de chatte; et c'est moi qu'elle se prit à griffer. Personne ne comprit d'abord ce revirement d'habitudes; mais tout s'expliqua par les coups d'encensoir donnés à un nom qu'elle avait jusque-là stigmatisé. Aujourd'hui, c'est moi qu'elle veut mordre, la vipère; mais son premier coup de dent n'a pas été heureux, sur la lime de mon invariable conduite; car le renégat perd du coup toutes ses dents; aussi cette triste feuille reste sous bande sur la table de ses rares abonnés.

Les autres journaux, il faut en convenir, n'éprouvent pas un accueil plus favorable de la part des médecins; on est rassasié de toutes ces fastidieuses dissertations de médecine; le médecin lit des romans plutôt que des observations renouvelées de Galien. Dès lors, et pour se conformer à ses goûts et l'attirer dans la proximité de la grande colonne des *morts* et *autopsies*, a-t-on pris le parti d'apposer en dessous une bande de feuilleton, avec la prétention d'y faire de l'esprit. De la plaisanterie joviale autour, et du marbre des dissections, et du lit d'un pauvre agonisant! on dirait que c'est la mâchoire d'un squelette qui montre les dents, pour grimacer le sourire; aussi tout anatomiste qu'on soit, on détourne la tête de ces parades d'hôpitaux, pour aller s'apitoyer dans les salles des hôpitaux mêmes.

Mais ici et par ordre, porte close si ce n'est aux adeptes. Le conseil général des hôpitaux s'est vu forcé de prendre cette mesure, pour couvrir, du manteau de sa protection, les aberrations ou la négligence de certaines autorités professorales. Je voudrais à mon tour jeter un voile sur les vices de cette organisation, que la charité de nos aïeux avait créée pour soulager les misères du peuple, et où ce que le peuple obtient de plus positif, c'est la mort. Le malade qui y entre, s'y trouve dès ce moment à la disposition de tous les caprices du médecin à qui le hasard le donne en partage. Là il eût été exténué de saignées; dans cette salle il sera gorgé d'arsenic; le pourquoi est inscrit sur le bulletin d'admission, qui est un billet de loterie. Dans telle autre salle, il verra passer le médecin tous les matins, de la porte du nord à la porte du midi, en ligne droite et sans que le docteur en dévie d'un seul pas ; « adieu, la visite est faite, l'interne n'a pas eu tort ; la preuve, c'est que le médecin n'a pas même voulu jeter les yeux sur la feuille de clinique. » A cet étage nous rencontrons le médecin à théorie ; il a déjà deux cas contradictoires, il lui en faut un troisième pour les départager ; c'est dans ce but qu'il choie, qu'il mitonne la maladie du n° tel. Est-ce en vue de guérir le malade ? Oh bien oui ? c'est en vue d'en faire, dit-il, l'autopsie, dans le cas où l'on viendrait à succomber, comme cela est probable ! et le voilà aux prises avec le chirurgien qui prétendait qu'un tel cadavre lui revenait de droit. Pendant ce temps-là la mortalité règne en permanence dans l'asile des souffrances humaines ; il y a des épidémies d'opérés, des épidémies de femmes en couche ; le médecin s'en lave les mains, en rejetant ces fléaux sur la constitution atmosphérique. Les médecins consciencieux gémissent sur tout ce qu'ils voient, et sur tout ce qu'ils taisent ; « car la conscience compromet et porte malheur par le temps qui passe sur nos têtes ; on se courbe pour le laisser passer sans accident. L'amélioration est révolutionnaire ; la conservation est seule bien pensante. Conservons ces chers abus ; tels qu'ils sont, ils ne sont abus que pour les autres ; mais pour nous, c'est différent. »

Tout se corrompt ainsi, et la vieillesse, et la jeunesse, et les débris d'un illustre passé, et l'espoir de l'avenir de la science. La jeunesse de nos écoles, abandonnée à elle-même, sans guide et sans direction, use, dans les folies de son âge, cette verve d'intelligence qu'elle ne sait plus à quoi appliquer. Elle va rire, dans les cours, des grotesques colères et des mauvais lazzi de ses maîtres ; elle va secouer à la *Chartreuse* ou à la *Chaumière* la poudre de ses bancs vermoulus. On a cru faire beaucoup pour le perfectionnement des études, en hérissant de difficultés le programme des examens ; mais l'examinateur se voit forcé de faire fléchir la règle ; on n'exige le programme que pour ceux qu'on a intérêt d'éliminer ; un jeune homme de talent peut ainsi échouer là où le plus grand ignorant triomphe. L'école de médecine en est encore à l'anarchie de la rue du *Fouare* ; on a remplacé seulement la litière par des gradins ; *los aux écoles!* Et cependant cette jeunesse est avide de s'instruire ; rien ne la rebute, rien ne la lasse ; tout ce qui est positif l'enchaîne ; elle étudie l'anatomie, la main dans le sang et dans le pus, séparée de la mort seulement par l'épaisseur de l'épiderme de sa peau ; dans une épidémie on la voit partout au foyer de la contagion ; elle se dévoue, quand ses maîtres tremblent ; elle a l'intelligence et le courage de tout ; elle ne recule que devant un *Traité de médecine!* Et qui ne reculerait pas, grand Dieu ! en voyant tous ces traités si peu ressemblants entre eux ! Mais aujourd'hui que l'alliance de la médecine à l'histoire naturelle vient de commencer une ère nouvelle, jeunes gens, entrez dans cette voie, en dépit de vos maîtres. La vieille école a fait son temps, préparez la nouvelle école ; casernez-vous dans vos mansardes, puisqu'on a besoin de ne pas vous caserner dans une école polytechnique médicale ; je ne vous défendrai pas pour cela vos amours : (l'amour est la sœur chérie de l'étude ; on étudie si bien au sein d'une famille !) seulement au nom de la nouvelle médecine qui vise au pontificat, je vous dirai de ne pas les salir; on respecte quand on aime; et l'homme qui doit un jour soigner les misères de l'humanité se met en contradiction avec lui-même, en déversant le mépris et la honte même sur sa passagère compagne! Médecins futurs, commencez par être dignes! dépouillez le vieil homme de nos facultés; il n'est plus de notre siècle, quoiqu'il soit de notre temps.

Quelle uniformité d'études veut-on obtenir de l'organisation des écoles de médecine? En théologie on apprend les mêmes doctrines, car on se sert d'un seul et unique livre. A l'école polytechnique, on se met dans la mémoire les mêmes théorèmes et les mêmes démonstrations; car les mathématiques, qui datent de Pythagore et d'Euclide, n'ont pas changé de principes, et ne se sont enrichies de siècle en siècle que sous le rapport des applications. A l'école de droit, on ne commente que les cinq codes; on a un texte qu'on interprète par les motifs et les arrêts. Mais à l'école de médecine, où est le code, où sont les tables de la loi? Sous tel professeur on saigne; sous tel autre on purge; sous ce troisième on attend les bras croisés; sous ce quatrième on prodigue le sulfate de quinine; sous ce cinquième on gorge le malade de mercure ou d'arsenic, et cela dans les mêmes cas, en raison des mêmes circonstances. La saignée lance un anathème en fort gros mots contre la purgation; et la purgation le lui rend dans la même monnaie. La dispute s'échauffe, et les élèves doivent nécessairement prendre parti; de la même école il va donc sortir deux, trois, quatre, cinq, six modes de soigner la même maladie; deux, trois, quatre, cinq, six doctrines médicales. Il y a donc là autant d'écoles que de professeurs; autant d'opinions contradictoires que d'écoles; laquelle est la bonne de par la loi? et laquelle représente le titre et le diplôme? Analysez bien cette idée, et vous en viendrez à conclure que le diplôme signifie que l'élève a assisté aux cours d'anatomie qui est une science, de chimie qui en est une autre, d'histoire naturelle qui est une classification, aux cours de chirurgie, qui est un art comme celui du boucher, et enfin aux cours de médecine qui est un jargon variable, une véritable tour de Babel, la confusion des langues; en sorte que si, en sortant des bras de cette fille aînée de nos rois, le médecin sait quelque chose de positif, ce n'est rien moins qu'en fait de médecine.

Trois ans d'études dissipés sur les sciences accessoires, trois ans d'études nulles en fait de médecine; et le jeune médecin est lancé au lit des malades, dans le monde, sans autre garantie que son diplôme, sans autre guide que lui-même, sans autre contrôle que sa conscience. Sous le même diplôme peuvent s'abriter l'honnête homme et le méchant, le sot et l'homme de sens, l'ignare et l'homme qui cherche à s'instruire. Les bévues, on les lui pardonne; quant aux délits et aux crimes qu'il peut commettre dans le cercle de ses fonctions, il faut qu'il en ait commis beaucoup, avant que la justice des hommes en surprenne un seul de sa compétence; tout cela s'est commis à l'ombre du diplôme qui est l'ombre du mystère.

Le médecin reste ignare, s'il n'a rien appris élève; il ne sait jamais que ce qu'il a appris pendant ses trois ou quatre ans d'externat. Où trouverait-il le temps d'apprendre encore, et de refaire son éducation, au milieu de toutes les tracasseries qu'exige le soin de se créer une clientèle, et de se faire une position? Il court le malade, comme on court le cachet; il l'écoute en courant, il l'observe de même; il ne sait que ce qu'on lui rapporte, et on lui rapporte le plus souvent faux, mais toujours mal. Malheur au malade suivant s'il le traite d'après les indications qu'il a recueillies ainsi auprès du précédent malade! Je guéris tous les jours des malades qu'est censé traiter un autre médecin, à qui on cache le stratagème et à qui on attribue la guérison, quoiqu'on n'ait pas employé un seul de ses remèdes. Certes ce n'est pas là le moyen pour lui en faire adopter de plus rationnels.

Il y a beaucoup de médecins, on ne saurait le nier, qui ont fait d'excellentes études premières; mais il en est encore plus qui manquent des premiers éléments, non-seulement de leur art, mais encore de leur langue. J'en connais qui écrivent, au premier magistrat de la commune, *monsieur le mère;* j'en connais un autre qui, de la meilleure foi du monde, a ordonné un gramme d'opium pour un grain, croyant les deux mots synonymes; le malade, on le pense bien, en est mort; la justice a informé contre le pharmacien, qui est sorti blanc comme neige; l'affaire, je n'en ai plus entendu parler; mais quelque temps après, le pharmacien a été dénoncé pour avoir vendu, sans ordonnance de médecin, un sel dont on pourrait prendre une once sans en éprouver la moindre atteinte. Il y a des milliers d'empoisonnements produits par l'administration inconsidérée des remèdes; le diplôme et un peu de terre recouvrent vite tout cela: il n'est pas un seul pharmacien qui n'aït par devers lui des exemples de ce qu'on est convenu d'appeler une imprudence. Eh bien, ce sont ces ignares, ces hommes si peu soucieux de la santé publique, qui sont les plus âpres à la dénonciation de leurs confrères et de ceux qui ont le bonheur de ne l'être pas; ce sont eux qui intriguent et qui obtiennent, qui décident et ne doutent de rien; je n'en sache pas de plus inexorables sur les antiques privilèges de la profession et sur l'infaillibilité de leurs ordonnances; le malade n'a plus qu'à croire, et qu'il se garde de raisonner; s'il va plus mal, c'est par sa faute, cela vient de ce qu'il aura manqué de foi.

Le pasteur raisonne avec ses ouailles; le magistrat prend soin de motiver ses jugements et ses arrêts; le chimiste donne les proportions des sels qu'il découvre. Le médecin veut être cru sur parole et sans observation. Cette prétention aujourd'hui ne devrait plus être le propre que du charlatan et du sorcier de village: elle l'est encore du médecin de nos prétendues écoles.

Est-ce un état qu'un pareil état? est-ce une science qu'un pareil jargon? est-ce une profession qu'un pareil métier? est-ce une organisation protectrice de la santé publique qu'une pareille anarchie?

Le médecin est un marchand patenté de santé; le pharmacien est un marchand patenté de remèdes; et dans ces deux professions ce sont souvent les plus éhontés qui prospèrent le mieux; et ce sont les plus probes qui pâtissent davantage. J'y vois des fortunes bien scandaleuses, j'y vois aussi des misères bien respectables et bien dignes d'intérêt. Or, le riche est, encore plus que le pauvre, victime de ce déordre social, de cette antique plaie de nos études universitaires; car le pauvre est défendu, par sa pauvreté même, contre les roueries à prix d'or des deux métiers; car l'absence de la médecine a fait moins de mal à l'humanité, d'après Jean-Jacques, que l'antique médecine ; on meurt plus souvent encore en l'invoquant qu'en s'en passant ; on gagne, dans le dernier cas, de ne pas mourir sans fortune et de laisser quelque chose à ses héritiers.

Ainsi, quand on en vient au chapitre de la profession médicale, tout souffre et tout pâtit, le malade le premier, et ensuite le médecin et le pharmacien probes et consciencieux. Mais toute souffrance appelle une réforme ou une révolution.

Dans la première édition de cet ouvrage j'avais donné l'esquisse d'une réforme en ces termes :

« Voulez-vous rendre de la dignité à la profession, de la confiance à l'opinion des administrés, de la foi au malade dans la sainteté d'une institution qui se charge de venir à son secours?

« Je vais vous en fournir les moyens infaillibles, écoutez-les ; ceux qui pourraient les adopter feront la sourde oreille ; ce ne sera pas moins un germe que j'aurai jeté sur le terrain qu'ils foulent aux pieds ; il germera, dès qu'ils l'auront perdu de vue, et qu'en dépit de leur mauvais vouloir ils l'auront abandonné à la rosée du ciel et au repos de la terre.

« 1° Ainsi que toutes les autres sciences, la médecine doit tendre à vulgariser de plus en plus ses doctrines et ses moyens de les appliquer. La propagation indéfinie des lumières s'oppose à ce que la Faculté ait des adeptes et des arcanes. Les mathématiques et la chimie n'en ont plus.

« 2° L'enseignement de la médecine doit être libre, indépendant de tout contrôle autre que celui de la police de la cité. Tout médecin a droit de professer, les portes ouvertes ; le talent du professeur déterminera l'affluence ; les incapables parleront tout seuls, et nul règlement ne condamnera à les entendre.

« 3° L'État met à la disposition gratuite de quiconque veut étudier, les amphithéâtres de dissection et les laboratoires de chimie, sous la direction et la surveillance de qui de droit. On n'en exclut que les oisifs, les turbulents et les incapables.

« 4° Le corps médical est une magistrature inamovible et salariée par l'État, et organisée sur le pied de la hiérarchie des autres magistratures, par rang de mérite et d'ancienneté.

« 5° Un médecin se rendrait coupable de concussion, en exigeant ou acceptant, de la part de l'administré, un salaire ou un équivalent.

« 6° Les médecins se nomment, entre eux, à toutes les places de leur compétence pour le service médical ou pharmaceutique.

« 7° Chaque année le corps médical choisit les juges des examens et des concours. A chaque examen ou concours, on tire au sort une liste de juges, qui décident à la majorité de deux tiers contre un tiers.

« 8° Les élèves en médecine, distribués par quartiers, sont affectés, au prorata du nombre des malades, au service des médecins de quartiers ; ils sont spécialement chargés, sous la surveillance et les ordres du médecin, de veiller auprès du malade, de tenir note des symptômes et des effets, pour servir à la rédaction de l'observation spéciale, et d'en référer au médecin, au moindre accident imprévu. Ils se relèvent mutuellement d'heure en heure, ou de quart en quart.

« 9° Chaque soir le médecin rend compte, au comité de quartier, du nombre et de l'état de ses malades, pour se faire assister, s'il y a lieu, et soumettre son traitement au contrôle de ses supérieurs et de ses confrères.

« 10° Des médecins inspecteurs s'assurent chaque jour de la régularité du service, et en font leur rapport.

« 11° Le président du comité du quartier adresse, tous les huit jours, un rapport statistique au comité d'arrondissement, sur le service qu'il préside.

« 12° Les délégués d'arrondissement se réunissent chaque mois, au chef-lieu, pour discuter les éléments des rapports des comités, et aviser aux moyens de réformer les pratiques vicieuses et d'étouffer les abus à leur naissance.

« 13° Dès le moment que les résultats des observations sont dans le cas d'être traduits en règle générale, la délégation insère la formule motivée dans le *bulletin officiel ;* la formule fait dès lors règle pour tous, jusqu'à ce qu'un nouveau vote basé sur de nouvelles observations ait permis de la modifier, de l'étendre ou de la restreindre.

« 14° Nul médecin n'a droit de s'écarter de la formule, dans l'exercice de ses fonctions, qu'après en avoir reçu l'autorisation du comité du quartier, qui motive sa permission au bas de la requête du médecin, et en expédie un double au comité d'arrondissement.

« 15° Le conseil médical est juge souverain de toutes les questions qui se rattachent à la salubrité et à la morale publique ; il oppose son *veto* motivé à tout projet de loi ou ordonnance municipale, qui lui paraîtrait contraire à ces deux objets sacrés.

« 16° Sa mission est toute de dévouement et de charité ; le médecin doit s'interdire tout moyen violent et de rigueur. Sa toute-puissance est dans l'indulgence et la discrétion ; il soulage, il console, il réhabilite.

« 17° Les émoluments des médecins et pharmaciens seront réglés sur les bases les plus larges, mais par ordre hiérarchique, en sorte cependant que l'élève même ait la faculté de vivre, à l'abri d'une gêne qui nuirait autant à la régularité du service qu'aux progrès de son instruction.

« 18° Quelques centimes additionnels sur la cote personnelle suffiront amplement pour couvrir les nouveaux frais dont cette institution nouvelle va grever le budget.

« Ce projet n'est pas très-compliqué ; il est bien facile à comprendre. Aimez-vous mieux l'état actuel du semblant d'institutions médicales, que la réalisation de ce projet ? Dès ce moment je ne vous comprends plus ; vous êtes dans le vertige des haines politiques, il faut vous plaindre encore plus que vous blâmer. Vous allez chaque soir applaudir Molière, et rire du *Malade imaginaire* et du *Médecin malgré lui ;* Héraclite y pleurerait, en voyant des gens qui rient de ce qu'on laisse au hasard d'une profession bizarre et ridicule le soin de tuer les malades et de rendre malades les mieux portants. »

Cette idée prit racine dans le cœur de tous ceux qui s'intéressent aux progrès de nos institutions. Une foule de conseils généraux émirent le vœu de créer des médecins et pharmaciens cantonaux, chargés, aux frais du canton, de fournir gratuitement aux malades pauvres et les soins et les médicaments destinés à amener la guérison. Les médecins et pharmaciens de Châteauroux (Indre) décidèrent qu'à partir du 1er avril 1845 les soins et médicaments de leur profession seraient gratuitement donnés par eux aux familles indigentes, dans la ville et la banlieue, qui furent divisés à cet effet en dix sections ; une allocation municipale fut votée pour l'achat du prix de revient des substances premières.

C'était là un bel et bon acheminement, dans un temps où l'on redoute les améliorations trop promptes et trop radicales. Vous vous attendez que le *Congrès médical,* qui s'annonçait comme le concile réformateur de l'institution actuelle, ait voulu donner de l'extension à une idée aussi heureuse : détrompez-vous ; le *Congrès médical* n'a pas eu d'anathèmes à fulminer avec plus de passion que contre cette innovation qui, à son origine séditieuse, joignait l'irréparable inconvénient de mettre un frein à la cupidité des spécialités, d'imposer aux excentricités de la médecine le contrôle de la hiérarchie, et de rendre le médecin responsable devant ses juges compétents. Voilà pourtant ce que l'on gagne à donner un peu trop de pied aux médiocrités dans une réunion quelconque ; on finit par se laisser étourdir par le volume de leur voix, la seule chose pour laquelle la nature ne leur a pas été avare. Nous aurons plus bas à évaluer quelques autres des prétentions et exclusions vraiment délirantes de cette *introuvable* réunion de médecins et pharmaciens patentés, qui a eu lieu à l'hôtel de ville, en l'an de grâce 1846 !!!

XXVII. — RÉVOLUTION OPÉRÉE PAR LA PUBLICATION DE LA NOUVELLE THÉORIE MÉDICALE.

J'ai déjà expliqué, dans ma défense du 19 mai (*), comment depuis trente ans j'ai cultivé les médecins et la médecine, et comment je n'ai jamais consenti à accepter le diplôme de médecin, par cela seul que je n'ai jamais voulu dans ma vie professer que ce à quoi je croyais ; or, comment croire à un art qui ne croit pas en lui-même, et qui ne possède ni formule, ni symbole, où tout est anarchie, où rien ne se rat-

(*) Voyez *Procès et Défense de F. V. Raspail,* brochure in-8° de 60 pages, mai 1846.

tache à l'unité? Dès mes premiers pas dans les études accessoires, je pressentis que le mot de l'énigme de la médecine était ailleurs que dans la médecine elle-même, et que la première condition pour le trouver, c'était de tout désapprendre, ou bien de n'avoir jamais rien appris de tout ce que l'on professe dans les facultés. Je tâchai de désapprendre, et de peu fréquenter les sommités médicales, chamarrées de théories et de prétentions; j'aurais pu finir, comme tant d'autres, par supposer que, sous toutes ces prétentions de style et de langage, il y avait quelque arcane que mon intelligence ne serait pas apte à concevoir.

A l'époque où j'ai commencé à me livrer à l'étude, les livres se faisaient en général avec les livres. Je pris l'engagement par devers moi de ne pas publier un seul livre, vu que je ne voulais en composer un qu'avec l'observation de la nature. La nature seule devint mon livre, et du moins celui-là ne me coûtait pas cher. Une fausse route jette toujours dans des routes plus fausses encore; à la même époque, les sciences avaient des lignes de démarcation qu'on n'osait pas franchir, crainte de tomber dans le ridicule des prétentions exagérées et de blesser les susceptibilités de ses voisins. Défense au botaniste de toucher à la chimie, et au physicien de toucher à l'astronomie : c'eût été alors empiéter sur la propriété d'autrui. Moi, pour qui la science ne devait être ni un fief ni un vasselage, je me gardai bien de prendre au sérieux de pareils préjugés; je ne vis dans le monde qu'une nature, la même en astronomie qu'en chimie, et en chimie qu'en botanique; la même au fond, sous quelque jour qu'elle se présente à l'observation des mortels. Mais bien des gens alors auraient été embarrassés d'expliquer et de comprendre comment, par l'étude d'un vulgaire chiendent, je comptais parvenir à surprendre des secrets à la nature; c'est pourtant par là que j'ai débuté, et c'est par l'analyse de cette innombrable classe de végétaux, que j'ai préparé les résultats consignés dans mon premier mémoire de 1824, sur la *formation de l'embryon;* et qu'ensuite passant, par l'analyse de la fécule, à la théorie de l'organisation et de là à celle de la chimie organique, je fus enfin amené dès 1836 à entrevoir le mot de l'énigme de la médecine, à laquelle jusque-là je n'avais jamais eu la naïveté de croire. Je venais enfin, conduit par l'analogie et l'induction, d'entrevoir le point de contact de la médecine avec les autres sciences; le voile des fastueuses entités morbides se déchirait, pour me montrer à nu la simplicité des causes des maladies. Or qui connaît la cause, a bien vite trouvé les moyens de guérison, lesquels ne sont plus que des moyens d'expulsion. Rien ne se multiplie plus vite que le cadre des applications, une fois qu'on a atteint un principe; tout s'explique, tout se prévoit et se confirme; on devine les yeux fermés; c'est le tableau de la création qui se déroule, comme de lui-même, à celui à qui la Providence a bien voulu en faire toucher le pivot. Les inventeurs seuls en ce bas monde sauront apprécier ce qui a dû se passer en moi en ce moment, et comprendre combien le métier de médecin a dû me sembler au-dessous d'une pareille conquête. La valeur de telles découvertes ne se mesure plus à une aune métallique; leur récompense gît dans la prévision de leur gloire; elle s'ensevelit dans le silo de la publicité, qui se referme souvent sur elle pour ne s'ouvrir que le troisième jour de la résurrection, ce symbole de consolation, d'espérance et d'indulgence pour les torts de l'humanité.

Il y avait, dans le secret de ces découvertes, un million à gagner en deux ans; je n'y vis, moi, qu'un million de béatitudes; et au lieu de m'adresser à la publicité incompétente, je soumis la découverte à la compétence des médecins, et je choisis, pour être les silos de mon système, les trois journaux de médecine qui avaient plus ou moins souvent sollicité et obtenu ma collaboration; savoir : la *Gazette des hôpitaux*, l'*Expérience* et le *Bulletin général de thérapeutique* (*).

Cette innovation n'entra pas dans la pratique, sans passer par le creuset, où passent depuis vingt ans mes travaux. Tel était alors l'état de la science, que cette médication, si généralement adoptée aujourd'hui, fut proclamée par les docteurs de la loi une hérésie qu'on me pardonnait en faveur de mes publications précédentes, et qu'on ne consentait à livrer au public que pour que le public en fît justice. « La note suivante, disait le rédacteur du *Bulletin de thérapeutique*, renferme des CHOSES TELLEMENT MERVEILLEUSES relativement aux effets thérapeutiques du camphre dans les maladies, qu'il ne faut rien moins que l'autorité scientifique de son nom et l'estime que nous avons pour ses travaux, POUR NOUS RENDRE A SON DÉSIR. Jusqu'à plus ample informé, M. Raspail nous permettra cependant de ne pas partager ses convictions sur l'efficacité curative des vapeurs du camphre dans les maladies graves qu'il mentionne. Nous ne nions rien en thérapeutique, mais nous voulons voir, et voir plus d'une fois, pour admettre des résultats qui, s'ils étaient exacts, changeraient le MODE DE TRAITEMENT DE TANT D'AFFECTIONS. Du reste, nous faisons de notre mieux, puisque nous appelons l'expérimentation sur les moyens inoffensifs qu'il préconise. Nous verrons. »

Dans une lettre confidentielle, le même rédacteur m'écrivait : « N'ayant jamais donné place qu'à des résultats confirmés, et les vôtres n'étant et ne pouvant être pour nous qu'en question, jusqu'à ce que la pratique sur une assez grande échelle les ait confirmés, j'ai dû ajouter quelques lignes. Elles ne feront que fixer plus fortement l'attention sur les faits que vous signalez et dont je désire la vérification, comme thérapeutiste et comme ami de l'humanité. »

Toutes ces précautions exceptionnelles du journalisme d'alors indiquaient suffisamment que mon annonce présentait quelque chose de trop contraire aux doctrines et à la pratique de la médecine classique, pour qu'elle ne renfermât pas le germe d'une révolution médicale, dans le cas où elle ne serait pas une bévue. Je devais avoir fait une grande découverte, dans le cas où je n'aurais pas commis un acte de légèreté.

Or, il n'y avait pas quinze jours que le journal avait paru, que le public venait de toutes parts confirmer mes résultats sur une assez grande échelle. Les journaux

(*) Voyez *Bulletin de thérapeutique*, 15 et 30 nov. 1838, tom. 55, pag. 312; et tom. 16, pag. 54 — *Gazette des hôpitaux*, 17 nov. 1838 et suiv., à dater du 29 nov. — Le journal l'*Expérience*, 22 nov. 1838, tom. 2, pag. 489.

politiques transcrivirent l'annonce avec une spontanéité qui faisait contraste et présageait un succès de popularité ; et dès le 10 décembre, le rédacteur du *Bulletin de thérapeutique* m'écrivait : « Déjà j'ai connaissance de quelques expérimentations heureuses faites avec le camphre, suivant votre méthode. J'ai reçu notamment hier soir une lettre d'un médecin distingué de la Belgique, qui est de nature à vous être agréable..... en voici l'extrait. Il est bon que vous le possédiez, afin d'en tirer parti, si vous le jugez convenable..... »

Dans cette lettre, à la date du 4 décembre 1838, le docteur Cunier, médecin de la garnison de Mariembourg (Belgique), et rédacteur d'un journal d'oculistique, annonçait les heureux résultats qu'il avait déjà obtenus de l'emploi des cigarettes de camphre et des compresses d'alcool camphré contre les accès d'asthme, qui lui rendaient jusque-là le sommeil impossible ; et il citait déjà d'autres succès de ce genre obtenus sur ses malades en ville.

Cette lettre était un bien beau correctif à la note du 30 novembre. Je m'attendais à la voir insérée dans le journal, comme un hommage rendu à la vérité, dans l'intérêt de l'humanité ; mais des considérations particulières s'opposèrent à l'insertion ; le rédacteur du *Bulletin* se mettait sur les rangs pour une place vacante à l'*Académie de médecine* ; et chacun sait que notre nom n'est pas un passe-port pour y arriver. La lettre adressée au rédacteur du *Bulletin de thérapeutique* fut insérée plus tard dans la *Gazette des hôpitaux*.

Nous n'avions publié, dans la note ci-dessus, que les résultats pratiques, nous gardant bien de dire un seul mot qui pût faire soupçonner la théorie. Mais alors, voyant que notre médication était employée, sauf quelques modifications destinées à en dissimuler l'origine compromettante, je me hasardai à publier la théorie dans une série d'articles, dont les premiers parurent dans la *Gazette des hôpitaux*, sur la demande expresse du rédacteur de cette feuille, qui était alors une feuille d'opposition scientifique (*). Nouveau revirement par ordre après le onzième article ; la médecine était de nouveau en danger, non plus par la révélation de la pratique, mais bien par celle de la théorie que je professais. J'exagérais les vertus du camphre et des anthelminthiques, ainsi que le rôle que jouaient les helminthes dans le plus grand nombre de nos maladies. Comment ! je poussais l'hérésie jusqu'à dire qu'on pouvait prévenir et arrêter les progrès de la gangrène, en enveloppant la plaie d'une atmosphère de camphre ! ! ! A l'Académie de médecine le camphre était proclamé comme un échauffant ; comment guérir une inflammation de cette manière ? Je répondis par des faits longuement observés à ces argumentations improvisées. Il paraît que mes hérésies furent adoptées aussitôt avec quelques petites additions ; par exemple, un peu de *laudanum* pour colorer la pommade camphrée, l'huile de camomille camphrée au lieu de l'huile d'olive. Enfin la découverte avait suffisamment subi les épreuves premières des tracasseries ; elle en était arrivée à l'é-

(*) *Gazette des hôpitaux* des 17 et 29 nov. ; 1, 8, 13, 20, 22, 25, 27 déc. 1838 ; 3 janv. ; 5, 7, 12 fév. 1839.

preuve du dépouillement et des discussions de priorité ; car, dès le 26 février 1839, le même journal, satisfaisant aux mêmes exigences, publiait une nouvelle série d'articles, d'où l'on devait conclure que je n'avais rien inventé, parce que je n'avais pas inventé le camphre, vu que la médecine l'avait employé avant moi.

Or, citez-moi une substance de ce bas monde, que la médecine n'ait jamais essayée sur ses malades. Elle a tout mis à contribution, dans une circonstance ou dans une autre, tout jusqu'à la *crotte* de chien et de souris, tout jusqu'au *pissat d'âne.* Pline a composé dix livres de son grand ouvrage avec l'énumération de tous ces spécifiques préconisés par les uns et conspués par les autres. L'invention n'est donc pas dans la substance, mais dans l'emploi de la substance même, dans l'à-propos de son emploi, dans la théorie de son action, dans la formule au moyen de laquelle on sache que dans tel cas il faut s'en abstenir, et que dans tel autre on peut y avoir recours avec un succès infaillible. Voilà ce qu'on n'a jamais possédé dans l'ancienne médecine, et pourquoi l'on a vu la maladie résister avec opiniâtreté et jusqu'à la mort à tel remède vanté pour avoir rendu une fois la santé et la vie. La thérapeutique marchait au hasard des observations, parce que la médecine n'avait pas encore de boussole. Mais lorsque enfin on a à sa disposition une boussole, pour diriger sa route, on est fort étonné de rencontrer, sur les nouvelles terres qu'on aborde, des traces qui avertissent qu'avant nous le hasard des voyages avait jeté quelqu'un par là.

Ainsi les médecins se récrièrent hautement, comme contre une hérésie dangereuse, quand ils nous entendirent assurer positivement qu'une simple application d'alcool camphré suffisait pour arrêter la gangrène et guérir l'ecchymose et les meurtrissures ; et pourtant Sauvages avait dit avant nous : *Ecchymoma curatur, si gangrena metuatur, aquâ vitæ camphoratâ, aquâ reginæ Hungariæ, pulveribus camphoratis* (Nosol. méthod., tom. 1, pag. 172, éd. de Daniel). Ce remède avait été perdu de vue, comme un million d'autres, parce qu'on n'en possédait pas la raison.

On se récria encore plus fort dès 1838, quand on nous vit administrer des cataplasmes vermifuges sur le ventre contre la colique ; et pourtant Avicenne avait déjà constaté les heureux effets de ce remède. « Contre les vers, il recommande (livr. 3, fen. 16, traité 5, ch. 4, vers. 50) de frotter l'estomac avec des styptiques qui aient la propriété de les tuer, comme le sumac, l'hypocystis, l'acacia dissous dans le vin, les câpres, l'anis dans le vin, » et le vin des Arabes était fortement alcoolique. Au siècle d'Ambroise Paré, ces topiques antivermineux étaient fort en usage. « Quant aux petits enfants, dit-il (pag. 758, éd. de 1628), qui ne peuvent rien prendre par la bouche, il leur faut appliquer, sur le nombril, cataplasmes faits de poudre de cumin, incorporée avec fiel de bœuf et farine de lupin, absinthe, aurone et tanaisie, feuilles d'artichaut, rue, poudre de colocynthe, semence de citron, aloès, persicaria, mentastrum, feuilles de persiguier, costamer, zodoaire, savon mol. On applique telles choses non-seulement sur le nombril, mais sur tout le ventre et sur l'estomach... Outre plus, on leur peut appliquer sur le nombril, mais sur tout le nombril, un gros oignon, lequel on creusera, et sera rempli d'aloès et thériaque, puis on le fera cuire sous la braise ; et le tout chaud, pilé avec amendes amères et fiel de bœuf... On pourra faire onguens et linimens de semblables matières, pour leur frotter le ventre. » Maloet, docteur régent (*Académie des Sciences*, 1708), Andry (*de la Génér. des vers.* tom. 1, pag. 85, et tom. 2, éd. de 1741), adoptèrent en l'abrégeant cette médication si rationnelle. Desault, de Bordeaux, vers la même époque, substitua, selon l'usage du temps, à ces médications inoffensives, les onctions sur le ventre avec les pommades mercurielles ; s'exposant ainsi à substituer un empoisonnement à une maladie vermineuse (569).

En 1812, le docteur Cruchet, de Montélimart, ayant annoncé avoir guéri des coliques néphrétiques par des frictions faites de quatre heures en quatre heures, sur la partie interne de la cuisse droite, avec une dissolution de six onces d'alcool, dix grains d'opium et vingt grains de camphre, toute la Société de médecine en masse s'éleva contre l'idée que cette guérison fût due à ces frictions ; on n'en vit le succès que dans l'emploi des mucilagineux. (*Journ. génér. de méd.* de Sédillot, 1812, tom. 44, pag. 156.)

Quoi qu'il en soit, en 1838, tout cela avait été perdu de vue, avec l'idée des maladies vermineuses que l'école reléguait dans les rares exceptions ; et l'on se récriait déjà contre notre innovation audacieuse en théorie et en pratique, lorsque M. le docteur Schuster publia, dans les journaux de médecine, que, sur nos indications, et avec une simple application d'alcool camphré sur le ventre, il avait fait cesser tout à coup les atroces douleurs d'entrailles que causait, à un jeune enfant venu depuis peu de Dorpat à Paris, le ténia endémique dans la première ville. On crut alors que nous pouvions, avec des compresses d'alcool camphré, tuer des ascarides et calmer les coliques qui en proviennent, quand on vit qu'on pouvait, par ce procédé, calmer ou réduire au silence le ténia, ce colosse des vers intestinaux, devenu plus rare à Paris, grâce à la nutrition épicée et alcoolique des habitants de la capitale.

Ce furent bien d'autres récriminations, lorsque nous prétendîmes qu'avec un petit verre d'eau-de-vie camphrée nous nous faisions fort de guérir les maux d'estomac ; et pourtant Godwin rapporte (*Medical and physical Journal* de L. Macartan, tom. 25, 1812) qu'une pauvre femme de Yorkshire, ayant les chevilles enflées à la suite d'un long voyage à pied, consulta un chirurgien qui ordonna de l'eau-de-vie camphrée, pour se frotter. L'odeur et la couleur plurent à la vieille ; elle ressentait, depuis plusieurs années, des douleurs d'estomac ; croyant que ce qui était bon à l'extérieur pourrait tout aussi bien réussir à l'intérieur, elle avala en conséquence près d'une once d'eau-de-vie camphrée et se frotta scrupuleusement avec le reste ; quelques heures après, elle rendit un ver solitaire de plus de trois aunes ; les douleurs d'estomac cessèrent et ne revinrent plus. Sur ce, le docteur ayant été consulté par une dame affectée du mal d'estomac, et qui croyait avoir un gros ver qui lui remontait à chaque instant dans l'œsophage (1015, 6°), il la guérit en lui faisant prendre chaque matin, à jeun, un petit verre d'eau-de-vie de genièvre avec deux petites cuillerées d'eau-de-vie camphrée. L'appétit et la santé se soutinrent; mais comme la dame ne rendit pas de vers, Godwin raisonna alors comme on raisonne encore, et conclut que la dame se trompait sur la cause de son mal; qu'en conséquence la bonne vieille avait émis une fausse théorie médicale, en attribuant l'expulsion de son ver solitaire à l'alcool camphré. On ne veut jamais faire attention qu'un lombric qui meurt dans l'estomac est un morceau de viande crue que le malade digère, et que, partant, il ne rend plus que sous forme d'excrément. Quoi qu'il en soit, quelle malédiction n'aurait pas lancée la médecine antiphlogistique contre une médication aussi incendiaire! La bonne vieille avait raison et le docteur grand tort; pour arriver à la vérité, l'observation de la nature n'a pas de diplôme et elle s'en passe.

Par les anciennes théories médicales le même remède était dans le cas de donner plusieurs résultats différents et contradictoires; Hippocrate disait oui, et Galien disait non; et la raison de la différence échappait à tout le monde. Quand nous vînmes donner cette raison, nous rencontrâmes sur la route la politique qui ordonna à la médecine de faire la sourde oreille, et de repousser l'innovation en vue du novateur; voilà tout le secret de cette levée de boucliers de la part de la presse médicale, qui n'est pas plus prude qu'une autre, à l'endroit de l'intérêt. Eh bien, voyez à quoi servent aujourd'hui les persécutions? on ne peut les faire qu'à coups d'épingle, et les organiser que dans l'ombre; pour en pulvériser les batteries, la vérité n'a besoin que de marcher au grand jour; elle a bientôt pour plastron l'assentiment de tout le monde; et la persécution finit par se mettre à la suite du cortége, afin de voir s'il n'y aurait pas quelque chose à glaner en chemin.

Nous nous étions adressé aux médecins nos *ex-confrères* et *nos disciples*; ils prévirent, dès notre première annonce, comme quelque chose qui ne présageait rien de bon pour la stabilité de leur institution. Je m'adressai dès lors à tout le monde, et j'en ai été accueilli avec une bienveillance qui a dépassé tous mes vœux, mais qui est devenue pour moi l'occasion de deux ou trois ruines; et mes ennemis n'ont pas encore dit leur dernier mot à ce sujet.

Au début de toute innovation qui a de l'avenir, on éprouve un certain pressentiment de ses destinées futures, qui inspire une confiance caractéristique, et nous porte à braver tous les désagréments dont la concurrence abreuve tout inventeur; ce pressentiment est aussitôt partagé par la foule des gens que l'invention intéresse. Un pharmacien de la capitale en fut pénétré, ainsi que moi et que tout le monde; et il vint me demander la permission d'exploiter, à ses risques et périls, cette branche de commerce. Une des conditions de succès pour mes découvertes, c'est qu'elles ne me produiront aucun profit; il y a toujours en cela un vieux quelqu'un qui m'a dit: « Inventez, dotez la France de choses utiles, enrichissez-en le pays et un commerçant quelconque, mais ayez l'attention de ne pas retirer un sou de profit; là votre découverte commencerait à être séditieuse. » Cette condition fut ponctuellement suivie de ma part; il fut bien entendu que le pharmacien seul ferait fortune avec mes idées, qu'il en aurait tout le bénéfice et moi tous les désagréments matériels ; à chacun son lot dans ce bas monde. Afin de ne pas trop réveiller l'ire des médecins, je ne publiai qu'un tout petit écrit in-32 et de seize pages, que l'on pouvait cacher dans la main, lorsqu'on se trouvait surpris par des regards trop inquisiteurs ; le titre en était : CIGARETTES DE CAMPHRE ET CAMPHATIÈRES HYGIÉNIQUES, *contre une foule de maux lents à guérir ou même incurables et chroniques, qui ne réclament pas immédiatement ou ne réclament plus la présence du médecin, ou bien enfin qu'on est condamné de soigner en son absence* ; avec cette épigraphe : *L'hygiène préserve de la médecine.* 24 janvier 1839. Le pharmacien distribuait gratis ce petit opuscule ; mais la frayeur le gagna au début ; ce petit rien effarouchait la docte médecine à l'instar d'un grand ouvrage ; et la docte médecine a plus d'un moyen de mettre à la raison un pharmacien. Le nôtre eut grand soin de s'interdire et l'affiche et l'annonce ; il ne proposait pas ; il attendait pour vendre qu'on lui demandât à acheter ces ingrédients si simples. Je lui adressai dès lors de la clientèle, je m'occupai plus que lui du soin de ses intérêts, et si bien que, dès le 2 septembre, je publiai une quatrième édition du petit livre augmentée du double. Trois éditions de plusieurs milliers d'exemplaires chaque, ce qui représentait plusieurs milliers d'acheteurs, avaient été épuisées dans l'espace de neuf mois, sans le secours d'aucune espèce d'annonces, mais par la seule propagande des guérisons que nous obtenions.

Pendant que la médecine puissante s'ingéniait à étouffer sous le boisseau ce nouveau système, le bon sens de la médecine pratique ne laissait pas que d'en faire son profit, en adoptant nos prescriptions avec des variantes propres à en faire pardonner l'origine. La recrudescence des cigares de narcotiques, et même la fâcheuse tentative des cigarettes d'arsenic datent de cette époque ; ces innovations ne manquaient d'aucun des bienfaits de la publicité, et les nôtres étaient vouées au silence ; car les journaux de médecine, dont nous avions fondé la fortune avec tant de désintéressement, nous fermaient, par ordre, leurs colonnes. Enfin le plus terrible malheur vint, en absorbant toutes nos minutes pendant près de quinze mois, suspendre la rédaction de la *première édition de l'Histoire naturelle de la Santé et de la Maladie.* Peines d'esprit, peines de cœur, pertes d'argent, pertes de temps, la fortune ne nous a rien épargné de son calice d'amertume et de trahison, pendant toute cette année 1840 ; je suis encore à me demander comment la Providence a fait pour nous tirer si peu endommagés de ce tourbillon de souffrances ; on dirait que mon essence est de souffrir, et que je ne suis jamais si fort que lorsque je souffre. (*Voyez* page 300 du 3ᵉ volume.)

Enfin pourtant le repos me fut rendu ; je pus reprendre la plume pour mener à bien la rédaction de dix ans d'observation dont se composait ce livre ; un libraire dans la détresse vint s'offrir pour l'éditer ; je pensai que le bien que j'allais faire à un seul porterait bonheur à mes bonnes intentions envers tous ; mes vœux n'ont pas été déçus ; mon livre a eu une assez belle destinée, il a relevé un instant le libraire, il a soulagé et guéri beaucoup de malades, et il m'a ruiné ; je vous ai déjà dit que c'était la condition *sine quâ non* au prix de laquelle il m'était permis de bien faire ; j'y suis tellement habitué, que rien ne me paraît désormais plus naturel. Quand je vois arriver à moi un particulier dans la peine, et qui me demande de l'en tirer, j'ai bien le pressentiment que cet homme en général, et sauf quelques rares et bonnes exceptions, ne demande qu'à me vendre armes et bagages à un certain amateur de ces sortes d'autographes ; mais faisons le bien, disait Fénélon, et attendons-nous à l'ingratitude ; je fais le bien dans cette attente qui n'est ni vaine, ni longue. Que de gens j'ai tirés de la misère, et qui me feraient faire antichambre aujourd'hui, ou me renverraient peut-être à l'office, si, accablé du poids la journée, j'allais leur demander un verre d'eau (*); heureux quand, après m'avoir ruiné, ils ne me fournissent pas matière à deux ou trois procès que je me vois forcé de soutenir dans l'intérêt, non pas de ma bourse qu'ils épuisent, mais de mon honneur qu'ils salissent.

Ce livre en deux volumes, accompagné de 12 planches, eut un succès inattendu ; paru en juin 1843, il était presque épuisé en novembre 1844. Mais à cette époque j'apprends que, sans me consulter, sans me soumettre les épreuves avant le tirage, à mon insu enfin, on procédait à une nouvelle édition, c'est-à-dire, à une contrefaçon. Force me fut bien de demander la résiliation du contrat, et de me fonder sur ce que le libraire n'avait pas fait honneur à ses engagements, qu'il laissait tous ses effets en souffrance, qu'il était hors d'état de mettre au jour le second ouvrage compris dans le traité, et qu'enfin il préparait une nouvelle ÉDITION clandestine du premier, lui à qui je n'avais permis, par les termes du traité, que de faire des TIRAGES. Il me semblait que le code à la main, et devant une justice française, de tous ces griefs un seul me suffisait pour obtenir la résiliation du contrat ; vous le penseriez comme moi sans aucun doute. Eh bien, permettez-moi de vous le dire, vous êtes dans les niais, comme moi ; mes adversaires, quels qu'ils soient, sont toujours dans le nombre des habiles. Le tribunal de commerce, sous la présidence de M. Gaillard et sur le rapport de M. Pochard, ancien libraire, décida, le 11 avril 1845, que les billets en souffrance (qui dataient du mois d'août 1844) n'avaient pas été soldés au porteur, parce que j'avais empêché (au mois de novembre suivant) mon libraire de réimprimer mon livre. Les dates, on le conçoit bien, ne se trouvent pas inscrites dans le jugement ; la chose eût été par trop singulière ; mais elles s'y trouvent implicitement, comme on le voit par les actes. Le tribunal décida ensuite que le mot de TIRAGE signifiant ÉDITION dans le langage typographique ! le libraire avait droit de publier une nouvelle édition et de se passer de ma révision même. C'est-à-dire que le tribunal de commerce déci-

(*) Cet homme qui a fait la fortune de plusieurs, qui a fait la vôtre, n'a pu soutenir la sienne, ni assurer avant sa mort celle de sa femme et de ses enfants : ils vivent cachés et malheureux. Quelque bien instruit que vous soyez de la misère de leur condition, vous ne pensez pas à l'adoucir ; vous ne le pouvez pas, en effet, ; vous tenez table et vous bâtissez ; mais vous caressez par reconnaissance le portrait de votre bienfaiteur qui a passé, à la vérité, du cabinet dans l'antichambre : quels égards ! il pouvait aller au garde-meuble.

LA BRUYÈRE, (*des Biens de la fortune*).

dait qu'on pouvait de son vivant réimprimer un auteur à son insu ; et l'on se mit à exécuter cette clause du jugement avec le plus grand zèle. Je poursuivis les coupables en contrefaçon devant la police correctionnelle ; et la 8e chambre, sous la présidence de M. Perrot, décida encore que la réimpression ne constituait pas une seconde ÉDITION, mais un simple TIRAGE. Toute la typographie se souleva au prononcé d'une pareille hérésie de langage ; et moi j'en appelai, confiant dans mon bon droit et dans le dictionnaire de la langue française, à la justice de la cour royale ; et ici, devant la 1re chambre présidée par M. le premier président Séguier (la cour qui rend des arrêts et non pas des services), tout cet échafaudage de fausses définitions et d'anachronismes fut démoli pièce à pièce.

M. le président Séguier à l'avocat de la partie adverse : Sur quel témoignage vous appuyez-vous pour établir que tirage signifie édition ?

L'avocat : Sur le rapport de MM. Pochard, ex-libraire, et de MM. Paulin, Pagnerre, Gosselin, Furne, libraires-éditeurs.

M. le premier président : Mais ces gens-là sont juges et parties ! Je ne suis ni auteur ni libraire, moi ; mais il ne faut qu'avoir des yeux pour voir que ce que vous appelez tirage est une nouvelle édition.

Et sur notre plaidoirie, la cour, dans son audience du 5 août 1845, infirmant le jugement du tribunal de commerce, fit défense de vendre cette nouvelle édition et condamna le libraire aux dépens.

Eh bien, il faut bien le dire, il nous a été impossible jusqu'à ce jour, 30 juin 1846, d'obtenir l'exécution de cet arrêt. L'intimé s'est laissé saisir pour les frais ; qu'importe une saisie ? les meubles ont été vendus à l'insu du saisissant. Une saisie a été faite des exemplaires de cette contrefaçon que les libraires continuaient à vendre ; un juge d'instruction a rendu contre ces libraires une ordonnance de non-lieu ; et nous venons d'interjeter appel. Mais le public s'est conformé avec respect à l'esprit de l'arrêt, en repoussant, comme des objets volés, ces exemplaires offerts à bas prix, et en attendant l'apparition de l'édition authentique et signée de nous, de ce livre qu'il paraît avoir hâte de posséder.

Savez-vous combien la première édition nous a produits ? en voici la balance : reçu pièce à pièce 1,600 francs, déboursé en frais de procès 1,600 francs : reste zéro ; voilà souvent notre plus sûr bénéfice pécuniaire. Mais que nous importe la perte d'un peu de cette vile boue qu'on appelle or, quand nous avons recueilli de cet ouvrage un bénéfice que les détours de la procédure ne sauraient nous ravir ? Notre livre avait porté nos idées à la connaissance de ceux à qui elles peuvent être utiles ; notre pharmacien trouvait son profit dans la publicité donnée à la médication nouvelle ; et puis qu'a-t-on à craindre des tracasseries de quelques-uns, quand on a pour soi l'assentiment de tout le monde ? Les malades affluaient à notre ermitage de vingt lieues à la ronde ; le bruit des guérisons multipliait à chaque fois l'affluence. La médecine titrée et politique s'alarma du progrès de la nouvelle méthode à laquelle la médecine pratique et populaire prêtait les mains avec acclamation ; elle nous assiégea de ses limiers, et chercha à nous abreuver de ses dégoûts. Mais notre empoisonnement du 14 mars 1844 (*) servit bien mieux ses vues, à son insu, que ne l'avaient fait jusque-là toutes ses menées occultes; l'agonie du médecin sans diplôme ferma la porte à la foule qui venait lui demander gratuitement guérison. La Faculté dut être contente, ses hôpitaux n'étaient plus déserts. Mais Dieu voulait m'éprouver et non me retirer de ce bas monde; je lui en témoignai ma reconnaissance en rédigeant, d'une main convalescente, le petit livre intitulé *Médecine des familles,* que mon pharmacien distribuait *gratis* à ses clients, pour l'opposer à un abrégé défiguré de mon grand livre, qu'un auteur famélique avait rédigé, par ordre, sous le pseudonyme de *Florent Dubois* et sous le titre de *Médecin de soi-même,* et que depuis un docteur de la Faculté n'a pas dédaigné de revêtir de son nom, sans y avoir changé une seule phrase; l'auteur anonyme a reçu depuis une pension de M. le ministre Villemain; et le plagiat a profité beaucoup plus aux plagiaires, que mon grand livre n'avait profité à mes intérêts. Délit et profit, bonne action et ruine; il y a compensation : je n'ai pas à me plaindre.

La médication nouvelle se répandit en France et dans les pays étrangers avec un succès qui, dans ma position, tenait du prodige. Mais les malades demandaient de toutes parts un médecin qui suivît ce système, et ma plume ne suffisait plus à ma correspondance; je conçus dès lors l'idée d'apprendre aux malades à se passer de moi et du pharmacien même; et je rédigeai le *Manuel annuaire de la santé,* petit livre qui, renfermant la formule de chaque médicament, son mode d'emploi et le traitement des maladies les plus usuelles, a rendu cette médecine si populaire parmi les malades et les médecins, que, depuis l'époque de son apparition en mars 1845 jusqu'en juin 1846, il s'en est écoulé 80,000 exemplaires, non compris les contrefaçons de Belgique, de Genève (**), et les traductions espagnoles ou autres.

Ceci devenait sérieux aux yeux de la police médicale, dont notre procès du 19 mai 1846 a si bien révélé l'existence. Le *delenda Carthago* fut prononcé; nos Scipions médicaux et pharmaceutiques rangèrent leur armée en bataille contre un système qui compromettait si ouvertement les intérêts pécuniaires des deux métiers.

On savait que la cherté du prix de nos médicaments nous causait plus d'une angoisse; car elle rendait notre système inabordable aux fortunes peu aisées. On nous prit par notre faible; on nous offrit une association ayant pour but de nous permettre d'assister à la confection des médicaments et d'en fixer le prix chaque mois au taux le plus bas possible; notre fils devait avoir la moitié dans les bénéfices. Malheur à nous! nous nous décidâmes à signer, en premier lieu en vue du public, en second lieu pour tirer de la plus profonde misère un père de famille que nous placions là comme commis. Nous expions depuis un an cette faute. L'acte

(*) *Voyez* page 193 du 2e volume.

(**) Qui aurait cru que le gouvernement républicain de Genève autorisât la contrefaçon?

était signé au mois d'août 1845; dès le mois de novembre suivant nous formions une demande en dissolution de société ; et nous sommes encore en instance. On a pris notre nom, on a contrefait notre griffe ; on a longtemps montré un commis comme notre fils. Tout à côté, un autre pharmacien à diplôme prend notre nom et des affiches analogues ; deux pharmaciens se disputent la clientèle, qui nous cherche et ne nous trouve nulle part. Un peu plus bas, toujours dans la rue des Lombards, on donne des consultations sous notre nom et d'après notre système, mais en réalité d'après le système ancien. Le même mensonge se reproduit à la rue d'Enghien et sur le boulevard du Temple, sous l'égide d'un diplôme de pharmacien et de celui de plusieurs médecins. Les journaux se sont vus encombrés d'annonces de sirops, de savons, de vinaigres, de chapeaux qu'on pouvait croire émanés de nous-même. L'autorité qui veille sur la salubrité publique n'a jamais manifesté la moindre velléité de mettre ordre à ces saturnales pharmaceutiques, à ces infractions de toutes les lois qui régissent la matière.

Cependant toutes ces batteries restaient impuissantes contre le système ; il se soutenait comme une citadelle contre le souffle de la brise la plus légère. On eut recours aux flots d'injures (et vous connaissez le timbre des injures médicales); aux attaques passionnées dans les journaux (et vous connaissez le style des attaques médicales (*). Le bureau d'esprit demanda des renseignements à tous nos spoliateurs réunis, et de cette macédoine on composa deux articles de 17 colonnes où je ne sais plus ce qui peut faire rire davantage, de l'ignominie des mensonges, ou de la platitude de la rédaction ; il y avait du style de toutes les mains, des mensonges de toutes les bouches, des faits dénaturés de toutes les couleurs ; on avait si peu eu le temps de réviser ce ramassis de loques et de griffonnages, qu'à la distance d'une colonne seulement, on trouvait deux portraits de moi dont l'un me faisait ressembler à un *Quasimodo*, et l'autre à un Apollon du Belvédère ; dans l'un j'étais trop repoussant, dans l'autre j'étais trop attrayant ; dans l'un je faisais avorter les femmes grosses, et dans l'autre je séduisais et convertissais par la puissance du regard les jeunes femmes à mon système ; ce qui me rendait doublement dangereux, médicalement parlant. Enfin au bout du compte, tous ces grands hommes anonymes me proclamaient plus ignorant qu'eux tous à la fois (**). Nous répondîmes, par le silence du mépris, à cette perfidie par trop empreinte de niaiserie.

Aux grands maux les grands remèdes. On s'était adressé en vain au public, qui s'était bouché les oreilles. La médecine subventionnée fit semblant de s'adresser au ministre, pour lui exposer la détresse croissante et les dangers de la profession. Les trompettes du jugement dernier cornent aux quatre coins de la

(*) *Voyez* page 259 du 1er volume de cet ouvrage.

(**) *Voyez* cet ignoble salmigondis dans les nos de décembre 1845 et janvier 1846 de l'*Asmodée*. Le gérant, au sortir de l'audience du 19 mai, est venu nous en faire ses excuses, et depuis on nous a révélé les noms des complices de ce délit de reconnaissance envers nous : car on y compte cinq ou six de nos obligés et de nos spoliateurs.

France la convocation d'un grand sanhédrin de médecins, d'un concile de Trente contre la réforme qui envahissait la clientèle; les médecins bien pensants et nécessiteux ou gravement compromis par l'envahissement du nouveau système, accourent au *congrès* (la révolution, il me semble, avait aboli ce sale mot), à l'hôtel de ville de Paris; M. le ministre Salvandy en personne se fait juge de l'épreuve, et approuve du geste et de la voix les orateurs les plus pathétiques. La séance commence par un soufflet appliqué du plat de la main, et continue par des coups de pointe à notre adresse. L'ire des plus violents, encouragée par ces premiers succès, s'emporte au delà des limites du programme; et, à la grande surprise du cœur officiellement dévot de M. Salvandy, l'un des orateurs fulmine l'anathème médical contre ces bons prêtres des campagnes, qui, prenant trop à la lettre la belle parabole du Christ, ont pensé qu'il était de leur devoir de soulager les souffrances du corps tout autant que celles de l'âme. Que voulez-vous? la charité du pasteur porte un grave préjudice à la cupidité bien entendue du docteur; on demande un article de loi pour défendre au berger de guérir ses ouailles.

Hommes d'argent! ces pauvres villageois n'en ont pas assez pour vous appeler dans leurs campagnes; pauvres, ils s'adressent à celui qui fit vœu de pauvreté, et lui demandent guérison de leurs souffrances! Quel préjudice cela peut-il vous porter? N'allez pas mettre des bornes au bien que le représentant de l'homme divin qui a su tant souffrir pour sa cause est dans le cas de faire en passant à travers ces arides déserts; vos persécutions à cet égard s'amortiraient contre l'indépendance de la charité, qui n'a d'autre loi qu'elle-même; car c'est sur elle que doit toujours s'appuyer la loi.

Chose non moins curieuse! un petit officier de santé (non militaire), qui sait à peine l'orthographe de son pays, demande au ministre de faire entrer dans la loi une disposition qui interdise à tout homme qui ne sera pas docteur de publier un livre sur la médecine. Un autre, qui a fait sa fortune par les annonces d'un remède secret, propose d'interdire aux journaux les annonces de toute substance qui a pour but de soulager l'humanité; d'après lui, ce malheureux *Codex* que personne ne suit suffit à tout et peut parer à tout; c'est la loi et les prophètes; en dehors point de salut pour le médecin; quant au malade, vous le savez, c'est un cas un peu différent.

Que vous dirai-je encore? La plume m'en tombe des mains de pitié; l'attention de l'assemblée est tombée d'ennui; et le public n'en revenait pas de sa surprise, en lisant le peu que les journaux ont bien voulu transcrire sur les procès-verbaux de cette rétrograde assemblée de médecins; on se serait cru en plein siècle où régnaient l'estrapade et la question. Mais n'allez pas croire que cette assemblée représentât le corps médical de France; organisée par deux ou trois médiocrités sans clientèle, les médecins de Paris et de France en ont gardé les mains nettes et le cœur pur; et le ministre, qui a pu juger, de ses propres yeux, du néant de nos institutions médicales, s'est donné bien de garde de rien présenter à la chambre, qui eût l'air d'avoir été inspiré par ce pauvre et bien pauvre *congrès médical*.

Les limiers d'une certaine police médicale ayant encore échoué de ce côté-là, se sont rejetés du côté de la justice ; car la république est en danger, les consuls doivent y prendre garde. « Donnez-moi quatre lignes d'un homme, avait dit d'Aguesseau, et je me fais fort de le faire pendre ; » on a fait tout au monde pour obtenir quatre lignes de moi, aux consultations que j'ai fondées rue des Francs-Bourgeois au Marais, n° 10. Impossible ! qu'importe ! on en a eu quatre de M. le docteur Cottereau, professeur agrégé de la Faculté, qui y représente mon système. MM. Fouquier et Orfila en ont eu bien assez pour appuyer leur dénonciation. Contre qui? Contre le n° 14 de la rue des Lombards, qui prend mon nom? contre le n° 12 de la même rue qui l'usurpe? contre le n° 34, qui donne des consultations sous mon égide et à mon insu? contre le n° 8 de la rue d'Enghien, etc.? Oh ! mon Dieu, non. Contre M. Cottereau qui a écrit et signé l'ordonnance? Oh ! mon Dieu, non encore ? le danger n'est pas de ce côté-là.

C'est contre moi, contre moi seul, ce pelé, ce galeux d'où leur vient tout le mal.

Aujourd'hui que le procès a été publié par notre éditeur, vous savez tout le reste ; et nos dénonciateurs savent ce qui leur en est revenu.

Dès le lendemain, honteux et confus, et jurant, quoiqu'un peu tard, qu'on ne les y reprendrait plus, ils ont annoncé dans tous les journaux de la capitale la création d'un *cercle médical ;* du moins ce mot est un peu plus de notre époque que l'autre ; mais nous pensions que l'Académie de médecine pouvait au besoin tenir lieu d'un *casino* et d'un *medical's club.*

Lorsqu'une institution en est descendue à l'emploi de pareils moyens pour se soutenir, elle a fait l'aveu le plus éclatant de son impuissance et de son peu d'avenir. Pardonnons-lui ses colères ; jetons un voile sur ses intrigues ; la réforme ne s'en fera pas moins sans elle et malgré elle ; elle sera aussi pacifique que l'intérêt de la santé publique le commande. Respectons-nous assez pour ne pas entrer en lice avec un athlète affaibli par l'âge et par une sénile irritation.

Les médecins consciencieux font cause commune avec le public pour préparer les voies à cette réforme ; les encouragements qu'ils nous donnent sont une bien douce consolation des tracasseries que d'autres nous suscitent. Au nombre des plus zélés propagateurs de la nouvelle méthode, je suis fier de citer M. le docteur Bravard, à Jumeaux (Puy-de-Dôme) ; M. le docteur Lebrument, à Rouen ; M. le docteur Alexandre, à Mont-de-Marsan (Landes) ; M. le docteur Bertin, sous-préfet à Fougères ; M. le docteur C. Martin, médecin à Étampes ; M. Doucet, médecin à Angers ; M. le docteur de la Montagne, à Frontenay-Rohan-Rohan (Deux-Sèvres) ; M. Nicole, pharmacien à Dieppe ; M. Lebœuf, pharmacien à Bayonne ; etc. ; mon excellent ami M. Nell de Bréauté (Seine-Inférieure) ; M. Ferdinand de la Ville-Gonthier ; mon compagnon d'infortunes M. de Kersausie ; M. et madame Deshéberts (en Normandie) ; M. Gueaux de Réversaux, à Verneuil (Eure) ; M. François Richer, à Gouix près Caen ; M. Ernest Simon, maître de forges à Sainte-Fontaine par Sainte-Avole (Moselle) ; madame de Sainte-Preuve, au château de Forsdorff (Autriche) ; madame P. Vieillot, à Sotteville près Rouen ; M. Deslions et toute sa famille, 58 bis, rue du Marais, à Paris ; madame Jonquier, au Petit-Montrouge ; M. Hartel, à Bercy ; M. l'abbé Joli, au Bec-Hellouin près Brienne (Evreux) ; M. Petit-Pierre, collaborateur du journal *le Semeur* ; M. L. Salmon, à Saint-Quentin (Aisne) ; M. Jacob, horloger à Saint-Nicolas (Seine-Inférieure) ; M. Paing-Bergeret et Ce, fonderie de Bayonne ; M. Gelibert, un de nos plus habiles peintres de genre à Pau ; M. Eugène Daguerre Dorpital, à Saint-Jean-de-Luz (Basses-Pyrénées) ; M. Boyce, propriétaire au Bois-en-Escojain (Sarthe) ; plusieurs missionnaires des Missions étrangères en Chine et au Japon ; et une foule d'autres qui ont travaillé dès l'apparition de notre livre à la propagation de nos idées. Car le nombre de ceux qui l'adoptent de toutes parts est si grand, qu'il nous faudrait, pour en transcrire les noms, la valeur d'un volume.

Qu'ils en reçoivent ici l'expression de notre vive reconnaissance ; nous leur garantissons la même récompense que la nôtre, celle qui vient de la conscience d'avoir bien fait. Qu'ils daignent accorder à cette nouvelle édition la même faveur qu'à la première ; car j'y ai travaillé avec la même ardeur et sur une masse de nouveaux matériaux et de nouvelles recherches.

Ce livre a été rédigé de manière qu'en se familiarisant avec ses prescriptions, le malade, dans le plus grand nombre de cas, pourra se suffire à lui-même et se passer de nous, à qui il est physiquement impossible de nous mettre, même par correspondance, à la disposition de tous ceux qui réclament notre assistance ; le temps y suffirait encore moins que les forces : car la correspondance grossit tous les jours. Les malades à qui j'ai cessé de répondre sauront apprécier mon silence, en pensant que dix secrétaires succomberaient à la peine, et je n'ai d'autre secrétaire que ma main droite déjà fatiguée par de bien longues rédactions.

NOTE COMPLÉMENTAIRE DU CH. XXIII, PAG. LXIII.

ESQUISSE D'UNE NOUVELLE MANIÈRE D'ÉTUDIER L'ANATOMIE, FONDÉE SUR LE CARACTÈRE DE DUALITÉ DE NOS ORGANES ET DE LEUR HOMOTYPIE.

Prolégomènes.

1. La disposition des organes d'un être vivant, à quelques règne, classe et genre qu'il appartienne, découle nécessairement du nombre et du mode d'entre-croisement de ses spires génératrices. (*Voyez* alinéa 21 de la première partie de l'ouvrage.)

2. Tout organe se résume, en dernière analyse, dans la cellule. Dans le principe de leur formation, et sous le rapport du développement, l'os, le muscle, le nerf les glandes, les tendons, les ligaments, le bulbe des poils, ne différaient pas entre eux, à nos moyens actuels d'observation ; et, dans l'embryon, il serait impossible d'en faire la différence.

3. Chez les vertébrés, hommes, mammifères, oiseaux, poissons, et insectes, la

disposition des organes a lieu d'après le type de quatre paires de spires, ce qui produit la disposition que j'ai désignée sous le nom de opposée-croisée. Prenons l'homme pour sujet de la démonstration.

4. Les deux bras et les deux jambes homotypes, chacun à chacun, croisent le tronc. Mais de même qu'un des bras est organisé sur le type de l'autre, de même il est aisé de concevoir que les membres pelviens ou de l'arrière-train sont formés sur le type des membres thoraciques ou de l'avant-train.

5. Cette homotypie une fois admise, poursuivons-en l'analogie pièce à pièce, jusqu'à ce que nous arrivions à un centre commun et qui puisse être regardé comme l'origine des deux.

§ 1er. *Étude homotypique de la charpente osseuse (ostéologie)*, pl. 1re de cet ouvrage.

6. Pour bien se représenter l'homotypie des diverses pièces de la charpente, nous avons disposé le squelette, de manière que la surface dorsale de la main soit tournée du même côté que la surface dorsale du pied, fig. 1, pl. 1 ; et nous avons suivi la même méthode pour les surfaces palmaires ou d'appréhension, fig. 2, pl. 1 ; le train supérieur étant marqué en lettres italiques et le train inférieur en lettres romaines.

7. Les cinq doigts du pied (a, a') sont évidemment homotypes des cinq doigts des mains (*a*, *a'*). Seulement on remarque que le pouce de la main (*a'*) correspond dans cette position au petit doigt du pied, et, *vice versâ* ; dans l'une et dans l'autre extrémité le pouce n'ayant que deux phalanges libres, et les quatre autres doigts en ayant trois chacun. Nous donnerons plus bas la raison de cette anomalie.

8. Les cinq premières phalanges des doigts, de l'une (*b*, *b'*) et l'autre extrémité (b, b'), sont liées entre elles par les chairs; en anatomie ordinaire on les appelle les os du *métacarpe* pour la main; et les os du *métatarse* pour le pied ; mais dans les écoles on ne donne que quatre os au *métacarpe* et au *métatarse*, l'os métacarpien des pouces (*b'*, b') comptant pour la première phalange de ce doigt.

9. Immédiatement après, on trouve deux rangées d'os (*c*, c), dont l'usage respectif de la main et du pied a modifié et le nombre apparent et la forme. Ces deux rangées prennent le nom de *carpe* pour la main et de *tarse* pour le pied. La première rangée de la main a quatre os, la première rangée du pied, tiraillée et contournée d'une manière anomale, n'en a que trois. Cela vient de ce que le *calcanéum* (os du talon) est composé de deux soudés ensemble. En partant du principe que le pouce du pied correspond, par sa position, au petit doigt de la main, et *vice versâ*, et en comptant les rangées à partir du haut, et les os en commençant du dedans au dehors, nous trouverons que le premier os de la première rangée du carpe (*c*) (*os pisiforme* des anatomistes), et le deuxième os (*cunéiforme*), se sont réunis pour former le calcanéum du tarse (c') ; que le troisième de la même rangée (*lunaire* du carpe) correspond à l'astragale du pied ; que le quatrième (*os scaphoïde*) correspond au *navi-*

culaire du pied. Quant à la deuxième rangée, le premier os du carpe (*c*) (*os crochu*) correspond au troisième os cunéiforme du tarse (c), le deuxième du carpe (*c*) (*os magnum*) au petit os cunéiforme du tarse (c); le troisième du carpe (*c*) (*os pyramidal*) au premier os cunéiforme du tarse (c); le quatrième du carpe (*c*) (*os trapèze*) à l'os cuboïde du tarse (c).

10. Après la main et le pied, viennent deux paires d'os dont l'analogie ne saurait être contestée, le *cubitus* (*d*) étant, dans l'avant-bras, l'homotype du tibia (d) de la jambe; et le *radius* (*e*) de l'avant-bras étant l'homotype du péroné (e) de la jambe. Ces deux os se sont contournés par un demi-tour de spire dans l'avant-bras, pour que, dans la marche, ou l'acte de l'appréhension, les doigts du pied et de la main eussent la même direction de position, le mouvement du corps ne pouvant avoir lieu que dans le sens de l'impulsion qu'imprime la volonté qui s'élabore dans la tête.

11. Au-dessus du tibia (d) on rencontre un petit os mobile (f), qui est attaché au tibia par un fort tendon; on nomme cet os la *rotule*. Le tendon s'est ossifié dans le *cubitus* et a soudé la rotule au *tibia*, ce qui forme une apophyse (*f*) qui prend le nom d'*olécrane* en anatomie. La tête du *péroné* (e) s'est allongée en *apophyse styloïde* dans le *radius* (*e*).

12. L'homotypie de l'os *fémur* (g) de la cuisse avec l'os *humérus* (*g*) du bras n'a pas besoin d'une démonstration spéciale. On remarque, sur les deux, à l'extrémité articulaire *tibio-fémorale, cubito-humérale*, deux poulies que l'on nomme *condyles*; près de l'extrémité opposée, un angle (*g'* et g') qui dans le fémur prend le nom de *grand trochanter*, et qui n'a pas de nom dans l'humérus, parce qu'il s'y dessine moins en saillie. Le fémur et l'humérus ont une tête (g'') qui tourne dans l'articulation dont nous allons parler; chez le *fémur* cette tête est séparée du *grand trochanter* par un cou qui est d'une longueur inappréciable dans l'*humérus* (*g*).

13. Il est évident encore que les os homotypes ne diffèrent dans la forme que par suite de l'usage que nous en faisons. Leur différence est presque nulle dans le fœtus; si l'homme marchait sur la tête, et se servait de ses extrémités pelviennes en guise de bras, les os de ses bras prendraient respectivement la forme et le grand développement de ceux de ses jambes.

14. Si nous désignons par des chiffres la disposition des os de l'un quelconque des quatre membres, ce qui nous donnera la disposition suivante :

1.	*g* g
1 2.	*e d* e d
1 2 3 4.	*c* c
1 2 3 4 5.	*b* b
1 2 3 4 5.	
1 2 3 4 5.	*a* a
0 1 2 3 4.	

nous aurons là la disposition flabelliforme d'une nageoire de poisson, que la nature continue très-souvent, sur ce type croissant. jusqu'à des limites qui ne permettent plus de compter les extrêmes.

15. La tête de *l'humérus* tourne dans une cavité hémisphérique, qu'on nomme cavité glénoïde de l'os de l'omoplate (*h*), cavité dont l'extrémité de la clavicule (*i*) forme un segment.

16. Retournez les figures 1 et 2, pl. 1re, les jambes en l'air, et vous verrez que l'homotype de la clavicule (*i*) se trouve exactement dans l'os *ischium* (i), et l'homotype de l'omoplate (*h*) dans l'os des iles (h), avec lequel cette clavicule ischium s'est soudée.

17. Les côtes (*k*) visent à l'avortement de plus en plus en descendant vers le sternum ; on ne voit plus en *l* que leurs points d'attache, qui sont les *apophyses transverses* des vertèbres. En sorte que dans l'arrière-train, l'avortement a eu lieu dès la première rangée de côtes (k), qui, en anatomie, prend le nom des os du pubis ; et nous trouvons là le *sternum* dans la *symphyse du pubis* (s), fig. 1.

18. L'*épine dorsale*, cette série d'articulations et d'emboîtements que l'on nomme vertèbres (*l*), finit en haut par la tête (*t*) et en bas par le coccyx (t), fig. 2. La tête est composée de vertèbres très-développées ; le coccyx est composé de vertèbres réduites et avortées. Le coccyx est une tête avortée ; si elle s'était développée comme l'autre, l'unité homme aurait été une dualité, une monstruosité double. Le croupion des oiseaux rappelle fort bien cette tendance à s'organiser en forme de tête. Chez certains insectes et spécialement chez la blatte des cuisines (*Blatta orientalis* Lamk.), le dernier anneau anal porte deux grosses antennes en fuseau, qui font paraître l'insecte comme ayant deux têtes.

19. Une vertèbre est composée de quatre pièces soudées ensemble, marquées par deux apophyses transverses ou latérales, une apophyse épineuse ou dorsale, et le corps de la vertèbre situé à l'opposé ; chaque vertèbre est la boîte cranienne d'une articulation encéphalique de la moelle épinière ; elle donne passage aux nerfs émanant de cette articulation et faisant l'office d'organes de la locomotion et de la sensibilité.

20. La première vertèbre qui entre dans la composition de la tête, c'est l'occipital (*t*) où les quatre fractions sont encore soudées. L'occipital est la boîte cranienne du cervelet qui est double, et dont chaque lobe est enfermé dans une cellule spéciale membraneuse, qui, à l'opposé de l'occipital, prend le nom de *tente*. Le cervelet est un cerveau peu développé, plus riche en circonvolutions qu'en substance médullaire.

21. La deuxième vertèbre se compose des deux pariétaux (*t*, *t*) et de l'os sphénoïde ; il forme la boîte cranienne des deux lobes cérébraux, qui sont chacun enveloppés dans une cellule, laquelle prend le nom de *faux* dans la ligne de séparation, et de *méninges* dans les autres portions. Les deux lobes du cervelet et les deux du cerveau, qui rappellent si bien le type de la disposition opposée-croisée affectée aux vertébrés, sont là comme les quatre cotylédons nourriciers de la plante ; ce

que nous appelons nutrition par la digestion se résumant dans l'aspiration radiculaire des plantes.

22. La troisième vertèbre se compose des deux frontaux et des deux pariétaux.

23. Les nerfs auxquels ces diverses vertèbres donnent passage, sont des sens largement développés et par accessoire des nerfs de motilité et de sensibilité.

24. Les mouvements de la tête ont maintenu l'indépendance et la flexibilité des vertèbres qui la supportent, des vertèbres du cou (j). L'immobilité et la réduction du coccyx a fait que les vertèbres de son cou se sont quasi soudées en forme de *sacrum*. De la vingtième vertèbre, date l'avortement de l'extrémité encéphalique du coccyx, laquelle se décompose en ce qu'on appelle la *queue du cheval* en anatomie.

25. Le *sacrum* se compose de cinq vertèbres soudées; le coccyx de quatre vertèbres avortées (chez les quadrupèdes et le singe même, il se prolonge en une queue composée d'un nombre considérable de vertèbres; car dans la nature organisée, rien ne pousse mieux *en herbe*, si je puis me servir de cette expression d'anatomie végétale, qu'une tige avortée); ce qui avec les vingt-quatre vertèbres libres (cinq vertèbres des lombes (*l*), douze vertèbres du dos (k) et des côtes, sept vertèbres du cou) forme une série de trente-trois articulations de la nervure médiane du corps humain. En admettant pour la tête avortée les trois dernières vertèbres du coccyx, nous avons alors quinze vertèbres pour chaque moitié de la dualité humaine.

26. L'organe principal de notre économie, la nervure médiane du corps de laquelle tirent leur origine et leur vie tous les autres organes, la moelle épinière enfin, est divisée en articulations, de même que le sont les insectes. Chez certains insectes, les myriapodes par exemple, chacune de ces articulations est armée d'appendices de locomotion, de véritables pieds. Chez certains autres, comme les crustacés (*le homard, le crabe, la langouste* par exemple), on voit de la manière la plus évidente ces organes de la locomotion prendre peu à peu la forme des organes de la mastication, en sorte que les deux mâchoires ne sont que deux bras plus vigoureusement organisés sur leur partie extrême.

Or il ne faut qu'étudier l'homme, sous les inspirations de cette analogie, pour découvrir que non-seulement ses segments auraient pu acquérir des appareils de locomotion au moins rudimentaires, comme deux de ses vertèbres l'ont réalisé à une assez grande distance l'une de l'autre, mais encore qu'à la suite du bras toutes les vertèbres du cou et de la tête possèdent leurs appendices dégénérés ou transformés. Commençons par la vertèbre frontale; ses deux appendices se sont transformés en os propres du nez soudés entre eux par le septum, l'os unguis formant la première articulation analogue de l'huméro-fémorale, et les os propres du nez la seconde cubito-tibiale.

La mâchoire supérieure commence déjà à présenter deux membres coudés, et terminés par des dents qui, chez les crustacés, sont la dégénérescence des ongles.

La mâchoire inférieure acquiert déjà une analogie plus frappante, par sa branche montante, qui se coude avec la branche horizontale, par sa symphyse médiane, qui, chez les poissons et dans le fœtus des mammifères, est une articulation, en sorte que les deux fractions du membre locomoteur ne sauraient être mieux distinctes, surtout si l'on se rappelle que, chez les reptiles et les poissons, la branche montante est distincte de l'autre et s'articule avec elle ; dès ce moment, on comprend que les dents occupent la place des doigts. La branche montante a sa tête de fémur dans son apophyse *condyloïde* qui joue dans la cavité cotylédoïde de l'os des tempes, lequel lui sert de l'os des iles ou de l'omoplate (14), et son *grand trochanter* dans son apophyse *coronoïde* à laquelle s'attache le muscle *crotaphite* ou muscle temporal, comme le grand fessier ou muscle de l'os des iles s'attache au *grand trochanter* du fémur.

27. Les os du palais sont les appendices du sphénoïde, et ont été débordés et incrustés par les deux os de la mâchoire supérieure.

28. L'os hyoïde a toutes les pièces rudimentaires du bras dégénéré et surtout de la mâchoire. C'est l'appendice de la vertèbre de l'os occipital.

29. Les cartilages *épiglotte*, *arytænoïde*, *cricoïde*, *thyroïde*, offrent encore, par leur saillie antérieure, la trace de la soudure ou symphyse des deux appendices analogues des bras, qui émaneraient chacun d'une vertèbre du cou.

30. Puis les appendices des autres vertèbres du cou dégénèrent en cerceaux de la trachée-artère.

31. Chez les crustacés, chaque appendice de locomotion, ce qui correspond à chaque articulation, possède sa branchie latérale. Chez les insectes, ces branchies sont les trachées dont les orifices se voient sur chaque côté de chaque articulation. Les branchies des poissons se rapprochent de celles des crustacés, mais leur position rappelle déjà celle des poumons.

32. Chez les mammifères et reptiles, les branchies des deux appendices du thorax ont pris un tel développement, qu'ils ont absorbé le développement des autres, qui ne respirent que par les orifices invisibles des vaisseaux lymphatiques, ces trachées des vertébrés (pag. 96 du 1er volume).

33. Les os, avons-nous dit, ne sont que des cellules musculaires incrustées, sur tous leurs interstices, de carbonate et de phosphate de chaux. Si cette incrustation n'avait pas eu lieu, les os auraient été des muscles, et l'homme et les mammifères, et les vertébrés auraient été des animaux mous, capables de varier leurs formes par la simple contraction musculaire et par les simples mouvements de la locomotion. Par la raison réciproque, si chaque muscle sous-cutané s'était incrusté de sels calcaires, à la place des cellules internes, le vertébré eût été un crustacé. C'est par de telles modifications et de tels déplacements d'action que la nature a fait découler la variété des espèces de l'unité admirable du type.

§ 2. *Étude du système musculaire* (*myologie*), fig. 1 et 2, pl. 2, de cet ouvrage.

34. Le membre thoracique ou appendice du train supérieur ayant toutes les pièces osseuses du membre pelvien ou appendice du train inférieur, il est évident que la même analogie doit exister, chacun à chacun, entre les muscles qui en meu-

vent les diverses articulations ; la différence accidentelle ne dépendant que de l'exercice et de l'emploi ; la différence entre les muscles de la jambe qui sert de soutien au corps, et les muscles du bras qui n'est qu'au service de notre industrie, étant du même genre que celle qui existe entre les muscles du bras de l'homme de lettres et ceux du forgeron.

35. En suivant pour les muscles la même méthode que pour les os, c'est-à-dire, en disposant l'écorché, fig. 1 et fig. 2, pl. 2, de manière que la surface palmaire de la main soit tournée du côté de la tête, de même que la surface plantaire du pied est tournée du côté du coccyx, cette tête avortée du train inférieur, nous arriverons à surprendre l'analogie des muscles de deux trains entre eux, avec la même évidence que nous avons surpris l'analogie de leurs articulations osseuses.

36. La contraction musculaire a pour but de ramener telle ou telle fraction de la charpente osseuse, soit en avant, soit en arrière, soit en dehors d'un côté, soit vers ce côté. Nous nommerons *fléchisseurs* ou *intenseurs* les muscles qui dans cette position ramènent le bras vers la tête et la jambe vers le coccyx, et le coccyx vers la tête par leur surface occipitale ; *extenseurs*, les muscles qui dans cette position les ramènent vers le nombril, ce point de départ des deux moitiés de l'unité humaine ; *adducteurs*, les muscles qui éloignent les membres du côté du corps ; *abducteurs*, tous les muscles qui les en rapprochent. Les *intenseurs* sont les *antagonistes* des *extenseurs*, et les *adducteurs* des *abducteurs*.

A. Extenseurs des doigts de la main et du pied, fig. 1.

37. Le pouce, l'index, le médius et l'annulaire de la main sont étendus par quatre tendons distincts qui, à partir du poignet, se réunissent en un muscle (*a*) lequel va s'insérer sur le cubitus et sur le condyle externe de l'humérus. Le petit doigt a un extenseur (*b*) à lui seul.

Le petit doigt et les trois doigts suivants du pied sont étendus par cinq tendons distincts qui, à la hauteur du cou-de-pied, se réunissent en un seul muscle (a) lequel va s'insérer sur la partie externe et supérieure du tibia, et par un ligament sur le condyle externe du fémur. Le pouce a un extenseur particulier (b) qui s'insère à peu près sur les mêmes régions. Nous avons dit plus haut que le pouce de de la main est l'homotype du petit doigt du pied ; on voit ici que l'analogie se soutient par les rapports des muscles. Pourquoi donc le doigt externe de la main a-t-il pris la forme du doigt interne du pied ? c'est que dans la marche du côté de la tête, il a pris la même position et est devenu interne à son tour. Or, dans la marche, c'est sur le doigt interne que pèse tout l'effort antagoniste de la chute. Ainsi quand on ne pose qu'un pied ou qu'une main par terre, le corps visant à tomber en dedans plutôt qu'en dehors, c'est l'action musculaire du doigt intérieur qui oppose le plus de résistance ; or le volume d'un organe est toujours en raison de la somme de son action. Si la tête s'était développée au coccyx, ce qui aurait entraîné la direction de la marche de ce côté-là, le tibia et le péroné se seraient à leur tour contournés, comme l'ont fait le cubitus et le radius, et le pouce du pied étant alors en dehors du corps en serait resté à la forme de petit doigt, le petit doigt serait devenu le pouce.

B. Extenseurs de la main et du pied, fig. 1, pl. 2.

38. Le muscle radial externe (*c*) de l'avant-bras correspond au péronier antérieur (c) de la jambe. Car le radial (*c*) part du condyle externe de l'humérus (12) et s'insère sur les deux os du métacarpe (9) qui soutiennent l'index et le pouce. Le péronier antérieur (c) part de la partie externe et moyenne du péroné, remontant par des ligaments jusqu'au condyle externe du fémur, et s'insère sur l'os du métatarse qui soutient le petit doigt du pied équivalant au pouce de la main (37).

39. Le cubital externe (*d*) part du condyle externe de l'humérus, et s'insère à l'os du métacarpe qui soutient le petit doigt. Le jambier (d) part de la face externe et supérieure du tibia, et, par un ligament, du condyle externe du fémur, et va s'insérer à l'os du métartase qui soutient le gros orteil, analogue du petit doigt de la main.

C. Extenseurs de l'avant-bras et de la jambe.

40. Le triceps brachial (*e*) correspond au triceps fémoral (e). Le premier s'insère sur l'olécrane (11) et le second sur la rotule, qui est un olécrane libre. Chacun de ces muscles est divisé en trois portions distinctes et analogues chacune à chacune; la médiane (e 1) se nommait le *long extenseur* sur le bras et le *droit antérieur* sur la cuisse; la portion interne (e 2) prenait le nom de *court extenseur* sur le bras et de *vaste interne* sur la cuisse; la portion externe (e 3) prenait le nom de *brachial externe* sur le bras et de *vaste externe* sur la cuisse.

Le *long* ou médian du bras part de la côte inférieure de l'omoplate sous la cavité glénoïde; le *droit* de la cuisse part de l'épine antérieure inférieure de l'os des iles (16) qui en est l'analogue. Le *court* du bras part de l'humérus un pouce plus bas que sa tête; le *vaste interne* part du fémur auprès du petit trochanter. Le *brachial externe* part de l'humérus un peu plus haut que le grand rond. Le *vaste externe* part du grand trochanter et de la partie supérieure de la ligne âpre.

41. Le muscle *couturier* (f) est resté à l'état rudimentaire et ligamenteux dans les tissus du bras.

D. Muscles extenseurs de l'humérus et du fémur, fig. 1, pl. 2.

42. Le grand dorsal (g) dont le départ normal devrait être sur la quinzième vertèbre, et qui paraît partir des os des iles et du sacrum, s'insère au-dessous de la tubérosité interne de l'humérus analogue du petit trochanter du fémur; ce muscle ramène le bras vers le dos; il a son correspondant dans le muscle psoas qui part évidemment de la quinzième vertèbre des vertèbres des lombes, et vient s'insérer

au petit trochanter du fémur. Le psoas est resté renfermé dans l'abdomen, à cause de l'avortement des côtes des vertèbres des lombes, qui l'auraient refoulé en saillie sur le dos, comme les côtes du thorax ont refoulé le grand dorsal.

43. Le muscle sous-scapulaire, qui tapisse toute la surface interne de l'omoplate et s'insère sur l'humérus, est le correspondant de l'iliaque qui tapisse toute la surface interne de l'os des iles et s'insère sur le petit trochanter.

Le moyen fessier (h) est l'analogue du grand rond (*h*) qui part de la base de l'omoplate, et va s'insérer sur la portion antérieure de l'humérus. Le petit fessier (i) qui se cache ici sous le grand fessier (j) est l'analogue du sous-épineux (*i*) de l'omoplate, qui part de l'épine de l'omoplate et s'insère, un peu plus loin que le précédent, vers la tête de l'humérus ; on se rappelle que l'os des iles est l'analogue de l'omoplate. Ces deux ordres de muscles rapprochent les deux membres du nombril.

E. Muscles fléchisseurs ou intenseurs des doigts de la main et du pied, fig 2, pl. 2.

44. La marche et la position habituelle du pied ont produit, sur certains de ses muscles, une certaine soudure, qui nous force à commencer la description par ce membre, et à enchevêtrer un peu la démonstration. Le mollet de la jambe (k, l, m) se compose de quatre muscles superposés par paires, qui se fondent en un seul tendon (k 2) que l'on nomme *tendon d'Achille*, lequel vient s'insérer sur l'os *calcaneum* (8). Les deux de ces quatre muscles qui recouvrent les deux autres se nomment les *soléaires*, et ils partent des deux condyles du fémur. Les deux qui en sont recouverts, et qui se nomment les deux jumeaux (k, k), viennent l'un de la partie supérieure du tibia et l'autre de la partie supérieure du péroné. L'avant-bras n'offre point de soudure semblable ; mais en étudiant les rapports d'insertion, nous retrouverons l'analogie des deux soléaires (l, m) dans le long pronateur (*m*) qui vient d'au-dessus du condyle interne de l'humérus, et le long supinateur (*l*) qui vient d'au-dessus du condyle externe de l'humérus, et s'insère à l'extérieur du bas du radius; nous trouverons l'analogie des deux jumeaux dans le court supinateur, qui part de la partie supérieure et externe du cubitus, et s'insère à la partie interne du radius, ce qui représentera le jumeau externe, et dans le fléchisseur sublime des doigts (*k*) qui vient d'au-dessous du condyle interne de l'humérus, du cubitus et du radius, ce qui représentera le jumeau interne. Ces quatre muscles réunis, ont été absorbés dans leurs tendons respectifs par l'énorme développement qu'ont pris, dans le pied, les analogues des os *pisiforme* et *cunéiforme* de la main (8), en se soudant au calcanéum. Les tendons réunis de ces quatre muscles semblent faire corps avec ce dernier assemblage de deux os, mais il n'en est rien ; car au-dessous du talon nous voyons surgir l'expansion du fléchisseur sublime ou perforé des doigts, qui envoie, comme dans la main, un tendon à chaque première phalange des quatre doigts externes du pied. Le petit doigt de la main et le gros orteil du pied, ayant chacun un fléchisseur particulier, qui

vient, pour le petit doigt de la main, de la partie supérieure et antérieure du radius, et, pour le gros orteil du pied, de la partie supérieure et postérieure du péroné ; le petit doigt de la main, avons-nous déjà dit, étant l'équivalent du gros orteil du pied. L'analogie des muscles du mollet étant retrouvée, il n'y aura plus un seul muscle des mains et des pieds qui ne rencontre réciproquement son homotype.

45. Le radial interne (o) qui vient, du condyle interne de l'humérus, s'insérer sur l'os du métacarpe qui supporte le pouce de la main, équivaut au jambier postérieur (o), qui vient de la partie postérieure du tibia, et, par un tendon, du condyle du fémur, s'insérer sur les os naviculaire et moyen cunéiforme qui correspondent aux deux doigts externes du pied. Le cubital interne (o) qui vient du condyle externe de l'humérus s'insérer sur l'os du carpe qui supporte l'index et le pouce de la main, correspondant au péronier postérieur (o) qui vient de la partie externe et supérieure du péroné, et, par un ligament, du condyle externe du fémur, s'insérer sur l'os du métacarpe qui supporte le petit doigt du pied.

F. Muscles fléchisseurs ou intenseurs de l'avant-bras et de la jambe, fig. 2, pl. 2.

46. Un muscle ne doit être considéré en anatomie que comme une unité arbitraire, mais susceptible de se décomposer, selon les espèces et les habitudes, en autant de muscles qu'il renferme de faisceaux de fibres musculaires.

L'*anconæus*, qui part du condyle externe de l'*humérus*, et s'insère sur la partie latérale et supérieure du *cubitus*, est évidemment l'équivalent du *poplité*, qui part du condyle externe du *fémur*, et s'insère sur la partie interne et supérieure du *tibia*.

Le brachial interne (*r*), qui vient du milieu de l'humérus s'insérer à la partie supérieure et antérieure du cubitus, correspond aux trois muscles (r) demi-membraneux, demi-nerveux, grêle, qui s'insèrent sur la tête du tibia, et qui, par suite de la position habituelle de la jambe, ont filé jusqu'à l'ischium et à l'os du pubis, pour y prendre leur point de départ.

47. Le biceps du bras (*q*) correspond au biceps de la jambe (*q*). L'un des deux points d'attache du biceps du bras autour de la cavité glénoïde de l'omoplate (15) s'est ossifié, par suite de son immobilité, en apophyse *coracoïde* ; les deux points d'attache du biceps inférieur ont filé, l'un jusqu'à l'*ischium*, et l'autre jusqu'au-dessous du grand trochanter. Le biceps du bras s'insère sur la partie supérieure du *radius*, et le biceps de la jambe sur la partie supérieure du *péroné* (10).

G. Muscles fléchisseurs ou intenseurs de l'humérus et du fémur, fig. 2, pl. 2.

48. Le deltoïde (*j*), qui part de la partie externe de la clavicule et de l'épine de l'omoplate, et s'insère sur le milieu de la ligne âpre de l'humérus, correspond au grand fessier (j), qui part de l'ischium (*clavicule*) et de plus de la moitié de l'os des

iles (*épine de l'omoplate*), et va s'insérer sous le grand trochanter, du côté de la ligne âpre du fémur.

H. Muscles abducteurs de l'humérus et de la cuisse, fig. 1, pl. 2.

49. Le grand pectoral (*v*) est un de ces muscles à qui se rapporte plus spécialement la réflexion de l'alinéa 46. C'est un composé de muscles qui ont autant de points de départ sur le sternum que l'on y compte de faisceaux musculaires. Il s'insère sur la partie antérieure de l'humérus.

Le grand pectoral se retrouve dans le triceps ou abducteur de la cuisse qu'on ne voit pas sur nos figures. Mais ici la configuration a changé avec la réduction du sternum aux dimensions de la symphyse du pubis, et avec la position habituelle de la cuisse. Le triceps, auquel il faut joindre le *pectinæus*, s'épanouit en quatre larges insertions sur toute la longueur de la ligne âpre du fémur. Si l'homme marchait sur les mains et que son sternum se réduisît, le *pectoral* (*v*) s'épanouirait sur toute la ligne âpre de l'humérus, comme l'a fait le triceps sur le fémur.

I. Muscles des deux extrémités de la moelle épinière (tête et coccyx).

50. Le trapèze (*s*), fig. 2, pl. 2, ce muscle extenseur de la tête, qui couvre, comme un coqueluchon, le cou, l'entre-deux des épaules, et descend en pointe sur le milieu du dos, occupe une trop grande place, pour que sa trace se soit totalement perdue sur le train avorté ou postérieur du corps. Nous le retrouvons, avec sa forme, dans l'aponévrose (s) que l'anatomie considère comme une dépendance du *grand dorsal* (g).

51. Le coccyx étant une tête avortée et immobile sur un cou à vertèbres ankylosées (*os sacrum*), les muscles qui font mouvoir le cou et la tête sont réduits ici à l'état rudimentaire de ligaments. Mais il serait facile de les y compter tous un à un sous cette forme. Les sterno-mastoïdiens réduits (*u, u*) fig. 1, pl. 2, partant de la symphyse du pubis, et se rendant à la base du coccyx ; les *splenius* réduits partant de la base externe du sacrum à la naissance du coccyx. Idem du complexus ; idem des droits et obliques, etc., qu'il est inutile de décrire plus longuement ici.

J. Muscles intercostaux normaux ou avortés.

52. Les muscles intercostaux du thorax se dessinent presque en relief sur l'abdomen, sous forme des *muscles transversaux* qui eussent été les *muscles intercostaux*, si leurs interstices se fussent ossifiés en forme de côtes, dont la ligne médiane de l'abdomen eût été alors le sternum , en continuant la symphyse ossifiée du pubis.

K. Piquante disposition du muscle demi-épineux du dos.

53. Ce muscle est composé d'autant de paires longitudinales parallèles de muscles que l'on compte de paires de vertèbres. Nous avons dit que l'épine dorsale de l'homme se composait de trente vertèbres ; eh bien, on peut s'assurer que la formation de ce muscle concentrique a pour centre la quinzième et la seizième vertèbre, qui sont liées entre elles de chaque côté par un filet musculaire. Ces deux filets musculaires sont encadrés dans deux autres filets musculaires qui attachent de chaque côté la quatorzième et la dix-septième vertèbre, et ainsi de suite, jusqu'à ce que ce muscle général vienne se fondre avec le long du dos et le sacro-lombaire. Le joint de la quinzième et de la seizième vertèbre est donc le point médian et de séparation des deux trains du corps humain.

L. Homotypie des viscères des deux moitiés inférieure et supérieure de l'unité humaine.

54. Admettons que les os du crâne ne se soient pas ossifiés, ou que ses vertèbres se soient atrophiées en forme de coccyx, que les os du menton et la mâchoire soient restés musculaires, n'est-il pas évident, dans cette hypothèse, que le pharynx eût occupé, vers cette extrémité, la même place que l'anus vers l'extrémité opposée? Comparons donc, sous l'influence de cette analogie, les viscères des deux extrémités, et nous trouverons que :

L'anus correspond au pharynx, le rectum à l'œsophage, le côlon à la panse stomacale, le cœcum au duodénum, l'appendice vermiforme étant un reste du canal cholédoque ; le foie, la rate et le pancréas de cette extrémité ayant avorté avec les corps qui, dans le fœtus, portent le nom de corps d'Oken.

55. Le canal de l'urètre chez l'homme, et le vagin chez la femme, sont les homotypes de la trachée-artère. Nous retrouvons les types des cordes vocales dans la membrane hymen ; de la langue et de son filet dans les petites lèvres et le clitoris ; du menton avec son cuir chevelu dans la *motte de Vénus ;* du poumon dans la matrice. Ainsi que Galien l'avait déjà remarqué, la matrice n'est que l'organe mâle enfoncé dans le ventre. Si la matrice venait à sortir, le museau de tanche serait son gland, le vagin son prépuce, les ovaires ses testicules, et les trompes de Fallope les épididymes. Les ovaires et les testicules, ces deux organes si aspirateurs, sont alors évidemment les homotypes des deux lobes du poumon. Leur cœur est dans les veines et artères qui leur viennent de la bifurcation inférieure de l'aorte et de la veine cave. Quant au diaphragme de ce thorax inférieur, il est dans la membrane du péritoine. L'appareil urinaire avec ses deux reins, ses uretères, sa vessie et son méat urinaire, n'est que l'appareil plus amplement développé des glandes salivaires avec leurs canaux excréteurs et symétriques.

Ces analogies n'émanent pas d'un jeu d'esprit, mais de la topographie réciproque de tous ces organes. Car nous le répétons, qu'on admette que les os du crâne et de la face aient avorté en organes mous, et vous trouverez par la pensée tous les organes de la région inférieure du corps, en même nombre et même disposition, sur la région supérieure.

M. Conclusion de cette esquisse anatomique.

56. L'homme et les vertébrés étaient, dans le principe, une dualité organisée sur un seul type. Ces deux moitiés étaient alimentées par le cordon ombical qui s'implantait en parasite, et comme un suçoir radiculaire, sur un placenta utérin, à l'aide d'un placenta fœtal. A cette époque il avait la forme d'un haricot, que nous avons démontré ailleurs être une dualité dont l'une des deux moitiés a avorté, et dont le cordon ombilical commun est dans le hile (*). Les deux moitiés de l'unité humaine ne diffèrent, après la vie fœtale, que par des modifications de développement, et par des avortements.

N. Application de ces principes à la nomenclature.

57. L'anatomie est un jargon; sa nomenclature n'étant basée sur aucune régle, et les mots ne représentant aucune connexion avec les faits. Le langage anatomique a reçu trés-peu de réformes, depuis Hérophile qui en est l'auteur.

58. Essayons de poser les bases d'une nomenclature qui peigne à la mémoire les faits observés.

59. Toute unité a un centre, un point de départ, un pivot. Adoptons la charpente osseuse pour le point de départ et le pivot de la nomenclature. Conservons les anciennes dénominations des os, pour la facilité de cette innovation. Mais ayons soin de rappeler sans cesse l'homotypie, en faisant précéder le nom de l'os que nous voulons désigner par la première syllabe de celui dont il est l'homotype, et en le terminant par la syllabe *os*. Nous dirons *hu-fémoros* pour *fémur*, *fém-huméros* pour *humérus*; *ti-cubitos* pour *cubitus*, *cu-tibios* pour *tibia*, etc. Pour les doigts de la main: 1-2-3-4-5 digitos en commençant par le pouce (7), et 1-2-3-4-5 pollicos pour le pied, en commençant par le petit doigt. Quant aux phalanges des doigts, y compris les os du métacarpe et du métatarse (8), 1 *di-1 arthros* pour l'os du métacarpe du pouce; 1 *pol-1 arthros* pour l'os du métatarse du petit doigt du pied.

60. Adoptons maintenant la désinence *us* pour désigner le muscle, *er* pour désigner le nerf, *ar* pour désigner l'artère, *an* pour désigner la veine : en terminant ainsi le nom de l'os, nous désignerons le muscle qui le meut, le nerf, l'artère, ou la veine qui le longe, quand la veine longe un muscle; nous terminerons alors le mot par la terminaison du muscle et celle de la veine, etc. Mais comme un os est mû par

(*) Voyez *Nouv. Syst. de physiol. végét. et de botanique*, tom. 1, pag. 546.

plusieurs muscles, nous ferons précéder son nom des particules *in* pour les muscles fléchisseurs, *ec* pour les muscles extenseurs, *ad* pour les muscles adducteurs, *ab* pour les muscles abducteurs. Ainsi *ec-cu-tibius* désignera le droit antérieur de la cuisse, qui fait mouvoir la jambe en extension (9); et *ec-li-cubitus* le muscle *long* du bras, qui s'attache à l'olécrane et fait mouvoir l'avant-bras en extension, etc.

61. *Fém-humérar* désignera l'artère brachiale; *hu-fémorar* l'artère crurale; *hu-fémorer* le nerf sciatique; ainsi de suite.

62. Les noms usuels des viscères subiraient la même modification que les noms des os pour rappeler leur homotypie; la terminaison en serait *um*. Ainsi *ano-pharyngum* l'œsophage, *lin-clitorum* le clitoris, *cli-lingum* la langue. Les nerfs, les veines, les artères qui aboutiraient à l'un de ces viscères, se désigneraient en faisant suivre *um* de leurs terminaisons respectives.

63. Les limites et la nature de cet ouvrage ne nous permettent pas de poursuivre ces applications jusque dans leurs derniers détails. Il suffira d'avoir posé les bases de ce système, pour que les gens du monde en comprennent le mécanisme, et que les anatomistes tentent de le faire adopter.

FIN DE L'INTRODUCTION HISTORIQUE.

HISTOIRE NATURELLE

DE

LA SANTÉ ET DE LA MALADIE

CHEZ LES VÉGÉTAUX

ET CHEZ LES ANIMAUX EN GÉNÉRAL,

ET EN PARTICULIER

CHEZ L'HOMME.

---

1 (*). Nous connaissons les choses de ce monde, non par ce qu'elles sont en elles-mêmes, mais seulement par tout ce qu'elles ne sont pas; en d'autres termes, nous ne les connaissons pas, nous les distinguons; enfin nous ne les connaissons les unes que par les autres.

2. De là vient que nous ne saurions les désigner que par des contrastes et par des comparaisons, et que les mots d'une langue ne sont jamais que des antithèses; en sorte que, dans le vocabulaire, chaque mot doit avoir au moins son corrélatif, et qu'il n'est pas un mot qui n'en suppose au moins un autre. L'inconnu seul ne tient à rien, et n'est représenté par rien.

3. Que signifieraient le *plaisir* sans la *douleur*, le *bien* sans le *mal*, la *santé* sans la *maladie*, la *vie* sans la *mort*?

4. Figurez-vous cet homme primitif sorti de l'œuf couvé par la nature, et qui, en se dégageant librement de ses enveloppes, en bri-

(*) Dans tout le cours de cet ouvrage, les chiffres arabes entre parenthèses renvoient aux alinéa.

sant les portes et de l'existence et de la vie, a salué sa mère, non par des pleurs et des cris d'angoisses, mais par des vagissements de triomphe et de joie. Son corps est déjà modelé comme l'antiquité modelait ses génies; il n'a de l'enfance que les dimensions et les proportions; il a les formes et la force d'un autre âge. Il joue déjà avec son berceau, et le soulève de ses épaules et même de sa main; son œil tendre et vif est déjà le miroir de son âme et l'interprète de ses besoins et de ses volontés; ses mouvements sont des gestes, et il parle avant de bégayer. Il a cette raison innée qui, sans la parole, prend le nom d'instinct; il se rappelle et il prévoit; il demande et il refuse; il tend les bras et il repousse; il distingue qui le protége et qui le menace; il étouffe des monstres dans son berceau. A peine a-t-on eu le temps de le voir enfant, qu'il est déjà homme; soulevant des quartiers de rocher pour s'en faire un rempart, déracinant des cèdres pour s'en construire une toiture, et terrassant un lion, un léopard, un tigre, pour joncher sa couche de leurs peaux, ou s'en faire une parure. La terre est riche de tout ce qu'il aime et qu'il savoure; il n'a qu'à baisser la main pour récolter sa nourriture; et sa nourriture est une manne, qui, dans sa bouche, prend tous les goûts qu'il convoite, et qui, arrivée une fois dans ses entrailles, passe comme un baume dans son sang. Un jour une attraction nouvelle luit à ses yeux, comme un éclair sur la terre; dès lors cet être se trouve deux au lieu d'être seul, et il s'aime deux fois plus que la veille; on dirait, pendant ses longues et délicieuses nuits, que ces deux corps n'en font plus qu'un seul, dont tous les membres sont tellement enlacés, qu'ils se confondent et s'identifient. Ses veilles sont un jeu; son sommeil, c'est de l'amour; son amour est une création d'un nouveau monde; le lendemain il est père, et bientôt il est roi: roi par le droit d'ancienneté et de l'âge; roi de sujets semblables à lui. Père, il grandit comme s'il était encore enfant; chaque jour il exhausse son toit, parce que sa tête est trop haute, et déracine un chêne plus fort pour s'en faire une lance ou un aviron d'une dimension plus grande. Où s'arrêterait cette existence, si l'atmosphère, qui l'enveloppe et le nourrit, reculait ses limites, et empiétait sur les autres sphères des cieux? Le géant prendrait un jour de ses petites mains le disque de la lune, et le lancerait, comme un hommage de gloire, à son aïeul Saturne, ou à son père Jupiter; car la loi de son développement ayant été une fois semée, comme un germe, dans le monde, son développement est indéfini, tant qu'il ne survient pas d'obstacle. Et s'il ne survient pas d'obstacle, par quel nom désignera-t-on cette série de fonctions qui se succèdent sans s'épuiser, qui se renouvellent sans vieillir, ces mille accidents enfin qui ne forment qu'une unité ; unité qui n'est ni la mer, ni la terre, ni l'eau, ni la pierre, ni la plante, ni l'animal ? On dira : *C'est l'homme.* Toute la science, à cette époque, sera comprise dans ce mot-là.

5. Mais tout à coup un je ne sais quoi, un atome, un rien, se glisse entre les admirables rouages d'une aussi belle machine, et en dérange la régularité. C'est peu de chose, on le néglige ; ce rien s'aggrave, on y pense ; il se complique, on s'en inquiète. L'homme fort se surprend faible dès ce jour ; son trait manque le but, son dard s'arrête à demi-portée ; son œil distingue moins cet aigle que, du pied du Liban, il voyait auparavant prendre son vol sur le haut de l'Atlas, ou aux portes d'Hercule. Un ruisseau de feu ou de glace circule dans ses veines, et lui remonte au front. Sa pensée, jadis calme et limpide, bouillonne et se trouble, se heurte et se perd. Il repousse de la main ce qu'il attirait dans ses bras ; il recherche ce qu'il ignore ; il implore, lui qui dominait ; il a horreur de ce qu'il aimait ; il a besoin de ce qu'il méprisait ; sa nourriture lui pèse comme un caillou ; il lui semble qu'il dévorerait des cailloux pour suppléer à l'impuissance de sa nourriture et pour retrouver l'appétit. Ses pieds se refusent à marcher, ses mains à le défendre ; son corps n'obéit plus à son âme ; il souffre comme l'animal qu'il avait blessé ; il devient immobile comme le roc qui tremblait sous ses pas ; il ne conçoit plus rien de grand, il ne procrée plus rien de fort ; tout ce qui émane de lui porte l'empreinte de la souffrance, de la faiblesse et de la douleur. Il n'est plus le *même homme* : et, dès ce moment, son langage se meuble de deux nouveaux mots, qui arrivent à la nomenclature, entourés chacun d'un long cortége de nouvelles idées et de nouveaux mots : il jouissait de la *santé*, il est en proie à la *maladie*. Il dévorait les *aliments* qui étaient sa conquête, il recherche les *remèdes* qui ajoutent à son tourment ; et, tôt ou tard, à la suite de tant de maux, la *mort* survient, non comme ce point imperceptible où devait finir naturellement le cadre d'une assez longue *vie*, mais comme un vainqueur barbare qui jugule un ennemi terrassé. Dès ce moment, voilà encore, dans le vocabulaire, deux autres mots nouveaux qui ne signifieraient rien l'un sans l'autre : la *vie* et la *mort*.

6. Or, d'où vient ce coup porté à cette forte charpente, et qui l'a ébranlée jusque dans ses fondements ? D'où vient ce grain d'amertume qui a empoisonné la source de l'existence ? D'où a pu surgir ce germe de mort, pour s'implanter ainsi en parasite sur les racines de la vie? Comment s'est brisée cette force? comment s'est humilié cet orgueil? comment s'est éteint ce flambeau, et s'est glacée cette flamme ? Est-ce un Dieu irrité qui lui a lancé les flèches de son invisible colère? Est-ce un esprit ennemi que le malade a aspiré avec l'air? Est-ce une aberration du jeu de ses fonctions ? Le malade l'ignore : c'est le passant qui se le demande, en voyant ce cèdre couché sur la poussière, comme le plus humble roseau.

Où faut-il enfin, soit deviner, soit rechercher la nature et le principe de cette cause de tant de désordres? le principe de la cause qui apporte aux hommes les maladies et la mort (*) ?

Tel est l'objet de cet ouvrage, modeste essai d'une nouvelle manière d'envisager une science qui s'occupe spécialement de nous, et que nous étudions malheureusement trop hors de nous.

7. Quoique ce travail ne soit, d'un bout à l'autre, qu'une seule démonstration, et que toutes les portions en découlent les unes des autres, en forme de corollaires, cependant il m'a paru susceptible d'être divisé en quatre parties distinctes, et parfaitement bien limitées :

Dans la PREMIÈRE PARTIE (*prolégomènes*), j'aurai à rechercher démonstrativement d'où nous vient la santé, et, par une conséquence nécessaire, d'où ne nous vient pas la maladie.

Dans la DEUXIÈME PARTIE (*étiologie*), après avoir exposé, dans la première section, par l'analyse directe ou par l'analogie des faits observés, les causes naturelles des effets maladifs, je remonterai, dans la deuxième section, par la synthèse, des effets décrits dans nos systèmes de nosologie, jusqu'à la détermination des causes de ces cas divers ; c'est-à-dire, je ferai, dans cette deuxième section, la contre-épreuve, et, si je puis m'exprimer ainsi, la synonymie de la première, que je résumerai ensuite par l'essai d'une nouvelle classification et d'une nouvelle nomenclature.

Dans la TROISIÈME PARTIE (*thérapeutique*), je chercherai à appuyer les

(*) Ἀρχὴ τῆς αἰτίης τοῖσιν ἀνθρώποισι τῶν νούσων τε καὶ του θανάτου. Hipp., *de vet. Medicina.*

applications pratiques sur les principes de la théorie analytique ; et, après avoir dit d'où nous vient le mal, je n'aurai presque plus qu'à prendre la réciproque, pour en indiquer la médication et le remède.

Dans la QUATRIÈME PARTIE (*pharmacopée*), soumettant la matière médicale aux principes précédents, j'évaluerai l'action directe ou indirecte des divers médicaments ; je traduirai le formulaire en système, et je tracerai par là au moins le plan d'une pharmacopée physiologique.

8. Ceci n'est point une prétention vers des résultats inattendus, ce n'est point le plan conçu, *à priori*, d'un nouveau genre d'études ; c'est le résumé réduit à sa plus simple expression de ce que j'ai à écrire. Que les théoriciens et les praticiens de profession, qui ne sont pas toujours bien disposés à voir un nouveau venu prendre à côté d'eux une place quelconque, suspendent jusqu'à la fin de l'ouvrage le blâme que la concision de ce résumé pourrait leur inspirer. Je ne prétends à rien qu'à être utile à autrui : avec une telle prétention, on ne s'expose jamais à déplacer personne, et l'on a droit de compter sur l'indulgence de la rivalité.

PREMIÈRE PARTIE.

PROLÉGOMÈNES,

OU DÉMONSTRATION ANALYTIQUE DU PROBLÈME SUIVANT : D'OU NOUS VIENT LA SANTÉ, ET D'OU NE NOUS VIENT PAS LA MALADIE?

9. Personne ne s'occupe moins de penser à la santé que celui qui la possède : c'est que la santé est notre état normal ; et en fait de tout état normal, on en jouit ou on le regrette, mais on ne s'en occupe pas. La philosophie seule s'occupe de tout, même de ce qu'elle possède, et encore mieux encore de ce qui est son œuvre et de ce qu'elle a conquis. Sa vie à elle, c'est l'analogie ; sa puissance, c'est l'observation ; sa plus douce causerie, c'est la démonstration. Que l'objet en soit la lumière ou les ombres, l'organisation ou l'inertie, le plaisir ou la souffrance, la santé ou la maladie, la vie ou la mort, tout est de son domaine, et elle ne reconnaît point de limites à son domaine ; tous ses biens sont en commun ; elle en partage la jouissance avec quiconque l'aime (*) ; elle chasse du temple les marchands, parce qu'ils sont accapareurs et exclusifs, et que chacun d'eux n'aime le progrès que pour l'enchaîner à sa profession, à sa boutique et à sa patente. Elle proclame toutes les intelligences aptes à la comprendre et à l'éclairer.

C'est d'elle que je tiens ma mission présente, comme c'est d'elle que j'ai tenu toutes mes missions passées ; et j'entre d'autant plus hardiment dans son sanctuaire pour la consulter sur la cause de nos douleurs, que moi, qui n'ai rien de ce qu'elle chasse du temple, je me sens dans le cœur cet amour qu'elle réchauffe, et dans l'esprit cette patience qu'elle se plaît à couronner d'un succès.

J'en accepte l'augure, en abordant ce grave et solennel sujet.

(*) Τὰ τῶν φιλων (σοφῶν) κοῖνα.

J'ai intitulé cette première partie *prolégomènes*, c'est assez dire qu'elle n'est susceptible d'aucune division dichotomique, et qu'elle ne doit être qu'une série de propositions et de théorèmes, qui se déduisent les uns des autres, et se préparent ou se confirment mutuellement.

THÉORÈME PREMIER.

UN ÊTRE VIVANT, QUELQUE COMPLIQUÉE QU'EN SOIT LA STRUCTURE, PLANTE, ANIMAL OU HOMME, EST UNE UNITÉ.

10. Une unité est un tout, qui n'implique une idée simple, et, pour ainsi dire, indécomposable, que par l'ordre et l'arrangement que conservent entre elles toutes ses parties. Supprimez une de ses parties appréciables à la vue et essentielles à sa composition, intervertissez l'ordre dans lequel elles s'arrangent d'elles-mêmes ; et le tout change de nom, parce qu'il change de destination et de nature.

11. Or, ce qui est vrai de la nature inerte est bien plus sensiblement vrai de la nature organisée. Tout ce qui compose l'être organisé concourt à son développement et y participe ; tout contribue à sa vie générale et en reçoit sa vie en particulier : la circulation, cet inextricable réseau qui enlace, dans ses mailles innombrables, le plus volumineux, comme le plus petit organe, la circulation active la digestion ; et la digestion à son tour alimente la circulation. La respiration anime la circulation de son souffle créateur ; et toutes les surfaces en contact avec l'air extérieur le respirent ou s'en imprègnent, pour organiser les fluides et régénérer ce qui s'était vicié. La vie rayonne et circule sans cesse du centre à la circonférence, et, sans changer de route, de la circonférence au centre. Parallèlement à cette circulation visible, s'en opère une autre plus rapide et plus subtile, qui porte dans les organes l'aptitude à s'assimiler les produits de la première, par un réseau aussi inextricable que l'autre ; réseau qui, comme l'autre, vient s'aboucher à toutes les surfaces et pénètre toutes les profondeurs. Ce fluide, prompt comme l'éclair, et qui semble participer de la nature de la foudre, transmet partout et à la fois les combinaisons de la sensibilité et de la pensée, conducteur à la fois et des impressions qu'il reçoit de la surface, et de la volonté

qu'il reçoit de l'organe où la pensée élabore et traduit les impressions.

Sous cet unique rapport, et avec ces deux seuls éléments, car ils les possèdent également, la plante et l'animal sont une UNITÉ, sinon égale, du moins semblable ; ils sont organisés. Leurs différences tiennent à des modifications, et ces modifications forment leur nature spéciale.

12. SCHOLIE. Tout être organisé, plante et animal, si simple que soit sa structure, depuis cet individu dont la figure se trace en faisant pivoter le compas, jusqu'à celui dont on ne saurait représenter les détails qu'à l'aide des procédés les plus délicats de l'art graphique, élabore, sous l'influence du système nerveux, les produits que l'aspiration et la digestion ont fait passer dans le torrent de la circulation (*).

THÉORÈME II.

TOUT ÊTRE ORGANISÉ, PLANTE, ANIMAL OU HOMME, PEUT ÊTRE CONSIDÉRÉ COMME UN SEUL ET UNIQUE ORGANE QUI SE COMPLIQUE EN SE DÉVELOPPANT.

13. L'homme est le développement d'un œuf, comme la plante est le développement d'une graine ; et l'œuf et la graine, surtout dans le voisinage de la fécondation, présentent entre eux tant d'analogie, que l'œil le plus exercé les prendrait facilement l'un pour l'autre, s'il n'en connaissait d'avance l'origine. Dans le principe, l'amnios ou albumen semble l'embryon du chorion ; tant il est réduit à une structure simple, et tant le chorion est infiltré de sucs albumineux et épaissis ! et le véritable embryon ne commence à paraître dans l'amnios, comme le jaune dans l'œuf de poule, que lorsque le chorion, plus ou moins complétement sacrifié au développement de l'amnios, joue moins le rôle d'un organe en fonction que celui d'une enveloppe protectrice, d'une coquille élastique et ramollie. Dans le tissu de l'ovaire, d'où l'acte de la fécondation doit tôt ou tard l'extraire, l'œuf de l'homme n'est qu'une vésicule imperforée, vésicule innominée et enchatonnée, comme la dernière des vésicules du tissu adipeux.

(*) *Voyez*, pour la démonstration plus étendue, le *Nouveau Système de physiologie végétale et de botanique*, et la deuxième édition du *Nouveau Système de chimie organique*, 3e partie, tome 3, 1838.

La chimie la plus délicate n'y découvrirait pas même d'autres éléments.

Tracez au compas trois cercles concentriques, unissez le second au premier, et le troisième ou plus interne au second, par un double trait; nommez le plus grand *chorion*, le moyen *amnios*, et le plus petit *embryon*, vous aurez sous les yeux toute la topographie et le germe d'où doit sortir le roi de l'univers.

La fécondation vient extraire ce globule de l'ovaire, pour l'implanter en parasite sur une surface nourricière, sur la surface de l'utérus. Le chorion, avec son placenta qui lui sert de ventouse et de poumon, élabore les sucs qu'il aspire, et les transmet, par la chalaze, à l'amnios qui les élabore à son tour, pour les transmettre, par le cordon ombilical, à l'embryon; et quand ces deux enveloppes ont fait leur temps et rempli leur cadre, et que l'embryon, mieux formé et ayant parcouru toutes les phases du développement fœtal, a besoin de plus d'espace et de plus d'air, ses enveloppes crèvent, et l'embryon n'est plus séparé de l'atmosphère que par sa surface cutanée qui est le chorion et l'amnios de la vie extra-utérine; enveloppe qui protége celle qui la repousse et doit le remplacer; enveloppe caduque par fractions journalières, qui tombe et se renouvelle chaque jour. Mais l'embryon, cette vésicule si simple de structure et de linéament, vésicule sphérique et limpide comme une bulle d'écume, ne vient d'arriver à la complication des formes du fœtus, qu'en se cloisonnant, pour ainsi dire, à l'intérieur par un nombre assez restreint de vésicules, qui plus tard se cloisonnent à leur tour, et ainsi de suite, jusqu'à ce que chacune de ces vésicules, devenant plus opaque, nous cache son origine et prenne un autre nom; vésicules qui poussent à l'intérieur, et prennent plus tard le nom d'*organes* et de *viscères*, vésicules qui poussent à l'extérieur, en forme de tubercules, et prennent plus tard le nom de *membres* ou *appendices*; organes ou membres qui échangent entre eux le bienfait de la nutrition par les communications de la circulation, et celui de la sensibilité qui fait la vie, par les communications plus promptes de l'inextricable réseau du système nerveux. Nutrition et sensibilité qui se supposent l'une l'autre; effets et causes tour à tour; grand cercle d'influences réciproques, où l'on ne saurait dire que l'un commence et que l'autre finit! Si, après être remontés ainsi de l'embryon à l'homme, nous cherchons par la pensée à redescendre de l'homme complet à l'image de son germe, dans le but de renfermer ce cadre de cinq à six pieds de haut, par des déductions successives, dans une dimension dont la petitesse commence à ne plus se prêter facilement à la portée de notre vue; que nous évidions, pour ainsi dire, chaque organe actuel pour nous le représenter dans toutes les phases de son développement antérieur; il nous sera facile, par la synthèse, d'arriver au même résultat que l'analyse nous avait fourni, et de voir peu à peu, comme par l'effet d'une fantasmagorie qui tour à tour, et par le simple jeu du même emboîtement, réduit le géant à la dimension du ciron, et développe le ciron jusqu'aux dimensions du géant; de voir, dis-je, cet homme, cette machine si compliquée dans sa structure, si puissante par ses leviers, si forte par sa solidité, si gracieuse par la variété de ses formes et par la souplesse de ses mouvements, se réduire, sans rien changer de son cadre que les dimensions, à la simplicité d'une vésicule, dans le sein et sur les parois de laquelle sont implantées d'autres vésicules, sur les parois desquelles peuvent se développer d'autres vésicules à leur tour, et ainsi de suite, du dehors au dedans, quand on dissèque, et qu'on observe cette série d'emboîtements, qui se développent du dedans au dehors.

En sorte que l'unité est organisée comme chacune des ses parties, et dans le principe en affecte la forme; et que son embryon dans l'œuf fécondé ressemble d'abord à une de ses glandes futures, et que l'homme a débuté avec la forme de son rein. Unité organisée, qui n'est qu'une complication d'organes; comme le sont tous les organes dont elle se compose, depuis le plus grand jusqu'au plus petit; organe général, enfin, qu'on ne peut scinder que par la pensée et par l'abstraction; aussi simple dans son unité que le plus petit de ceux dont il se compose, et qui, dans leur petitesse, et lorsqu'on recule, pour les observer, les bornes de la vue, sont tout aussi compliqués que lui!

THÉORÈME III.

POUR TROUBLER LES FONCTIONS DE L'ÊTRE ORGANISÉ, SI COMPLIQUÉ QU'IL NOUS PARAISSE, IL SUFFIT QUE LE TROUBLE SE GLISSE DANS LA PLUS MINIME DE SES PARTIES, POURVU QUE CELLE-CI COMMUNIQUE VITALEMENT AVEC L'ÉCONOMIE GÉNÉRALE PAR LA CIRCULATION ET PAR LE SYSTÈME NERVEUX.

14. La démonstration, sur ce point, s'obtient d'une manière directe et tout expérimentale. Un simple poil qu'on nous arrache, à la plus éloignée même de nos extrémités, nous fait pousser un cri et

nous met en fureur; le diamètre d'un poil est tout au plus d'un dixième de millimètre. Une piqûre d'épingle, si peu profonde qu'elle soit, nous donne un commencement de fièvre, nous fait perdre le fil de nos idées; et si la pointe imperceptible d'une aiguille introduit dans les capillaires le peu de saleté fermentescible qui est capable de s'attacher à elle, c'est un germe de mort qu'elle y a déposé; ce germe se développe avec la rapidité de la circulation. La pointe d'une aiguille! Que sera-ce de l'altération d'un organe qui se mesure sur de plus grandes dimensions? La perte ou l'oblitération d'un membre, si accessoire qu'il soit, modifie plus ou moins profondément nos habitudes, nos goûts et le caractère de nos idées. L'homme s'éveille, à sa convalescence, différent de ce qu'il était en s'endormant dans sa douleur. Son unité a été entamée; elle a changé de physionomie, en perdant une de ses fractions; elle a modifié son élaboration, faute de pouvoir la compléter avec le produit habituel de l'un de ses organes : c'est une nouvelle unité.

Mais s'il existe, entre la partie affectée et l'économie générale, un obstacle tel que la circulation sanguine, et partant nerveuse, si je puis m'exprimer ainsi, soit interceptée, le trouble de la première, dès ce moment, ne réagit plus sur la seconde : l'action seule d'une forte ligature réalise cette hypothèse; l'extrémité liée semble ne plus appartenir à un corps vivant; elle y tient encore, mais elle ne communique pas; elle est contiguë et non participante; elle est frappée d'une mort, qui ne sera qu'une léthargie, si vous levez l'obstacle assez vite, mais qui vise déjà à l'ecchymose et à la décomposition, si vous le maintenez. Les chairs passent, à vue d'œil, du rouge de l'inflammation au bleu de la décomposition et de la mortification; elles se tuméfient par la stase des liquides dans la capacité des vaisseaux engorgés : or tout liquide fermente d'une manière anormale par le repos.

THÉORÈME IV.

LA VÉSICULE, C'EST-A-DIRE, UNE ENVELOPPE EXTENSIBLE ET IMPERFORÉE A NOS MOYENS D'OBSERVATION, TENANT PAR UN HILE A LA PAROI INTERNE D'UNE VÉSICULE MATERNELLE, C'EST LE TYPE DE L'ORGANE GÉNÉRAL QUE NOUS NOMMONS INDIVIDU, AINSI QUE DE CHACUNE DE SES PARTIES, QUELS QU'EN SOIENT LA PLACE, LA DIMENSION ET L'AGE.

15. Le tissu des végétaux, en général, se prête beaucoup mieux

à la démonstration directe de ce théorème que celui des animaux ; et l'on y découvre facilement, de dissection en dissection, que l'élément de leur organisation se réduit, en dernière analyse, à une vésicule transparente, imperforée. Le cylindre à qui les premiers anatomistes avaient donné, sur la simple apparence, le nom de vaisseau et de trachée, n'est autre chose qu'une vésicule imperforée qui a pris son accroissement en longueur, au lieu de le prendre dans tous les sens (*).

Mais chez les animaux la démonstration directe réussit tout aussi bien, dans un grand nombre de cas, et à l'égard de bien des tissus; le tissu adipeux se prête très-bien à l'observation. Même dans le fœtus, les tissus osseux, musculaire et nerveux ne laissent pas que d'apparaître distinctement avec la forme vésiculaire, plus ou moins ovoïde, plus ou moins allongée, de chacun de leurs éléments, qui plus tard, et sur l'adulte, se présenteront à l'observation qui les dissèque et les morcelle, sous la forme d'apophyses et de filets musculaires ou nerveux. Il n'est pas un filet, pas une glande qui n'ait commencé par être une simple vésicule, mesurable seulement à nos verres grossissants; et pas une vésicule qui n'ait commencé par être un globule imperceptible à nos moyens actuels d'observation, c'est-à-dire, presque un point mathématique, un point sans dimensions appréciables.

THÉORÈME V.

TOUTE VÉSICULE SE DÉVELOPPE EN REPRODUISANT SON TYPE ; ELLE GRANDIT EN ENGENDRANT. SON DÉVELOPPEMENT N'EST QU'UNE SÉRIE INDÉFINIE DE GÉNÉRATIONS.

16. En suivant le développement d'un être organisé, végétal ou animal, depuis son état embryonnaire jusqu'à son état fœtal, c'est-à-dire, depuis les premières phases de l'incubation jusqu'à une époque plus ou moins voisine de la parturition, ce que l'on peut faire en ayant à sa disposition une collection nombreuse d'œufs, que l'on dissèque successivement et à de différents âges, on ne manque pas de se convaincre que l'organe le plus compacte, le plus considérable

(*) Voyez *Nouveau Système de physiologie végétale et de botanique.*

et le moins divisible à l'âge adulte, n'est parvenu à cette structure et à ces dimensions que par la reproduction indéfinie d'une vésicule engendrant à l'intérieur d'autres vésicules, qui engendrent à leur tour d'autres vésicules, et ainsi de suite indéfiniment.

Cette reproduction peut avoir lieu, soit à l'extérieur, soit à l'intérieur : sur la surface interne ou sur la surface externe de la paroi de la vésicule maternelle. Dans le premier cas, la vésicule enfle et grossit dans toutes les dimensions ; dans le second cas, ou elle se bosselle, ou elle s'allonge ; et si ce développement à l'extérieur continue, on a sous les yeux des séries d'entre-nœuds ajoutés bout à bout ; on a un cylindre articulé, et divisé à chaque articulation par tout autant de diaphragmes doubles.

Afin de poursuivre cette étude rigoureusement et d'obtenir des résultats d'une incontestable précision, on prendra soin de dessiner et de mesurer tout ce qu'on observe : c'est le moyen de lier entre elles toutes les observations de détail, comme on lie une triangulation géodésique.

17. Corollaire. A l'instant où elle se prête le mieux à l'observation, chaque vésicule de nouvelle création tient évidemment, par un point de sa surface, à la paroi de la vésicule maternelle. Elle grandit en continuant à y tenir. Or, en faisant l'observation à rebours, pour ainsi dire, et en réduisant par la pensée l'organe le plus riche de ces nouvelles créations, et partant en réduisant proportionnellement et progressivement chacune de ces générations secondaires, chacune de ces vésicules de seconde, troisième, etc., création, on arrivera nécessairement à faire rentrer, pour ainsi dire, chaque vésicule secondaire dans la paroi de la vésicule maternelle ; en sorte que l'on concevra cette paroi comme composée et pavée de globules, tous aptes à recevoir le bienfait du développement, sous l'influence d'une impulsion quelconque.

Cependant tous les globules de la paroi vésiculaire ne se développent pas à la fois ; et il en est beaucoup qui sommeillent éternellement. D'un autre côté, quand on examine l'organe adulte, on reconnaît que les globules de prédilection, que les globules qui ont reçu le bienfait de l'impulsion, conservent entre eux, chez les divers individus de la même espèce, toujours la même symétrie de position et la même ressemblance de formes.

A quoi tient cette symétrie dans les effets, si ce n'est à une symétric dans la cause ? Quelle est donc cette cause qui apporte l'ordre et l'harmonie dans cette promiscuité de générations? Nous allons la rechercher dans les théorèmes suivants.

THÉORÈME VI.

TOUTE VÉSICULE, SOIT VÉGÉTALE, SOIT ANIMALE, RENFERME, A L'INTÉRIEUR DE SA PAROI, UNE OU PLUSIEURS SPIRES.

18. On ne connaissait l'existence de la spire, chez les animaux, que dans les longs tubes respiratoires des insectes, et, chez les végétaux, que dans ces longs vaisseaux du ligneux, que par analogie on nomma *trachées*, et que l'on considéra comme des organes respiratoires analogues aux trachées des insectes.

J'ai démontré, dans le *Nouveau Système de physiologie végétale*, que les trachées n'étaient que des cellules imperforées, qui se vident par l'âge ou par l'effet de la dissection ; et que la spire, qui semble les distinguer de tous les autres organes, existe dans toute vésicule végétale, à quelque ordre qu'elle appartienne, et à quelque âge que la surprenne l'observation. Je l'ai figurée dans les grains de pollen, dans la fécule verte et même dans la fécule amylacée.

Dans le *Nouveau Système de chimie organique* (*), j'ai admis l'existence de la spire dans toutes les cellules animales ; car je l'ai surprise dans les cylindres imperforés et vésiculaires qui forment l'élément du système musculaire, cylindres qui, dans le jeune âge, se présentent exactement comme les cellules du tissu cellulaire végétal. Plus tard, j'ai rencontré les mêmes spires parfaitement dessinées en saillies, dans les articulations des antennes de la larve jaune du *thrips* des crucifères, espèce du genre de celles que représentent les fig. 8, 9, 14, de la pl. 5 du présent ouvrage, puis dans les antennes des jeunes *Smynthurus viridis* Lamk. (*Podura viridis* Lin.), dans celles d'un puceron des vésicules de l'ormeau ; et enfin, dans les poils des mammifères, où je vais les décrire un peu plus en détail (**).

(*) Tome 3, § 4431 ; atlas, pl. 18, fig. 13, 15, 16, 18. Deuxième édition, 1838.

(**) Voyez mon travail *sur les poils : Gazette des Hôpitaux*, 4 août 1840, n° 91, deuxième série, page 361, feuilleton.

Toute pilosité, à quelque longueur qu'elle doive parvenir, se présente, à sa première apparition sur la peau, sous forme d'un simple petit tubercule, d'une petite tubérosité ampulliforme, que la pensée n'a pas de peine à ramener au type d'une vésicule imperforée, d'un globule de la plus petite dimension. Plus tard, c'est une vésicule cylindrique ; et si l'on en réunissait un certain nombre en faisceaux, on aurait devant les yeux, par une coupe transversale, le plan de l'un de ces faisceaux composés, que les botanistes décorent du nom de vaisseaux ou trachées, dans le tissu des troncs et des feuilles.

L'analogie m'indiquait suffisamment l'existence de la spire simple ou composée dans la cavité de chacun de ces poils animaux. Mais ce n'est qu'assez tard, et par leur étude comparative, que j'en ai obtenu la preuve directe, et par le secours des yeux.

19. Le cheveu humain, observé au microscope, soit dans l'eau, soit dans l'huile, est si peu perméable à la lumière, qu'il ne laisse voir dans son intérieur qu'une ligne noire, qui semble en être le canal médullaire. En éloignant le porte-objet de manière que sa surface supérieure seule se trouve au foyer, on distingue sur sa surface une réticulation analogue à celle des feuilles, et dont les mailles prennent la direction en spirale. Ce sont ces mailles, indices de compartiments cellulaires, que l'observation a souvent prises pour des écailles, à l'époque où les phénomènes microscopiques n'avaient pas été soumis à une appréciation rigoureuse et fondée sur les lois de la vision. C'est là, en général, ce que l'on peut distinguer de plus net dans le cheveu de l'homme, de quelque couleur qu'il soit.

Cependant, si, à un grossissement de cent cinquante diamètres, même à l'aide du microscope simple, on observe un cheveu plongé dans une nappe d'eau, en l'éclairant par la lumière d'une lampe, et faisant jouer en divers sens le miroir, on parvient à mettre en relief les infiniment petits tours de spire que ce cylindre renferme.

Sur la laine de l'agneau observée dans l'eau, on voit déjà quelque chose de plus sensible, quoique plus irrégulièrement espacé.

Le poil de la chèvre du Thibet, plus transparent, laisse lire cette disposition de ses spires irrégulières, qui, par une illusion d'optique, ont l'air de se dessiner en relief sur la surface du cylindre.

Mais la spire devient incontestable, lorsqu'on observe, dans une nappe d'huile, le poil de lapin, de lièvre, de castor, de taupe, de chat, et de rat surtout.

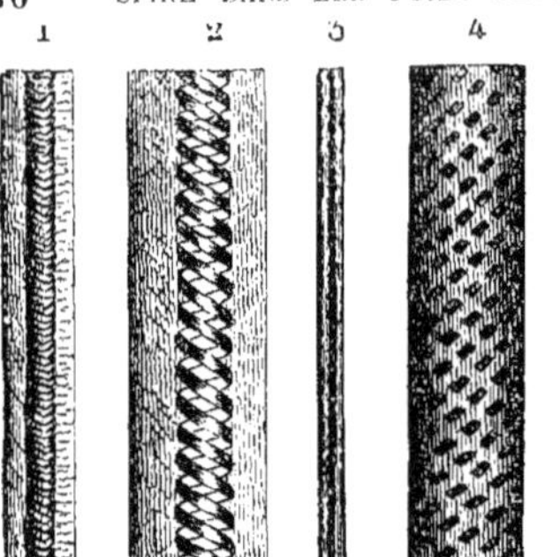

Les figures 1, 2 et 3 représentent les trois dimensions habituelles de la fourrure du castor: les deux plus gros sont deux tronçons des poils longs et roides qu'on nomme le *jarre* (fig. 1 et 2) : le plus grèle (fig. 3) forme le *duvet*. Or, dans le plus gros (fig. 2), on distingue parfaitement bien une double spire qui s'y déroule avec la plus grande régularité. Dans le poil moyen (fig. 1), les tours de spire sont plus serrés et partant moins distincts les uns des autres.

Mais c'est dans le poil du rat ou de la taupe que la spire est plus abordable à l'œil. Les figures 4 et 5 représentent un tronçon de poil de rat musqué ; il paraît parqueté de losanges (fig. 4), qui ne sont que les espaces intermédiaires à l'entre-croisement des spires serrées qui se déroulent symétriquement à l'intérieur ; et si, au lieu d'observer un de ces gros tronçons, on soumet au microscope la sommité du poil, et même du duvet (fig. 5), là on n'a plus sous les yeux qu'une seule spire qui, veuve de toutes celles qu'elle a laissées en arrière, déroule en tire-bouchon, dans l'intérieur de ce cône, ses tours lâches et espacés.

La cellule animale la plus distincte et la plus simple qu'il nous soit possible d'observer isolément, et sans le secours de la dissection, nous montre donc l'élément qu'il est facile de retrouver dans toute cellule végétale. Et comme nous avons rencontré la même spire dans la cellule élémentaire du muscle, dans celle du nerf, l'analogie nous fait une loi d'en admettre l'existence dans toute cellule animale, de quelque nature qu'elle soit, et à quelque ordre de fonctions qu'elle appartienne.

Une fois qu'on est averti de l'existence de cette loi d'organisation générale, rien n'est plus commun que d'en trouver l'empreinte sur les organes les plus disparates entre eux. Comparez une tranche transversale du haut d'une défense d'éléphant avec l'organe placentaire des fleurs de l'artichaut, vulgairement *cul d'artichaut*, et vous trouverez que ces deux organes émanent de la même loi et offrent la même structure, qui se dessine par un inextricable, mais régulier entre-croisement de spires en rosaces et formant un guillochage d'ogives de la plus fine régularité. Je possède la plaque circulaire d'un poudroir en ivoire, dont se servaient nos grand'mères pour se poudrer les cheveux en frimas, et qui met dans la plus grande évidence ce joli guillochage. Examinez la peau qui recouvre les deux muscles pectoraux d'une volaille, d'un dindon, par exemple, vous la verrez labourée de lignes entre-croisées, formant des losanges presque égaux, à chaque angle desquels, point d'entre-croisement des spires, est implantée une plume, qui émane de la rencontre de ces organes générateurs. Sur un dinde de quatre-vingts centimètres de long, ces losanges avaient sept millimètres de côté.

20. Corollaire. Toute cellule organisée se compose donc de deux appareils également nécessaires à son élaboration et à son développement : d'une vésicule ou enveloppe externe, et d'une ou plusieurs spires internes.

THÉORÈME VII.

LA SPIRE EST L'ÉLÉMENT QUI PRÉSIDE AU DÉVELOPPEMENT DE LA VÉSICULE ORGANISÉE, ET A LA SYMÉTRIE DE SES GÉNÉRATIONS.

21. Que l'on place dans l'eau d'un verre de montre, sous l'objectif du microscope, une conferve de nos ruisseaux, une conferve jeune et à peine sortie du germe, filament vert qui, plus ténu qu'un cheveu, semble être tombé de la chevelure des naïades ; on distinguera, dans le sein de chacun de ses entre-nœuds, un ruban vert, lisse, et qui se déroule en spirale, sans offrir, sur sa surface, le moindre accident qui dévie les rayons lumineux.

Le lendemain ou le surlendemain apparaît, dans le même entre-nœud, une nouvelle spire, qui, si elle prend sa direction en sens contraire, ne manque pas de s'aboucher à chaque tour avec la spire congénère, et présente bientôt un réseau, dont les mailles en losanges, en carrés ou en portiques, selon l'âge et le développement de l'individu, sont dans le cas de faire prendre les divers individus pour tout autant d'espèces distinctes et parfaitement bien caractérisées.

Mais ce qu'il est important de ne pas oublier de remarquer, c'est que, sur chaque entre-croisement, se forme un petit globule, qui a l'air d'être le clou au moyen duquel les deux spires se soudent en cet endroit.

Nous avons dit que tout organe, même le plus considérable, que tout individu, même le plus gigantesque, a débuté dans la vie sous les dimensions d'un globule; qu'il n'est, enfin, que ce globule progressivement développé; qu'en conséquence tout globule a par devers lui tout ce qu'il faut, sous le rapport du cadre, pour devenir, s'il en recevait l'impulsion fécondante, le mammouth ou le cèdre du Liban (16).

Le globule de chaque entre-croisement de la spire des conferves est donc un organe en germe; et si chacun de ces organes microscopiques venait à se développer, évidemment, pour en décrire la symétrie, nous n'aurions besoin que de reproduire, par le calcul, ou par une disposition directe, les entre-croisements de deux spires égales et de direction contraire.

D'un autre côté, nous avons établi que chacun des organes qui se développent, sur la paroi interne ou externe de la vésicule maternelle, a fait primitivement partie intégrante de la paroi elle-même, dont le tissu doit être considéré comme formé de globules disposés pariétalement (17). Il suit de toutes ces considérations, que les globules privilégiés qui se développent en organes sont ceux que féconde chaque entre-croisement, c'est-à-dire, chaque baiser de deux spires, qui, se recherchant sans cesse et se fuyant toujours, jouent réciproquement le rôle de mâle et de femelle, autant de fois que le développement de la vésicule maternelle leur permet de se rencontrer.

Si vous désirez rendre cette démonstration pittoresque et manuelle, ayez à votre disposition un cylindre en bois d'une certaine longueur, fixez à sa base diverses paires de rubans de deux couleurs différentes, que vous enroulerez autour du cylindre, en sens opposés, par deux, par quatre, par six, avec une égale ou une inégale vitesse ; et placez ensuite, à chaque entre-croisement de deux rubans de couleur différente, le signe quelconque d'un organe; vous aurez dès lors sous les yeux le fil, si mystérieux jusque-là, qui trace la symétrie des organes appendiculaires d'un individu, et qui en dessine la charpente extérieure et intérieure. Avec deux rubans qui marchent dans deux sens opposés, et de la même vitesse, vous aurez la disposition alterne ; s'ils marchent d'une inégale vitesse, vous aurez la disposition en spirale à un rang. Avec quatre rubans qui marchent d'une égale vitesse, ce sera la disposition opposée, croisée à angle droit ; si la vitesse est inégale, on aura la spirale sur quatre rangs. Avec six rubans d'une égale vitesse, on aura des verticilles de trois organes opposés chacun à chacun ; avec sept, huit, neuf, etc., paires de rubans, on aura des verticilles de sept, huit, neuf organes, et ainsi de suite.

Il me faudrait entrer dans trop de détails de pure anatomie, pour faire, à la structure des diverses classes de végétaux et d'animaux, l'application de cette théorie que la nature a traduite, sous nos yeux, en un fait observé ; je renverrai le lecteur aux développements que j'en ai donnés dans le *Nouveau Système de physiologie végétale et de botanique*, 1er vol. ; et dans la deuxième édition du *Nouveau Système de chimie organique*, 3e vol., 3e part.

Donnez-nous donc une vésicule organisée et animée de sa vitalité, dans le sein de laquelle se développent des spires de différents noms, et nous sommes en état de vous rendre le monde organisé, avec toute sa variété de formes, de structure et d'accidents.

THÉORÈME VIII.

LE PRODUIT DE L'ÉLABORATION D'UN ORGANE EST LA SOMME DES PRODUITS DE L'ÉLABORATION DES DIVERSES CELLULES ÉLÉMENTAIRES, QUI RENTRENT DANS SON ORGANISATION ET DONT IL SE COMPOSE.

22. Le tout, à quelque ordre d'êtres qu'il appartienne, n'est tel que par ses parties ; ôtez-lui-en une seule appréciable, vous en changez la nature, les dimensions et la puissance (14).

De même, un organe n'est pas un être idéal et indépendant des éléments organisés qui le composent ; cette idée seule impliquerait une absurdité et une contradiction dans les termes. Si l'on a recours à la dissection, on s'assure qu'un organe quelconque, vésicule d'une grande dimension, peut se dédoubler en plusieurs autres organes, vésicules secondaires et de moindre dimension, lesquelles peuvent se dédoubler en plusieurs autres organes vésiculaires tertiaires, etc., et ainsi de suite, jusqu'à l'organe élémentaire, vésicule de dernière formation, simple encore parce qu'elle est vierge, et où s'arrête la division, parce que là n'a pas commencé encore la génération. La plus grande a commencé comme la petite, et elle a fourni aux mêmes élaborations ; elle en est la mère et l'aïeule à différents degrés ; elle participe de sa nature, comme la cause génératrice participe de son produit; que dis-je? ce n'est plus elle qui produit, car elle a fait son temps et vise à l'âge inerte ; son développement n'est plus que de la caducité; elle n'est plus que l'écorce qui revêt et qui protége tout ce qui élabore; et tout ce qui élabore, c'est le contenu, c'est ce qui est revêtu et protégé ; or, de toutes ces divisions et subdivisions, nous verrons que c'est à la dernière seule, à la subdivision élémentaire, à la cellule indivisible seule, que cette qualité convient, d'une manière spéciale et exclusive. Ce sont ces milliers d'organes microscopiques qui élaborent les sucs; organes de même élaboration, par l'égalité de leur position, de leurs dimensions et de leur âge.

En un mot, toutes ces cellules microscopiques élaborent, puisqu'elles appartiennent à un tissu vivant ; elles élaborent les mêmes produits, puisqu'elles sont égales et contiguës ; l'organe général qui recueille ces produits, et les transmet à la circulation de l'individu, en est le réservoir commun et le véhicule. Le produit qu'il transmet est donc la somme de tous ces infiniment petits produits.

23. Corollaire. Si donc nous pouvons surprendre le mécanisme de l'élaboration de l'un de ces organes microscopiques, nous aurons par cela même connu le mécanisme de l'élaboration de l'organe composé : l'un n'étant que la somme de tous les autres réunis.

THÉORÈME IX.

LA VÉSICULE ORGANISÉE, ET MUNIE DE TOUS SES ÉLÉMENTS DE VITALITÉ, ASPIRE ET EXPIRE LES GAZ, L'EAU ET LES SELS QUE L'EAU NATURELLE TIENT EN DISSOLUTION.

24. Placez au soleil, sous une éprouvette remplie d'air atmosphérique mélangé d'acide carbonique, un certain nombre de conferves de nos ruisseaux, plongées dans une nappe d'eau, vous ne tarderez pas à voir l'eau monter un peu dans le tube ; et, si vous analysez le gaz, vous trouverez une diminution de l'acide carbonique et une augmentation d'oxygène. D'où l'on conclut que ces conferves (et tous les tissus végétaux verts se comportent de même dans les mêmes circonstances) absorbent l'acide carbonique, s'en assimilent le carbone et en dégagent l'oxygène. Augmentez le nombre de ces con-

ferves, vous augmenterez l'activité de cette absorption et de cette élimination. Diminuez la cause, vous diminuerez les effets. En sorte que si l'on réduit par la pensée la conferve à son élément microscopique, à l'une de ces cellules simples qui composent un filament de conferve, en s'ajoutant bout à bout, nous serons nécessairement autorisés à dire d'elle ce que nous avons dit du tout : le résultat de l'élaboration générale de la masse de ces filaments n'étant que la somme des produits de ses éléments. La cellule microscopique aspire donc les gaz.

Que l'on place au foyer du microscope, dans une petite auge en verre remplie d'eau, un tube de *chara* préparé de la manière que nous l'avons expliqué dans le *Nouveau Système de physiologie végétale et de botanique*, tome 1er, § 600. Ce tube est à lui seul une cellule gigantesque, et dans laquelle l'élaboration continue et se traduit par une circulation incessante des liquides qu'elle renferme, alors qu'elle a été isolée, le plus complétement possible, des tissus de l'individu végétal auquel elle tenait. Or on voit que, tant que l'eau dans laquelle vit cet organe isolé en individu conserve sa pureté et son niveau, la circulation marche avec une régularité non interrompue. La moindre goutte d'un liquide non assimilable arrête tout à coup la circulation : l'organe est frappé de mort; et pourtant la paroi de l'organe est très-épaisse, et ne paraît pas avoir été le moins possible altérée par l'action de ce poison. Cette paroi absorbe donc, et transmet instantanément à l'intérieur le produit de cette absorption.

Que si le niveau de la nappe d'eau s'abaisse et que le tube soit presque en communication directe avec l'air extérieur, on voit que la circulation se ralentit, ce qui continue jusqu'à ce que l'eau ambiante soit sur le point d'être complétement évaporée. Dès ce moment la circulation hésite, oscille et finit par cesser. Bientôt le tube s'affaisse et agglutine sa moitié supérieure à la moitié inférieure, sans qu'il ait subi, dans sa structure, la moindre solution de continuité. Il s'est donc produit une exhalation du liquide, à travers les parois de la cellule.

Que si, à l'instant où le liquide commence à hésiter, on recouvre ce tube d'une nouvelle nappe d'eau, on voit tout à coup la circulation reprendre son cours, avec toute son ancienne énergie ; ce qui devient la contre-épreuve de ce que nous venons de dire sur sa faculté d'absorption.

Donc, la cellule végétale absorbe les gaz, les liquides, et les exhale tour à tour.

Nous obtiendrons facilement, à l'égard de la cellule animale, une démonstration presque aussi directe et aussi abordable à l'œil.

En effet, je crois avoir démontré, 1° que le phénomène de l'aspiration se traduit aux yeux, sous le microscope, par un mouvement visible d'attraction, qui fait que les corpuscules, flottant à la surface de la nappe d'eau, cheminent directement et parallèlement vers la surface aspirante ; 2° que celui de l'expiration, phénomène inhérent au premier, et qui en est la conséquence nécessaire, se traduit par des jets scintillants et comme lumineux qu'on ne saurait rendre par aucun trait possible, et que les micrographes ont presque toujours pris pour des cils vibratiles, pour des petits poils dans un état constant d'agitation. On observe très-bien ce double phénomène sur les organes respiratoires et utérins des mollusques, par exemple des moules de nos rivières (*unio* et *anodonta*). Or, sur ces espèces d'animaux beaucoup plus vivaces que les autres, parce que leurs appareils, moins compliqués, se trouvent plongés habituellement dans l'eau, milieu plus conservateur de la vie que ne l'est l'atmosphère ; sur ces espèces, dis-je, il est facile de s'assurer que cette faculté d'aspiration et d'expiration est inhérente à chaque cellule (même la plus petite, pourvu qu'elle soit intègre) qui compose le tissu respiratoire. Chaque lambeau, en effet, qu'on en détache, se met en mouvement dans l'eau, aspire en attirant les corpuscules suspendus dans le liquide, et expire par des cils qui semblent s'agiter avec la rapidité de tout autant d'éclairs. Chaque lambeau est devenu un individu complet, dont la vie et le mouvement sont dans le cas de durer vingt-quatre heures.

Toute cellule d'un organe fonctionne donc comme l'organe général ; et toute cellule, à quelque ordre d'organe qu'elle appartienne, est douée de la faculté d'aspirer et d'expirer les gaz ou les liquides imprégnés de gaz.

THÉORÈME X.

LA CELLULE SUSCEPTIBLE DE DÉVELOPPEMENT ASPIRE LES GAZ, POUR LES ÉLABORER EN LIQUIDES ; PUIS LES LIQUIDES ET LES SELS, POUR LES ÉLABORER EN TISSUS.

25. Il est démontré, par les expériences eudiométriques, que

tout tissu herbacé absorbe l'acide carbonique, sous l'influence de la lumière, et, en même temps, laisse dégager l'oxygène. Donc, de l'acide carbonique il s'approprie le carbone.

La nuit on obtient un résultat tout contraire ; le tissu herbacé absorbe l'oxygène, et dégage et l'azote et l'acide carbonique. Le résultat de cette expérience, s'il était réel, serait d'établir, entre l'aspiration diurne et l'expiration nocturne, une balance telle, qu'à la suite de l'exercice incessant de l'organe respiratoire, il ne resterait rien, dans les organes, pour le développement de nouveaux tissus ; ce qui n'est pas conforme aux idées que nous avons de la sagesse des lois naturelles. Il faut donc chercher une explication à l'anomalie. On doit distinguer, dans tout végétal, deux systèmes qui élaborent dans deux milieux différents ; l'un qui élabore à la lumière, et l'autre qui élabore dans l'ombre. Chaque organe réunit par ses deux surfaces, l'une supérieure et l'autre inférieure, ces deux systèmes à la fois ; mais les végétaux d'un ordre que nous considérons comme plus élevé, à cause de la complication de leur structure, possèdent ces deux systèmes, d'une manière fort tranchée, par leurs racines, qui ne végètent que dans l'ombre de la terre, et leurs rameaux, qui ne végètent que dans les airs. Il est évident que puisque les organes foliacés ne sauraient végéter qu'à la lumière, ils sommeillent la nuit. Les racines, au contraire, qui se trouvent sans cesse dans les conditions nécessaires à leur développement souterrain, doivent élaborer sans la moindre discontinuité. Mais il existe, entre le système aérien et le système souterrain, un échange non interrompu de produits, par le véhicule de la circulation qui leur est commune. Admettons donc que les racines absorbent l'acide carbonique comme les feuilles ; elles l'absorbent la nuit comme le jour, et, la nuit comme le jour, elles transmettent au système aérien une circulation imprégnée de ce gaz. A la lumière, les feuilles éliminent l'oxygène de ce gaz, et l'expirent, après s'en être approprié le carbone. Mais la nuit, leur élaboration étant suspendue, elles doivent nécessairement rendre au dehors, tel qu'elles l'ont reçu, l'acide carbonique que l'afflux de la circulation accumule dans leurs organes respiratoires. L'acide carbonique qu'elles dégagent la nuit n'est donc que l'acide carbonique que leur transmettent les racines, et que, faute de lumière, le système aérien n'est plus apte à élaborer.

Quant aux animaux, les principales circonstances de leur respiration sont presque toutes appréciées de temps immémorial. On a toujours su que l'homme a besoin d'un air pur, pour respirer, et qu'il vicie, du produit de sa respiration, l'air qui l'enveloppe. Mais c'est dans ces derniers temps seulement, et depuis la découverte de la chimie pneumatique, que l'on a cherché à analyser ce phénomène d'une manière rigoureuse ; et le résultat le moins contestable que l'on ait obtenu, c'est que la respiration animale vicie l'air, en absorbant l'oxygène et y déversant l'acide carbonique ; en sorte que l'air ambiant ne se compose plus en définitive que d'azote et d'acide carbonique. Cependant il est un autre organe que celui de la respiration pulmonaire, et qui doit nécessairement absorber les gaz comme celui-ci ; je veux parler de la panse stomacale, qu'elle soit simple comme chez l'homme, ou multiple comme chez les ruminants. En effet, j'ai fait voir ailleurs (*) que la digestion stomacale est une fermentation saccharine et alcoolique d'abord, puis acétique, dont les produits sont d'un côté le chyme, qui, en se transformant en chyle, doit fournir les matériaux liquides du sang, et de l'autre un dégagement d'acide carbonique, lequel doit être réabsorbé par les parois stomacales, puisque, dans l'état normal, il n'est jamais éructé au dehors. Chez les ruminants, ce dégagement de gaz acide carbonique dans la panse stomacale s'opère quelquefois en si grande abondance, qu'il constitue, faute de pouvoir être absorbé par la paroi de la panse, et de s'échapper au dehors, le cas le plus fréquent de la maladie connue sous le nom de *météorisation* (**).

Quant à la peau, il est évident qu'elle absorbe l'air à son tour, d'une manière spéciale ; car si on la recouvre d'un enduit gommeux, d'un enduit que le derme n'absorbe pas (comme il absorbe les corps gras), et qui, par conséquent, intercepte hermétiquement le contact de l'air, l'animal souffre, s'asphyxie, pour ainsi dire, par la peau, et ne saurait se guérir de cette maladie artificielle qu'en prenant au plus tôt un bain.

D'un autre côté, il est incontestable que les tissus animaux absorbent les liquides, c'est-à-dire, l'eau plus ou moins saturée de sels ou de substances organisatrices ; l'expérience la plus vulgaire est là pour nous le démontrer. Passons maintenant, du domaine des re-

(*) *Nouveau Système de chimie organique*, deuxième édition, tome 3, § 3624.

(**) De ce point de vue, l'estomac remplirait les fonctions de l'organe diurne des plantes, et le poumon celles de leur organe nocturne.

cherches physiologiques, dans celui de la chimie, et analysons ces divers phénomènes. La paroi de la cellule ligneuse, et de la cellule la moins compliquée du tissu cellulaire animal, se résout, à l'analyse élémentaire, en gaz oxygène et hydrogène, représentant les proportions de l'eau, et en carbone plus ou moins en excès; et laisse une quantité appréciable de cendres, qui se composent en principale partie de potasse et de chaux. Les plus longs lavages, même à une eau acidulée, ne parviennent jamais à dépouiller l'élément organique, de cet élément inorganique que l'incinération élimine. Ces cendres étaient donc combinées avec la substance du tissu organisé; elles formaient l'un des éléments de son organisation. L'analyse démontre encore que ces deux éléments varient de proportions, selon l'âge de l'organe; et de nature, selon la nature et partant le genre d'élaboration d'un organe. Plus l'organe vieillit, plus l'élément inorganique augmente; plus il est jeune, plus l'élément organique liquide l'emporte en proportions. L'os le plus compacte et le plus riche en carbonate et en phosphate de chaux a commencé par être une substance cartilagineuse; celle-ci, par être une substance pulpeuse; et celle-ci, enfin, par être un simple liquide, dans lequel les sels sont d'autant moins abondants, que sa formation est plus récente. Le liquide s'organise donc, il se cloisonne en vésicules, par la combinaison des bases terreuses avec l'élément organique; la paroi de la cellule est une combinaison, enfin, dans laquelle l'élément terreux joue le rôle de base, et l'élément organique celui d'acide.

Rappelons-nous, parallèlement à cette donnée, ce que nous avons établi dans le théorème VIII; savoir, que toute vésicule se développe dans le sein et sur la paroi d'une vésicule maternelle, que nous venons de voir absorbant le gaz et les liquides; et, évidemment, nous admettrons que le développement de la vésicule de seconde génération a lieu par suite d'une élaboration des gaz et des liquides absorbés, par suite d'une combinaison intime, les uns avec les autres, des produits de l'aspiration gazeuse et de l'aspiration liquide. Car la cellule organisée absorbe l'eau chargée de sels, le gaz acide carbonique, l'oxygène, l'hydrogène, l'air atmosphérique; et elle n'est elle-même, ainsi que ses produits, que le résultat de l'association de deux éléments : 1° organique = eau (oxygène et hydrogène) et carbone; 2° inorganique = chaux, potasse, soude, fer, etc., ou ammoniaque (azote et hydrogène).

La cellule organisée n'est donc qu'un moule, qu'une matrice propre à combiner, en d'autres matrices également organisées, les matériaux de la terre et de l'air. Trouvez-moi la loi d'association de l'eau et du carbone avec les bases terreuses, et vous aurez trouvé la loi de la vie organisée, le laboratoire de l'organisation. Trouvez ensuite les lois qui président aux diverses combinaisons de ces éléments susceptibles d'entrer dans la combinaison d'une cellule organisée, et vous aurez produit du même coup les résultats divers de l'élaboration animale ou végétale; vous pourrez à volonté créer la cellule qui élabore la gomme, celle qui, dans les mêmes circonstances, élabore l'albumine, celle qui élabore le chyme, celle qui élabore la bile, celle qui élabore le chyle, celle qui élabore le sang, et enfin, celle qui, dans les circonstances anormales, élabore le pus. Un peu plus ou un peu moins d'eau ou de carbone, d'oxygène ou d'hydrogène, un peu plus ou un peu moins de sels terreux ou de bases terreuses, variant sur une échelle indéfinie, voilà la vie organisée; voilà la variété dans l'unité, l'infini dans le fini, la puissance dans la faiblesse, le visible dans l'invisible, le sentiment dans l'atome.

THÉORÈME XI.

LE DÉVELOPPEMENT ORGANISÉ NE SAURAIT AVOIR LIEU QU'A UNE CERTAINE TEMPÉRATURE QUI A SES LIMITES VARIABLES SELON LES ESPÈCES ET MÊME LES INDIVIDUS.

26. L'extrême froid glace les liquides organisateurs et rend les organes rigides et inertes; aspiration et expiration, circulation et élaboration, tout est suspendu et paralysé. La vie a disparu sans retour, la forme seule est conservée à tout jamais, si les mêmes circonstances se conservent. Le froid, inhabile au développement et à la fermentation, doit maintenir les organes en l'état où il les trouve, et les y maintenir indéfiniment. Les mammouths antédiluviens sont conservés intacts sous les glaces du pôle; ils ne se décomposent que lorsque leur tombe millénaire, charriée vers des climats plus doux, vient fondre aux rayons moins horizontaux d'un soleil moins pâle, qui les ressuscite à la décomposition.

L'extrême chaleur réduit en gaz d'abord et puis en cendres la cellule, l'organe, l'individu. Le froid concrète, le feu désorganise. En deçà et en delà d'une certaine température, mort par inertie, ou mort par décomposition. Dans l'un et dans l'autre cas rien n'est perdu, rien n'est anéanti pour la nature ; la matière ne fait que se modifier et que changer d'état : c'est une transformation. Le carbone, l'hydrogène et l'oxygène, qui, sous l'influence d'une chaleur propice, s'étaient combinés en une vésicule élaborante et susceptible de reproduire son type par leur association progressive avec les sels terreux ou azotés, se combinent en eau, acide carbonique, oxyde de carbone, hydrogène carboné, etc., quand la chaleur dépasse les limites de l'organisation. La chaleur rentre comme quatrième élément dans l'organisation vésiculaire ; pour que la molécule s'organise (ce qui est sa cristallisation propre), il faut que l'atome de carbone, d'hydrogène, d'oxygène, soit enveloppé d'une couche de calorique favorable au maintien de cette association ; s'il y a soustraction de calorique, la molécule organisatrice cristallise comme l'eau ; s'il y a addition, la molécule organisatrice tend à s'évaporer, à se gazéifier et à combiner ses gaz à l'état naissant, comme le fait tout liquide qui a l'eau pour véhicule.

L'organisation est donc une forme de cristallisation que prend, à une certaine température, la combinaison ternaire de carbone, d'hydrogène et d'oxygène, en s'associant aux bases et aux sels ; la propriété distincte de cette cristallisation vésiculaire, c'est le développement indéfini, tant qu'elle se trouve placée dans les mêmes circonstances favorables. Ce développement sera d'autant plus lent, que la température approchera de plus près de la limite *minima* ; il sera d'autant plus énergique, par conséquent, que la température sera plus près du *maxima*.

D'où il arrivera que l'espèce se modifiera à l'infini, selon le milieu où le hasard l'aura fait vivre. Les cellules se développant sur une plus ou moins grande échelle, selon que le calorique leur arrive à tel ou tel degré de température, il s'ensuit que la forme et la nature des produits varieront dans les mêmes limites ; or la différence de la forme et des produits fait toute la différence des espèces.

27. Scholie. On comprend facilement que nos moyens artificiels peuvent modifier grandement le milieu dans lequel nous vivons, et suppléer même à ce qui lui manque. Il suffit de se rappeler les effets du chauffage et des vêtements.

28. Corollaire. Combinez ce théorème XI avec le théorème VII ;

rappelez-vous le rôle que joue la spire dans le phénomène du développement, et vous aurez un élément de plus pour entrevoir la cause des différences individuelles; différences qui peuvent se transmettre pendant une série de générations. Donnez-moi le climat, je vous donnerai les races; donnez-moi les influences de la domesticité et du milieu, et je vous donnerai les familles et les individus.

THÉORÈME XII.

LA FACULTÉ D'ASPIRATION, INHÉRENTE A L'ORGANISATION DE LA CELLULE ÉLÉMENTAIRE, EST LA CAUSE MÉCANIQUE, AU MOYEN DE LAQUELLE S'OPÈRENT ET LA SOUDURE NATURELLE DES CELLULES ENTRE ELLES, POUR FORMER LE TISSU CELLULAIRE, ET LA SOUDURE ARTIFICIELLE DES ORGANES ENTRE EUX, QUI PREND LE NOM DE GREFFE VÉGÉTALE OU ANIMALE.

29. Deux cellules douées également de la faculté d'aspiration des gaz et des liquides ambiants doivent nécessairement se souder intimement ensemble, dès que la quantité de gaz et de liquide qui les sépare aura été absorbée par leur aspiration, et sur tous les points où cette absorption aura été complète ; car, dès le moment qu'il n'y a plus ni gaz ni liquide, il y a vide; or le vide est impossible, physiquement parlant, entre deux tissus élastiques. Il faut que la pression exercée par les gaz et les liquides ambiants les rapproche en cet endroit. Cela est trop évident, en physique, pour que nous ayons besoin de le développer plus amplement. Les cellules contiguës, qui ne peuvent plus aspirer les gaz ou les liquides, doivent nécessairement s'aspirer elles-mêmes et se souder entre elles.

Or nous avons dit (15) que l'organe le plus compliqué est un agrégat, un composé de cellules de plus en plus élémentaires ; le tout doit donc se comporter, sur ce rapport, comme chacune de ses parties ; le tout, ou la moitié, ou le tiers, ou une fraction quelconque du tout.

Supposez, en effet, un organe ayant subi une plus ou moins profonde solution de continuité. Si vous rapprochez les deux sections par leurs surfaces homogènes, toutes les cellules, que le tranchant n'aura pas intéressées, conserveront leur faculté d'aspiration, s'aspireront et se souderont par leurs surfaces contiguës. Celles qui auront été désorganisées s'oblitéreront et se résoudront en gaz ou en liquides, que la cicatrisation artificielle rejettera au dehors. Les portions de l'organe ainsi rapprochées mécaniquement se grefferont organiquement, et de deux parties étrangères il se formera un nouveau tout; ce qui aura lieu toutes les fois que les deux surfaces seront composées de cellules de même aspiration, c'est-à-dire, de même élaboration; et l'organe composé se mettra ensuite à élaborer, comme s'il n'avait jamais cessé de conserver sa simplicité primitive; car il sera, après comme avant l'opération, composé de cellules élémentaires, intègres et douées de toute leur vitalité.

THÉORÈME XIII.

LA DOUBLE FACULTÉ D'ASPIRATION OU D'EXPIRATION, DONT NOUS AVONS VU QUE LA CELLULE ORGANISÉE EST NATURELLEMENT DOUÉE, EST LA CAUSE UNIQUE DE LA CIRCULATION ET DES LIQUIDES QU'ELLE RENFERME ET DES LIQUIDES AMBIANTS.

30. Admettons qu'un pore de la cellule absorbe et aspire, s'approprie et s'assimile une molécule du liquide ambiant; la molécule suivante viendra nécessairement prendre la place de la molécule absorbée; les autres, par ordre et successivement, viendront prendre la place de celle-ci; de là mouvement de toute la masse du liquide. Mais si l'aspiration continue, et que la masse du liquide soit contenue dans une capacité, de là circulation rétablie, jusqu'à ce que tout ait été absorbé par l'aspiration. J'entends par circulation un mouvement circulaire du liquide; et ce mouvement circulaire a lieu dans le liquide, que celui-ci soit contenu dans une seule capacité, ou dans la capacité d'un réseau de canaux et de tubes.

Le même résultat aura lieu par suite de l'aspiration d'un gaz ou d'un liquide; l'impulsion, en effet, produit, sur une masse de liquide, le même effet que le déplacement. Dans le premier cas, le liquide se meut en vertu de la force qu'on lui communique; dans le second, en vertu de la force de gravitation, qui fait l'équilibre des liquides.

Or l'aspiration, par la surface externe de la cellule, se traduit par une expiration à l'intérieur et sur le liquide de la cellule élaborante. Ce liquide intérieur doit donc s'ébranler et prendre un mouvement circulaire, sous l'impulsion de la molécule liquide que la cellule a prise, en aspirant, dans le liquide ambiant, et qu'elle a introduite dans sa capacité propre.

Mais, comme la cellule ne saurait pas aspirer, sans expirer tour à tour le trop-plein, l'expiration viendra ajouter encore, par son impulsion, au mouvement imprimé au liquide ambiant par le déplacement qu'occasionne l'aspiration, et activer d'autant la circulation extérieure.

31. 1er Corollaire. Combinons maintenant les solutions des deux théorèmes précédents. Supposons deux cellules plongées dans un liquide, et douées de la faculté d'aspiration, et partant d'expiration. Ces deux cellules, si elles aspirent avec une certaine énergie, se rapprocheront comme le feraient deux barques opposées, à la proue de chacune desquelles fonctionnerait une pompe aspirante. Le liquide sera refoulé par ce rapprochement incessant; les deux parois opposées seront en contact; de là adhérence intime. Qu'une troisième cellule survienne, aspirant de même, dans un sens contraire aux deux premières, elle se rapprochera de celles-ci par le même mécanisme; et dès que le contact aura lieu, il y aura encore adhérence par trois points de surface, et nécessairement, entre les trois cellules, un canal. Supposez une nouvelle série de cellules qui surviennent, aspirent et s'agglutinent avec les premières, il va se former un agrégat de cellules et un réseau de lacunes qui, à la longue, et par le rapprochement des points de contact, se traduiront en un réseau de communications vasculaires, cylindriques, parce qu'elles sont pleines de liquide et que leurs parois sont élastiques. Dès ce moment, la circulation vasculaire est établie, circulation qui apporte les liquides propres à l'aspiration, et qui remporte les liquides expirés par chaque cellule, les liquides de rebut.

32. Rappelons-nous (17) que les cellules naissent sur les parois d'une cellule maternelle, et nous comprendrons comment, étant ainsi à proximité les unes des autres, elles doivent finir, en aspirant, par se rapprocher.

33. 2e Corollaire. On doit supposer qu'il existe des tissus qui aspirent, plus activement que les autres, les liquides ou les gaz (l'aspiration des gaz imprime à la circulation une énergie plus grande). Les tissus ainsi organisés prennent le nom de *tissus respiratoires;* c'est là que la circulation semble commencer, parce que c'est là qu'elle s'active et se ranime. Chez l'homme, comme chez tous les animaux aériens, ce tissu est dans les poumons; les poumons sont le principe de la circulation; le cœur n'en est, pour ainsi dire, que le reposoir; c'est un double vaisseau plus musculaire que les vais-

seaux qui en dérivent. On rencontre des animaux sans cœur, on n'en connaît pas sans organe respiratoire, sans branchie ou sans poumon.

34. 3e Corollaire. Toute cellule cessant ses fonctions par la dessiccation de ses parois (34), les gaz que les cellules aspirent ne sauraient leur arriver qu'à la faveur de l'humidité. La cellule n'aspire que les liquides : elle n'aspire les gaz que dans le véhicule de l'eau. De là vient que les branchies sont externes au corps dans le plus grand nombre de cas, chez les animaux aquatiques, et que les poumons, profondément protégés chez les animaux aériens, ne communiquent avec l'air extérieur qu'à travers une assez longue capacité, sans cesse lubréfiée par le produit salivaire de diverses glandes.

35. 4e Corollaire. Il doit exister divers centres de circulation dans un individu vivant. Ceci découle de l'idée que nous nous sommes faite du développement générateur des cellules. Chaque organe a donc une circulation qui lui est propre, dont il communique les produits aux organes contigus, par le véhicule de la circulation ambiante. La circulation sanguine, chez l'homme, n'est que la circulation commune aux centres divers des circulations particulières, circulations qui sont dans le cas d'affecter diverses couleurs distinctives de leur élaboration spéciale, jaune, bleue, verte, noire ou blanche, selon les organes élaborateurs. Le microscope met en évidence l'énoncé de ce corollaire. La circulation est noire dans la choroïde et les procès ciliaires de l'œil, jaune dans le tissu adipeux de l'homme, blanc rosé dans les tissus élémentaires des reins et autres glandes, gorge-de-pigeon et variable dans l'iris, noire, blonde ou rouge dans le tissu des cheveux, blanc de lait dans les aponévroses, les tendons, la tunique interne des veines et des artères, dans le cerveau, la substance des nerfs, etc.

Toutes ces circulations particulières s'alimentent et s'abreuvent dans la circulation générale, au moyen du hile de leur organe, qui aspire ce qui convient à son assimilation, et déverse, en expirant, dans le torrent circulatoire, son trop-plein et ce que l'organe ne sait pas s'assimiler.

36. 5e Corollaire. L'analyse chimique nous démontre que les vésicules varient de composition élémentaire, selon la nature des produits qu'elles élaborent ; il faut donc admettre la réciproque, savoir que les produits de l'élaboration de la vésicule élémentaire va-

rient de nature, selon les proportions des éléments qui rentrent dans la composition de leurs parois. Or la paroi de toute vésicule se résout par l'analyse, en carbone, eau et sels; pour faire varier les produits de l'élaboration d'une cellule ou vésicule organisée, il suffit donc de faire varier les proportions du carbone, de l'oxygène et de l'hydrogène, et puis de varier la nature des bases et des sels, et pour déterminer une révolution d'élaboration dans la vésicule. De là vient que les produits d'une vésicule jeune sont diamétralement opposés à ceux d'une vésicule âgée; que les produits d'une vésicule ligneuse n'ont presque plus rien de commun en apparence avec ceux d'une vésicule albumineuse. Cadre uniforme = développement égal; combinaison en proportions différentes = différence dans les résultats de l'élaboration.

Mais la vésicule n'élabore dans son sein que les gaz et les liquides qu'elle aspire dans le milieu qui l'enveloppe. Ce milieu est le même pour toutes les cellules de différente élaboration. Donc, chaque cellule opère, dans ce milieu, une sorte de triage, n'aspire que ce qu'elle doit élaborer, ou bien expire tout ce qu'elle ne peut s'assimiler. Donc les cellules ont diverses manières d'aspirer et d'opérer ce triage, différence d'aspiration que constitue la différence dans les proportions d'eau, de carbone et de bases qui entrent dans la composition de la paroi aspirante. On concevra facilement que telle paroi donnera passage à des molécules que telle autre condensera sur sa surface externe, si l'on veut bien se représenter graphiquement la différence d'interstices moléculaires ou de pores que possèdent nécessairement deux combinaisons, dans l'une desquelles la molécule intégrante serait formée d'une molécule de carbone et de quatre molécules d'eau, et dans l'autre desquelles la molécule de carbone ne serait associée qu'à trois molécules de l'hydrogène oxygéné; surtout si l'on place la molécule de carbone au centre des deux systèmes. Voyez ensuite de combien de manières ces interstices varieront de diamètre, de forme, et partant de propriété pour aspirer et opérer leur triage, si la molécule centrale de carbone s'enveloppe de six, huit, douze, etc., molécules d'hydrogène et d'oxygène. Ces modifications, avec quelques éléments seulement, iraient à l'infini (*).

(*) Voyez *Nouveau Système de chimie organique*, deuxième édition, 3e volume, 4e partie.

THÉORÈME XIV.

TOUT LIQUIDE STAGNANT DANS UNE CELLULE DEVENUE INERTE FERMENTE D'UNE MANIÈRE CONTRAIRE AUX LOIS DE LA VITALITÉ ; CE N'EST PLUS UN SUC NOURRICIER, C'EST UN POISON.

37. La vérité de cette proposition résulte de la vérité de la proposition inverse : tout liquide élaboré par une cellule douée de vitalité est un liquide qui contribue à son tour à la vie générale. Or, il est de la nature de tout liquide organique de ne jamais conserver sa nature actuelle. Tout liquide absorbe l'oxygène et les sucs organisateurs plus que tous les autres. Tout liquide organisateur et vital, exposé au contact de l'air, fermente, normalement s'il se trouve dans des circonstances normales ; anormalement, si les circonstances changent, ainsi que les conditions du milieu : fermentation qui est une modification dans la forme et dans la nature du liquide, parce que c'est une augmentation de sa substance aux dépens de l'air ; fermentation qui est une décomposition, si elle n'est pas un développement. Le sang qui fait notre chair, dans le torrent de la circulation, se change en pourriture au sortir de la veine ; il devient pus, s'il s'extravase sous nos téguments ou dans les tissus plus profonds, car, sous les téguments, l'air lui arrive encore par l'influence et l'aspiration d'une paroi organisée.

THÉORÈME XV.

LA DÉSORGANISATION DE LA VÉSICULE ÉLÉMENTAIRE D'UN TISSU ORGANIQUE PEUT ÊTRE LE GERME DE L'EMPOISONNEMENT DES VÉSICULES CONGÉNÈRES, EMPOISONNEMENT CAPABLE DE GAGNER DE PROCHE EN PROCHE LES ORGANES D'UN AUTRE ORDRE DE FONCTIONS.

38. Nous avons établi (24) que la vésicule organisée et douée de vitalité a la propriété d'absorber, soit les liquides et gaz qui conviennent à son mode d'assimilation, soit ceux qui lui sont contraires et qui la tuent. D'un autre côté, nous avons dit (37) que, dès qu'une cellule n'élabore plus, elle se désorganise, sous l'influence de ses sucs qui se décomposent, et qui visent à la putréfaction, dès le moment qu'elle ne se les assimile plus. Les produits de la fermentation, surtout ceux de la fermentation putride, sont un poison pour l'absorption.

Admettons donc qu'une seule cellule du corps humain se désorganise, dans un milieu incapable d'intercepter la communication des produits, il est évident que les produits de sa décomposition absorbés par la cellule congénère empoisonneront celle-ci, que les produits de l'empoisonnement de celle-ci seront absorbés par la suivante, et ainsi de suite, jusqu'à ce que tout l'organe spécial ait été envahi.

Mais cet organe lui-même n'est qu'une cellule plus composée que ses cellules élémentaires, par rapport à l'organe général, par rapport à l'individu. Cet organe communiquera ses produits désorganisateurs aux organes congénères, et finira par empoisonner l'individu en entier; empoisonnement qui sera dans le cas de s'effectuer de proche en proche par simple contact, et même alors qu'il n'aurait pas lieu par le véhicule de la circulation; seulement, dans ce cas, l'empoisonnement par contagion sera moins rapide.

En conséquence, le germe de la mort du géant peut se trouver dans le plus petit de ses atomes; une goutte de liquide, une bouffée du gaz le plus subtil peut renverser le colosse. Une étincelle, en se communiquant d'atome à atome, de molécule à molécule, de poutre à poutre, de toiture à toiture, peut, selon l'agitation de l'air, embraser en un instant la cité reine, Babylone la grande; et comme l'a dit Pascal, un grain de sable était dans le cas d'arrêter toutes les conquêtes d'Alexandre.

39. 1er Corollaire. Les cellules se partagent, ainsi que les individus, en deux catégories distinctes : celles qui commencent, et celles qui ont fini; celles qui sont dans la toute-puissance de leur élaboration, et celles qui visent à la décadence. Les premières sont toujours internes, par rapport aux secondes qu'elles refoulent et repoussent au dehors. Les générations épuisent les mères. Voyez les cochenilles qui pondent où elles s'attachent sur l'écorce des végétaux vivants; leur gestation est un épuisement lent et gradué; leurs petits grandissent dans leur ventre, qui s'enfle et se distend progressivement sous l'effort, et finit par devenir tout le corps, et par servir d'épiderme à la génération nouvelle; cet accouchement vivipare est un accouchement posthume; le ballon desséché crève pour mettre bas ce qu'il renfermait : telle est l'image et la traduction littérale du développement de nos organes, du développement *spiro-vésiculaire*.

Les organes caducs, évidemment, n'absorberont pas, comme les organes pleins de vie et de puissance ; ils ne seront pas des véhicules de contagion aussi actifs que ceux-ci. Vous pouvez impunément manier l'acide arsénieux, les sels mercuriels, les poisons minéraxu et organiques; l'épiderme de la main, surtout des mains calleuses, l'épiderme, organe caduc, est là pour protéger de toute contagion les tissus sous-jacents, les tissus animés de vitalité.

De même le derme, moins caduc et moins avancé en âge que l'épiderme, mais plus ancien que les tissus placés à une plus grande profondeur, le derme transmettra la contagion moins vite que les tissus plus intimes; de même, la cavité buccale, en contact plus prolongé et plus fréquent avec l'air, absorbera le poison et l'infection d'une manière moins prompte que les ouvertures anale et surtout vaginale : cette dernière, par la puissance de son aspiration, équivaudra, sous ce rapport, à la surface stomacale, et la surpassera même en sensibilité. On frémit à l'évaluation de la quantité qui suffit pour commettre un empoisonnement par le contact de cet organe sexuel.

40. 2e Corollaire. Un organe avance d'autant plus rapidement vers la caducité, qu'il est en contact plus immédiat avec l'air atmosphérique. A la suite d'une solution de continuité, les tissus profonds du tronc de l'arbre ou du corps de l'animal suintent le liquide de leurs cellules éventrées ; et peu à peu la couche superficielle des cellules intègres s'épuise en transpirant, se dessèche en s'épuisant, et se change de nouveau en écorce et en épiderme, qui prennent peu à peu tous les caractères de l'un et de l'autre genre d'organes normaux et protecteurs de tissus élaborants. Plus une cellule est en contact avec l'air, plus elle élabore; plus elle élabore, plus vite elle parcourt le cercle qui lui est tracé par son organisation ; plus en conséquence elle marche vite vers la caducité. Vivre beaucoup, c'est vieillir vite, pour les organes, comme pour les individus.

THÉORÈME XVI.

UNE CELLULE ORGANISÉE A UN CADRE DE DÉVELOPPEMENT QU'ELLE NE SAURAIT FRANCHIR ; DÈS QU'ELLE EN ATTEINT LES LIMITES, ELLE CESSE DE FONCTIONNER, ELLE MEURT.

41. Nous avons vu que, par une progression incessante, et sous l'influence de la température, les gaz s'associent en liquides, les liquides en tissus, qui deviennent de plus en plus rigides, durs,

ligneux ou osseux, en se combinant de plus en plus avec des bases terreuses et azotées. Nous avons établi encore que le développement a lieu du centre à la circonférence ; que les tissus jeunes repoussent au dehors les tissus qui les ont engendrés, lesquels bientôt ne sont plus qu'une écorce qui protége et n'élabore plus, qu'un épiderme qui revêt et tombe ensuite en écailles. Or, plus un tissu est vieux, et par conséquent externe, plus il est riche en bases terreuses et pauvre en substances organisatrices ; plus un tissu approche de cet état de caducité, moins donc il doit jouir de la puissance d'organisation qui le distinguait dans sa jeunesse, moins il apporte à la somme du développement continu. Le développement arrivé à son apogée doit donc aller en diminuant dans une proportion continue. Cette proportion est le cadre que la cellule, par l'effet de son organisation spéciale, avait à remplir.

Figurez-vous la vésicule maternelle élaborant, et par conséquent engendrant, par le développement intérieur des globules dont se composent ses parois. A une certaine époque, repoussée qu'elle est par sa nouvelle génération, elle n'en est plus que l'épiderme qui protége le contenu, et lui transmet, par sa perméabilité, les gaz et les liquides nécessaires à son élaboration. La première génération enfante à son tour, et tôt ou tard à son tour est repoussée par la génération deuxième qui émane de ses parois ; elle vient donc tapisser à son tour, seconde couche d'épiderme, l'épiderme primitif, et altérer d'autant sa perméabilité, et par conséquent diminuer la dose des gaz et des liquides organisateurs, et de la chaleur organisatrice ; elle diminue de deux degrés la puissance d'assimilation, la vitalité des générations cellulaires subséquentes. Or, toute diminution a une fin ; le développement a donc ses limites, qui varient en raison du milieu, c'est-à-dire, de la masse des matériaux que l'organe trouve à élaborer. L'organisation est de sa nature mortelle, elle doit avoir une fin ; elle a son cadre à remplir.

42. Corollaire. L'individu n'étant que l'organe général, que l'ensemble harmonieux des organes, et chaque organe n'étant que l'ensemble des cellules, organes élémentaires de son tissu, ce que nous venons d'établir à l'égard de la cellule s'applique donc à l'individu.

THÉORÈME XVII.

LA CELLULE ORGANISÉE CONTINUE SON DÉVELOPPEMENT, SANS INTERRUPTION ET SANS MODIFICATION, TANT QUE LES CIRCONSTANCES DU MILIEU AMBIANT RESTENT LES MÊMES.

43. Le développement est une loi, et non un caprice. S'il est dans les lois de la nature que l'atome d'oxygène se combine, en vésicule organisée, avec un certain nombre d'atomes d'hydrogène et de carbone, sous l'influence de tant de rayons de lumière et de chaleur, la combinaison devra nécessairement avoir lieu, dès que tous ces éléments seront en présence. Il faudrait que les propriétés des corps fussent des caprices, pour que la combinaison ne s'effectuât pas ; ce qui est contradictoire dans les termes.

Donc, pour que les fonctions d'un organe se troublent, il faut que le milieu, dans lequel il puise ses éléments, se modifie, ou qu'un obstacle en intercepte la communication, ou qu'un agent destructeur désorganise la vésicule, et s'en approprie les principes organisateurs. Un organe ne se trouble pas de lui-même.

44. 1er Corollaire. Si notre constitution atmosphérique venait à se modifier, un monde organisé nouveau succéderait à notre monde ; la taille de l'animal s'amoindrirait ou s'agrandirait : l'imagination la plus hardie recule devant les conséquences que la logique a droit de tirer de cette simple induction.

45. 2e Corollaire. Vivre, c'est se développer ; mourir, c'est avoir atteint, soit naturellement, soit artificiellement, le terme du développement. Se développer, c'est élaborer les gaz en liquides, les liquides en tissus, par l'action de la vésicule organisée. La santé, c'est l'exercice régulier de ce développement ; la maladie en est le trouble ; la mort en est la cessation. La diversité des âges n'est qu'un déplacement de la direction du développement. Sous ce rapport, le vieillard se développe comme l'adulte ; car tous les jours il perd, tous les jours il répare : tous les jours ses tissus s'enrichissent de bases, et tendent à devenir osseux ; tout élabore en lui ; rien ne repose. Tout repos, c'est la mort.

46. COROLLAIRE FINAL.

1° Un organe normal, placé dans les conditions normales, ne peut qu'élaborer normalement; il ne peut y tomber malade, il ne saurait qu'y vieillir.

2° L'organe sain n'engendre point sa maladie, il la reçoit du dehors; il ne tombe malade et ne meurt avant terme que par accident.

3° La maladie n'est pas un être de raison, une entité idéale; c'est un trouble apporté dans les fonctions d'un organe; c'est un obstacle qui s'oppose a la loi de l'assimilation et du développement; c'est un effet dont la cause active est externe a l'organe, qui, dans ce cas, est purement passif.

4° Si l'on connaissait la nature et le nombre de ces causes externes de troubles intérieurs, on aurait dès lors la puissance de conjurer la maladie et de maintenir ou de ramener la santé; et la médecine sortirait du domaine de l'empirisme et de l'hypothèse conjecturale, pour rentrer dans le cadre des vraies sciences d'observation.

Nous allons nous livrer à l'étude de ces causes, dans la partie qui suit.

DEUXIÈME PARTIE·

ÉTIOLOGIE ET NOSOLOGIE (*),

OU RECHERCHE ANALYTIQUE ET SYNTHÉTIQUE DES CAUSES NATURELLES D'OU ÉMANE LA MALADIE. (*Causes morbipares.*)

47. La santé étant l'état normal d'une organisation incessante et d'un développement continu, la maladie, qui est l'état contraire, ne saurait être autrement définie que par une négation, ou un équivalent de négation ; c'est un trouble survenu dans les fonctions de l'un quelconque de nos organes, ou dans l'ensemble de tous ; c'est un arrêt partiel de développement et d'organisation, qui a pour symptôme la douleur ou la souffrance, pour effet, la contagion intestine, pour fin, la mort, c'est-à-dire, l'arrêt de développement du tout : terminaison dont le germe est souvent parti de la plus minime de ses parties. La maladie est une mort partielle, car c'est la désorganisation de l'un quelconque des organes élémentaires de l'organe général, que nous nommons *individu*. Donnez-moi une cellule malade, c'est-à-dire, troublée dans ses fonctions, je vous la déclare désorganisée, c'est-à-dire, frappée de mort. Si le ravage s'arrête là, l'individu en a peu la conscience, il n'est averti de la présence d'une cause de mort que par la gravité de ses effets. La cellule sous-jacente ou contiguë prend la place de la cellule désorganisée, qui finit par s'isoler d'elle, sous forme d'épiderme, à l'extérieur, et de mucus sur les surfaces internes ; les cellules saines ne font pour ainsi dire que serrer leurs rangs ; et la vie continue le jeu de son admirable circulation, dans cette admirable création, que nous nommons organe. Mais si, par un de ces hasards que la science a la puissance d'apprécier, et non celle de prédire, la désorganisation se communique de proche en proche, de cellule en cellule ; que la première devienne pour la suivante l'officine et le véhicule de la contagion ; qu'elle cesse d'éla-

(*) *Étiologie*, de αἰτία (*aitia*), cause ; et *nosologie*, de νόσος (*nosos*), maladie : *Recherches des causes et du système des maladies.*

borer des sucs organisateurs, pour ne transmettre à l'absorption voisine que des produits de désorganisation et d'asphyxie ; l'invasion du mal s'étend par contagion, avec la rapidité de la circulation spéciale à l'organe dont fait partie la cellule infectante ; et pour que la mort ne soit pas la résultante de tous ces mouvements qui se croisent, se heurtent et se choquent en sens contraire de la santé, il faut que, soit l'art, à l'aide du fer, du feu ou de la médication, soit ce que nous appelons la nature, c'est-à-dire, ce jeu régulier de lois qui se combinent à notre insu, vienne à temps couper les communications organiques, entre le foyer envahisseur de l'infection intestine et les portions adjacentes de l'organisation ; autrement, ce point microscopique que le désordre a atteint serait le point de départ de la désorganisation générale.

Pour que l'art conjure ainsi le fléau, il faut qu'il en connaisse le siége ou la nature. Le siége, il peut l'apprécier à l'aide de ses sens ; la nature, c'est-à-dire, la cause du mal, il la devine plus qu'il ne l'apprécie ; car cette étude rentre dans le domaine de l'observation et du raisonnement. Le siége de la maladie se révèle par des signes ou symptômes, par des phénomènes de coloration, ou des modifications de forme qui frappent les regards ; par des mouvements secrets que distingue, calcule et compare le toucher ; par des sons diversement accessibles à l'ouïe, et dont les vibrations sont caractéristiques du progrès et de l'étendue du mal. Quant au souffrant, il est averti du danger qui le menace par la douleur qui est le symptôme des surfaces, ou par la souffrance qui est celui des profondeurs ; douleur vive, aiguë, mais passagère et pour ainsi dire caduque, comme tout ce qui est à la superficie des organes ; souffrance profonde, intense et durable, comme tout ce qui pénètre et a son siége au centre même de l'organisation. Douleurs et souffrances, deux conditions ou plutôt deux peines que la nature impose au don qu'elle nous fait de vivre ; deux symptômes qui nous préviennent de l'avenir, en nous torturant dans le présent ! comme si la nature avait voulu nous forcer à vivre, en entourant la mort d'un cortége de souffrances. Car l'on s'attache à ce qui fatigue, pour repousser ce qui torture ; et s'il advenait jamais que le désordre qui se glisse dans nos organes ne se décelât à nous que par des symptômes de plaisir ou même d'indifférence, ne pourrait-il pas se faire que l'espèce humaine, qui réduit tout au calcul, elle à qui le passé n'offre que des regrets, le présent que des peines, l'avenir que des doutes et des frayeurs ; ne pourrait-il pas arriver, dis-je, que l'espèce humaine se laissât éteindre, s'il était doux ou facile de se laisser mourir.

Mais souffrir et être torturé, ce sont là des conséquences ordinaires des lois naturelles, contre lesquelles la nature elle-même nous ordonne de nous insurger, de toute la puissance de nos efforts et de notre intelligence, parce qu'elle nous ordonne de vivre, et qu'elle nous défend de mourir.

Elle nous punit, par la souffrance elle-même, de notre résignation à souffrir.

Le malade se lève alors et se roidit contre les obstacles ; il repousse ce qui l'afflige ; il appelle à son secours l'expérience de ceux qui l'ont devancé dans la carrière des souffrances, ou les lumières du sage qui, par la force du génie d'observation, a su transformer les données de l'expérience en un système qui constitue l'art. Art, sublime profession, quand elle n'est pas métier et marchandise ! dont le berceau se confond avec celui de la civilisation même, et dont l'enfance pourtant semble se perpétuer d'âge en âge, sur le point principal, qui est celui de guérir. Car la cause de la maladie est encore aujourd'hui un ennemi que l'art est réduit à combattre dans l'ombre des hypothèses. L'art a fait d'immenses conquêtes dans la connaissance des effets maladifs ; mais depuis les Asclépiades et Hippocrate, il est aisé de s'en convaincre, il n'a pas fait un seul pas de plus vers la connaissance des causes réelles.

Ce sont ces causes que cet ouvrage a pour but spécial de rechercher.

48. Après avoir énuméré et reconnu la nature des causes de la maladie, par une voie toute nouvelle d'investigation, la démonstration exige, comme contre-épreuve et nouveau moyen de vérification, que, dans une deuxième section, nous cherchions à confronter les effets décrits dans les nosographies, avec les causes que nous leur aurons assignées dans la première section ; afin d'arriver à ce résultat, qu'il n'est pas une seule espèce de cas maladifs qui puisse ne pas être l'effet de l'une quelconque des causes que nous aurons reconnues. Or, comme la médecine jusqu'à ce jour ne s'est réellement arrêtée qu'à l'étude et à la classification des effets, cette deuxième section sera, pour ainsi dire, la synonymie de notre classification par les causes.

PREMIÈRE SECTION.

ÉTUDE ANALYTIQUE DES CAUSES NATURELLES DES MALADIES.
(*Étiologie.*)

49. La maladie ayant pour point de départ la cellule élémentaire, dont l'organisation et les fonctions microscopiques résument exactement et sous tous les rapports l'organisation générale (35), rien n'est plus propre à simplifier un travail de classification et de division systématique, que de prendre la cellule élémentaire, comme base d'une division.

Or nous avons exposé que la cellule élémentaire est un organe (ou cristallisation vésiculaire) doué de la propriété d'élaborer en liquides les gaz qu'elle aspire, de combiner en nouveaux tissus ses homogènes, les liquides qu'elle a élaborés ou ceux qu'elle absorbe, enfin d'exhaler les gaz et d'exsuder les liquides qu'elle a dépouillés des éléments nécessaires à son élaboration. Il est donc évident que pour classer les causes capables de porter le trouble dans les fonctions de l'individu, nous n'avons qu'à classer les causes qui sont dans le cas de porter le trouble dans les fonctions de la cellule.

50. La cellule étant organisée pour faire partie, ou bien des tissus qui président aux mouvements physiques soit musculaires, soit circulatoires, ou bien des tissus de cet ordre mystérieux où résident la perception et la pensée, deux actes de la combinaison desquels émane la volonté ; il s'ensuit qu'on peut classer d'abord les causes des maladies en CAUSES PHYSIQUES et CAUSES MORALES. Quant aux CAUSES PHYSIQUES, elles procèdent à leur œuvre de désordre et de mort : ou bien, en interceptant les matériaux destinés à l'aspiration ou à l'absorption (*ce sont là des causes de privation et de soustraction, causes privatives*); ou bien, en introduisant dans la cellule, par le véhicule de l'aspiration ou de l'absorption, des germes de décomposition pour les liquides, et de désorganisation pour les tissus (*causes désorganisatrices*); ou bien ce sont des causes qui détruisent l'unité vésiculaire, par des solutions de continuité, et par l'introduction, dans la capacité de la cellule, de liquides bruts qui ne seraient propres à l'élaboration de l'organe vésiculaire qu'à la suite d'un certain triage (*causes destructives et traumatiques*).

PREMIÈRE DIVISION.

Causes physiques des maladies.

51. Il faut entendre par causes physiques des maladies, celles dont la nature et la forme sont accessibles à nos sens, soit immédiatement et par l'effet direct de leurs propriétés caractéristiques, soit médiatement et par les éliminations du raisonnement et de l'analogie ; ce sont celles que nous pouvons percevoir ou nous représenter, et dont la mémoire peut garder le souvenir et l'idée sous une forme quelconque, forme visible, tactile, acoustique, sapide ou odorante. Les causes morales, au contraire, sont celles dont, faute d'un sixième sens assez subtil pour être capable de percevoir une essence aussi subtile et aussi éthérée, notre nature terrestre et imparfaite ne saurait avoir une idée que par l'image de leurs effets.

Deux catégories de causes aussi puissantes, aussi actives l'une que l'autre, et qui, selon les circonstances, sont dans le cas de produire sur l'économie organique les mêmes résultats.

Une idée frappe aussi vite que le poison, elle frappe aussi vite que la foudre.

52. Les causes physiques, avons-nous dit (50), doivent être classées, sous le rapport qui nous occupe, en trois principaux groupes : 1° les causes privatives, ou qui interceptent les matériaux nécessaires à l'élaboration ; 2° les causes désorganisatrices, c'est-à-dire qui, par leur action chimique, décomposent les liquides organisateurs, ou désorganisent les parois de la membrane cellulaire ; 3° enfin, les causes destructives de la substance et de la forme des tissus (*causes mécaniques*) ; ce sont celles qui, par une solution quelconque de continuité, portent atteinte à l'unité de la cellule, et tranchent ainsi le fil, pour ainsi dire, de son élaboration, ou bien la transforment en une élaboration d'un autre caractère. Nous allons étudier ces causes de diverse nature, dans tout autant de chapitres spéciaux.

CHAPITRE PREMIER.

CAUSES PRIVATIVES DES MALADIES, OU CAUSES QUI AGISSENT, EN INTERCEPTANT LES MATÉRIAUX NÉCESSAIRES A L'ÉLABORATION DE LA CELLULE ORGANISÉE.

53. La cellule, cet élément de tout tissu organisé, ce germe de tout développement organique, ne saurait, avons-nous dit (52), élaborer et enfanter des cellules de même nature qu'elle, qu'en absorbant des gaz qu'elle transforme en liquides, des liquides qu'elle combine avec les sels en tissus. Mais son élaboration spéciale ne fonctionne que dans les limites d'un *minima* et d'un *maxima* de température, en deçà et au delà desquelles elle ne rencontre qu'engourdissement ou désorganisation ; la mort par la congélation des liquides, ou la mort par la désorganisation des tissus (26).

Nous distinguerons trois genres principaux de causes privatives de maladie : les causes qui agissent en interceptant les gaz, *causes pneumatiques* ou *respiratoires* ; les causes qui agissent en interceptant les liquides nutritifs, *causes diététiques* ou *digestives* ; les causes qui agissent par l'abaissement ou l'élévation de la température, *causes thermaniques* (*).

PREMIER GENRE. — *Causes pneumatiques des maladies.*

54. L'air atmosphérique, c'est-à-dire, cette enveloppe gazeuse, au centre de laquelle la terre est suspendue, par l'effet de sa pesanteur, cet air est l'élément et le principe de toute organisation. La plante et l'animal l'absorbent, se l'assimilent, l'élaborent et l'expirent ; si simple que soit la structure de l'espèce, depuis la monade, ce point animal qui s'agite dans une goutte d'eau comme dans un océan, depuis le *Byssus parietina*, ce globule végétal qui se propage par des globules, et tapisse nos murs de verdure, en ajoutant bout à bout ses générations d'infiniment petits, jusqu'à l'éléphant et à la baleine, ces deux colosses de la terre et de la mer, par la puissance de leur masse, jusqu'à l'homme enfin, ce colosse bien plus grand par la puissance de son intelligence, tout être organisé cesse de vivre, dès le moment qu'il cesse de respirer l'air actuel.

55. La respiration se compose de deux actes inséparables l'un de

(*) *Pneumatiques*, de πνεῦμα, souffle de la respiration. — *Diététiques*, de δίαιτα, genre de vie, régime. — *Thermaniques*, de θερμαίνω, chauffer, réchauffer.

l'autre, l'un par lequel la cellule organisée aspire l'air qu'elle doit élaborer (*aspiration*), et l'autre par lequel elle expulse de son sein l'air qu'elle a dépouillé de ses principes assimilables (*expiration*). Il est évident que la cellule close et imperforée ne saurait ni aspirer, ni expirer toujours; dans le premier cas, elle crèverait; dans le second, elle s'épuiserait. Le jeu régulier de son élaboration spéciale exige que ses deux fonctions alternent régulièrement entre elles, et suivent, dans leurs mouvements, une espèce de rhythme, qui est le signe ainsi que le régulateur de l'état de santé, de l'état normal de l'individu.

56. L'analyse eudiométrique de l'air atmosphérique démontrerait une certaine invariabilité et une certaine uniformité dans les principes constituants de l'air, en quelque endroit de la terre et à quelque élévation que l'observation ait transporté ce moyen d'analyse. Il en résulterait que l'air atmosphérique serait un mélange constant ou une combinaison de 21 parties d'oxygène et 79 parties d'azote en volume, plus une quantité variable de vapeur d'eau, et une infiniment petite quantité d'acide carbonique, quantité plus variable encore que la première.

57. Il est sans aucun doute permis de considérer cette composition analytique, comme représentant l'état normal de l'air atmosphérique, celui qui suffit et qui convient le mieux au développement organisé. Mais il répugne à la logique et à l'observation de l'admettre comme l'état constant et invariable d'un milieu qui est à chaque instant le réceptacle et l'excipient de tant et de si divers dégagements gazeux; l'expérience, sous ce rapport, avec tout son appareil graphique d'exactitude et de précision, a tort contre l'analogie.

Comment supposer, en effet, que l'air d'une salle de spectacle, à l'instant d'une représentation, soit aussi simple dans sa composition que celui de nos clairières? N'est-il pas contradictoire dans les termes d'admettre que l'air qu'on respire sur les bords des marais, à l'instant où leurs miasmes donnent les fièvres, ne se compose que des quatre éléments que nous respirons partout ailleurs pour le maintien de notre santé générale? Comment s'évanouiraient donc ces émanations ammoniacales, phosphorescentes, sulfureuses, hydrocyaniques, etc., que déchargent dans les airs, par des milliers de bouches béantes, nos usines, nos manufactures, nos foyers, nos égouts, tout ce qui fermente et se décompose, tout ce qui expire et restitue à l'air atmosphérique l'air désoxygéné, imprégné de toutes les vapeurs qu'exhalent les surfaces respiratoires? Pourquoi donc l'analyse ne les retrouvait-elle pas? Cela venait de ce qu'elle n'avait pas eu la pensée d'abord de s'en occuper. Elle commence à entrer dans cette voie, depuis que nous l'en avons avertie, et à reconnaître que ses premiers procédés n'avaient qu'une précision apparente et de convention. En effet, pour évaluer les quantités respectives d'oxygène et d'azote, on avait recours soit à la détonation électrique, soit à l'action du phosphore. Dans le premier cas, on mélangeait au volume d'air employé une quantité d'hydrogène supérieure à 42 parties de ce volume ; on faisait détoner l'eudiomètre, et l'on évaluait directement la quantité d'oxygène par la quantité d'hydrogène tranformée en eau ; la quantité d'azote étant estimée par la différence. Ou bien on introduisait un bâton de phosphore dans l'éprouvette, pour absorber l'oxygène et le transformer en acide phosphorique ; la portion gazeuse non absorbée représentait un mélange d'azote et d'acide carbonique ; pour absorber ce dernier, on employait une solution d'alcali fixe ; et l'analyse n'allait pas plus loin. Le volume restant dégagé de son oxygène par le phosphore ou la détonation, de son acide carbonique par la potasse, ne pouvait être que de l'azote.

58. Or supposons que le volume d'air atmosphérique soumis à l'expérience eût renfermé, à l'état de combinaison ou de mélange, d'autres éléments gazeux ; examinons si, par le mécanisme de ce procédé, l'analyse aurait été en état de les surprendre. Quelques exemples nous mettront à même d'apprécier la valeur de cette supposition. Admettons que l'air renferme une certaine quantité d'ammoniaque libre ; le phosphore se transformera en phosphate d'ammoniaque fixe, en absorbant l'oxygène en même temps. Si l'ammoniaque existe à l'état de sel alcalin et avec excès de base, le phosphore devenu acide phosphorique fixera ce sel, en le saturant et le transformant en sel double à base d'ammoniaque. Mais dans l'un et dans l'autre cas, cette quantité de gaz ammoniacal passera sur le compte de l'oxygène, à l'insu de l'expérimentateur. Admettons l'existence dans l'air d'une émanation acide, de quelque nature qu'elle soit, cet acide passera sur le compte de l'acide carbonique, dans l'épreuve par la potasse. Enfin, les gaz que le phosphore et la potasse n'auront pas absorbés, hydrogène sulfuré, carbonné, oxyde de car-

bone, etc., sels neutres, volatils, etc., tout cela passera sur le compte de l'azote, résidu de l'analyse, que l'analyse mesure et ne cherche plus à absorder ou à décomposer.

59. En conséquence, l'air atmosphérique n'est pas à tous les instants, aussi pur que semblait l'indiquer l'analyse eudiométrique; sans doute l'existence de ces émanations dans l'air ne saurait être ni permanente ni invariable; et il faut bien admettre que la puissance électrique du rayon solaire, que l'éclair qui sillonne l'immense eudiomètre atmosphérique, combine ou décompose de mille manières diverses ces éléments déjà si divers entre eux; pourquoi en serait-il, dans le récipient de l'air, autrement que dans les récipients de nos laboratoires? Sans aucun doute. Ensuite l'air atmosphérique pourra être dépouillé de ces accidents de sa constitution : 1° par la pluie qui le lave et le purifie, qui s'imprègne de tout ce qu'il a de soluble, et filtre dans la terre les sels qu'elle a dissous à travers les airs; 2° par les bases chimiques du sol, à la surface duquel s'accumulent les particules les plus pesantes que l'air tient en dissolution gazeuse, si je peux m'exprimer ainsi; 3° enfin, par la force des vents, qui transportent si haut et si loin tous ces éléments accessoires, les disséminent avec une rapidité que l'intelligence de l'homme ne pourra jamais reproduire, et facilitent ainsi les décompositions et les combinaisons, en multipliant les rencontres et les points de contact, par les mouvements et les tourbillons de la masse agitée. Mais il n'en est pas moins vrai qu'à un instant donné, l'air que nous respirons peut arriver dans nos poumons, imprégné de tous ces éléments gazeux, qui en altèrent la pureté normale.

On doit donc désormais procéder à l'analyse de l'air, par les mêmes réactions qu'à l'analyse des liquides; et, quoique les travaux de nos chimistes commencent à se ressentir de ces nouvelles idées, dont nous avons déjà donné ailleurs un aperçu dès 1833, cependant nos savants ne tardent pas, après un si bon début, à retomber dans l'ornière de leur ancienne méthode.

60. Prenons cependant pour exacts les rapports de l'oxygène et de l'azote, ces deux principes essentiels de notre constitution atmosphérique :

Azote. . .	79
Oxygène. .	21
	100

Si nous voulons bien reporter notre esprit à l'exposition de la théorie atomique, telle que nous l'avons donnée ailleurs (*), et en supposant que les rapports de volume donnent les rapports du nombre des atomes, nous n'aurons pas de peine à considérer l'air atmosphérique, comme un mélange, ou plutôt une combinaison, d'un atome d'oxygène et de quatre atomes d'azote ; *atome composé* dans lequel l'oxygène est l'atome central, l'atome solaire, dont les quatre atomes d'azote sont les satellites, les planètes, les atomes de la périphérie. On objectera peut-être que pour que ce rapport fût exact, il faudrait que l'analyse donnât :

Azote. . .	80
Oxygène..	20
	100

Mais on va concevoir qu'il n'est pas probable que l'analyse fournisse jamais ainsi des nombres proportionnels, sans résidus fractionnaires. En effet, nous avons fait voir, dans le même livre, que toute combinaison gazeuse ou liquide est dans le cas de tenir en dissolution une certaine quantité de l'un quelconque des éléments qui la composent. L'air, cette combinaison d'un atome d'oxygène et de quatre atomes d'azote, d'après ce nouveau système, l'air, cet oxygène quadriazoté, doit nécessairement tenir en dissolution des atomes d'oxygène libre, atomes qui se logent dans les interstices de l'atome composé, en sorte que l'oxygène soit encore le centre d'un groupe d'atomes composés, comme il est le centre et le soleil d'un groupe d'atomes simples. Nous n'en dirons pas autant de l'azote, par la raison que l'azote est à la périphérie ; et que les atomes ne peuvent, dans ce système, être centraux et périphériques à la fois, vu qu'ils ne peuvent s'attirer que par leurs natures diverses. C'est donc cet atome d'oxygène dissous qui dérange, dans les résultats analytiques, les rapports des chiffres, par une unité de trop, dont est affecté l'oxygène. Afin de ramener ce rapport à l'exactitude, il faut donc alors se représenter la composition de l'air par la formule suivante :

Azote. . . .	76	oxygène quadriazoté.
Oxygène.. .	19	
Oxygène.. .	5	oxygène dissous.
	100	

(*) *Nouveau Système de chimie organique*, tome 3, 4e partie, 1838.

Cependant, comme dans notre théorie c'est le rapport des poids qui nous donne le nombre des atomes d'une molécule composée, et que le volume d'oxygène pesant 100, celui d'azote serait 88 environ; nous trouverons alors que la composition de l'air doit être représentée par un atome d'oxygène et trois atomes satellites d'azote, et que l'air est ainsi de l'oxygène triazoté = O3Az, pouvant tenir en dissolution une quantité d'oxygène libre.

61. Mais nous savons, par nos expériences de laboratoire, que toute dissolution est d'autant plus intense, qu'on l'analyse à une plus grande profondeur du liquide, à cause des lois de la pesanteur. La dissolution atmosphérique ne saurait faire exception à cette loi. Il faut donc admettre que le chiffre de l'oxygène baissera progressivement, à mesure qu'on s'élèvera au-dessus du niveau de la mer et des terres habitables.

62. Nous commençons ici à rentrer dans le domaine de l'espace, et notre question va toucher, par mille points divers, aux plus hautes questions de la physique du globe et de l'univers; expressions usitées dans le langage prétentieux des savants, et que je ne reproduis ici que pour en faire sentir le néant et la fumée; car il n'y a pas, dans la nature, de questions plus hautes les unes que les autres; toutes les sciences sont sœurs comme les Muses, et se donnent la main : entrons en matière.

Nous avons exposé ailleurs (*) comment les atomes, supposés tous égaux en poids, diffèrent entre eux par le volume de la couche de calorique qui les enveloppe, et forme à chacun d'eux une atmosphère. Nous avons énoncé leurs rapports de pesanteur, en disant que les corps plus pesants, à nos balances, sont ceux dont les atomes sont enveloppés d'une plus faible couche de calorique, partant, moins distants entre eux. Enfin, nous avons fait voir que les atomes les plus riches sous le rapport du volume de leur atmosphère, repoussent vers le centre de la masse sphérique qui résulte de leur rencontre les atomes les moins riches, et cela dans l'ordre de leur volume. Ce qui fait que, renversant l'expression commune et vulgaire, nous avons dit que ce sont les corps légers qui repoussent les corps pesants, et les font graviter vers le centre du système qu'ils forment en se groupant, et en se mettant en mouvement les uns aux

(*) *Nouveau Système de chimie organique*, loc. cit.

dépens des autres. Nous ne prendrons ici, de ces démonstrations, que ce qui a rapport à notre sujet beaucoup plus restreint.

Il en résulte que, dans les régions inférieures de notre atmosphère, l'atome composé d'oxygène triazoté possède une couche de calorique moins volumineuse que dans la région immédiatement supérieure, et ainsi de suite progressivement et d'une manière indéfinie. Plus on s'élève, moins la respiration introduit d'oxygène et d'azote, sous le même volume, dans la capacité de nos poumons. Continuons cette progression incessante, et nous serons forcés d'admettre, contre l'opinion reçue, que notre atmosphère terrestre, au lieu de s'arrêter brusquement à la distance de quinze à vingt lieues, ce que l'on suppose, sans trop pouvoir le préciser, s'étend jusqu'au point de contact de l'atmosphère de la lune (qu'on oublie un instant les dogmes de l'école). La lune, cet atome qui tourne autour de l'atome terrestre, comme, dans la formation de l'élément aqueux, l'atome de l'oxygène tourne autour de l'atome central de l'hydrogène, jusqu'à ce que les couches respectives des deux atomes arrivent à l'égalité de diamètre, d'où résulte le repos ; la lune a donc aussi une atmosphère, dont les atomes aériens augmentent de volume, par leur couche de calorique, à mesure qu'on s'éloigne du centre du satellite de la terre, progressivement jusqu'à la limite où se touchent les deux atmosphères. On objectera à cette idée que l'observation des occultations d'étoiles, par le disque de la lune, n'indique jamais, par les phénomènes de réfraction, l'existence de la moindre couche atmosphérique autour de la lune. Cette objection repose sur la fausse idée qu'on s'était faite des limites atmosphériques. Sans doute, si les atmosphères finissaient brusquement, et se tenaient ainsi à la distance de près de 86,000 lieues ; en vertu des lois de la réfraction, il arriverait que, dans le cas d'occultation des étoiles par la lune, on obtiendrait un indice de l'atmosphère lunaire, par la différence qu'offrirait l'image de l'étoile, dès que notre œil la percevrait, à travers ce milieu brusquement plus réfringent que l'éther ; et si cela n'avait pas lieu, on serait en droit de prononcer que la lune ne possède pas d'atmosphère. Mais tout ce raisonnement tombe devant cette nouvelle idée, que l'atmosphère de la terre, formée par couches progressivement plus légères, oscule l'atmosphère de la lune formée d'après les règles de la même progression ; et que les deux atmosphères, sur la ligne de contact se confondent par l'identité des couches de calorique qui enveloppent leurs atomes. Car, lorsque deux systèmes optiques se confondent et n'en font plus qu'un seul, il y a achromatisme et unité d'image, et non différence de réfraction. L'étoile que nous observons n'entre pas brusquement dans l'atmosphère de la lune, mais bien progressivement, et sans que nous puissions préciser l'instant où nous la voyons à travers notre atmosphère terrestre, et celui où nous la voyons à travers les deux atmosphères conjuguées. Observez ensuite que la lune n'ayant point de mers et de fleuves, ne possède jamais par conséquent de nuages, et que son atmosphère ne peut se révéler par les mêmes accidents météorologiques qui caractérisent l'atmosphère de la terre. Ce que nous avançons là est rendu évident par l'étude télescopique de la lune : rien à sa surface n'indique l'existence de terrains d'alluvion, de cours de fleuves, de montagnes émanées d'un diluvium : tout y est presque circulaire, rien de sinueux ; on y voit çà et là des centres de rayonnement qu'on prendrait pour un système de pôles et de longitudes de sphères armillaires ; on en remarque surtout un qui fait illusion sur sa partie méridionale ; on le prendrait pour son pôle austral. La lune en est à son époque granitique, à son époque de refroidissement et de cristallisation de la croûte, de sa coagulation enfin, si je puis m'exprimer ainsi, coagulation albuminiforme. La terre lui soutire sa partie aqueuse, et partant son germe d'organisation. La lune est inhabitée, faute d'eau. Le raisonnement et l'analogie lui donnent une atmosphère que nos instruments sont inhabiles à percevoir ; car, enfin, d'après les principes que nous croyons avoir démontrés ailleurs, on ne saurait supposer, dans l'espace, un corps solide, sans qu'il soit enveloppé par une atmosphère d'abord liquide, puis fluide, puis éthérée ; la partie solide de ce système n'étant que le résultat de la compression de la partie atmosphérique, et devant nécessairement se résoudre elle-même en atmosphère, si, par hypothèse, l'ancienne atmosphère venait à disparaître tout à coup et à laisser place vide. Donnez-moi un corps quelconque dans l'espace, et je le déclare enveloppé d'une atmosphère organisée sur le type physique de l'atmosphère terrestre, et n'ayant d'autre limite que le point d'osculation, si je puis m'exprimer ainsi, des atmosphères qu'il attire ou de l'atmosphère qui l'a attiré, c'est-à-dire, et en d'autres termes, de l'atmosphère de son soleil ou de celles de ses planètes et satellites.

65. Arrêtons-nous à un autre point de vue, qui va devenir comme

la scholie de ce qui précède. Puisque les atomes tendent de plus en plus à augmenter la couche de calorique, qui forme leur atmosphère, aux dépens de l'atome central, autour duquel cet échange les fait graviter, en tournant sur eux-mêmes; puisque enfin les atomes les plus riches en couches de calorique sont toujours, et par le fait seul de leur volume, à la périphérie de l'atmosphère, à la superficie de l'océan aérien et gazeux, il s'ensuit nécessairement que les rapports de nombre des atomes satellites et de l'atome central doivent varier progressivement, de couche en couche de l'atmosphère planétaire. A la superficie de l'océan aérien, l'atome central d'oxygène doit être entouré d'un plus grand nombre d'atomes satellites d'azote qu'à la surface de la croûte terrestre; car il est de l'essence de l'atome central d'avoir une sphère enveloppante d'un plus grand diamètre que celles de ses satellites, au moment où il les attire dans son orbite. D'un autre côté, l'atome central doit finir par s'envelopper d'autant de satellites que le comportera le rapport de leurs diamètres respectifs. Donc, là où l'atome oxygène ou atome central aura le plus grand diamètre, il aura aussi le plus grand nombre de satellites d'azote; donc le rapport atomistique de l'oxygène et de l'azote, dans le groupe de l'oxygène triazoté, variera progressivement de la surface de la terre à la surface de son océan aérien: le chiffre de l'oxygène en poids diminuant, à mesure qu'on monte et qu'il se raréfie, par l'augmentation en diamètre de sa couche sphérique de calorique, et le chiffre de l'azote augmentant dans la même direction et dans la même proportion.

64. Par les mêmes raisons, les émanations gazeuses ou en vapeurs, d'une pesanteur spécifique plus grande que celle de l'air, doivent séjourner à la surface de la terre et des mers, c'est-à-dire, dans les couches les plus basses de l'atmosphère; et si elles s'élèvent plus haut, ce ne peut être que par les mouvements de l'air, ou bien en augmentant le volume de calorique qui enveloppe leurs atomes, et par conséquent leur légèreté; ou bien, enfin, en subissant, sous l'influence électrique de la lumière solaire, de nouvelles transformations synthétiques et des décompositions analytiques qui ramènent, entre leurs molécules et celles de l'air supérieur, ou de l'éther, une plus ou moins complète identité. La vapeur d'eau qui se dégage de la surface de nos mers, de nos fleuves, de nos étangs, et va se dissoudre dans les airs, cesse d'être susceptible de se condenser en

nuages, au-dessus d'une hauteur d'environ 16,000 mètres (plus de trois de nos lieues) ; et ces nuages ne retombent en pluie que lorsqu'ils sont descendus dans les régions les plus basses de l'atmosphère. La vapeur d'eau qui dépasse 16,000 mètres environ, reprend sans doute là-haut, par des décompositions intimes, ses propriétés d'éther impondérable ou d'air raréfié. Nous ignorons expérimentalement ce qui se passe à cette hauteur, car la plus grande hauteur où se soient élevés nos aéronautes ne dépasse pas 7,000 mètres (une lieue et demie).

65. D'un autre côté, il est évident que plus on s'éloignera, à l'horizon, du foyer d'une émanation de gaz ou de vapeurs, moins on sera exposé aux effets de leur influence ; et qu'à une certaine distance, variable selon les variations météorologiques, l'air s'en trouvera entièrement pur.

66. L'organisation, ce règne dont les individus sont émanés de l'association du carbone, de l'eau avec les bases terreuses, ou nitrogénées, en une cristallisation vésiculaire, douée de l'admirable propriété de se développer et de se propager indéfiniment, par une suite incessante de générations internes et externes, l'organisation s'est formée et a pris naissance sur la croûte du globe, aux dépens de l'eau ou de l'humidité d'un côté, et des éléments gazeux de l'atmosphère de l'autre. Lien commun et mystérieux, union intime et conjugale de tout ce que notre planète a de plus grossier et de tout ce qu'elle a de plus subtil : âme active, intelligente et féconde de ce grand tout, qui porte les volcans dans son sein et la foudre à sa superficie ; créature et création, parasite et nourricière, prenant sans cesse et rendant sans cesse, elle orne l'univers sans s'appauvrir ; elle en fait la parure et la richesse, les besoins et les ressources, l'harmonie et le mouvement. Fille jumelle de sa mère, qu'elle nourrit et engraisse à son tour, elles sont nées toutes les deux à la fois sur le même point du cycle de l'éternité des âges, c'est-à-dire, à l'instant où il s'est formé un noyau terreux, enveloppé d'une couche gazeuse, humide, et perméable au rayon électrique du soleil. Au même instant, l'espace a eu une planète de plus, et l'intelligence universelle et éternelle a compté, dans son cadre sans bornes, le germe d'une intelligence de plus : l'organisation.

67. L'organisation étant le résultat immédiat de notre constitution atmosphérique, il doit paraître de la plus grande évidence que

les changements survenus dans l'état physique actuel de notre globe entraîneraient la disparition complète de l'organisation actuelle, pour la remplacer peut-être par une organisation d'une tout autre nature, dans le cas où ces changements prendraient le caractère d'un bouleversement complet et d'une révolution générale, ou bien qu'ils apporteraient, dans les habitudes et les propriétés de l'organisation, des modifications plus ou moins importantes, selon l'importance des modifications des solides et de l'air. Ainsi, on conçoit que si la terre était quatre fois plus volumineuse, comme elle aurait quatre fois plus d'atmosphère, les êtres organisés qui l'habitent atteindraient nécessairement des dimensions quatre fois plus grandes. D'un autre côté, si son atmosphère décroissait en volume, la botanique et la zoologie verraient se bouleverser de fond en comble le personnel de leur catalogue spécifique et générique; le catalogue actuel deviendrait antédiluvien par rapport à la nouvelle création, et toutes les espèces actuelles seraient frappées d'asphyxie.

68. La rencontre d'une comète sera seule dans le cas de procéder, sur notre planète, avec cette brusquerie et cette généralité d'extermination; car cette circonstance seule est capable d'imprégner les atomes solides de notre globe de couches enveloppantes de calorique, qui les transforment en éléments de combinaisons de nouvelle dénomination. A part cet événement perturbateur, notre planète doit suivre son développement physique, en vertu de l'impulsion lente et progressive (lente par rapport à notre vie d'un instant qui nous paraît si long), en vertu, dis-je, de l'impulsion que lui imprime la couche enveloppante de calorique de l'atome central, notre soleil, couche de calorique dont notre planète imprègne la sienne, régulièrement, uniformément, mathématiquement; ce qui fait qu'elle tourne sur elle-même trois cent soixante-cinq fois, plus six heures neuf minutes neuf secondes, en suivant une résultante qui est l'écliptique, avant d'arriver à son point de départ sur ce grand cercle (*). Notre planète modifie ainsi chaque jour sa constitution atmosphérique, en enrichissant sa couche enveloppante d'éther aux dépens de la couche enveloppante du soleil; modification que le raisonnement démontre, et que l'expérience ne saurait constater à nos sens et à nos souvenirs, pour nous dont l'histoire et la

(*) Voyez *Nouveau Système de chimie organique*, tome 3, 4e partie.

tradition remontent à peine à quatre mille ans, espace de temps pendant lequel la modification survenue ne saurait être sensible à aucun de nos instruments de laboratoire. Mais une fois qu'il est admis que notre planète modifie sa constitution chaque jour, il en découle cette vérité, que l'organisation modifie ses formes et ses propriétés dans une progression constante.

69. La constitution atmosphérique n'étant pas uniforme, les rapports d'oxygène et d'azote variant selon les hauteurs, et la pureté de l'air variant selon certains voisinages et la proximité de certains foyers d'infection, il en résulte encore que l'état physique des êtres organisés doit varier actuellement en raison du concours plus ou moins étendu de ces diverses circonstances. En effet, l'organisation sur les hauteurs où l'air plus pur est plus raréfié, et renferme moins d'oxygène sous le même volume, l'organisation n'a pas les mêmes caractères que dans les vallées, dans les plaines arides que sur les bords des fleuves et des grands amas d'eau, etc. Ces différences constituent l'état normal de chaque localité respective. Que cette constitution normale s'altère dans une localité, et l'état normal de l'organisation se trouble et reçoit une secousse, la maladie succède à la santé, jusqu'à ce que l'organisation se soit façonnée à cette nouvelle constitution atmosphérique. Ce résultat est plus sensible à l'égard des animaux, et surtout des plantes, qu'à l'égard de l'homme, dont le génie créateur trouve, dans ses propres ressources, des correctifs à toutes les anomalies, des compensations à toutes les privations, des équivalents à tout ce qui manque, des ressources à tous les besoins et à tous les désirs, des leviers contre tous les obstacles, des abris contre tous les fléaux, c'est-à-dire, des médicaments contre toutes les causes de maladie, et qui enfin équilibre les diverses constitutions de l'atmosphère qui l'enveloppe, par la puissance de sa civilisation. Cependant, et en dépit des prodiges de son industrie, admirable reflet de l'esprit de Dieu, il ne lui est pas donné de se soustraire entièrement, et d'une manière durable, aux inexorables lois de la constitution atmosphérique ; car il n'est pas en sa puissance de faire que la même cause ne produise pas le même effet, et que le même effet émane de deux causes différentes, parce qu'il ne peut pas faire que la même chose soit et ne soit pas. L'homme des montagnes n'est pas l'homme de la plaine ; et s'il y descend, et qu'il y séjourne impunément, grâce aux changements qu'il adopte dans son régime, ce qui sert, pour

ainsi dire, de condiment et de correctif à sa nouvelle alimentation, il n'en est pas moins vrai que son type s'efface dans les générations qu'il procrée, et que les enfants du montagnard ne tardent pas à devenir les hommes de la plaine, à la deuxième ou troisième génération (*).

Tout change, quand il change d'air; sous ce seul rapport, car dans ce chapitre nous n'avons que ce rapport à examiner, l'émigration ou le retour dans la patrie est un antidote ou un poison.

70. Toute soustraction, toute addition gazeuse à l'atmosphère qui nous enveloppe, est une cause immédiate d'*asphyxie*, cause plus ou moins prochaine de mort, selon les proportions du mélange; alors même que le gaz nouveau serait le gaz le plus inerte et le moins capable de désorganiser nos tissus. Il suffit que nous ne recevions pas assez de ce que l'élaboration de nos poumons réclame, pour que l'élaboration cesse de produire les mêmes résultats, de fournir, au développement incessant de l'individu, développement que nous nommons *nutrition*, les éléments organisateurs qui lui sont indispensables. La vie ne répare plus ce qu'elle dépense; ce qui est une des voies pour arriver, par le malaise, à la mort.

71. L'introduction de l'air atmosphérique, dans l'organe qui est destiné à l'élaborer, se nomme RESPIRATION, fonction qui se compose de deux actions alternatives, l'*aspiration* et l'*expiration*. Sous ce rapport général, la plante respire comme l'animal, le poisson comme l'homme. Mais, sous le rapport du mécanisme, la respiration diffère selon le règne de la nature organisée; et les divers individus de ce règne ne sauraient vivre dans le même milieu, sans modification aucune. Le poisson s'asphyxie dans l'air que nous respirons; l'homme, dans l'eau où le poisson respire; de même la conferve s'asphyxie à l'air, et la plante terrestre dans les eaux les plus pures. En histoire naturelle, ce sont là des différences essentielles, et des lignes de démarcation; en physique générale, ce ne sont que des modifications de la même fonction, fonction identique quant à la cellule respiratoire, différente quant aux véhicules et au mode d'introduction de l'air.

(*) Non tam ingenerantur hominibus mores à stirpe generis et seminis, quam ex iis rebus quæ ab ipsâ naturâ loci et è vitæ consuetudine suppeditantur, quibus alimur et vivimus. (CICER., *de Lege agrariâ contrà Rullum*, II, 35.)

Le Français conquérant de la Gaule, dit l'abbé de Brottier, éditeur des *Maximes* de la Rochefoucauld, n'a pas donné au Gaulois son accent ou son caractère, mais il a pris ou reçu l'accent et le caractère gaulois.

72. En effet, les uns et les autres individus de divers règnes respirent l'air atmosphérique : mais les organes respiratoires des uns ne sont aptes à respirer l'air qu'à l'aide du véhicule de l'eau ambiante ; les organes de même nom des autres peuvent la respirer dans l'air lui-même. Voilà une différence qui paraît bien tranchée au premier coup d'œil, et qui pourtant s'efface peu à peu par l'évaluation raisonnée des faits, jusqu'à prendre les caractères d'une simple modification du même phénomène, et l'on arrive à cette conclusion, que, dans le milieu aérien, comme dans le milieu aqueux, l'air ne saurait être aspiré et extrait par l'organe respiratoire qu'à l'aide du véhicule de l'eau. L'animal terrestre s'asphyxierait dans un air très-sec, quelle qu'en fût la pureté, s'il ne trouvait dans le besoin d'étancher sa soif, qui l'avertit du danger, et dans la sécrétion de ses glandes salivaires, un moyen d'entretenir, avec une certaine constance, l'hygrométricité de l'air qui, en passant par la cavité buccale, s'imprègne d'humidité, avant de se répartir sur les surfaces pulmonaires. Mais d'où vient que l'animal aquatique ne respire pas dans l'air atmosphérique, la respiration s'opérant également par le véhicule de l'eau ? Cela vient uniquement de la différence de position de l'organe respiratoire dans l'une et dans l'autre classe. Chez les aquatiques, l'organe respiratoire est placé à la surface du corps de l'animal, nu ou recouvert d'un opercule qui le protége contre les corps étrangers, mais qui, dès qu'il s'ouvre, met l'organe respiratoire tout aussi immédiatement en contact avec le fluide ambiant. Chez les animaux aériens, au contraire, l'organe respiratoire est plongé dans la profondeur d'une cavité thoracique, qui ne communique avec l'air extérieur qu'à l'aide d'un long tuyau de flûte, dont l'ouverture est, de plus, située dans le fond d'une cavité buccale qui exhale, par tous les pores, l'humidité nécessaire au jeu de cette fonction. Si le poisson avait ses arcs branchiaux emboîtés ainsi dans une cavité à une seule et étroite ouverture, dès ce moment, et par le fait seul de cette modification de l'appareil, le poisson serait susceptible de respirer dans l'air comme l'homme ; car la branchie n'est qu'un poumon mis à découvert, et le poumon n'est qu'une branchie protégée, contre l'action évaporatoire de l'air, par des parois qui ne lui laissent arriver l'air qu'imprégné d'une humidité qui lui serve de véhicule pour suffire à la fonction de l'aspiration.

73. Quant aux plantes aquatiques et terrestres, on peut dire que

les unes et les autres sont plutôt amphibies : la plante terrestre étant aquatique en raison de ses racines qui périraient, en se desséchant par une constante sécheresse, et aérienne en raison de ses organes foliacés, qui pourriraient ou s'étioleraient par une constante humidité ; la plante aquatique ayant toujours un certain nombre de ses organes herbacés étalés à la surface des eaux, pour y respirer l'air, à la manière des plantes terrestres. Considérations qui font rentrer dans le domaine de la physiologie cet axiome que Linné n'avait formulé que pour la classification systématique : La nature ne procède jamais par bonds et par saccades : *Natura non facit saltus*. C'est une chaîne dont les anneaux sont des nuances et des modifications.

74. Pénétrons maintenant dans les mystères intimes de la respiration, et tâchons d'analyser ce phénomène. On est assez généralement persuadé que les lois des diverses respirations ont été formulées d une manière précise et rigoureuse. Mais on ne tarde pas à se désabuser, quand on s'applique à dépouiller les documents sur lesquels la formule se base, et que l'on y distingue avec soin ce qui est l'expression immédiate de l'expérience, et ce qui a été obtenu par voie d'induction. On s'assure alors que les études pneumatiques sont encore à reprendre au point où les avaient laissées Lavoisier, Sennebier et Saussure.

75. L'expérience directe nous apprend que la matière verte, se développant dans l'eau ou à l'air, absorbe l'acide carbonique et dégage l'oxygène au soleil, et qu'à l'ombre et la nuit c'est tout le contraire. D'où on a conclu que l'oxygène dégagé dans le jour provient de la décomposition de l'acide carbonique aspiré, et que l'acide carbonique expiré pendant la nuit provient de la combinaison de l'oxygène aspiré la nuit, avec le carbone assimilé le jour. Quant à l'aspiration de l'air atmosphérique, on s'en est fort peu occupé : quant à l'expiration de l'azote, on ne l'a presque constatée qu'à l'égard des fleurs à corolle, à étamines et à pistil.

76. Chez les animaux, la respiration semblerait avoir lieu d'une manière toute contraire. L'animal, à quelque règne qu'il appartienne, extrait et s'approprie l'oxygène de l'air atmosphérique dans l'acte de l'aspiration, et en rejette l'azote accompagné d'acide carbonique, dans l'acte de l'expiration ; l'azote, par la décomposition de l'air ; l'acide carbonique, dit-on, par suite de la combustion du carbone du sang et de sa combinaison avec l'oxygène aspiré.

77. En conséquence, et cela paraît vrai dans sa simple expression, le règne animal expire les gaz nécessaires à l'aspiration diurne de la plante, et l'aspiration diurne de la plante purifie l'air vicié par l'expiration des animaux ; mais toutes les autres circonstances de l'explication sont hypothétiques, et souvent contradictoires dans les termes.

78. Si la plante rendait, la nuit, l'acide carbonique qu'elle se serait assimilé le jour, à quoi servirait cette alternative d'acquisition et de dépense, cette balance du *doit* et *avoir* établie chaque douze heures, cette exsudation égale en poids au produit de l'absorption? Que resterait-il à la plante de ce qui est un des éléments de son développement, si elle ne le gardait que douze heures, et si elle le rendait tout alors? La respiration serait un jeu de bascule, et non une fonction ; l'appareil respiratoire un crible, et non un organe. Comment croire à la puissance foudroyante de l'asphyxie, si un être ne respirait que pour si peu?

79. Quant aux animaux, comment se ferait-il qu'il y eût, entre eux et les végétaux, sous le rapport de la fonction qui fournit les premiers éléments à leur développement, une si grande différence dans le mode et les résultats, alors que le développement de l'un et de l'autre règne marche d'une manière si parallèle? L'organe respiratoire de la plante aspirerait-il impunément l'acide carbonique, quand l'organe respiratoire de l'animal ne saurait aspirer ce gaz, sans danger d'une cruelle asphyxie? N'y aurait-il pas quelque méprise et quelque *quiproquo* dans la désignation et la détermination des deux organes? L'organe qui, chez la plante, absorbe l'acide carbonique gazeux, occupe-t-il, dans l'échelle de son organisation, le même rang que l'organe qui, chez l'animal, expulse ce fluide? Qui a jamais disséqué, et vu, à l'œil nu ou au microscope, l'organe de la respiration chez les végétaux? Continuerait-on à placer cet organe dans ces cellules épuisées de l'épiderme de la feuille, que l'on nomme pores corticaux? Mais la conferve ne devrait donc plus respirer, puisqu'elle est dépourvue de ces sortes de pores. D'un autre côté, nous avons prouvé ailleurs (*) que l'air aspiré séjourne dans des cellules d'un tout autre ordre, et que cet air, qui séjourne ainsi d'une manière visible à l'œil armé de verres grossissants, est de l'air atmosphérique, au lieu d'être de l'acide carbonique pur.

(*) *Nouveau Système de physiologie végétale*, tome 1, § 689.

80. Autres difficultés d'observation et d'interprétation. L'organe respiratoire de l'animal ne prend-il rien à l'azote de l'air? n'aspire-t-il pas l'air atmosphérique de toutes pièces, pour le dépouiller ensuite de son oxygène, qu'il s'assimile ou qu'il élabore? Ou bien l'organe respiratoire absorbe l'air atmosphérique en entier, pour en dépouiller et en expulser ensuite l'azote, par suite d'une élaboration spéciale; dans ce cas, l'azote expiré ne doit jamais représenter, à l'instant de l'expérience, la quantité d'azote contenue dans l'air aspiré. Si le dépouillement de l'oxygène a lieu en dehors et sur la surface de l'organe respiratoire, cas dans l'hypothèse duquel l'azote expiré n'offrirait pas de déficit, il faudrait admettre alors qu'un organe quelconque peut élaborer à distance, et comme par fascination. Cela n'est pas admissible; car, d'après ce que nous avons dit plus haut, on conçoit que l'atome d'oxygène de l'air atmosphérique puisse être séparé de la surface respiratoire, par l'un des atomes d'azote qui lui servent de planètes et de satellites. Donc il faut admettre que l'air atmosphérique est aspiré de toutes pièces par l'organe respiratoire, et que, partant, le volume de gaz expiré ne représente jamais le volume du gaz aspiré.

81. L'acide carbonique expiré provient-il de la combinaison de l'oxygène aspiré avec le carbone du sang; ou bien n'est-ce que l'acide carbonique introduit dans le sang par une autre voie de l'économie? L'expérience directe se tait à cet égard, et l'une ou l'autre hypothèse ne saurait s'établir que par voie d'induction et d'analogie. Mais, d'après nous, c'est en faveur de la dernière hypothèse que milite l'analogie. En effet, les molécules organiques du sang étant une combinaison des bases terreuses et ammoniacales avec la molécule organique, qui est elle-même une combinaison atomistique de carbone, d'oxygène et d'hydrogène; si l'oxygène aspiré a pour but de se combiner avec le carbone de la molécule organique, il faut, de toute nécessité, que l'oxygène et l'hydrogène de la même molécule soient mis en liberté, et se dégagent avec ce nouveau produit; car cette décomposition a lieu dans les couches superficielles de l'organe respiratoire, et l'oxygène et l'hydrogène dégagés n'auraient pas le temps d'être réabsorbés en entier, pendant que l'organe respiratoire est en voie d'élimination et d'expiration. Le poumon rendrait donc à l'air, par l'expiration, la quantité d'oxygène qu'il lui aurait soustraite par l'aspiration.

Or, dans les produits de l'aspiration, on ne rencontre ni l'oxygène ni l'hydrogène en quantité suffisante. Dirait-on que l'oxygène et l'hydrogène de la molécule sanguine se dégageraient en se combinant en eau? Mais dans la molécule sanguine, l'hydrogène est en excès par rapport à l'oxygène. Enfin, on ne conçoit pas en chimie qu'il soit possible de décomposer une substance, à l'aide d'une simple addition de l'une des substances qui la composent; on ne décompose pas le sulfate de chaux avec l'acide sulfurique. On ne triomphe pas d'une affinité par l'action du même genre d'affinité; on ne brûle pas, avec l'oxygène, ce qui a déjà subi cette sorte de combustion. Si le carbone est combiné déjà avec l'oxygène et l'hydrogène, comment l'oxygène l'enlèverait-il à l'oxygène? Il y a là quelque part de l'absurde et de la contradiction; car il y a là quelque chose de contraire à tout ce que nous savons en chimie générale.

82. A défaut donc d'expériences précises, ayons recours à la combinaison analogique des faits.

La plante absorbe l'acide carbonique la nuit et le jour, soit par son système aérien, soit par son système souterrain et radiculaire. Ces deux systèmes ne sauraient fonctionner que dans leur milieu respectif, c'est-à-dire, l'un à la lumière, et l'autre dans l'ombre et dans les ténèbres. Il s'ensuit de là que le système radiculaire doit fonctionner jour et nuit et sans interruption aucune, car son milieu est toujours la nuit.

Le système aérien, au contraire, doit subir une interruption égale à la durée de la nuit, et doit fonctionner avec une énergie et une activité proportionnelles à l'intensité de la lumière solaire. Il est des nuits d'été si chaudes et si éclairées presque, que la fonction crépusculaire de la portion herbacée doit toucher de bien près à la fonction matinale. Quel est le signe de sa fonction dans le jour? Le dégagement de l'oxygène qui provient, soit de la décomposition de la molécule aqueuse qu'apporte à ses organes multipliés la circulation vésiculaire, soit de la décomposition de la molécule d'acide carbonique que leur transmet l'aspiration des racines et sa propre aspiration. Mais à l'instant où son élaboration cesse faute de lumière et de jour, que doit devenir l'acide carbonique que lui transmet, non plus sa propre aspiration, mais l'aspiration incessante des racines? Tout organe rejette, expulse de son sein, expire enfin ce qu'il n'est plus en état d'élaborer.

Le système herbacé, dans cette hypothèse seule, devra donc expirer la nuit de l'acide carbonique; ce qui n'empêchera pas le développement de la plante d'avoir lieu et de continuer sa marche incessante, à cause de l'incessante élaboration des racines, et l'incessante assimilation de l'acide carbonique aspiré.

83. L'animal semblerait exercer la fonction de sa respiration d'une manière toute contraire, aspirant nuit et jour l'oxygène de l'air, et expirant nuit et jour l'acide carbonique et l'azote, plus les autres produits gazeux ou en vapeurs de la respiration. Cette différence ne viendrait-elle pas d'une lacune dans l'étude de nos fonctions respiratoires? Examinons la question sous ce point de vue particulier.

Nous aspirons l'air atmosphérique et les vapeurs répandues dans l'atmosphère; et nous expirons les gaz éliminés et les vapeurs aqueuses, produits de la sueur, par toutes les surfaces de notre corps. Sous ce rapport, la surface de notre corps n'est qu'une vaste branchie qui doit fonctionner à l'instar du poumon. La chimie pneumatique n'avait jamais tourné, il est vrai, ses recherches vers la solution de ce point le plus important de la question. Nous avons vu même la physiologie expérimentale refuser à la peau la faculté d'absorber l'eau des bains, l'admettre imperméable au milieu du liquide, et cela seulement parce que la physiologie n'avait pas vu changer le niveau de l'eau; comme si le changement de niveau pouvait être sensible pour une absorption aussi minime, et comme si la transpiration n'était pas amplement en état de compenser le déficit de la plus ample absorption. La physiologie expérimentale s'est heureusement amendée dans l'intérêt des études classiques, depuis que nous avons démontré analytiquement et synthétiquement que les parois organisées sont perméables à tous les gaz et à tous les liquides, et les élaborent tous instantanément.

Mais il est démontré que l'absorption de l'acide carbonique, par notre branchie épidermique, nous serait proportionnellement aussi funeste que par notre organe doué de la spécialité de la respiration pulmonaire. Notre corps ne saurait donc aspirer l'acide carbonique sans danger; il ne doit donc se procurer la proportion de carbone destinée à l'organisation de ses tissus, que par la voie de l'absorption des liquides nutritifs. Mais la plante a aussi la propriété d'absorber et de s'assimiler les liquides nutritifs qu'elle puise dans les engrais et dans la terre. La plante aurait donc en plus que l'animal la faculté d'aspirer impunément et de s'assimiler l'acide carbonique aspiré. Cela contrarierait ce parallélisme d'analogie qui se soutient entre les deux règnes, dans tout ce que l'organisation a d'essentiel : ce défaut de parallélisme ne doit donc provenir que d'une lacune dans nos connaissances à cet égard. Cherchons à combler cette lacune, et nous aurons du même coup rétabli l'analogie.

84. Nous croyons avoir démontré ailleurs (*) que la digestion ne s'opère que sous la forme d'une fermentation consécutivement saccharine, alcoolique et acétique. Or toute fermentation est accompagnée d'un dégagement de gaz hydrogène et d'acide carbonique. Mais pendant l'acte de la digestion, l'animal ne rend pas l'acide carbonique par voie d'éructation, au moins dans son état normal. Chez les ruminants mêmes, qui n'ont ni la propriété de vomir, ni celle de se débarrasser des gaz par voie d'éructation, ce dégagement d'acide carbonique dans l'une des parties de la panse stomacale est si abondant, qu'il occasionne un météorisme très-souvent mortel. Mais dans l'état normal, et alors que la fonction de la digestion ne s'accompagne d'aucune espèce de météorisme, que deviennent l'hydrogène et l'acide carbonique, produits nécessaires de la fermentation digestive? S'ils n'arrivent pas au dehors par éructation, qu'ils ne séjournent pas dans la panse stomacale par météorisme, il est de toute évidence qu'ils doivent être absorbés et aspirés par les parois de l'organe digestif. L'estomac devient ainsi tout à coup un organe respiratoire, qui absorbe nuit et jour l'acide carbonique, comme le font les racines des plantes. L'estomac est l'appareil diurne de l'animalisation ; il fonctionne comme le font les racines dans la terre et les feuilles au soleil ; il absorbe l'acide carbonique. Le poumon agit comme le feraient les feuilles à l'ombre : il absorbe l'oxygène et rend l'acide carbonique ; il est l'organe nocturne : ou plutôt l'estomac est l'équivalent du système foliacé, et le poumon celui du système radiculaire, sous le rapport spécial de la respiration.

La démonstration la plus complète de cette idée, car elle est de tous les jours, nous est fournie par l'usage que nous faisons de boissons chargées d'acide carbonique, vin de Champagne, eau de Seltz, bière mousseuse, limonade gazeuse, bicarbonate de soude, etc., sans que nous rendions un seul vent, une seule éructation par la bouche.

(*) *Nouveau Système de chimie organique*, 1838, tome 3, § 3617.

Quant au dégagement d'oxygène, qui compléterait l'analogie, il doit paraître probable qu'il doit avoir lieu quelque part, mais qu'il doit être aussitôt réaspiré par l'un quelconque de ces organes, si divers de forme et de composition, qui rentrent dans la charpente de l'économie animale ; la circulation portant avec sa rapidité ordinaire tous les produits de l'expiration, sur les surfaces douées de la faculté d'élection et d'aspiration.

85. L'acide carbonique est donc fourni, à l'élaboration de l'animal, par l'élaboration stomacale de l'organe digestif. La plante le puise dans les engrais qui enveloppent ses racines, et les feuilles dans l'atmosphère, réceptacle de l'acide carbonique expiré par les animaux et dégagé par les engrais. Tel est, dans l'état actuel du globe, le cercle indéfini d'échanges et de compensations, entre les êtres qui forment le domaine de la vie. Non pas que, si la vie venait tout à coup à cesser sur la terre, il ne restât plus d'espoir, faute d'acide carbonique, de la voir recommencer par une nouvelle création, alors même que cette révolution météorologique aurait pu soustraire ou neutraliser tout l'acide carbonique provenant de la gazéification de l'espèce organisée. Tant que la croûte du globe sera, comme elle est, carbonatée, l'acide carbonique ne manquera pas à l'atmosphère ; et la lumière du soleil aura toujours la faculté de féconder ces éléments de l'air, de les associer en molécule organisée. La création, qui se continue, aura toujours l'occasion de recommencer sur une nouvelle échelle, après chaque nouvelle révolution. En effet, l'équilibre des gaz exige impérieusement que l'atmosphère existe, ou se rétablisse, dès qu'elle n'existe plus. Les carbonates dégageraient leur acide carbonique ; ils passeraient de leur propre mouvement à l'état alcalin, plutôt que d'en laisser manquer l'atmosphère ; et les phénomènes du marnage des terres nous apprennent suffisamment qu'aujourd'hui même, et dans l'état actuel de notre constitution atmosphérique, les carbonates se comportent ainsi. La marne, en effet, ajoutée à une terre, même à une terre normale, ne laisse pas que d'être un puissant principe de fertilisation ; elle dégage son acide carbonique de surcroît et de concentration, quand elle est une fois extraite des entrailles de la terre, et qu'elle arrive au contact de l'air, moins riche que les profondeurs en acide carbonique ; la marne enveloppe alors la plante de l'atmosphère qui convient à son développement. Que l'acide carbonique s'accumule dans les profondeurs

du sol, et y sursature les carbonates, cela est assez démontré par ce dégagement d'acide carbonique qui s'accumule au fond des puits, et qui ne saurait provenir, en cet endroit, du produit de la respiration ou de la fermentation de la matière organique; il se dégage évidemment des carbonates de la couche géologique, dès que la profondeur du puits l'a mise en communication directe avec l'air extérieur.

86. L'acide carbonique est condensé dans les couches géologiques, par la compression qu'exerce, sur le globe, notre constitution atmosphérique actuelle. Cela est dû aux rapports de pesanteur de l'acide carbonique et de l'air atmosphérique : aussi voit-on l'acide carbonique qui se dégage de la fermentation des matières végétales et animales, et de la respiration des végétaux et des animaux, se tenir à la surface de la terre, sans pouvoir remonter dans les couches supérieures de l'air, et être repris à la fin par les bases terreuses du sol qui en purifient l'atmosphère, tout autant que peut le faire la respiration diurne des plantes. Ce qui expliquerait déjà comment il se fait que les végétaux, rendant la nuit, d'après nos physiologies, presque autant d'acide carbonique qu'ils en ont absorbé le jour, l'air atmosphérique pourtant n'en offre pas, en plus grande quantité, la nuit que le jour, à nos moyens analytiques.

87. D'où il faut conclure, et cela en raison de la loi de la compression et de la pesanteur, que les couches géologiques du globe sont d'autant plus carbonatées, qu'elles sont plus profondes; et d'un autre côté, que toutes les fois que l'air atmosphérique se raréfie, et exerce, sur les couches inférieures, une moins grande compression, il se dégage du sol une plus grande quantité d'acide carbonique, sans parler ici de tous les autres produits gazeux qui peuvent exister dans le sol. L'air qui se raréfie fait l'office d'une pompe aspirante, dont le piston marcherait de bas en haut.

§ 1er. *Mécanisme de la respiration animale.*

88. L'analyse et l'anatomie microscopique sont la voie la plus courte, pour réduire à une formule générale l'anatomie comparée du mécanisme de la fonction respiratoire. On arrive de cette manière à se convaincre, comme dans un tableau synoptique, que, chez tous les animaux, la respiration s'opère d'une manière identique, dans ce

qu'elle a d'essentiel, et qu'elle ne diffère, d'une classe à l'autre, que par la différence des appareils accessoires qui forment le siége de la respiration.

89. Le principe fondamental de ce mécanisme est celui que nous avons établi ailleurs et plus haut (51), savoir, que toute surface qui aspire ou qui absorbe, semble être attirée par le fluide ambiant, qui fournit à cette aspiration et à cette absorption ; que, dans l'action, au contraire, de l'expiration et de l'exsudation, la surface semble être refoulée par le fluide ambiant. Or supposez que la surface respiratoire tapisse l'intérieur d'un organe utriculaire et qui communique à l'extérieur par un orifice ou un tube plus ou moins étroit ; il est évident que la surface respiratoire s'assimilera, aspirera, absorbera les molécules assimilables du fluide qui remplit la capacité de l'organe vésiculaire ; celui-ci semblera se contracter sur lui-même, puisque chaque molécule de la surface respiratoire sera attirée vers le centre de la vésicule, dans le sens du rayon. La capacité de cette vésicule se rétrécira donc, l'air qui y est contenu en sera expulsé par l'orifice qui communique avec l'air extérieur. La molécule organisée aspirera donc, au même instant que l'organe anatomiquement respiratoire expirera ; ce qui semblerait contradictoire au premier coup d'œil. Quand, au contraire, la molécule organisée expulsera de son sein les fluides qu'elle n'est pas apte à s'assimiler, le poumon se dilatera; sa capacité augmentant, l'air extérieur s'y engouffrera. Le poumon aspirera donc, alors que les molécules organisées de sa surface expireront. En désignant les deux mouvements alternes du poumon, par les mots d'*inspiration* (mouvements du dehors à l'intérieur), et de *respiration* (mouvements de l'intérieur à l'extérieur) et en conservant aux mouvements alternes produits par l'élaboration des molécules organisées les dénominations d'*aspiration* et d'*expiration*, nous dirons donc que les *aspirations* coïncident avec les *respirations*, et les *expirations* avec les *inspirations*.

90. Mais, pour qu'un pareil organe soit dans le cas de continuer l'alternative de ses fonctions, il faut que le poumon reste, pendant la *respiration*, toujours distendu par un certain résidu d'air inspiré : car, autrement, et vu la force d'agglutination des molécules organisées, les surfaces respiratoires, en se rapprochant par le vide que leur aspiration opère, se souderaient entre elles, de manière à ne pouvoir plus se désagglutiner, pour coopérer au mouvement de la

dilatation, et pour appeler l'air qui doit servir à une aspiration nouvelle. Supposez, en effet, que le poumon ait expulsé tout l'air qu'il avait reçu par l'acte de l'expiration, dès ce moment il a perdu toute aptitude à la fonction de l'aspiration. Car les cellules respiratoires ont la propriété d'absorber l'air qui les recouvre, et dès ce moment s'opère l'aspiration. Mais si elles ne sont pas enveloppées et recouvertes de cette atmosphère, qu'absorberaient-elles? à moins qu'elles n'absorbent le vide. Si elles n'absorbent rien, elles ne sauraient rien attirer ni de près ni de loin, puisqu'elles n'attirent ce qui est loin qu'en absorbant ce qui est près, et que rien d'absorbable n'est supposé près d'elles.

91. La respiration, soit branchiale, soit pulmonaire, n'a donc pas besoin, pour s'exécuter, d'un autre appareil que sa propre structure; et toutes les longues dissertations qu'on rencontre dans les livres, sur les appareils musculaires qui sont dans le cas de contribuer à l'acte de la respiration, tombent ainsi devant une simple et microscopique idée. Il faut donc admettre que, dans l'acte de l'inspiration, tous les muscles qui se mettent en mouvement le font d'une manière passive; et que, s'ils se contractent pendant la période de la *respiration* (*expiration* de l'ancienne nomenclature), c'est plutôt, en quelque sorte, pour reprendre leur premier volume que par une spéciale activité. En effet, tout muscle est passif quand il se dilate; il n'est actif que dans la contraction. Quand le diaphragme refoule l'estomac et les intestins, c'est qu'il est refoulé lui-même dans ce sens par la dilatation pulmonaire; dès que cette dilatation ne pèse plus sur sa surface supérieure, les fibres musculaires distendues reprennent leur premier volume, ce qui est sans doute un auxiliaire, mais non la cause immédiate de la période de l'expiration. Il faut faire le même raisonnement à l'égard des muscles intercostaux; ce n'est pas par suite de leurs contractions que les côtes se relèvent de leur obliquité normale, et augmentent ainsi la capacité du thorax. Il suffit de se tenir le doigt appliqué sur l'un d'eux pendant l'*inspiration*, pour se convaincre de sa passiveté consécutive dans cet acte. Du reste, si tous ces muscles se contractaient pour élever les côtes, ils feraient tout le contraire : ils les rapprocheraient davantage les unes des autres, ou bien ils ne produiraient que repos, vu qu'en relevant la côte inférieure, le muscle tendrait à abaisser la côte supérieure; il partagerait son action en deux actions contraires l'une de l'autre. C'est dans la

période, au contraire, de l'expiration du poumon, que les muscles intercostaux se contractent, et c'est alors que les côtes se rapprochent. Quand elles s'écartent en se relevant, elles cèdent à la dilatation pulmonaire. Que si les muscles intercostaux restaient rhumatismalement contractés, et si à cette contraction anormale se joignait celle des muscles pectoraux, ou des divers muscles du dos, et même du diaphragme, la poitrine en serait oppressée, mais la respiration n'en serait pas interrompue ; les intervalles de l'aspiration et de l'expiration seraient plus courts, ces deux actes plus rapprochés; la respiration, enfin, plus saccadée; mais l'asphyxie ne viendrait pas immédiatement de là.

On objectera à cette explication que l'animal est asphyxié dès qu'on lui ouvre le thorax. Mais dans cette objection, on confond deux circonstances qui ont pourtant une signification bien distincte. Ce n'est pas par l'absence du levier des muscles intercostaux que les poumons restent affaissés sur eux-mêmes et n'aspirent plus; c'est par l'introduction de l'air extérieur dans une cavité qui lui était fermée; c'est par l'action, sur les séreuses, d'un fluide qui ne saurait être élaboré que par les muqueuses. C'est un cas d'empoisonnement traumatique, tout autant qu'un effet de la pesanteur de l'air. La surface plévrique du poumon se dessèche et se contracte ; le sang des capillaires de cette surface reçoit l'air qu'ils n'étaient pas organisés pour élaborer. Il y a perturbation, spasme dans cette région ainsi révolutionnée. Il y a plus, la colonne atmosphérique, pesant de toute sa puissance sur la surface postérieure du poumon, ne trouve pas, dans la portion d'air inspirée, un volume suffisant pour lui faire équilibre. L'unité musculaire étant brisée sur une aussi grande échelle, l'aspiration ne rencontre nulle part des auxiliaires, mais partout des obstacles. Les parois internes du poumon doivent donc se rapprocher avec force et s'agglutiner, comme le feraient deux cellules aspirantes qui parviendraient enfin à se toucher de plus près, et sans l'intermédiaire d'une couche d'eau ou d'air interposée. Dès ce moment, elles se souderaient intimement. Dans l'expérience qui nous occupe, sous forme d'objection, une autre circonstance contribue encore à affaisser sans retour les poumons sur eux-mêmes : cette circonstance est une révolution qui déplace tout à coup le foyer de l'expiration microscopique de chaque molécule organisée ; en effet, la faculté expiratoire se transporte tout à coup sur la surface plévrique, mise en contact avec l'air extérieur, par la solution de continuité pratiquée dans le thorax; l'exhalation est inséparable de l'expiration, et là il se fait tout à coup une exhalation énergique. Donc le poumon doit rester à jamais affaissé sur lui-même, puisque ses cellules internes aspirent et n'expirent plus, et que ses cellules désormais externes expirent et refoulent par conséquent les tissus vers le centre de l'organe pulmonaire. Le nouveau mode d'expiration et l'ancien mode d'aspiration concourent également alors à l'asphyxie.

92. Dès ce moment, la circulation s'arrête ou tend à s'arrêter, et ne se décèle plus que par des oscillations qui se perdent comme dans le lointain. Car l'organe pulmonaire est le mobile essentiel de la circulation; le sang est appelé, par le vide, dans la branche afférente des capillaires respiratoires, pendant que la surface de ces petits vaisseaux est en train d'aspirer, puisqu'alors le tube vasculaire doit se dilater; il est refoulé vers la branche déférente des mêmes vaisseaux, pendant l'acte de l'expiration qui contracte et rétrécit la capacité du vaisseau. Alors que les tuniques internes des veines et des artères ne seraient pas douées de cette propriété d'aspiration et d'expiration que suppose la nutrition des organes, la fonction seule de l'organe proprement respiratoire suffirait donc pour mettre en branle et pour continuer le phénomène de la circulation sanguine, partout où s'étend le réseau des vaisseaux. Le cœur n'est qu'une anse vasculaire plus volumineuse; c'est un *repos* (terme de fontenier) de la circulation générale, au lieu d'en être le point de départ et la source. Il contribue pour sa part, mais seulement au même titre que les surfaces expirantes et aspirantes des veines et des artères, à ce mouvement incessant qui est le signe de la vie. Mais, livré à lui-même, le système vasculaire ne tarderait pas à voir le mouvement de son liquide s'arrêter, si le poumon continuait son asphyxie. Car le sang ne pouvant plus subir la transformation pulmonaire que réclame la nutrition de nos organes, il perdrait dès lors la propriété qui le rend propre à être aspiré par les tissus. Or sans aspiration plus d'expiration, car sans aspiration plus d'élaboration; et sans l'alternative de l'aspiration et de l'expiration, plus de mouvement dans les solides et dans les liquides (30); repos partout, et mort (*).

93. Mais si à son tour la circulation souffre sur un point quelcon-

(*) *Nouveau Système de chimie organique*, tome 3, § 3450.

que, même sur la maille la plus éloignée du réseau vasculaire, le sang, qui arrive au poumon, étant de moins en moins apte à subir la transformation pulmonaire, que nous avons nommée *hématisation*, l'organe respiratoire, dont les vésicules se nourrissent de ce sang et se maintiennent dans leur état normal à la faveur de cette nutrition, l'organe respiratoire, dis-je, ralentit de plus en plus, ou accélère de plus en plus les mouvements alternatifs de son inspiration et de sa respiration ; le principe de la circulation n'en devient plus que la conséquence ; la source de la circulation est empoisonnée par l'apport de ses innombrables canaux ; et la cause active de la circulation devient passive, comme le dernier et le plus simple de ses embranchements. Admirable unité que celle de l'organisation, où rien n'est le commencement et rien n'est la fin, où chaque molécule, si petite qu'on la suppose, est tour à tour *alpha* et *oméga*, le levier et la puissance, le facteur et le produit ; parce que les organes d'un même individu ne vivent que d'échanges, qu'ils reçoivent et rendent. La régularité de ces échanges, c'est l'harmonie ; l'harmonie, c'est la vie individuelle.

94. La capacité de l'organe pulmonaire varie nécessairement selon les espèces et selon les individus : donc on ne saurait admettre, pour le volume d'air contenu dans les poumons, un chiffre uniforme. Mais la quantité d'air inspiré et respiré, pendant un temps donné, varie non-seulement selon les individus, mais encore selon l'état de calme ou d'agitation, dans lequel se trouve l'individu, à l'instant de l'observation. La plus simple expérience suffit pour le démontrer. Que l'on applique son attention à compter le nombre d'inspirations par minute, et l'on s'apercevra quelque temps après que, sous l'influence seule de ce travail de l'esprit, les inspirations deviendront de plus en plus fréquentes. A plus forte raison devra-t-il en être ainsi pendant un accès de colère, pendant la course, pendant une conversation animée, ou dans la fièvre d'une improvisation. Quoi qu'il en soit, on peut admettre en moyenne que, dans l'espèce humaine et chez les adultes, les poumons peuvent contenir habituellement au moins trois litres et demi d'air. Les poumons ne se vident jamais d'air, ils ne le renouvellent que par fractions ; s'ils se vidaient dans l'acte de la *respiration*, ils perdraient dès ce moment la faculté de s'en remplir de nouveau, à l'aide de l'*inspiration* ; les cellules respiratoires devant s'accoler et se souder sans retour

entre elles, s'il n'y a pas une couche d'air interposée qui les tienne à distance (90).

95. L'air contenu dans nos poumons se renouvelle, par demi-litre, à chaque inspiration. Or, en admettant quinze inspirations par minute en moyenne, il s'ensuit que le volume de la quantité d'air élaborée par nos poumons, pendant une heure, ne s'élèverait pas au-dessus de quatre hectolitres et demi ; et par vingt-quatre heures, à cent huit hectolitres d'air, c'est-à-dire, à un volume d'air contenu dans une capacité cubique de plus de quatre mètres et demi de côté.

96. D'où il ne faudrait pas conclure, qu'en emprisonnant un individu dans une capacité de quatre mètres et demi de côté, hermétiquement fermée, il pût vivre impunément pendant vingt-quatre heures. Il est évident, en effet, que cet air, ainsi renfermé, ne tarderait pas à altérer, par les produits de l'expiration, la pureté que réclame la fonction de l'aspiration ; car chaque expiration vicierait l'air d'une quantité égale à $\frac{1}{21600}$ du volume total que l'individu aurait à respirer pendant vingt-quatre heures. En supposant que cette fraction se répandît uniformément dans cette atmosphère limitée pour l'expérience, il s'ensuivrait qu'à la première inspiration, l'aspiration serait en souffrance pour $\frac{1}{21600}$ de sa fonction ; et cette souffrance, marchant pour ainsi dire en progression géométrique, alors que le chiffre de la viciation de l'expiration ne marcherait qu'en proportion arithmétique, il arriverait que le malaise de l'individu ne tarderait pas à se révéler par des signes pathologiques d'une gravité de plus en plus notable.

97. Ces notions préliminaires nous paraissent suffire à l'intelligence du mécanisme de la respiration. Nous allons passer à l'énumération des divers cas d'asphyxie proprement dite, c'est-à-dire, par privation de l'air respirable ; renvoyant à une section spéciale l'examen des causes gazeuses qui affectent le poumon par voie d'intoxication. L'asphyxie peut avoir lieu, soit par un obstacle météorologique et qui résulte d'un changement ou d'une modification survenue dans la constitution ou la composition de l'air ; soit par un obstacle mécanique, c'est-à-dire, par l'interception du passage qui donne accès à l'air dans nos poumons. Cet obstacle mécanique peut naître, soit par occlusion, quand un corps étranger est introduit accidentellement dans les voies aériennes ; soit par un spasme musculaire qui suspend l'alternative des expansions et des contractions,

et tient les voies aériennes ou constamment béantes ou constamment fermées; soit par la compression exercée de diverses manières sur les voies aériennes. Nous traiterons de ces divers modes d'asphyxie dans tout autant de paragraphes spéciaux.

§ 2. *Asphyxie météorologique.*

98. 1° *Asphyxie par le vide.* Toute soustraction à la quantité d'air atmosphérique que, dans un moment donné, l'organe respiratoire est habitué à respirer, est un commencement de vide: l'être organisé tombe aussitôt dans un malaise, qui s'accroît en raison du volume de la quantité soustraite, et de la durée de cette modification apportée dans la constitution du milieu ambiant. Cet effet est relatif et dépendant de la structure et de l'état habituel de l'organe respiratoire. La raréfaction de l'air dans lequel vivent les habitants des montagnes est un commencement de vide pour les habitants de la plaine; et plus on s'élève sur les hauteurs, plus cette influence accroît d'intensité: car plus la raréfaction de l'air apporte de déficit dans la quantité d'air que nos poumons s'étaient habitués à respirer. Il faut, pour que notre malaise cesse, que nous les ayons façonnés progressivement à cette nouvelle constitution atmosphérique. Or, l'air se condensant vers les pôles de la terre, et se raréfiant vers l'équateur, il s'ensuit qu'en suivant le méridien, l'émigrant doit éprouver un effet analogue à celui d'une ascension sur les montagnes; mais cet effet est moins sensible à cause de la longueur des voyages, qui permet aux poumons de se façonner chaque jour à ces insensibles modifications de l'état météorologique du milieu ambiant. Si l'homme était emporté tout à coup des climats du nord dans la zone torride, il serait asphyxié en quelques jours, et peut-être en quelques heures.

99. Le trouble dans la fonction respiratoire marche en progression géométrique, pendant que la soustraction de l'air respirable marche en progression arithmétique (96). De là vient que l'asphyxie serait parachevée et accomplie, bien avant que le vide fût complet. Les expériences sur les animaux par la cloche pneumatique le démontrent suffisamment. Au premier coup de piston, l'animal s'inquiète et cherche à fuir le danger; au second il s'effraye, il lutte contre cet obstacle à la vie; il bâille pour suppléer à l'impuissance de

ses inspirations ; il s'agite, il tremble, il frémit, il succombe ; il palpite, pour obtenir du nombre de ses inspirations ce qui manque à chacune d'elles ; il se relève : le rat se dresse sur ses pattes postérieures, comme pour aller trouver l'air qui lui fait défaut dans les couches supérieures, et il retombe, comme frappé de la foudre, parce que, dans les couches supérieures, il y a moins d'air ; l'oiseau bat des ailes, et ce mouvement, qui l'enlevait autrefois, l'applique davantage contre le plan sur lequel il repose. Le tétanos les prend et les renverse. Saisissez cet instant pour faire rentrer l'air sous la cloche, et vous leur rendrez la vie ; une seconde plus tard, il n'est plus temps, la vie est éteinte sans retour ; les poumons, plus ou moins vidés de la quantité d'air respirable qui entretenait dans l'économie un reste d'existence, ont perdu sans retour leur aptitude à respirer : car ils ne sauraient attirer l'air extérieur qu'à la faveur de l'air qui recouvre leurs surfaces (90) ; ils n'opèrent qu'à proximité.

100. A l'autopsie, on trouvera les poumons gorgés d'un sang noir, faute d'oxygène pour le colorer en purpurin (*), épais et coagulé, faute de cette quantité d'eau que chaque coup de piston lui a soustraite. Le cœur, ce premier réservoir, ce *repos* de la circulation et de l'élaboration pulmonaire, est distendu par des caillots de sang, beaucoup plus dans le ventricule gauche que dans le ventricule droit. La peau est injectée, car le vide, ainsi qu'une ventouse générale, a appelé le sang dans tous les capillaires superficiels. Le cerveau est congestionné. L'estomac éprouve une tendance impuissante au vomissement, en même temps que les excréments durcis se portent vers l'anus, qui se referme ; tout liquide se porte vers la périphérie par la voie la plus facile, qui, dans ce cas, est la plus courte, quelque longue qu'elle soit par ses dimensions. Et si le cadavre est abandonné ensuite à un air sec, il se décompose moins vite, parce que ses tissus ont été dépouillés, et de la quantité d'air, et de la quantité d'eau, qui sont les véhicules nécessaires de toute espèce de fermentation.

(*) La coloration du sang artériel et du sang veineux serait-elle due à la prédominance d'un acide (acide carbonique !) dans le sang artériel, et à celle d'un alcali dans le sang veineux ? le sang veineux ne serait ainsi que le sang artériel, dépouillé, par l'élaboration des tissus, de l'acidité dont la respiration pulmonaire l'imprègne. Les véhicules acides ou alcalins ne se décèlent à nos réactifs que par leur excédant, et non par leur suffisance et leur juste proportion.

101. Nous sommes placés, ici-bas, sous une grande cloche pneumatique, où le vide peut se produire complétement, non pas pour tous à la fois, mais au moins pour un individu, s'il se rencontre dans une circonstance donnée. Le piston qui soustrait l'air, c'est l'air lui-même. Si les couches supérieures de l'atmosphère se raréfient par la chaleur, c'est-à-dire, si leurs atomes augmentent le volume de la sphère de calorique qui les enveloppe, elles compriment proportionnellement les couches inférieures ; elles refoulent l'air extérieur dans nos poumons, ce qui active la respiration, et augmente la somme de la vie. Le mercure barométrique monte, ce qui est un présage d'un surcroît d'activité dans nos organes, et le présage du retour de la pluie ou du beau temps. Car, si l'atmosphère est chargée d'humidité, cette compression condensera l'humidité en gouttelettes de pluie ; si l'atmosphère est sèche, cette compression refoulera à l'horizon toute l'humidité qui aurait pris sa direction vers le zénith, du lieu sur lequel cette compression s'exerce. Que si, au contraire, les couches supérieures de l'air viennent à se condenser, en perdant de leur calorique, il se produira, dans les couches inférieures, un vide momentané, et proportionnel, en durée et en intensité, à l'action qui le détermine. Il est tel animal, qui, placé exactement dans la colonne où se fait le vide, pourra y périr asphyxié. La foudre n'agit pas autrement, quand elle n'agit pas par combustion ; la trombe qui s'agite en entonnoir et fait monter le vide vers les nuages, asphyxie plus ou moins les animaux qu'elle enveloppe.

102. Le vide, produit par l'explosion des grandes bouches à feu, asphyxierait l'artilleur, si la manœuvre ne lui ordonnait pas de s'incliner en sens contraire. Le vent du boulet a été relégué dans les fables ; il est pourtant très-probable que si le vide produit par le passage rapide d'un projectile à la hauteur et fort près de la bouche ne peut produire une asphyxie durable, il peut, dans certains cas, apporter un trouble grave dans la fonction de la respiration.

103. On a vu souvent des cas d'apoplexie foudroyante se suivre de près, dans l'intervalle de quelques heures, sur un espace assez circonscrit. Par ce que nous venons de dire, on comprendra que les cas de ce genre peuvent bien n'être que des cas d'asphyxie météorologique. Supposons, en effet, que la sommité de la colonne d'air, dans laquelle se trouve plongé un individu, vienne tout à coup peser

violemment sur sa base ; il arrivera que les différentes colonnes juxtaposées, qui composent cette colonne principale, céderont sous le poids, en refoulant de part et d'autre les colonnes d'air ambiantes ; à peu près comme un faisceau de verges, perpendiculaire au plan de position, cède sous la main qui le presse de haut en bas. L'individu restera donc dans le vide, mais dans un vide produit avec la puissance proportionnelle d'un piston, qui agit sur un corps de pompe de quinze à vingt lieues d'élévation. Remarquez bien les deux temps de cette commotion météorologique, par rapport aux effets que chacun d'eux doit produire. Dans le premier temps, le vide incommensurable dans lequel se trouve subitement l'individu va dépouiller la capacité de ses poumons de tout le volume d'air qui les distend ; et dès lors, et par le fait seul de cette soustraction, appeler tous les liquides circulatoires vers le zénith. Dans le second temps de la vibration, les colonnes atmosphériques, se rapprochant avec la même puissance qu'elles s'étaient écartées, refouleront l'air dans le corps de l'individu, par toute sa superficie épidermique ; l'air pénétrant par la plèvre augmentera encore, par sa pression externe, l'adhérence et l'inertie des cellules inspiratoires, et poussera, encore plus que ne l'avait attiré le vide, le sang, de la périphérie vers le cerveau. Et tout cela s'exécutera avec la rapidité de la foudre : l'individu tombera frappé sans retour, tandis qu'à quatre pas de lui, le passant aura à peine remarqué que le vent lui soufflait au visage. Or une commotion de l'air n'est pas un mouvement solitaire ; une vibration ne s'arrête jamais à une seule ondulation. Si le hasard fait qu'un second individu traverse la colonne vibrante, à l'instant de sa dilatation, il sera, comme le premier, frappé d'asphyxie, ou plutôt d'apoplexie foudroyante ; foudroyé par la perte subite de la respiration, foudroyé par l'ascension subite des liquides vers le cerveau. Si l'on admet la possibilité de la circonstance météorologique, et qui oserait le nier? on est forcé d'admettre, comme conséquence nécessaire, la possibilité de l'hypothèse pathologique que nous venons d'expliquer. Cependant on ne doit pas négliger de faire observer que certaines organisations se prêteront, mieux que certaines autres, à ce genre d'asphyxie ; car ce cas morbide étant un effet purement physique, il doit se modifier, en vertu des modifications de l'appareil mécanique de la respiration. On sait que les personnes trapues, et qui ont le cou très-court, sont prédisposées aux coups de cette influence, beaucoup plus que les individus d'une organisation contraire; de même qu'il est des machines pneumatiques qui se prêtent mieux au vide que d'autres.

104. Et cette explication va s'étendre à d'autres ordres de phénomènes. On sait aujourd'hui, grâce à une circonstance qu'un simple ouvrier a signalée à l'étude des savants, que l'air, qui est poussé violemment à travers un orifice, et qui subit, pour y passer, une compression de la part des parois, se dilate en sortant en un cône, et laisse, partant, un vide dans l'axe d'écoulement; aussi voit-on la plaque, que l'on place près de l'orifice, être attirée, au lieu d'être repoussée par la force du courant; le vide du cône d'échappement abandonne la plaque à la force d'impulsion de la colonne atmosphérique. Que la bouche d'un homme se trouvât placée dans l'axe d'un pareil cône développé sur une grande échelle, l'individu ne serait-il pas asphyxié, si le phénomène était durable? ou tout au moins gravement incommodé, si le phénomène n'était que passager?

105. Mais si l'on retirait la plaque en arrière, au lieu de l'abandonner à son propre mouvement, il est évident qu'on agrandirait d'autant le vide du cône. Quand donc un animal va à reculons, il fait, par rapport à la couche d'air qu'il a en face, l'office de cette plaque; il fait le vide devant lui, avec d'autant plus d'étendue que sa fuite est plus rapide. Que s'il est passif dans sa fuite, et que, sans bouger, il soit emporté à reculons par un moyen de transport quelconque, il devra éprouver, sinon une asphyxie complète (car nos moyens de transport n'agissent pas, sur la colonne d'air, avec une énergie égale à celle d'une puissance météorologique), du moins un malaise provenant du déplacement des liquides de la circulation et des éléments de la nutrition : dyspnée, congestion cérébrale, nausée et défaillance; car le vide attirera en haut tout ce qui est en bas, et à l'extérieur tout ce qui est à l'intérieur. Nous avons dès lors l'explication des effets de la balançoire, des places du devant des voitures, et de ce terrible mal de mer qui ne finit qu'à la côte, et produit sur les passagers des effets si divers. L'action de la balançoire se compose de deux mouvements, qui se compensent chez certains individus, mais dont l'un a beaucoup plus d'influence que l'autre, chez certaines personnes d'une complexion délicate. Lorsque la balançoire recule, la bouche se trouve dans la colonne qui tend au vide; quand la balançoire avance, l'air, au contraire, est refoulé violemment dans

l'estomac et dans les poumons. De là vient que, dans le mouvement de recul, certaines personnes éprouvent des envies de vomir et un commencement de défaillance; mais que, chez toutes, la respiration semble se suspendre et devenir plus difficile.

106. Lorsqu'on voyage, assis sur la banquette du devant, on est, pendant tout le temps du voyage, placé dans la position du recul; on est donc continuellement forcé de respirer dans une espèce de vide; de là, tous ces malaises que certaines personnes éprouvent dans cette position, ce qui fait qu'on attache un si grand prix aux places du fond.

107. Le *mal de mer* ne tient pas à une autre cause. Le roulis, les coups de tangage, la position du passager, par rapport à la direction du vaisseau, le placent presque continuellement dans un mouvement atmosphérique qui tend à faire le vide; le malade doit ressentir un malaise qui le porte à croire qu'il va vomir ses boyaux, avec ses aliments.

108. 2° *Asphyxie par soustraction de l'un des éléments de l'air respirable*. Nous sommes, avons-nous dit (25), une combinaison vésiculaire et organisée d'air atmosphérique, d'eau, et de la terre sur laquelle nous vivons, dans des proportions qui varient à l'infini, pour modifier à l'infini les formes individuelles qui constituent l'espèce et les variétés des règnes organisés. Notre développement n'étant que la continuation de notre naissance et de notre création, que l'assimilation progressive des mêmes éléments de la vie, ce grand acte ne saurait se prêter au plus petit changement, dans la constitution de ces éléments, sans marcher, d'une manière proportionnelle, vers la cessation de la fonction organique.

De là, il faut conclure que l'azote de l'air atmosphérique, quelle que soit la nature intime de ce gaz, n'est pas moins indispensable, à l'assimilation de la respiration, que l'oxygène lui-même; et il est temps de se défaire de cette idée, que l'azote n'est là que pour modérer l'action comburante de l'oxygène: car, autrement, la raréfaction de l'oxygène devrait suffire aux conditions de la respiration; ce qui est contraire à l'expérience. Ainsi l'asphyxie peut provenir par soustraction de l'azote, comme par soustraction de l'oxygène de l'air ambiant; mais, dans ce cas, elle n'est pas aussi foudroyante que par le vide; car la respiration peut vivre quelque temps aux dépens de la quantité d'air respirable qui reste dans les poumons, pendant la durée des alternatives d'inspiration et d'expiration. L'asphyxie serait foudroyante, si toute cette quantité d'air incluse venait subitement, et à la fois, à être remplacée exclusivement par une quantité égale, soit d'azote, soit d'oxygène. Que si l'on s'amusait à respirer expérimentalement l'azote ou l'oxygène pur, ou tout autre gaz par lui-même non délétère, c'est-à-dire, non désorganisateur, on ne manquerait pas d'éprouver des sensations insolites, des effets précurseurs de toute asphyxie, de toute défaillance ; effets de quiétude et de repos, qui rendent si doux le calme après l'orage, le sommeil après la fatigue, et le dernier soupir après une longue agonie. Mais le caractère de ces sensations varierait, selon les dispositions spéciales d'esprit et de corps dans lesquelles se trouverait, en ce moment, l'expérimentateur, et non d'après la nature du gaz inspiré ; car tout gaz non délétère, et toutes choses égales d'ailleurs, produirait exactement les mêmes résultats. L'homme qui cesse de respirer, cesse de souffrir. Il souffre d'autant moins, qu'il est plus près de l'asphyxie complète : car il est d'autant moins en rapport avec les corps extérieurs, causes incessantes de ses douleurs, de ses contrariétés, de ses souffrances. C'est peut-être là le bonheur de l'indépendance, ce rêve de toute notre vie, qui ne se réalise pour nous complétement qu'aux approches de la mort ; et sous ce rapport, pour quelques-uns d'entre nous, plus avides d'indépendance que les autres, la mort, c'est la vie, et notre vie, c'est une mort : « Qui me délivrera, s'écriait le Platon du christianisme, qui me délivrera de ce corps, où circule cette mort que nous nommons la vie ? *Quis me liberabit a corpore mortis hujus ?* » (Saint Paul, *Epist. ad Rom.*, cap. VII.)

109. En ne raisonnant que d'après les principes de la chimie pneumatique, fondée par Lavoisier, le rôle que l'on fait jouer à l'azote est déjà absurde. Que serait-ce, si l'on osait un instant reculer, par la hardiesse de l'induction, les bornes de l'horizon de la chimie actuelle, de cette chimie qui se voit débordée de toutes parts, qui ne suffit déjà plus aux premiers besoins de la science, et dont la rigidité classique ne peut plus se prêter ni servir de lien commun à toutes les anomalies qui surgissent de toutes parts, sous les pas de l'étude indépendante ? Qui sait si l'alchimie, se régénérant dans le baptême de Lavoisier, ne viendra pas féconder de nouveau le champ

de la chimie qui tombe de plus en plus en jachère? Qui pourrait prédire qu'alors l'azote, l'oxygène, l'hydrogène, l'acide carbonique, etc., conserveront leur ancienne place au soleil, et ne porteront pas au front un autre numéro d'ordre?

Mais en nous arrêtant, dans cet ouvrage qui n'a pas mission de remanier ce sujet, en nous arrêtant au rôle que notre scolastique fait jouer à ces gaz atmosphériques, nous pourrons nous former une idée des changements que les lois météorologiques sont dans le cas d'amener dans les conditions de notre fonction respiratoire. Si l'on reporte son esprit à notre théorie atomique (*), on admettra sans peine la possibilité de ce fait, que l'acide nitrique n'est peut-être qu'une combinaison de l'azote et de l'oxygène, en sens inverse de la composition de l'air; en sorte que, la molécule de l'air atmosphérique étant représentée par un atome central d'oxygène entouré de trois atomes satellites d'azote, la molécule d'acide nitrique, au contraire, ne soit qu'un composé représenté par un atome central d'azote entouré de trois atomes d'oxygène et d'un restant d'azote en dissolution.

	Nombres donnés par l'expérience.	Rapports donnés par notre théorie atomique.
	Vol.	
Air atmosphérique.	Oxygène = 21 Azote = 79	= 3Az+O.
	Poids.	
Acide nitrique. . . .	Azote = 26,15 Oxygène = 73,85	= Az 3O+Az.

Or il est démontré aujourd'hui que la puissance électrique de l'éclair et de la foudre transforme l'air atmosphérique en acide nitrique, que la pluie dissout et porte ensuite dans le sol et à la surface de nos murs; d'où nécessairement doit se dégager alors l'acide carbonique de nos carbonates pierreux. Mais ce qui ajoute encore à cet élément de perturbation de notre fonction respiratoire, en général et en particulier, c'est que l'acide nitrique n'étant qu'une transformation de l'air atmosphérique, où l'atome central devient tout à coup l'un des satellites du composé nouveau, il s'ensuit que la formation d'une molécule d'acide nitrique doit mettre en liberté huit atomes d'azote; car, afin d'avoir pour satellites trois atomes d'oxygène, il faut que l'atome d'azote dépouille trois molécules d'air

(*) *Nouveau Système de chimie organique*, tome 3, 4e partie, 1838.

atmosphérique de leur atome central. Cela étant, les proportions de l'air respirable sont tout à fait bouleversées, et cet air, ainsi révolutionné, serait pire que l'air raréfié ; car, dans l'air raréfié, nous recevons moins de ce qui est respirable ; et dans l'air décomposé, au contraire, nous recevons à la fois, moins de la portion de l'air respirable, et plus de la portion d'air qui, seul, ne saurait suffire à la respiration.

110. Que si la bleuette électrique était dans le cas de combiner l'azote avec l'hydrogène dégagé, soit des matières organiques en putréfaction, soit de la décomposition de l'eau, cette dose d'ammoniaque, en s'associant dès lors, soit avec l'acide carbonique, soit avec les divers acides volatils que l'acide nitrique pluvial est en état de dégager des matières terreuses du sol, cette dose d'ammoniaque, dis-je, viendrait encore ajouter à cette constitution morbipare de l'atmosphère ; mais nous nous étendrons ailleurs sur ce rapport de la question. Nous n'avons à nous occuper, dans ce paragraphe, que de l'asphyxie par privation de l'un ou l'autre des gaz respirables, et conséquemment par le dérangement de leurs proportions atmosphériques.

111. Nous ne connaissons pas assez bien l'histoire de l'azote (ce gaz pour lequel nous possédons si peu de réactifs), pour que nous puissions évaluer les diverses circonstances qui sont capables d'en faciliter l'absorption et la soustraction. Quant à l'histoire de l'oxygène, nous sommes plus avancés sous ce rapport. Le charbon allumé l'absorbe, pour le combiner, avec le carbone, en acide carbonique et oxyde de carbone. L'azote de l'air est donc mis en liberté ; en sorte qu'alors même qu'on se préserverait de l'inspiration du gaz acide carbonique (en s'entourant d'une dissolution de potasse ou de chaux), et alors qu'il ne se dégagerait pas d'oxyde de carbone, on n'en serait pas moins asphyxié, et par l'accumulation insolite de l'azote, et par la disparition progressive de l'oxygène.

112. Il se passe quelque chose d'analogue dans la combustion du fer porté à l'incandescence, tels que le sont si souvent les tuyaux de poêle les plus voisins du foyer. Le fer incandescent absorbe l'oxygène de l'air atmosphérique, encore plus que son azote ; il s'oxyde aux dépens de notre air respirable et au détriment de notre respiration, laquelle ne tarde pas à en éprouver plus ou moins les symptômes précurseurs d'une pénible asphyxie : dyspnée, mouvement fébrile,

pesanteur de tête, vertige, éblouissements, etc. Tous ces symptômes découlent de l'action du fer incandescent sur l'air respirable; remplacez le fer par la brique, et vous réparez ces désastreux effets. Ajoutez à cela que le fer incandescent décompose aussi l'eau hygrométrique de l'air, et en dégage de l'hydrogène, en s'oxydant; or l'hydrogène n'est pas un gaz respirable.

113. Ces effets de la combustion des métaux ne sont pas aussi sensibles sous les lambris élevés que dans les appartements à planchers bas, dans les entre-sols et les mansardes, parce que l'azote, par sa légèreté, plus grande que celle de l'air, tend toujours à occuper les régions supérieures : de là vient que les forgerons établissent leurs ateliers sous des hangars élevés et à grand courant d'air; ils s'y trouvent plus dispos et mieux à leur aise.

114. Le voisinage des foyers de la fermentation, laquelle s'alimente de l'oxygène de l'air en plus grande partie que de l'azote, produirait un effet analogue, indépendamment du dégagement d'hydrogène et d'acide carbonique qui en résulte, si l'air ambiant n'était pas amplement renouvelé. La respiration nocturne des plantes et la respiration pulmonaire des animaux produisent des effets analogues, en expirant de l'azote et de l'acide carbonique, en place de l'air atmosphérique inspiré; il faut en dire autant de l'action des huiles fixes et volatiles, qui, étendues sur des grandes surfaces, pourraient être des causes au moins prochaines d'asphyxie par privation, à cause de la propriété qu'elles ont d'absorber l'oxygène de l'air atmosphérique.

115. 3° *Asphyxie par addition, à l'air atmosphérique, d'un gaz non susceptible de servir à la fonction de la respiration.* Nous renvoyons au chapitre de l'intoxication ce que nous avons à dire des gaz délétères, ou qui ont la propriété de nuire à la respiration, non pas par leur inertie, mais par leur affinité pour les tissus qu'ils désorganisent, et pour les liquides organiques qu'ils décomposent. Tout gaz, fût-il inoffensif, dès qu'il n'est pas respirable, nuit, par sa seule présence, au mécanisme de la respiration, et détermine une asphyxie, soit complète, soit progressive, soit aiguë, soit lente et chronique, si je puis m'exprimer ainsi, selon ses proportions et sa permanence dans l'air ambiant. Les symptômes qu'il détermine dans l'économie animale varient en raison de ces deux circonstances principales, ainsi que

d'une foule de circonstances accessoires inhérentes ou étrangères à la constitution de l'individu. Car la présence de toute molécule gazeuse non respirable dilate d'autant et raréfie l'air respirable ; d'où vient que, dans un temps donné, l'inspiration n'apporte plus, dans le poumon, la quantité d'air que réclame l'élaboration spéciale de l'organe respiratoire. A chaque inspiration, il y a perte nouvelle de produits organiques, perte dont les conséquences et les résultats marchent en progression multiple, dans des rapports incalculables et variables à l'infini.

116. Nous supposons ici ces gaz inertes, afin de nous conformer au langage de l'école, à qui il faut des résultats palpables et des symptômes appréciables, pour juger de l'activité et de l'énergie d'une substance ; mais, en réalité, on ne doit pas attacher une trop grande importance à cette distinction systématique des gaz entre eux. Nul gaz, en effet, absorbé par nos organes, ne saurait rester inerte dans le foyer de tant d'élaborations ; et s'il y est nuisible à la fonction, c'est, plus souvent que nous ne croyons, par une action directe, et non par l'inertie de sa présence. Les gaz ne sont inertes pour nous, que parce que leur inspiration ne détermine aucun signe appréciable à nos yeux. A la rigueur, dans l'état actuel de la science, on n'est en droit de classer, parmi les gaz inertes, et qui nuisent à la respiration par l'inutilité de leur présence, que l'azote et l'hydrogène : l'azote, dégagé par la respiration des fleurs et des animaux ; l'hydrogène, un des gaz nombreux que dégage la fermentation, ou bien la combustion du fer incandescent dans un air chargé d'humidité.

§ 3. *Asphyxie par obstacle mécanique et par occlusion.*

117. L'asphyxie par occlusion peut être le produit de toute espèce de corps capables de faire l'office de bouchon, après leur introduction ou leur formation dans les voies aériennes. Les animaux à branchies ne connaissent pas ce genre d'asphyxie. L'obstacle mécanique est dans le cas, soit de s'arrêter au larynx, soit de pénétrer plus ou moins avant dans la trachée-artère, dans les bronches, et même dans les cavités pulmonaires. Les symptômes et la gravité de l'accident varient en raison de cette circonstance. Ce genre d'asphyxie peut donc se diviser en trois groupes principaux : asphyxie par l'introduction d'un corps étranger, soit solide, soit liquide, dans les voies respiratoires ; asphyxie par le développement d'un tissu parasite dans

ces mêmes voies; asphyxie par le rétrécissement mécanique des mêmes voies.

118. 1° *Asphyxie par l'introduction d'un corps étranger solide.* Un noyau de fruit, une graine (haricot, pois), un fragment d'os, etc., en se trompant de route et pénétrant dans la trachée-artère, ou s'arrêtant même au larynx, ont suffi en bien des circonstances pour étouffer l'individu, sans que les secours de l'art aient pu triompher de l'obstacle. Dans ce cas le sang de l'aorte, refoulé violemment par la tuméfaction continue des poumons, se porte violemment à la tête; la face devient bouffie, les yeux sortent de l'orbite, et la conjonctive s'injecte de sang; tous les tissus se colorent en pourpre; et l'animal tombe sans convulsion, si l'occlusion est complète.

119. Si l'occlusion est incomplète, et que l'air puisse arriver aux surfaces pulmonaires par quelque lacune, quelque vide et quelque fissure, l'asphyxie est moins prompte et plus pénible; la lutte organique amène la souffrance, la souffrance les convulsions. L'oxygénation du sang ne s'opérant plus que d'une manière de moins en moins complète, le sang veineux passe dans les artères, et les surfaces du corps deviennent livides, au lieu de s'injecter en pourpre, par la violence que l'obstacle imprime à la circulation.

120. L'asphyxie par occlusion se complique et tient de l'une et de l'autre espèce précédente, quand elle est occasionnée par l'introduction, soit d'un gros lombric intestinal, soit d'une sangsue, qui, outre-passant l'ordonnance du médecin, abandonne le lieu d'application et les parois buccales, pour s'insinuer dans le larynx. Les chevaux et les bestiaux que l'on met au vert, sur les bords des eaux stagnantes, sont exposés à ce genre d'asphyxie, parce qu'il leur arrive fréquemment d'avaler des sangsues, en s'abreuvant. Nous aurons à revenir sur ce sujet en traitant des insectes morbipares; mais, en attendant, on prévoit que bien des cas d'apoplexie foudroyante, ou de syncope opiniâtre, peuvent n'être que des cas d'asphyxie par ces sortes d'occlusions, chez les enfants en bas âge surtout.

121. Nous ne faisons pas entrer, dans ce paragraphe, l'introduction des corps étrangers, sous forme de poussière ou autrement, parce que ce ne sont pas là des cas d'asphyxie par occlusion, mais des cas maladifs d'un autre ordre de phénomènes, dont nous aurons à nous occuper plus bas.

122. 2° *Asphyxie par occlusion, provenant de l'introduction d'un corps liquide dans les voies respiratoires.* Il arrive fréquemment qu'une certaine quantité des liquides qui nous servent en boisson prennent leur cours dans le larynx, s'il survient un spasme à la glotte; mais comme cette quantité de liquide n'est jamais assez considérable pour envahir toute la capacité pulmonaire, et qu'une substance liquide se prête à tous les mouvements et à tous les passages, il s'ensuit que le volume d'air qui remplit les poumons a toujours la force de la chasser au dehors, en une ou plusieurs fois. Quand une fois ne suffit pas, le liquide est expulsé en partie par l'expiration; mais aussi, dans l'inspiration, la portion restante s'engouffre plus avant dans les cavités pulmonaires, ce qui détermine des quintes plus ou moins violentes, et des efforts convulsifs plus ou moins étourdissants. Le jeu du poumon fait l'office alors d'une pompe foulante; et le liquide, refoulé avec cette puissance, s'échappe mécaniquement par tous les passages, par la bouche, derrière le voile du palais, par le nez et même par le canal nasal, pour inonder les paupières de larmes venues à contre-sens; ces effets font monter le sang à la tête, et y déterminent des congestions, dont la gravité varie selon les constitutions et les prédispositions individuelles.

123. Que si un pareil accident arrivait à un individu affaibli déjà par une longue maladie, étendu sur le dos et à demi perclus de ses membres, qui fût incapable enfin de se prêter aux divers mouvements au moyen desquels la respiration se débarrasse de l'obstacle liquide, il est possible que l'asphyxie devînt définitive, quelque faible que fût la quantité du liquide ingurgité. L'enfant qui vient de naître serait dans ce cas, si, lorsque cet accident lui arrive par suite de l'allaitement, la nourrice n'avait pas la précaution de l'incliner en divers sens, de l'agiter et de le secouer avec une certaine violence. L'huile introduite dans les poumons, ou s'arrêtant même dans la trachée-artère, produirait des résultats plus prompts, non-seulement par la faculté qu'elle a d'absorber l'oxygène, mais encore et surtout en faisant office de vernis imperméable à l'air extérieur. Tout le monde sait avec quelle promptitude on tue un insecte, une chenille, par exemple, quand on a soin d'étendre, au pinceau, une simple couche d'huile sur leurs stigmates respiratoires.

124. C'est là ce qui arrive, tant que l'organe respiratoire n'est séparé de l'atmosphère que par cette quantité de liquide interposée

dans les premières voies aériennes. Mais tout change, quand l'animal terrestre est submergé, et ne peut plus se mouvoir que recouvert d'une grande nappe d'eau ; pour ne pas nous occuper des liquides, qui, par leur nature, sont dans le cas d'ajouter, à l'asphyxie, la complication d'un empoisonnement. L'asphyxie dans l'eau, autrement dite par submersion, ne supprime pas tout à coup la respiration ; et l'animal ne meurt pas subitement, comme dans le cas où on le plongerait dans un milieu entièrement privé d'air respirable. Car l'eau est un milieu respirable pour les animaux conformés d'une manière favorable à ce genre d'élimination ; elle n'est qu'incomplétement respirable pour les autres. L'eau, en effet, est toujours saturée d'air atmosphérique ; nous avons même établi plus haut que la respiration aérienne ne s'opérait que par le véhicule de l'élément aqueux (72). Donc, alors même que les poumons seront ingurgités d'eau, la respiration ne sera pas supprimée ; les surfaces respiratoires feront un instant l'office de branchies, elles dépouilleront l'eau adjacente de la quantité d'air dont elle est imprégnée. Mais l'eau jouera ici le rôle d'un fluide non respirable interposé entre les molécules de l'air respirable ; et l'asphyxie par submersion rentrera ainsi, comme cas particulier et comme simple modification, dans le cadre de l'asphyxie par addition (115). Les poumons ne recevront plus la quantité d'air respirable, que leur capacité peut contenir, dans les proportions que réclame l'élaboration de chaque cellule respiratoire ; il y aura pénurie, souffrance, mais partant conscience de la position et du danger. L'animal se débat quelque temps contre les obstacles, il s'attache des pieds et des mains à toutes les branches de salut ; sa lutte le soulève et le ramène à la surface ; son propre poids le replonge dans les profondeurs ; le combat ne peut être long ; car les forces qui sauvent du danger s'épuisent vite ; l'intelligence, qui le prévoit et dirige les forces, se couvre vite d'un voile, quand l'asphyxie envahit le poumon ; et ce corps, désormais immobile, reste au fond du fleuve, roulé par les flots inférieurs, comme un vil soliveau de chêne, jusqu'à ce que, infiltré par les gaz de la fermentation putride, il soit ramené à la surface, par la légèreté spécifique de la décomposition, pour retomber sans retour au fond des eaux, dès qu'au travail de la fermentation succédera ce dernier travail d'assimilation des bases terreuses, et, pour m'exprimer ainsi, de fossilisation aqueuse, qui tanne les tissus du cadavre, et semble les protéger contre la corruption. Le cadavre est alors blanc comme le marbre de Paros, et satiné comme un gant de peau de mouton : tant la partie colorante du sang semble avoir été lavée par le mouvement des eaux.

125. S'il survient une main secourable qui retire le pauvre submergé hors de l'abîme, tout danger ne cesse pas pour lui sur le rivage. Après l'avoir sauvé de l'eau, il faut qu'on le préserve du danger des positions. Ce n'est pas la congestion cérébrale ou autre qui le menace trop ; car le sang a acquis, par l'imbibition des surfaces, en partie aqueuses, ce qu'il a perdu en degrés de chaleur. Tout est encore liquide dans les canaux et les réservoirs de la circulation sanguine ; point de ces caillots qui distendent le ventricule gauche du cœur, dans le cas d'une asphyxie sèche. Tout est encore liquide ; mais rien ne circule, et souvent rien ne coule par l'orifice qu'a ouvert la lancette ; parce que la saignée est impuissante, quand elle n'a pas pour auxiliaire l'aspiration et l'expiration des tissus, ces deux uniques mobiles de la circulation sanguine. Quoi qu'il en soit, prévoyons, par le jeu des lois physiques, ce qui va arriver dans les diverses positions que la déclivité et les accidents de surface imprimeront à ce corps, le jouet des eaux, et maintenant le jouet du hasard et du traitement.

126. Si le corps, attaché par les pieds à une branche d'arbre du rivage, se trouvait verticalement la tête en bas, il est évident que l'eau ingurgitée dans le poumon retomberait, de son propre poids, vers la trachée-artère. Mais là elle trouverait deux obstacles, pour s'écouler au dehors ; l'occlusion par l'épiglotte que la dilatation de la trachée et du larynx abaisse, et surtout l'équilibre de la colonne d'air atmosphérique. En effet, le peu d'air contenu dans les poumons, et dépouillé de son oxygène (85), ne sera pas en état de contre-balancer le poids de l'air extérieur ; l'eau sera donc retenue à la portion renversée du poumon, comme par le vide barométrique ; les voies aériennes seront donc fermées à l'air extérieur, et l'asphyxie aqueuse continuera ainsi dans l'atmosphère. Rappelez-vous la difficulté et souvent l'impossibilité que l'on éprouve de vider une bouteille à goulot étroit, quand on la tient verticalement renversée.

127. Ou bien l'asphyxié sera tenu dans la position droite, et la tête en haut. Le résultat précédent aura lieu en sens contraire : car, obéissant à sa pesanteur, l'eau cessera à la vérité de boucher la tra-

chée et les bronches : mais elle se portera dans les anfractuosités du poumon, et interceptera le contact de l'air. Et qu'on ne pense pas que l'expiration pulmonaire soit dans le cas de chasser, dans l'un et dans l'autre cas, cet obstacle à la respiration. Nous avons suffisamment démontré plus haut (90) que les surfaces respiratoires n'appelaient pas l'air à distance, et que la capacité pulmonaire ne renouvelait l'air qui la distend, que par l'élaboration de la couche d'air qui en revêt les surfaces. Dès que cet air superficiel est épuisé, les surfaces se taisent, elles n'aspirent et elles n'expirent plus. Or, dans l'un et dans l'autre de nos deux cas, l'aspiration et l'expiration des surfaces respiratoires ne tarderont pas à manquer de matériaux et d'étoffe.

128. Ou bien le corps sera étendu sur un plan incliné, et la tête un peu plus basse que les pieds. S'il est placé sur le dos, le poids de l'eau, tenant les poumons pressés dans la concavité dorsale, reproduira les effets de la position droite et la tête en haut. Si, au contraire, le corps est placé sur le ventre, et que la position déclive se rapproche beaucoup de l'horizontale, il s'ensuivra que l'eau, occupant la ligne inférieure, partagera la capacité du poumon en deux couches, l'une occupée par le liquide, l'autre par l'air, et que la ligne de séparation de ces deux couches, passant par l'axe de la trachée-artère, permettra tout accès à l'air extérieur ; dès ce moment, les poumons seront dans le cas de reprendre le jeu de leur respiration ; car il ne tardera pas à s'établir, dans leur intérieur, deux courants inverses l'un de l'autre, l'un de l'eau, qui s'écoulera à l'extérieur, et l'autre de l'air atmosphérique, qui s'introduira à l'intérieur. Que l'on vide une bouteille dans ces diverses positions, et l'on s'expliquera, par une image sensible, le mécanisme de ce phénomène.

129. Mais ce mécanisme doit se modifier, selon la conformation individuelle, et surtout selon l'organisation et la structure spécifique des animaux : un quadrupède ne présentant pas, à l'écoulement du liquide ingurgité, les mêmes pentes, dans la même position que l'homme et les quadrumanes. Il faudra donc bien en ceci, comme dans toutes les autres questions de physiologie comparée (*) et expérimen-

(*) Ce mot, dont l'idée remonte à Aristote, ne date pourtant que de 1820, époque à laquelle un médecin de province, Destrés, exerçant à Vailly, département de l'Aisne, présenta, à la Société de médecine, un manuscrit intitulé : *Traité de physiologie comparée.*

tale, se garder de faire immédiatement à l'homme l'application des résultats fournis par les expériences sur les animaux.

130. 3° *Asphyxie par le développement d'un tissu parasite dans les voies aériennes, et sur les surfaces respiratoires.* Ce développement est l'effet maladif d'une cause que nous n'avons pas à rechercher ici ; et cet effet devient cause à son tour d'un trouble, dont la conséquence prolongée, c'est la mort. Ces tissus se développent plus fréquemment chez l'enfant que chez l'adulte ; et à l'âge adulte, ils ne surviennent que chez les personnes lymphatiques, livrées à un régime doux, fade et débilitant, ou qui passent subitement d'un régime hautement épicé, et de l'usage habituel des liqueurs alcooliques, aux privations de la diète et du jeûne forcé ; nous donnerons l'explication de cette concordance, en son lieu. Nous nous contenterons ici de faire observer que le développement parasite s'opère avec une si effrayante rapidité, que, si les secours de l'art ne le paralysent pas et n'en arrêtent pas la marche, le malade en est étouffé en peu d'instants. On trouve alors la trachée-artère bouchée, comme par un bouchon de bouteille, par une masse cylindrique, qui en offre souvent la longueur et toujours le diamètre, et qui se moule sur ses parois, de manière à porter l'empreinte de tous leurs accidents de surface. La respiration dure, tant que le diamètre du cylindre parasite ne coïncide pas encore avec le diamètre de la trachée ; mais, comme l'espèce du tuyau où se forme la voix se rétrécit de plus en plus, les efforts de l'expiration se traduisent, selon que le tissu parasite se forme au-dessus ou au-dessous des cordes vocales, et à différentes hauteurs, se traduisent, dis-je, en des cris de différents timbres et de différentes intonations, capables de parcourir toute la gamme chromatique et plusieurs octaves successivement ; phases pendant lesquelles les accès de toux d'un simple rhume prennent les caractères des quintes de la coqueluche, et puis, enfin, ceux du *cri crou-*

(Voyez *Journal général de Médecine*, tome 74, page 15, 1820.) En 1828, Blainville a publié ses leçons, sous ce même titre, en trois volumes ; c'est une composition qui est bien loin de remplir le cadre qu'avait tracé le modeste docteur du département de l'Aisne ; Flourens, son tour, s'est approprié l'idée de Blainville. Mais il n'en est pas moins vrai que les seuls *traités de physiologie comparée* que nous possédions, sans qu'ils en portent le titre, sont encore les ouvrages de Fontana, Spallanzani, Bonnet, et surtout Haller. Aujourd'hui on tue beaucoup de chiens et de cabiais, croyant faire de la physiologie ; mais, par les résultats que l'on obtient, il est évident que l'on ne fait que de la boucherie.

pal, ce cri de détresse et de désespoir, si l'on suit, pour parer le danger, certaines méthodes de traitement naguère encore fort en vogue. Le cou enfle, la face se bouffit, les yeux sortent de l'orbite, la peau s'injecte de sang versicolore ; à cette effrayante convulsion succède la prostration totale ; et la lutte est terminée, si l'art n'expulse pas l'obstacle, ou n'ouvre pas, à l'air extérieur, un autre orifice, pour pénétrer dans le poumon. Que si, même à l'instant désespéré, un effort quelconque détermine l'expulsion de ce bouchon organisé, l'enfant est préservé du danger imminent ; mais il n'est pas, pour cela, guéri de la maladie qui occasionne ces développements.

131. Les plantes, et les animaux à branchies, sont exposés à un genre d'asphyxie analogue ; car il arrive fréquemment, surtout quand leurs tissus, transportés dans un milieu moins propice, deviennent paresseux et languissants, il arrive, dis-je, que leurs surfaces respiratoires se couvrent de productions parasites, capables d'intercepter, à leur profit et au détriment du sujet, l'accès de l'air extérieur. Les moisissures, les mousses, les lichens envahissent les écorces, et finissent par les étouffer. Les vorticelles ramifient indéfiniment leurs bouquets d'artifice sur la surface des tissus respiratoires aquatiques ; et la branchie est alors asphyxiée, comme le poumon, quoique par un autre mécanisme ; cas maladif où, comme par un cercle vicieux d'influence, l'effet réagit sur la cause, et en augmente à son tour l'intensité.

132. Les effets progressifs de l'agonie, sur le poumon qui se remplit d'une écume, que l'air expiré et aspiré traverse ou repousse, avec ce bruit de gargouillement que nous désignons sous le nom de râle, ces effets ne constituent pas un cas particulier d'asphyxie ; car, ici, ce n'est pas l'air qui manque aux poumons, c'est le poumon qui manque à l'air. Si les cellules respiratoires conservaient encore leur vitalité, toute cette écume, qui s'accumule vers les bronches, serait balayée, par le souffle de l'expiration, comme le sont les expectorations les plus compactes, dans la diathèse du rhume. Dans l'agonie, l'écume s'accumule dans les premières voies, parce que l'expiration ne fournit de gaz, que tout juste ce qu'il faut pour produire et distendre des bulles muqueuses ; car ces gaz proviennent de l'épuisement des cellules respiratoires, et non de leur élaboration normale et continue.

133. 4° *Asphyxie par strangulation et par suffocation.* α. La *strangulation* est un cas d'occlusion, qui a lieu par le rapprochement et l'accolement des parois de la trachée-artère ; accolement qui est le résultat d'une compression exercée à l'extérieur et autour du cou, par le moyen de tout mécanisme qui imite celui du nœud coulant : les replis du serpent, la constriction de la main qui saisit l'animal à la gorge, peuvent être des procédés de strangulation aussi puissants que le nœud coulant de la potence. Mais les signes de la strangulation seront alors différents, soit par les empreintes que chacun de ces mécanismes aura laissées à la surface, soit par les désordres plus profonds qu'ils auront déterminés ; et ces signes varieront encore, en raison des différences spécifiques et même individuelles du patient. Qui ne voit en effet que, dans le cas de strangulation par suspension, le poids du corps n'étant plus supporté, dans l'espace, que par les muscles et les ligaments qui attachent une vertèbre à une autre, les signes internes et externes varieront, en raison du poids relatif de ce corps, de son état de jeûne ou de réplétion, et de la force relative des muscles et des ligaments, sur lesquels l'action porte, d'une manière spéciale ; selon la position et la nature du moyen de strangulation, selon l'état moral, dans lequel le patient se sera prêté, ou aura été violemment soumis à cette terrible épreuve? La médecine légale est fréquemment invoquée, devant les tribunaux, pour constater si un cas donné de strangulation est le résultat d'un suicide, celui d'un meurtre involontaire ou prémédité, et pour chercher à reconnaître et à démêler, dans les traces qu'a laissées cette œuvre de mort, la nature des moyens employés pour l'exécuter. Malheur, dans ce cas, à l'expert qui, au lieu d'avoir recours aux données du plus simple bon sens, et de cette raison innée qui n'est le partage exclusif de personne dans ce bas monde, se jette tête baissée dans les dédales de ces livres classiques, que l'université a l'habitude de regarder, à chaque édition, comme le Coran de la science ! Il perd, à cette lecture, ce qu'il savait le mieux ; il y apprend, à chaque page, ce qu'il se voit forcé de désapprendre à la page suivante ; la règle générale se perd, à ses yeux, dans la foule innombrable de ses exceptions. Qu'il se hâte de fermer ces livres, s'il veut conserver toute l'indépendance de son opinion ; qu'il ne se fie plus qu'à sa propre expérience et à sa raison, s'il veut donner à la justice un témoignage, dont la prudence puisse

être appréciée par tous. Car je pose en fait, que, si l'on soumettait l'appréciation de l'un de ces cas de médecine judiciaire au jugement d'un paysan ou d'un boucher de bon sens, à part quelques fautes de nomenclature anatomique, ces deux docteurs illettrés donneraient, dans le plus grand nombre de cas, une réponse plus conforme aux intentions de la justice que ces discoureurs assermentés, qui ont intérêt à obtenir dans tous les cas une solution quelconque. N'avons-nous pas vu, à l'occasion du genre de mort du prince de Condé, quatre à cinq médecins légistes chercher à démontrer, par mille et une raisons plus convaincantes, à leurs yeux, les unes que les autres : que la mort du prince était l'effet d'un suicide; tandis qu'il n'est pas un médecin qui ne sache, et qui n'ait professé bien des fois dans sa vie, que le suicide par strangulation est impossible au moyen d'une cravate, quand les pieds du patient touchent la terre, et qu'ils fournissent, au sentiment automatique de la conservation, un point d'appui, pour se satisfaire, et pour sauver l'homme de la violence de ses propres mains.

134. Les signes immédiats varient : les signes cadavériques varient bien davantage. Ce n'est pas *à priori* et par avance qu'on est en droit de les caractériser; chaque cas particulier offre le sujet d'une étude nouvelle. Prenez tout votre temps, avant de prononcer. N'exigez pas, des juges et de votre auditoire, qu'ils vous croient sur parole, et comme si vous parliez *ex cathedrâ*. Mettez toute votre ambition à vous faire comprendre : l'expert ne se comprend pas lui-même, quand il s'exprime de manière à ne pas être compris.

135. L'effet de la strangulation est prompt comme la foudre; parce qu'il n'est pas de moyen d'asphyxie qui supprime plus vite tout accès à l'air extérieur. L'air contenu dans les poumons est dépouillé de son oxygène ; l'air expiré se dilate, et dilate les poumons, qui compriment dès lors le cœur et ses dépendances, et refoulent ainsi le sang vers les extrémités, en même temps que la compression, exercée sur les artères carotides et sur les veines du cou, refoule le sang vers la tête. Les filets musculaires participent de cette pléthore violente : ils enflent et se raccourcissent d'autant; le muscle est dans un état de contraction violente. Les cheveux se dressent, les paupières s'ouvrent, la langue sort de la bouche, le ventre se ballonne et se tuméfie par le refoulement des viscères, l'organe génital se redresse, comme par un priapisme insultant, et comme

si ce cadavre n'était pas assez hideux à voir sans que cette mort violente empruntât ses dégoûts aux impressions du cynisme.

156. Et pourtant, malgré tout ce qu'a de repoussant, pour l'exemple qu'on prétend donner au peuple, dans les exécutions de la vindicte légale, ce mode de punition; moi qui voudrais enfin que la société abdiquât le droit de tuer qu'elle a usurpé sur la puissance de la nature, si l'on me donnait à choisir, comme juge de la question, entre la strangulation et la décapitation, je préférerais revenir encore à la première méthode. Non pas que l'une soit plus ou moins révoltante que l'autre ; mais seulement parce que la strangulation laisse une lueur d'espoir, que la décapitation tranche sans retour ; l'espoir de pouvoir réparer, dans quelques cas, soit les torts de la société marâtre envers le coupable, soit les méprises (et l'histoire nous apprend qu'elles sont assez fréquentes) que la justice des hommes est exposée à commettre, sur la foi des circonstances, si souvent équivoques, et des témoignages des hommes, qui sont tous sujets à erreur. A côté de cette restauration pénale, l'on me verrait, moi qui ne suis pas suspect, redemander la restauration d'une institution religieuse, par les soins de laquelle la charité publique a si longtemps protesté, et quelquefois avec succès, contre la justice pénale ; et, encapuchonné de la robe de deuil, j'irais me placer bien près du bourreau, pour surveiller tous ses mouvements, et arriver à temps, dans la réparation de son œuvre. A quand donc la société se pénétrera-t-elle de cette vérité bien simple à concevoir : Tuer, même un assassin dès qu'il est désarmé, c'est l'imiter et en prendre le caractère ? Ce sera quand elle sera bien pénétrée des vérités suivantes : « on est coupable de punir ce qu'on aurait pu prévenir ; le coupable est un malade que la société doit soigner et guérir, dès qu'elle n'a plus rien à en craindre. En cherchant à se venger d'un coupable, on n'est jamais sûr de ne pas frapper un innocent. »

157. β La *suffocation* s'opère par compression et non par constriction ; l'asphyxie par suffocation est moins prompte que l'asphyxie par strangulation. Son agonie est longue et pénible ; son mécanisme est facile à expliquer. L'air qui distend les poumons, fait équilibre un instant au poids qui comprime le coffre thoracique. Mais cet équilibre est rompu à la première expiration, et la capacité du poumon diminue d'autant ; le poids extérieur s'opposant à ce que l'in-

spiration ne lui rende, par l'alternative, ce que l'expiration lui a fait perdre. Nouvelle perte de capacité, à l'expiration suivante. L'expiration donne plus que l'inspiration ne reçoit. La respiration est en déficit et en souffrance. Or tout souffre dans l'économie, dès que cet organe élaborateur du souffle de la vie souffre à son tour. Le sang porte aux organes une nutrition incomplète; les organes rendent à l'économie leur tribut incomplet. Les poumons se vident de plus en plus d'air respirable, qui est remplacé d'autant par l'air vicié. Il arrive enfin le moment qui termine cette pénible agonie, ce cauchemar infernal : c'est celui où le dernier atome d'oxygène a été absorbé par la dernière vésicule pulmonaire (90); le patient expire, pour ne plus aspirer.

138. Ainsi que tout autre genre d'asphyxie, l'asphyxie par suffocation peut avoir lieu d'une manière chronique ou aiguë, pour me servir des termes de l'école hippocratique; ce qui signifie en bon français, que l'asphyxie peut s'opérer dans un espace de temps plus ou moins long, selon que la cause en agit avec plus ou moins de puissance. C'est ainsi que l'usage des corsets, par lesquels la mode a si longtemps rétréci la taille, aux dépens de la santé, doivent être considérés comme une cause d'asphyxie chronique: car le corset chaque jour resserré, rétrécit d'autant chaque jour la capacité pulmonaire, et diminue d'autant la quantité d'air que la surface respiratoire est dans le cas de réclamer. C'est une privation progressive, qui abrége la vie et tue lentement; alors même qu'elle ne produirait pas mécaniquement des accidents, qui ne laissent pas que d'être encore plus graves, pour être accessoires à la question, sous le point de vue qui nous occupe : hernies, avortements, accouchements difficiles, céphalalgies, congestions cérébrales, maladies de cœur et de poitrine, etc.; enfin, toutes les lésions internes, qui peuvent provenir de la réaction élastique, mais violente, des viscères violemment contenus dans une trop étroite capacité.

§ 4. *Asphyxie spasmodique.*

139. L'asphyxie spasmodique a sa cause dans le désordre des appareils eux-mêmes de la respiration. C'est une espèce d'asphyxie, pour ainsi dire, spontanée, dans laquelle les muscles, qui concourent à l'alternative des inspirations et des expirations, perdent la régula-

rité et l'harmonie de leur antagonisme, condamnés, par une paralysie plus ou moins longue, à un état de contraction ou de relâchement, d'où résulte l'inertie de la fonction respiratoire. L'asphyxie spasmodique peut s'exécuter par tous les modes dont nous avons plus haut décrit le mécanisme : par occlusion, par strangulation et par suffocation.

140. 1° *Par occlusion* (118). Que la paralysie s'attache principalement à la glotte elle-même et à l'épiglotte, ou à l'appareil qui les fait mouvoir ; le larynx restera ouvert, si la paralysie surprend la glotte, dans le temps de sa dilatation, et l'épiglotte, dans le temps de son érection ; les liquides, se trompant de route, pourront produire l'asphyxie, par introduction d'un corps étranger liquide. Si la paralysie surprend la glotte dans son temps de contraction, et l'épiglotte dans le temps de son abaissement, le larynx se fermant par cette soupape violemment contractée, l'inspiration deviendra impossible, et l'asphyxie s'opérera par occlusion, à moins que l'art ne trouve un moyen de pratiquer, à l'air extérieur, une ouverture nouvelle.

141. La paralysie de la glotte et de l'épiglotte peut provenir de l'action chimique d'une substance introduite dans la bouche, soit sur la glotte elle-même, soit sur ses muscles moteurs. Elle peut provenir encore de l'introduction, dans le pharynx, d'un corps étranger qui, arrêté au passage, et réagissant violemment sur tous les tissus environnants, en détermine l'inflammation par sa présence, et la paralysie par le progrès de l'inflammation, autant que par la pression violente que ce corps étranger exerce sur les filets nerveux adjacents.

142. 2° *Par strangulation* (133). Si la contraction tétanique des muscles du cou, par suite de l'augmentation de leur volume dans le sens transversal, est telle, que le diamètre du larynx ou de la trachée-artère ne permette plus passage à la quantité d'air nécessaire à la respiration ; ou bien si le corps étranger introduit dans le pharynx et l'œsophage s'y tuméfie tellement, qu'il vienne à rapprocher, par une compression progressive, les parois de la trachée ou du larynx ; ou bien, enfin, si cet effet de compression est le résultat du développement d'une production cancéreuse, ambiante ou interposée, et de l'engorgement des glandes situées à cette hauteur.

143. 3° *Par suffocation* (137). α Quand les muscles pectoraux, dorsaux, sterno-mastoïdiens, etc., restant trop longtemps dans un

état de contraction tétanique, se refusent à l'expansion de l'inspiration, et rétrécissent d'autant, à chaque expiration, la capacité pulmonaire.

144. β Une course violente et trop longtemps continuée produit le même effet. La tension musculaire rétrécit et vide de plus en plus la capacité pulmonaire; et l'homme tombe essoufflé, hors d'haleine, c'est-à-dire, asphyxié. Le spasme de la joie ou de la terreur ne donne pas la mort, par un autre mécanisme, dans le plus grand nombre de cas.

145. γ La suffocation peut être l'effet plus ou moins lent de la pression qu'exercent contre les parois abdominales, et, par contre-coup, sur les parois diaphragmatiques, la présence et l'accumulation des gaz et des liquides dans la cavité de l'abdomen, et surtout les résultats fermentescibles d'un excès de boisson ou de nourriture. En effet, quand l'homme se gorge de vivres et de vin, et surtout lorsqu'il boit frais et à la glace, il ne s'aperçoit pas d'abord qu'il en ingère plus que sa capacité stomacale ne peut en contenir. Dès qu'il cesse de boire et qu'il commence à digérer, et que la fermentation se manifeste, la masse ingérée augmente de plus en plus en volume; si elle s'échappe au dehors comme elle le ferait hors d'une cucurbite, et que l'individu puisse vomir, il est soulagé; si, par sa position et par la nature trop compacte du bol alimentaire, l'ouverture cardiaque de l'œsophage refuse de donner passage à la quantité de surcroît, cette pâte, qui enfle l'estomac et qui fermente de plus en plus, refoule les intestins en bas, le diaphragme contre les poumons; la circulation, déjà tant compromise par la réaction des boissons alcooliques, est gênée de plus en plus par la compression exercée sur la veine cave et sur l'aorte. L'asphyxie est imminente, si les secours de l'art ne débarrassent pas promptement ce goinfre, du démon qui le terrasse et dont il avait fait son dieu.

146. Ne l'exposez pas au froid; dans ce cas le froid frappe comme la foudre. Car le froid, en contractant les parois, diminue d'autant la capacité abdominale, et ajoute une force de plus à la compression, indépendamment du trouble que le changement de température jette dans toutes les fonctions animales.

147. δ Enfin, le développement d'une hydatide, d'un cancer, ou de toute autre espèce d'organes parasites, est, dans certains cas, une

cause prochaine et plus ou moins lente d'asphyxie, par suite de la compression que ces masses insolites peuvent exercer contre les poumons.

§ 5. *Asphyxie cutanée.*

148. Nous avons établi plus haut (25) que tout tissu, en contact avec l'eau, s'en imbibe, et en contact avec l'air extérieur, l'aspire. L'imbibition a pour corrélatif l'exhalation; et l'aspiration, l'expiration. Notre système cutané est donc une branchie aérienne, elle a aussi sa respiration. L'air extérieur la pénètre de toutes parts; elle l'exhale par tous les pores, après que les tissus l'ont suffisamment élaboré. Dans le bain on voit la peau se couvrir d'innombrables petites bulles, que l'eau redissout et ne laisse pas échapper. La peau transpire et respire; et si on la revêtait d'un vernis imperméable aux alternations de cette double fonction, on tuerait l'animal à petit feu, comme on tue la chenille, en plaçant une goutte d'huile à l'ouverture stigmatique de ses trachées. Sorte de comparaison, qui n'est pas une similitude: car l'huile étendue sur notre système cutané ne produirait rien de semblable; vu qu'elle est facilement absorbée par nos pores, et qu'elle est assimilable, au lieu de rester inerte comme un vernis; l'huile n'agirait en qualité de vernis que si l'animal y restait plongé, la tête en dehors: car cette couche trop épaisse d'huile intercepterait tout passage à l'air; l'animal finirait par y tomber dans une fièvre dévorante.

149. Les soins de propreté n'ont d'autre but que de tenir constamment les pores de la peau dans un état favorable au jeu régulier de la transpiration et de la respiration. L'habitude de la malpropreté constitue l'homme dans un état physique et moral de souffrance.

Ainsi nous respirons en grand par les poumons; nous respirons sur une moins grande échelle par toute la surface de notre corps. L'air extérieur nous pénètre par tous les pores; nous le tamisons de dehors en dedans, et de dedans en dehors, par le crible de notre épiderme, à toutes les fractions du temps. Nous connaissons la configuration de l'organe respiratoire des poumons; mais où découvrir la configuration de l'organe respiratoire de la peau, si ce n'est dans le réseau du système lymphatique? réseau inextricable et interstitiel, dont l'anatomie à l'œil nu n'a jamais surpris que les anastomoses les plus grossières. Car il n'y a pas la plus petite cellule que n'entourent et un vaisseau lymphatique et un vaisseau sanguin; deux sortes de capillaires destinées à en alimenter l'élaboration, l'une avec de l'air, l'autre avec du liquide; deux sortes de réseaux dont les mailles varient selon la configuration des cellules, et se moulent sur leurs contours; formant des stries parallèles sur les longs muscles et les fibres allongées, des hexagones sur le tissu cellulaire, des triangles sur les muscles triangulaires, etc.

Les lymphatiques enfin, chez les vertébrés, sont l'analogue des trachées des insectes privés de poumons.

On parle beaucoup de la lymphe, ou liquide circulant dans les lymphatiques; on a pris en cela l'accessoire pour le principal, le liquide qui en lubréfie les parois pour le liquide qui circulerait dans leurs anastomoses. La circulation des lymphatiques est gazeuse; leur aspiration est aérienne. Quand on injecte les vaisseaux sanguins, l'injection ne passe pas dans les lymphatiques; qu'on insuffle de l'air dans une veine, et à l'instant les lymphatiques gonflent et s'injectent d'air.

Il arrive souvent qu'une personne d'un tempérament lymphatique se sent pousser des glandes, seulement en recevant l'haleine d'une autre personne qui en a déjà. A l'article *Glandes*, je citerai un cas très-curieux de ce genre. L'infection miasmatique nous arrive par les lymphatiques. Les virus absorbés par la peau nous font pousser des bubons, des glandes aux aines et aux aisselles. Si ces miasmes arrivent aux ganglions, sortes de *trivium* où aboutissent les rayonnements des vaisseaux lymphatiques, ces ganglions s'engorgent et deviennent des glandes, c'est-à-dire, des tumeurs froides, puisque leur réseau n'est pas accessible au sang, ce principe de la chaleur. Si un helminthe pénètre dans les lymphatiques, il y a développement glandulaire, incolore et comme squirrheux. Quand les lymphatiques perdent leur propriété d'absorber l'air, ils s'infiltrent de liquide, et dès ce moment, il y a œdème. L'*œdème*, c'est l'érysipèle des capillaires lymphatiques; l'*érysipèle*, c'est l'œdème des capillaires sanguins.

DEUXIÈME GENRE. — *Causes diététiques ou digestives des maladies.*

150. Toute cellule organisée respire et digère, c'est-à-dire, éla-

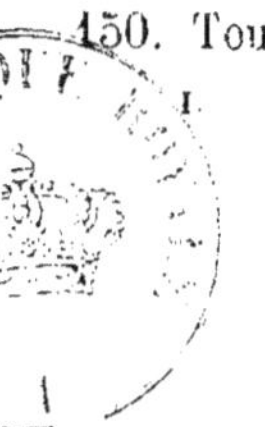

bore, au profit de son développement et de sa reproduction, l'air qu'elle a aspiré, les liquides qu'elle a absorbés. Mais tout être organisé n'ingère pas, c'est-à-dire, n'est pas toujours organisé de manière à maintenir, pendant un temps donné, dans un réservoir spécial, une certaine quantité de matière élaborable et nutritive, dont, à l'aide d'un appareil d'une structure spéciale, il aura fait le triage, dans le liquide ambiant ou dans les lieux environnants. La plante n'ingère pas ; il faut en dire autant de l'hydre, polype de nos ruisseaux, espèce d'entonnoir à une seule et grande ouverture, qui aspire et se nourrit par toutes ses surfaces, et à qui son unique cavité est bien moins un estomac qu'un lieu d'asile où se replient ses tentacules, au moindre danger.

151. Considérée dans les animaux d'une structure plus compliquée, et qui sont munis d'un canal alimentaire spécial, animaux gigantesques ou microscopiques, la digestion stomacale, que nous désignerons ainsi, pour la distinguer de la digestion cellulaire, dont elle n'est qu'un appareil, la digestion stomacale est une et identique, dans son mécanisme, dans les matériaux qu'elle élabore, et les produits qu'elle en extrait. Elle ne diffère, d'un animal à l'autre, que par des modifications accessoires de structure et d'action.

152. Nous avons suffisamment établi ailleurs (*) que la digestion stomacale s'opère, au moyen d'une fermentation d'abord saccharine, ensuite alcoolique, puis acétique, dont les produits gazeux, hydrogène et acide carbonique, sont absorbés par les parois stomacales, et dont les produits liquides acidifiés vont subir, dans l'intestin suivant, le *duodenum*, une transformation alcaline, que nous avons désignée sous le nom de digestion duodénale ; digestion définitive, dont les produits sont absorbés par les vaisseaux chylifères, pour être portés dans le torrent de la circulation, et de là dans le poumon, où ils s'oxygènent et se colorent, au moins chez les animaux supérieurs et à sang rouge.

153. Toute fermentation suppose le concours et la réaction de deux substances immédiates au moins. La fermentation saccharine ne saurait s'établir qu'à l'aide d'une substance saccharifiable d'un côté, telle que l'amidon, et d'une substance saccharifiante de l'autre, telle que la matière glutineuse. Aussi n'est-il pas, dans le cadre

(*) *Nouveau Système de chimie organique*, tome 3, § 3017, 1838.

zoologique, un seul animal qui se nourrisse d'une seule substance réellement immédiate; pas un seul, par exemple, qui se suffise avec du sucre ou de la gomme seule : une telle nutrition serait l'absence de toute espèce de nutrition. Nous voyons des insectes qui ne se nourrissent qu'avec des feuilles, d'autres qui achèvent leur vie dans un même fruit, d'autres dans le tronc des arbres, d'autres, enfin, dans le derme, et d'autres dans la chair musculaire, etc.; mais ce genre de nourriture, que nous désignons par un seul mot, ne laisse pas que d'être une nourriture très-compliquée, chacune de ces substances alimentaires se composant d'une foule de produits immédiats, dont le concours peut déterminer dans un organe, en des circonstances spéciales, la fermentation stomacale.

154. Une nourriture incomplète affame ou empoisonne, parce qu'alors elle ne fermente pas, ou fermente d'une manière anomale; que ses produits sont nuls, ou tout autres que ceux que réclame l'élaboration cellulaire. Une nourriture complète par ses éléments, mais insuffisante par sa quantité relative, ne nuit par elle-même qu'au développement; l'insuffisance n'est un poison et une cause de mort, que lorsque l'exigence est excessive.

155. Manger peu et fatiguer beaucoup, c'est dépenser beaucoup plus qu'on ne gagne; c'est marcher à grands pas vers un excédant de dépenses sur les recettes, qui mène vite à la déconfiture; c'est se frayer une pente rapide vers le marasme et l'épuisement. Avis aux chefs d'industrie qui exigent beaucoup de travail et rétribuent peu l'ouvrage, et qui imposent aux petits bras de l'enfance les efforts et l'œuvre de l'âge adulte.

156. Avis aux médecins qui abusent de la diète, l'imposent et la prolongent au hasard. La diète affame la maladie, mais elle affame bien plus encore la vitalité. Elle refuse au mal le genre d'alimentation qui l'entretient et le développe; mais en même temps elle supprime à l'économie ce qui la fait vivre et se développer. Elle guérit d'un mal, bien souvent pour en faire naître un pire; et l'on voit le malade être sauvé d'un mal de tête, pour périr de faim. Docte compensation!

157. Quoique le principe nutritif soit essentiellement le même chez tous les animaux, la digestion se modifie, avons-nous dit plus haut, selon les genres, les espèces, les individualités, les professions et la position géographique. La nourriture que dévore tel animal

serait un poison pour un autre ; car ses organes n'ont pas été conformés par la nature, où ils n'ont pas été modifiés par l'éducation, pour élaborer avec fruit un tel bol alimentaire. La nourriture que recherchent les habitants du Nord ne ressemble en rien à celle qu'affectionnent les peuples du Midi. Le même rapport existe entre les plaines et les montagnes : le Béarnais, si agile et si vigoureusement conformé, ne vit presque que de maïs et d'eau fraîche ; l'homme du Nord se repaît de viande et de vin. Transplantez ces individualités par l'émigration, et elles adopteront d'elles-mêmes l'alimentation du pays ; car c'est celle que l'homme élabore le mieux, à cette latitude et dans cette circonscription. Je ne sache pas de plus sottes sciences que l'agriculture, l'économie publique et l'hygiène, dès qu'il leur prend fantaisie, du fond d'un cabinet de Paris, de dicter des lois, qui soient les mêmes pour tout le monde, et qui enjoignent, à l'Africain basané, de se nourrir, de se vêtir et de se guérir, par les mêmes méthodes que le blond habitant de la Bretagne. Quand Isocrate (*) recommandait de se conformer aux religions des divers pays où l'on émigrait, il donnait pour son temps un excellent précepte d'hygiène, car les religions, de son temps, étaient des cultes et non des dogmes ; en en changeant, on ne faisait que changer d'habitudes, on n'apostasiait pas ; on adoptait, dans un nouveau pays, les nouveaux usages qu'y avait consacrés la tradition des générations passées, l'expérience des âges, cette voix du peuple, qui est la voix de Dieu. Les religions d'alors étaient toutes corporelles. Depuis qu'elles se sont constituées savantes, le précepte d'Isocrate serait un mauvais conseil ; car il ne tendrait à rien moins qu'à nous permettre de professer comme vraie ici, une proposition que nous aurions considérée fausse là-bas. Moïse, qui n'a proclamé qu'un seul dogme, la création, n'aurait pas imposé, en France, les mêmes observances religieuses que dans l'Arabie ; et les Juifs, qui, dans le nord de l'Europe, se condamnent à suivre ponctuellement la lettre du Pentateuque, traduisent Moïse à contre-sens ; ils commettent un anachronisme ; ils pèchent contre les lois de Dieu, en voulant se montrer austères observateurs des lois de Moïse ; ils se suicident, eux et leurs races, par des privations que le climat condamne. Heureusement pour cette branche de la civilisation moderne, tous les

(*) *Panégyrique.*

Israélites ne sont pas aussi coupablement croyants ; et il en est beaucoup qui dérogent au Talmud, ce qui est tout à fait conforme aux intentions de Moïse. Je ne dirai rien ici des chrétiens ; il est défendu d'en parler dans un livre de chimie et de médecine.

158. L'homme est celui des êtres animés qui peut se prêter, avec le moins d'inconvénient et de malaise, aux diverses espèces d'alimentation. Les animaux, qu'il a façonnés à la domesticité, participent, sous ce rapport et jusqu'à un certain point, de la docilité de ses organes digestifs. L'homme est herbivore ou carnivore, selon les climats, et souvent dans le même climat ; ce qui revient à dire que sa digestion est plus active ou plus paresseuse, selon les climats et selon les individualités. Le but de la digestion étant de transformer la substance végétale en substance animale, l'herbe en chair, il s'ensuit que le canal alimentaire a bien moins d'énergie à dépenser, en digérant la chair des animaux : car il n'a plus alors, pour ainsi dire, qu'à l'extraire. Là où la vie est la plus active, l'homme est herbivore : l'Indou ne vit que de fruits. Là où la vie est paresseuse et plus ou moins engourdie, l'homme est carnivore : un couvent de brahmanes se relâcherait bien vite, dans le Nord, de l'austérité de sa règle ; austérité qui n'est qu'une douce et facile hygiène, dans l'Indoustan.

159. L'homme n'a pas moins que l'animal l'instinct de ce qui lui convient ; cette prescience prend chez lui le nom de goût. Son goût, dans l'état normal, est la règle de ses besoins ; pour se bien porter, il n'a qu'à le consulter ; il n'a qu'à apprendre à se connaître : Γνῶθι σεαυτόν. Contrarier ces goûts naturels par des prescriptions doctorales, imposer des médicaments, à la place d'aliments, c'est faire, non de la médecine, mais du pédantisme ; ce n'est pas se montrer savant ; c'est vouloir paraître docte, auprès d'un être souffrant.

160. L'estomac n'est point une cucurbite, c'est un organe ; la digestion est sa fonction ; ses parois, avons-nous dit (84), absorbent, et l'acide carbonique qui se dégage du bol alimentaire, et les produits liquides qui résultent de cette intestine fermentation. L'estomac aspire et expire, absorbe et exhale ; le bol alimentaire, qui fournit à cette alternative de deux fonctions contraires, ne saurait rester immobile, contre l'influence de ces milliers de petits mouvements, contre ces impulsions si puissantes par leur nombre. Un corps, dont une paroi absorbe les molécules, et contre lequel se heurtent les jets

innombrables d'une constante expiration, ce corps doit se mettre en mouvement sur son axe, comme cette boule qu'en soufflant l'on fait tourner, sur elle-même, au-dessus d'un godet d'une pipe à fumer. Ce mouvement circulaire du bol alimentaire est parfaitement visible, au microscope, à travers les parois transparentes de l'estomac de nos gros brachions (*).

De même les intestins ne sont pas une allonge ; ce sont encore des organes, dont les parois aspirent et expirent. Ces parois attirent donc le bol alimentaire par l'aspiration, et le chassent plus bas, par l'expiration ; de là leur mouvement péristaltique, et le mécanisme de la défécation. Les deux mouvements opposés, mais simultanés et contigus (de vésicule à vésicule) de l'aspiration et de l'expiration, ne sauraient produire qu'une même direction, quant à la marche du bol alimentaire et des fèces ; et dans l'état normal, et tant que l'élaboration continue, le bol alimentaire ne saurait remonter vers la bouche. En effet, la portion aspirée l'est successivement par toutes les surfaces suivantes, elle est attirée de devant en arrière ; la première vésicule, en l'attirant, la rapproche de la seconde, et ainsi de suite. L'expiration doit agir dans un sens contraire à celui de l'aspiration; car autrement, il arriverait que l'ouverture de sortie serait exactement la même que celle de l'entrée, dans un organe qui exécute à la fois et continuellement la double fonction d'aspiration et d'expiration. L'expiration agira donc de manière à seconder, au lieu de contrarier, l'impulsion imprimée au bol alimentaire par l'aspiration ; elle tendra donc à pousser de plus en plus, vers l'anus, ce que l'aspiration y attire. Les aliments ne seraient dans le cas de remonter vers la bouche, que dans l'hypothèse que ces deux fonctions permuteraient pour ainsi dire ensemble, et que, sur la même vésicule, l'expiration prendrait la place de l'aspiration ; dès ce moment le mouvement antipéristaltique aurait lieu, et le vomissement en serait la conséquence.

161. La digestion stomacale est acide ; la digestion duodénale est alcaline ; la digestion du côlon, cet estomac (**) des fèces, est ammoniacale. Toute alimentation et tout accident qui tendraient à intervertir cet ordre d'élaborations, tendraient, par cela même, à provoquer, par

(*) *Nouveau Système de chimie organique*, pl. 19, fig. 6, *s*.

(**) *Voyez* l'aperçu anatomique de l'Introduction.

le mouvement antipéristaltique du canal alimentaire, le mouvement rétrograde du bol alimentaire : à faire passer les fèces, du côlon dans les intestins grêles, dans le duodénum ; et la bile, qui se déverse dans le duodénum, dans l'estomac. Dès ce moment, le vomissement serait inévitable ; chaque portion du canal alimentaire repoussant, au lieu d'attirer, la substance qui contrarie son alimentation ; le duodénum repoussant ce qui est stercoral, l'estomac ce qui est alcalinisé par la bile ; et chaque répulsion ayant lieu dans le sens de l'impulsion rétrograde imprimée, par l'organe inférieur, à la masse indigeste, celle-ci serait forcément amenée vers l'orifice buccal ; il y aurait alors vomissement stercoral ou bilieux.

162. En physiologie générale, il n'existe qu'une seule espèce de digestion, qui est la digestion cellulaire, c'est-à-dire, l'élaboration que fait la cellule élémentaire (au profit de son développement et de sa reproduction), des gaz qu'elle aspire et des liquides qu'elle absorbe. Ces matériaux lui sont apportés régulièrement par le véhicule de la circulation, qui, à son tour, est mise en jeu par le mécanisme même de cette élaboration de la cellule.

163. En physiologie comparée, nous sommes obligés d'en admettre deux : la précédente et la digestion stomacale ; distinction spécifique, dont la similitude générique n'est fondée que sur notre ignorance ; car la cellule n'est point une espèce d'estomac ; elle élabore bien autrement que l'estomac ne digère.

L'estomac n'élabore pas comme la cellule : son élaboration est un travail de surface et de capacité ; le travail de la cellule est un travail intime et organique ; c'est le point de départ de toutes les fonctions des organes que nous appelons supérieurs.

164. Nous n'avons à nous occuper ici que de la digestion stomacale, de cette opération qui a pour but d'apporter, de préparer et de distribuer avec ordre, en quelque sorte, les engrais où s'alimentent, pour ainsi dire, les stomates radiculaires de notre corps. Sous ce rapport, on peut établir, sans trop s'écarter de l'analogie, que l'estomac des végétaux est externe, tandis que celui des animaux est interne ; l'estomac des végétaux est sur la superficie de leurs plus jeunes racines. Les fibrilles du méconium chez le fœtus, et les villosités intestinales chez l'adulte, sont, pour les animaux, les appendices radiculaires chargés d'extraire, de cette masse d'engrais, que nous nommons aliments, les substances élémentaires destinées à l'élabo-

ration cellulaire des divers organes, qui rentrent dans l'économie de l'individu.

165. La souffrance de la digestion, le trouble survenu dans cette fonction fondamentale devient une cause essentielle de maladie par privation, cause moins prompte dans ses résultats que l'asphyxie ; car la privation de l'air tue en quelques instants. On a vu des individualités supporter d'assez longues abstinences, et continuer, sans paraître en souffrir, des jeûnes de plusieurs semaines. Quoi qu'il en soit, les privations dont nous nous occupons peuvent provenir, soit de la disposition défavorable des surfaces stomacale et intestinale, soit de la qualité vicieuse et de la quantité anomale de l'aliment ingéré.

§ 1er. *Disposition des surfaces stomacale et intestinale, défavorable à l'élaboration digestive des aliments.*

166. Si, sous l'influence d'une cause physique et mécanique qu'il n'est pas encore temps d'éliminer, le réseau capillaire de la circulation sanguine envahit la place du réseau capillaire et superficiel de la circulation lymphatique et incolore, qui constitue la spécialité des surfaces du canal alimentaire, ces surfaces permutent dès lors leurs fonctions ; elles participent, par l'afflux du sang, de la nature des surfaces respiratoires ; leur nouvelle faculté de respiration étouffe et paralyse leur faculté caractéristique d'absorption ; la fièvre prend la place de la digestion ; l'animal s'épuise, et par l'excès d'une fonction, et par l'absence plus ou moins complète de l'autre.

167. S'il arrive au contraire, par une influence quelconque que nous apprécierons plus bas, que les fibrilles intestinales prennent un développement inusité, que la surface stomacale elle-même se couvre de ces végétations parasites que, dans le langage de l'école, on nomme *saburres*, *mucosités* ou *embarras gastriques*, il existera dès lors, entre l'aliment et la surface digestive, un obstacle, qui empêchera le contact, sans lequel il n'y a pas d'élaboration possible, et qui, jouant le rôle de vernis et d'épiderme, transformera la muqueuse digestive en une simple couche inerte et de simple protection. L'animal s'épuise sans fièvre et sans souffrance : il voit les mets les plus exquis sans appétence : s'il y goûte par habitude, il s'en détourne

par découragement ; chez lui la saveur et le goût se taisent émoussés, parce que nos sens ont la prescience de l'impuissance de la fonction ; il n'y a pas de désir là où il n'y a plus de besoin ; et le besoin cesse là où la fonction s'assoupit. Dès ce moment le jeûne amène la langueur, et la langueur ajoute à l'inappétence ; le pouls est faible, rare et obscur ; les facultés morales baissent et s'énervent ; la sensibilité s'émousse ; l'animal dépérit, comme par une lente agonie, et il meurt enfin d'abstinence, sans avoir éprouvé les symptômes de la faim.

168. La vie sédentaire, surtout lorsqu'elle succède à une vie d'agitation et de mouvement, est dans le cas de contrarier la marche de la digestion, de la rendre paresseuse et incomplète, et de la mettre sur une voie qui la conduit tôt ou tard à l'un ou l'autre des deux premiers accidents. En effet, l'homme physique est une de ces espèces animales, dont le corps a été organisé pour le mouvement, comme le polype pour l'isolement. Le mouvement est l'auxiliaire de toutes ses fonctions et de tous ses actes ; l'exercice musculaire imprime, à la circulation, une activité d'impulsion qui seconde admirablement l'activité des organes ; il dégage de la chaleur, et entretient ainsi le feu sacré de la vie. La chaleur, en effet, accélère l'exhalation, par la vaporisation des liquides ; les cellules élaborantes, expirant et exhalant avec une plus grande énergie, aspirent et absorbent avec une nouvelle puissance, l'une des deux fonctions étant toujours la contre-épreuve et le contre-poids de l'autre. Or souvenons-nous que la circulation est la résultante de ces deux fonctions contraires, quasi simultanées. Il y a plûs, et c'est à ce point de vue qu'on a le moins songé, les exercices musculaires contribuent à faire couler, dans le duodénum, les produits alcalins de l'élaboration du foie, produits sans lesquels la digestion duodénale ne saurait transformer, en chyle sanguificateur, le chyme que lui a transmis l'élaboration stomacale. La digestion est dès lors nulle, parce qu'elle est incomplète ; et l'estomac digère sans profit pour le corps, ce qui ne saurait durer sans une réaction pernicieuse. En effet, le repos trop prolongé engourdit les membres, appesantit la pensée, alourdit la tête, émousse l'appétit, prédispose à l'oppression du cœur et de la poitrine, à la migraine ; car le liquide circulatoire ne se régénère plus et n'apporte plus, à l'aspiration des tissus, que les produits, que les rebuts de l'expiration ; les intestins se ballonnent et s'enflamment, car les gaz dégagés de

la fermentation stercorale sont du genre de ceux que les tissus repoussent, faute de pouvoir se les assimiler, ou qu'ils ne s'assimilent, que pour en être désorganisés. Prenez par la main cet oisif sultan que l'édredon énerve et que le loisir empoisonne ! Odalisques dont les charmes commencent à l'ennuyer, entrainez-le dans vos courses et dans vos danses les plus folles ; janissaires, prêtez-lui vos armes et commandez l'exercice ; pauvres laboureurs, qui avez si souvent blasphémé les lois de Dieu, en enviant l'oisiveté du riche, sacrifiez-vous à votre idole ; échangez avec elle un instant votre condition ; déchargez-la de son sceptre, et prêtez-lui votre bêche. Si le tyran sans vigueur n'est pas d'une race tout à fait dégénérée, il ne tardera pas à voir que votre usurpation était son unique remède, et que le mouvement est un besoin, auquel nul d'entre nous ne saurait se soustraire, sans déroger à l'humanité.

169. De même l'homme qui ne vit que dans les livres, et qui, pour mieux nourrir son esprit, ne fait pas d'autre mouvement que celui de tourner un feuillet, est un homme qui se tue, pour ne pas apprendre grand'chose. Que peut l'esprit, quand le corps est faible ? La pensée, quelle qu'en soit l'essence, n'émane-t-elle pas de l'élaboration du cerveau ?

170. L'expérience démontre que les frictions et le massage, exercés sur la région du foie et du pancréas, sont dans le cas de suppléer aux exercices gymnastiques, en facilitant ou en rétablissant le cours, dans le duodénum, des produits de la vésicule du fiel et de l'élaboration hépatique et pancréatique.

171. Il est des positions du corps capables de tenir l'embouchure du canal cholédoque et du canal pancréatique, dans un état d'occlusion, qui fait obstacle à l'écoulement des liquides élaborés par ces deux organes appendiculaires de la digestion duodénale. Ces positions, si elles sont habituelles, sont dans le cas de devenir des causes, par privation, de maladies et de mort. Nous invitons les philanthropes, partisans des peines corporelles, c'est-à-dire, ces hommes charitables qui professent ce dogme pénitentiaire, qu'on n'aime jamais tant les hommes que lorsqu'on les fait souffrir, nous les invitons à ne pas oublier de placer, dans les plateaux de leur pieuse balance, le principe d'hygiène que nous venons de puiser dans le code de l'anatomie humaine. La position à quatre pattes, qui convient à la digestion des quadrupèdes, et spécialement du chien, est une cause

de mort pour l'espèce homme, à laquelle le philanthrope, comme le prisonnier, a l'honneur d'appartenir.

172. Rendez à l'homme l'air et le mouvement que lui a octroyés la nature; ce sont deux biens inaliénables comme son moi; car ce sont là les deux leviers de sa puissance physique et de sa dignité morale. Quiconque les lui ravit est un usurpateur; il blasphème contre les lois de la création.

§ 2. *Causes privatives de maladies, relatives à la qualité et à la quantité des substances nutritives ingérées dans l'estomac.*

173. Nous entendons, avons-nous dit (153), par substances nutritives, les substances végétales et animales, qui réunissent au moins les deux éléments nécessaires à la fermentation saccharine, alcoolique et acétique; ces deux éléments sont, la substance saccharine ou saccharifiable, et la substance glutinique ou albumineuse. Il n'est pas une seule matière, du nombre de celles dont se nourrit le plus grand comme le plus petit insecte, dans laquelle l'analyse ne soit en état de signaler la présence de ces substances à la fois.

174. Essayez de ne nourrir un animal quelconque qu'avec l'une ou l'autre des deux, et vous l'affamez. La physiologie expérimentale moderne ignorait cette distinction fondamentale, lorsqu'elle entreprit de reconnaitre la faculté nutritive d'une substance, en l'administrant isolément à des chiens. Depuis que nous l'avons avertie du vice de son induction, elle a mis douze ans à refaire ses prémisses, et six mois à rédiger un rapport, qui finit, en nous priant d'attendre le reste; et nous attendons, pour avoir son avis, qui maintenant ne différera certainement pas du nôtre (*).

175. Ce principe une fois posé, il est facile d'admettre, en règle générale, qu'il n'est pas une substance végétale et animale, administrée comme elle est récoltée, qui ne soit nutritive, si toutefois elle ne réunit pas à cette qualité une qualité vénéneuse; car il n'est pas un être, végétal même, qui puisse se développer, sans élaborer et reproduire ces deux principes élémentaires, de la combinaison desquels résulte la nutrition, dont toutes les autres fonctions ne sont que la transformation. Ce que nous disons des végétaux est une loi

(*) *Nouveau Système de chimie organique*, tome 3, § 3602.

encore plus générale chez les animaux; car il est douteux qu'il existe un animal vivant, et dans son état normal, dont la chair soit par elle-même vénéneuse; cette chair n'est un poison que lorsqu'elle est elle-même empoisonnée.

176. L'art seul nous donne des substances non nutritives, qu'il extrait des végétaux et des animaux; car extraire, c'est isoler. Or, quand deux choses ne tirent leurs qualités que de leur association, par leur isolement elles s'annulent. Alimenter les animaux avec les produits de l'art, c'est très-souvent lester leur estomac, pour les laisser mourir de faim.

177. Toute substance nutritive, en général, n'est pas pour cela alimentaire, en particulier. La *substance nutritive* est celle qui réunit, en des proportions quelconques, les deux éléments de la fermentation saccharine, avec un excès de gluten ou d'albumine, qui fasse passer ensuite la fermentation alcoolique à la fermentation acide. La *substance alimentaire*, au contraire, est une substance nutritive, qui renferme les deux substances complémentaires de cette fermentation, dans des proportions et dans un état de mélange et de gisement, si je puis m'exprimer ainsi, qui conviennent à l'élaboration de l'organe digestif d'un animal donné. La feuille du mûrier, par exemple, est alimentaire pour le ver à soie, et non pour la chenille du *Bombyx cossus* qui corrode nos troncs d'ormes; la sciure de bois, dont se nourrit cette dernière chenille, n'est pas alimentaire pour les bestiaux. Quand on n'ajoute pas une restriction spéciale, on entend, par substance alimentaire, une substance nutritive, dont l'homme peut s'alimenter avec fruit et d'une manière normale. La substance indigeste est une substance nutritive, qui n'est alimentaire que dans des faibles proportions; elle ne fournit pas assez à la digestion; elle constitue l'organe et ses dépendances, dans un état de souffrance et de maladie: car souffrir, c'est ne pas recevoir assez de ce qui nous est nécessaire.

178. D'où vient que la substance nutritive n'est pas alimentaire également pour toutes les espèces animales, et que telle substance, alimentaire pour un individu, est indigeste pour un autre de la même espèce? Cela dépend d'une simple modification, dans la structure élémentaire des parois des cellules élaborantes, dont se composent les tissus du canal alimentaire. S'il m'était permis de représenter, par une comparaison grossière, l'organisation mystérieuse

et invisible de ces admirables petites matrices de la nutrition et du développement, je me serais hasardé de répondre à la question, par cette autre question : Dites-moi pourquoi telle molécule, qui est arrêtée par tel crible, passe librement à travers tel autre? On peut concevoir en effet que les dimensions des globules élémentaires, qui, en se touchant entre eux par six points de leur circonférence, forment la trame et le tissu de la cellule élaborante, que ces dimensions, dis-je, soient variables dans les individus de la même espèce : que leurs interstices varieront à leur tour dans les mêmes proportions, et que partant, chez les uns, ils admettront et aspireront les molécules liquides ou gazeuses, qu'ils arrêteront au passage, chez d'autres individus de la même espèce. Ne savons-nous pas que la même substance qui passe à travers un filtre de telle qualité de papier, s'arrête sur un filtre de papier d'une qualité différente? Ne sait-on pas encore que la fissure du flacon, qui laisse échapper l'éther, retient hermétiquement un gaz d'une autre nature? Cette comparaison, ne sortant pas des limites d'une simple comparaison, nous suffit cependant pour nous faire comprendre que les différences, dans les résultats de la nutrition, ne tiennent qu'à des différences dans la conformation accessoire de la membrane animale : et cette conformation, variant d'une espèce à l'autre sur une grande échelle, et d'un individu à l'autre sur une échelle moins étendue, peut varier en outre chez le même individu, avec l'âge, les saisons, le changement d'habitudes et de climat; en sorte que telle substance, indigeste pour lui aujourd'hui, lui devient plus tard alimentaire, et réciproquement. On le voit convoiter alors ce qui lui répugnait, et rebuter ce dont, jusque-là, il avait été le plus friand; car le goût, s'il n'est pas dépravé par une cause anomale, est la sentinelle avancée de l'organe digestif; c'est l'expression de ses besoins par ses désirs; c'est la conscience de son aptitude qui se manifeste instinctivement.

179. Tout ce que nous venons de dire de la nutrition des animaux s'applique avec une égale exactitude aux végétaux, si l'on se rappelle que leurs surfaces radiculaires sont, chez ceux-ci, les analogues des surfaces intestinales de ceux-là : et que les engrais pétris avec des bases terreuses sont les analogues des aliments. L'estomac des végétaux est à l'extérieur de leurs organes plongés dans l'ombre, de leurs racines souterraines. L'engrais et la qualité du sol, où prospère telle espèce, est un poison pour telle autre espèce végétale,

surtout quand elle y passe brusquement, et avant que, par des transitions habilement ménagées, ses organes digestifs et radiculaires s'y soient peu à peu façonnés.

180. L'expérience individuelle est donc seule capable de nous faire connaître dans quel degré une substance est nutritive, et l'analyse chimique, qui s'était substituée, naguère encore, à l'expérience économique, dans l'appréciation de la puissance d'un aliment, avait bâti sans avoir assuré sa base; elle n'y avait pas pensé; aussi ne reste-t-il pas chiffre sur chiffre des immenses tableaux qu'elle avait dressés. Le bon sens populaire avait déjà fait justice de ses prétentions, avant que nous en eussions expliqué le vice.

181. Nous distinguerons, dans l'alimentation, trois catégories de substances, qui, quoique diverses, ne laissent pas que de concourir, chacune dans sa spécialité, à la régularité de la digestion : 1° *les substances nutritives proprement dites*; 2° *les substances supplémentaires*; et 3° *les substances protectrices de la digestion.*

182. 1° *Substances nutritives proprement dites*, ou substances qui réunissent les deux éléments complémentaires de la fermentation digestive (sucre et gluten ou albumine), dans un rapport qui convient à l'élaboration spéciale de l'individu. Nous croyons inutile de rappeler que nulle fermentation ne s'établit sans le véhicule de l'eau; la présence de ce véhicule sera toujours supposée, dans ce que nous avons à démontrer plus bas. La gomme, et les tissus végétaux, qui ne sont qu'une transformation de la gomme, sont la substance la plus négative de toute espèce de nutrition; car, associée avec le sucre, elle ne saurait jouer le rôle de gluten, et, associée avec le gluten, elle ne saurait jouer le rôle de sucre. La gomme, en effet, c'est le sucre combiné avec des bases terreuses; c'est un commencement de tissu ligneux, le plus inerte des tissus, et celui dont la désagrégation est la plus lente.

183. Le gluten seul, ainsi que l'albumine solide et isolée de sa portion soluble, ainsi que le tissu animal séparé par expression et par lavage de tous les sucs solubles qu'il avait élaborés, viennent après la gomme, comme substances négatives; mais elles se rangent en tête des substances complémentaires de la digestion; et comme leur isolement chimique ne saurait jamais être complet, et que chacune d'elles renferme toujours, quoi qu'on fasse, un peu de la sub-

stance soluble, dont l'association les rendrait parfaitement nutritives, il s'ensuit que l'ingestion de ces trois ordres de substance, ou plutôt de ces trois formes de la même substance organique, peut suffire quelques instants à la nutrition. Seules, elles ne sont qu'indigestes (177); elles ne fournissent pas assez.

Quand la digestion est terminée, et que ses produits ont passé dans les intestins, il reste encore dans l'estomac un résidu qui semble être le levain de la digestion suivante. C'est la partie glutineuse qui n'a pas trouvé assez de substance saccharine, pour se compléter; ce levain est de plus un *lest* qui s'oppose à ce que les parois s'aspirent elles-mêmes. C'est dans ce but instinctif que les volailles avalent de petits cailloux, quand elles ne trouvent pas, en suffisante quantité, de la grenaille.

184. La substance saccharine seule n'est pas tout à fait assimilable à la gomme; car les débris de la muqueuse, qui s'exfolie et se dépouille chaque jour, peuvent fournir, à cet élément, l'autre élément complémentaire de la digestion normale. Mais la digestion a lieu alors aux dépens de l'individu lui-même; on peut dire, en quelque sorte, que l'homme digère sa propre substance, qu'il se dévore pour se nourrir, ce qui ne saurait ni durer longtemps, ni se concilier avec la marche du développement indéfini qui constitue la vie. Les boissons saccharines dénudent les parois intestinales, et partant les enflamment, si elles n'ont pas leur complément digestif dans d'autres ingestions. La gomme en solution, au contraire, qui est entièrement négative, n'enflamme pas; bien au contraire : elle revêt les parois stomacales d'une espèce de vernis qui les soulage, les protége, mais ne les nourrit pas.

185. Que si l'on s'administre la gomme et le sucre à l'état solide, ces deux substances, sous cette forme, sont inflammatoires; elles dépouillent les parois du canal alimentaire, en les desséchant; et elles les dessèchent, par leur avidité pour les molécules aqueuses. Abandonnez en effet du sucre à une atmosphère un peu humide, et il tombera peu à peu en déliquescence : c'est là l'explication la plus naturelle de tous les accidents inflammatoires, qui accompagnent cette fâcheuse ingurgitation de sucreries, par laquelle les femmes et les enfants saluent le premier jour de l'an. Je ne voudrais certes pas causer la ruine des confiseurs, ces grands prêtres du gui l'an neuf; mais à leur tour, s'ils prennent à tâche de ne pas ruiner la santé des

chalands qui les enrichissent, qu'ils profitent de cette révélation, et qu'ils exécutent mon ordonnance : Qu'ils ne fabriquent plus de bonbons qu'avec une pâte composée de sucre d'un côté, et de lait ou de blanc d'œuf, ou de jaune d'œuf, etc., de l'autre; en ayant encore soin d'inscrire pour devise, sur chaque forme de la même friandise : *Ceci est un poison lent, si on le croque, au lieu de le boire; buvez vos bonbons*. Je leur fais cadeau en cela, s'ils m'écoutent, d'une nouvelle branche de commerce et de débit ; car le génie du goût du jour de l'an, qui n'est que la susceptibilité d'un paroxysme de friandise, ne permettra pas de boire la confiture, dans une autre coupe que celle qu'aura moulée le confiseur.

186. La gélatine n'est pas un poison, à moins que, par négligence, malveillance ou malpropreté, on ne l'empoisonne; mais c'est une nourriture grandement incomplète. Elle serait détestable au goût et désastreuse pour l'estomac, sans les compléments qu'on a soin d'y ajouter, sous le nom d'assaisonnements, tels que poireaux, oignons, carottes, navets, choux (qui, à eux seuls, sont déjà des substances nutritives), plus la quantité de bon jus de viande, avec lequel on étend la dissolution. On dissimule ainsi la gélatine, plutôt qu'on ne l'améliore ; mais on détériore certainement le bouillon de viande, par cette association. Les partisans outrés de la gélatine, et ses détracteurs passionnés, ont constamment commis, dans la discussion, une métonymie : ils ont confondu les effets de la diète, les uns avec les effets du poison, et les autres avec ceux de la nutrition. Les détracteurs, qui l'ont expérimentée sur eux-mêmes, s'en sont crus empoisonnés; les tortures de leur empoisonnement n'étaient que les tortures d'une diète intempestive. Les partisans de la gélatine se sont récriés, en citant l'exemple des hôpitaux, où les malades se trouvent bien de cette alimentation, oubliant que, si la gélatine était réellement nutritive pour les individus bien portants, le médecin ne la prescrirait pas aux malades. Bref, tout inventeur d'une bonne chose en use ; je propose, aux partisans de la gélatine, de ne se faire servir sur leur table, à eux et à leurs conviés, et cela pendant trois mois seulement, que la soupe gélatineuse qu'ils administrent au peuple, au pauvre, à celui qui n'a, pour sustenter ses forces, que cet unique mets. Je me fie à la bonne foi de leur organe digestif, pour qu'ils se rangent du côté de mes principes, et qu'ils placent la gélatine au nombre des substances qui contrarient notre digestion par leur in-

suffisance. La gélatine, avons-nous dit ailleurs (*), est un os à ronger sous une forme liquide.

187. L'amidon de pomme de terre est bien moins nutritif que la pomme de terre elle-même; l'amidon des céréales est mille fois moins nutritif que leur farine ; ou plutôt, l'amidon seul, même cuit, n'est pas nutritif du tout; le gluten seul n'est qu'indigeste (173). D'où vient pourtant que l'amidon convient à l'estomac de l'enfant et des valétudinaires? C'est que l'enfant tette après la bouillie, et que, du reste, cette bouillie amylacée est préparée avec du bouillon gras, ou du laitage, ou du beurre, trois mélanges qui contiennent abondamment la substance complémentaire de la fermentation de l'amidon.

188. Les proportions relatives des deux éléments, qui entrent dans la composition d'une substance nutritive, conviennent à tel animal, et constitueraient un aliment indigeste pour tel autre. Il en est de même d'individu à individu de la même espèce, et de l'individu à lui-même, selon ses prédispositions et ses états divers de santé. Le passage brusque d'un genre de nourriture à un autre équivaut souvent à un empoisonnement. Faites asseoir tout à coup le pauvre irlandais à la table des laquais d'un lord; en deux jours il gagnera une fièvre continue. Ce sera bien pire, si vous ramenez ce laquais, devenu friand comme les autres, aux pommes de terres qui ne suffisaient pas à sa faim. A ce retour, il gagnera certainement la fièvre typhoïde. Mettez ce manouvrier vigoureux et grand mangeur, au repos et à la diète, pour le moindre petit trouble survenu dans la plus accessoire de ses fonctions, et vous transformerez son indisposition en une maladie d'un grave caractère. Toute loi qui impose, aux diverses classes de la société, et la même peine et les mêmes privations, est une loi qui a plusieurs poids et plusieurs mesures; car la même peine, si cruelle envers celui-ci, peut être fort douce envers celui-là. L'organe digestif ne change pas l'habitude de son élaboration, au gré de nos caprices ; car son mode spécial d'élaboration est le résultat de son mode d'organisation; et l'organisation ne change pas, elle se développe. Imitez donc, dans le changement d'habitudes, de mœurs et d'usages, la marche progressive du développement.

(*) Voyez *Réformateur*, feuilletons du n° 1, 8 octobre 1834 ; et du n° 132, 18 février 1838.

189. Une idée fâcheuse est venue engouer la vanité de notre alchimie économique. L'art a voulu supplanter la nature, et remplacer la nourriture naturelle par une nourriture de laboratoire. La nature a répondu, par la maladie, à ces artificielles digestions. La farine de céréales est la nourriture fondamentale de l'homme normal ; mais nous n'en avons plus assez pour tout le monde ; on a dit : Faisons du pain sans farine ; et l'on en a fait, du moins avec un peu de farine. Les académies ont couronné l'œuvre ; l'économie publique a haussé les épaules sur les juges et les lauréats. L'alchimie s'est rabattue alors sur l'élève des bestiaux ; elle a dit : La farine nourrit l'homme, le rebut de la farine nourrirait bien mieux les chevaux ; et elle a remplacé le foin et l'avoine par du pain : le cheval a préféré le son et la paille ; et l'on en est revenu au foin. Malheureux mortels, secondez donc la nature, et ne la torturez pas ; quand vous n'avez pas assez d'un produit, tâchez d'en semer davantage, car l'art ne peut pas créer et bouleverser sans crime ; demandez au travail, et à la fécondité de l'association des efforts, ce que l'imagination vous refuse ; défrichez votre sol, pour donner du pain, et du bon pain, à tous vos frères ; du foin et de la paille, puis du grain à vos animaux de travail : voilà ce que vous pouvez ; ne tentez pas l'impossible.

190. La mortalité qui, depuis quelque temps, frappe les vaches des environs des grandes villes, ne provient uniquement que de la substitution des marcs de nos féculeries, de nos sucreries et de nos distilleries, à la nourriture habituelle de ces animaux. Les marcs, déjà indigestes par eux-mêmes, puisque la pression les a dépouillés de tout ce qui les rendait nutritifs, les marcs ensuite fermentent vite, et leur fermentation ne tarde pas, à la lumière, à devenir ammoniacale. De là, les fièvres putrides, les météorisations, les coups de sang. J'ai vu guérir des vaches par le simple changement de nourriture, et en substituant le foin et l'avoine à ces rebuts, dont les féculistes se débarrassent, avec un si triste profit. Nous donnerons, plus bas, un autre genre d'explication à cette observation d'économie rurale.

191. Un aliment qui se compose d'un mélange de substances nutritives et de substances rebelles à la fermentation de la digestion, est plus indigeste encore que l'aliment qui est en défaut, par le vice des proportions des deux éléments complémentaires de la digestion stomacale (182). En effet, l'instinct inné de l'estomac, l'appétit qui

est sa prévoyance, le porte à exiger beaucoup de tout ce dont il ne peut extraire que très-peu. La masse alimentaire pèse sur ses parois de tout le poids de son inertie ; elle augmente de volume par l'effet de la chaleur du milieu, et par celui d'une fermentation, dont nul organe n'absorbe les produits. L'organe digestif se distend et enfle; la tension affaisse les cellules élémentaires des parois digestives, c'est-à-dire, paralyse d'autant la propriété de digérer. L'estomac refoule tout ce qui l'avoisine : intestins, cœur, foie, poumons, grosses veines et artères. Quel cortége d'accidents ne doit pas accompagner une perturbation aussi étendue? météorisation, éructations hydrosulfurées, aigreurs, palpitations, étouffements, coups de sang, apoplexie, asphyxie, etc., effets d'une cause mécanique, qu'un simple vomissement est dans le cas de guérir radicalement, quoique mécaniquement.

192. Ces principes une fois posés, il est aisé de deviner pourquoi certains de nos aliments habituels sont moins nutritifs et partant plus pesants les uns que les autres ; cela vient de la quantité relative de principes nutritifs qu'ils renferment sous le même volume. Par exemple, les haricots verts sont une friandise et non un aliment ; et, sous cette forme, plus ils sont avancés, moins ils nourrissent ; parce que, chez les plus avancés, le tissu glutineux de la cosse s'étant transformé en tissu ligneux, les proportions complémentaires des deux substances fermentescibles ont été interverties. Le haricot blanc commence déjà à prendre rang parmi les aliments proprement dits. Le chou est moins alimentaire que le haricot vert ; tant la charpente indigeste abonde dans son tissu, et tant la substance nutritive est étendue d'eau, dans les vaisseaux qui l'élaborent ; un chou de deux kilogrammes n'équivaut pas, sous le rapport de la nutrition, à une once de viande de veau. La viande du jeune veau est bien supérieure pour nous à celle du bœuf; tant elle est riche en tissus jeunes et glutineux, et en principes saccharins ; elle renferme si peu de substance inerte et infermentescible, que le malade la digère sans effort. La viande de vache est dure, coriace et indigeste, parce que ses cellules musculaires ont été épuisées de leur principe saccharin, ou saccharifiable, par la lactation, comme le serait un tissu spongieux, par l'expression. A l'aide de ces explications, on concevra comment les légumes, substances vertes et foliacées, sont moins nutritifs que les farineux, substances riches en produits saccharifiables et gluti-

neux ; comment les farineux sont moins nutritifs que la viande de bœuf, ou celle de mouton ; celle-ci moins que la viande d'agneau et de veau ; enfin, comment il se fait que l'homme carnivore n'aime pas également certaines viandes, et qu'il ait horreur de quelques-unes. Nous mangerions du cheval sans répugnance, si la chair chevaline égalait la viande de bœuf, dans les proportions que réclame notre estomac.

193. Nous comprenons, dans les substances saccharifiables, les corps gras, surtout les oléagineux, à cause de leur fluidité à une température peu élevée. Quand les corps gras sont en excès, et dans une proportion qui les laisse sans complément fermentescible, leur excédant, faisant office de vernis sur les surfaces digestives, nuit d'autant à l'accomplissement de la digestion, et produit un genre de malaise que la langue bourgeoise exprime par cette périphrase : qui me *soulève le cœur* ; et que la langue populaire, toujours plus laconique, traduit par ce seul mot : qui m'*écœure* (ce terme, ainsi que tant d'autres, n'est pas académique). De là vient que la viande de certains poissons a besoin de certains ingrédients, pour être digérée par certaines personnes, pour lesquelles elle produit le genre de malaise dont nous venons de parler. Chez d'autres espèces également fluviatiles, ou bien chez les marines cartilagineuses, telles que la raie, le tissu musculaire est trop coriace et trop dur, pour fournir à la digestion son complément habituel de substance fermentescible.

194. 2° *Substances supplémentaires de la digestion*. Ces substances sont celles que l'on ajoute à l'aliment, dans le but de rétablir, d'un côté ou de l'autre, les proportions incomplètes de la substance alimentaire. Le génie de l'art culinaire n'est que l'auxiliaire de la nature altérée par la civilisation. Dans l'état de nature, l'animal est organisé pour digérer sans préparation ; il est même des animaux qui digèrent, au moins pendant un espace assez long de temps, sans boire ; ils trouvent leur boisson dans leur genre d'alimentation. Mais pour nous arrêter plus spécialement à la digestion de l'espèce humaine, nous établirons, comme premier supplément de la digestion, la boisson aqueuse, ce véhicule obligé de toute espèce de fermentation.

195. Eau potable. Moins une eau est chargée de sels, plus elle est potable, en sa qualité de menstrue, de véhicule, de dissolvant des substances digestives ; car la capacité de saturation d'un liquide est

limitée ; sa propriété dissolvante diminue, en raison de sa saturation. L'eau de source, cette eau filtrée à travers les couches sablonneuses du sol, est plus favorable à la digestion que l'eau de rivière, pourvu qu'elle ne traverse d'autres gisements que le granit ou ses détritus, le sable, le calcaire pur, et qu'elle ne coule pas sur un lit creusé à travers des couches d'une autre nature. Dans le cas contraire, l'eau peut devenir un médicament ; mais elle cesse d'être potable. Il est des rivières et des fleuves qui conservent leur pureté originelle, presque jusqu'à leur embouchure, parce que leur lit s'est creusé, de proche en proche, à travers des roches peu solubles : telle est l'eau du Rhône ; telle est l'eau de la Sorgue, si écumeuse en dégorgeant de la fontaine de Vaucluse, si pure et si limpide à cent pas de là et pendant tout son cours ; telle est l'eau d'Arcueil, qui nous arrive à Paris, avec une pureté que ses conduits de pierre préservent heureusement des outrages de l'industrie, du contact impur de la Bièvre et de la vase accumulée dans ce vallon. L'eau de la Seine, que nos bornes-fontaines nous distribuent avec tant de parcimonie, a beau être prise sur la ligne médiane du cours d'eau, et fort près de la surface de la nappe ; elle renferme encore trop de sels, surtout après les grandes inondations, pour être potable dans toute l'acception du mot ; et la manière dont on la filtrait, avant la publication du nouveau système, la dépouillait, non pas des sels indigestes qu'elle renferme, mais de l'air atmosphérique dont la présence rend l'eau potable digestive. Plus tard on se ravisa, en ajoutant un sel de plus à ceux qu'elle possède déjà en si grand nombre. Comment voulez-vous qu'il en soit autrement, quand on se condamne à ne prendre une décision municipale que sur le vote d'un homme qui a la prétention de parler de tout, et de tout ce qu'il comprend le moins, et qui n'entend pas qu'on lui refuse ? Il en est arrivé que nous ne possédons pas encore un bon système de filtrage en grand.

196. L'eau de nos puits est *crue*, l'eau de Seine est *fade* ou *terreuse ;* l'eau du canal est *saumâtre* ou *marécageuse*. L'une est *indigeste*, l'autre *drastique*, et la troisième *fiévreuse*. Toute eau chargée de sélénite et de carbonate de chaux paralyse certaines digestions, surtout les digestions légumineuses (telle est l'eau de nos puits (*)) ;

(*) Au moins des puits, dont l'eau s'accumule et reste stagnante dans le fond, comme dans un tonneau. C'est tout autre chose, quand l'eau du puits est une eau courante, et qui se renouvelle à chaque instant ; dans ce cas, l'eau de puits est une eau de source.

toute eau chargée des lavages de nos voies publiques, de nos routes, de nos égouts, détourne, par la réaction de ses sulfures, la digestion, de la marche ordinaire de la fermentation saccharine (telle est l'eau de la Saône, de la Marne, de la Loire, de la Seine); toute eau stagnante et dormante finit par devenir ammoniacale et saumâtre, véhicule des produits de mille et mille combinaisons diverses de l'ammoniaque avec le phosphore, le soufre, le chlore, etc., tout autant de sels que l'estomac décompose, au détriment de ses tissus, et que le sang absorbe, au détriment de ses liquides. Essayez de faire de la bière avec l'eau du canal de l'Ourcq, et vous manquerez vos cuites. En effet, la fermentation ammoniacale est incompatible avec la fermentation alcoolique. On a remarqué, depuis longtemps, sur les vaisseaux, que l'eau douce commence par se corrompre dans les vases, qu'elle redevient ensuite potable, et que, dès ce moment, elle ne se corrompt plus. Les Anglais, essentiellement doués de la bosse de la nationalité, avaient pensé que cette propriété était un privilége des eaux de la Tamise; c'est une erreur : Pline avait déjà remarqué que l'eau de pluie des citernes se corrompt très-vite, et ne se conserve pas pour la navigation; Epigène rapporte, ajoute Pline, que l'eau se purifie après s'être corrompue sept fois, et qu'alors elle ne se corrompt plus (*). Cela vient des matières organiques que l'eau potable renferme, matières qui fermentent d'une manière putride par le repos. La fermentation est une désorganisation de tissus qui se résolvent en gaz d'un côté, et en carbone de l'autre. Les gaz se dégagent de l'eau, le carbone tombe au fond du vase, inhabile à une nouvelle fermentation; et dès ce moment l'eau redevient potable, privée qu'elle est des éléments étrangers qui en altéraient la pureté.

197. L'eau la plus digestive n'est ni l'eau distillée, ni l'eau de pluie. L'eau n'est pas pure, pour en être réduite aux seuls éléments de l'eau, c'est-à-dire, pour être de l'eau simple; sa simplicité nuit à sa puissance dissolvante. Voulez-vous lui rendre les qualités de l'eau de source : exposez-la à l'air atmosphérique, pour qu'elle s'en imprègne, ainsi que d'un peu d'acide carbonique, et cela dans un vase en calcaire, afin qu'elle se charge d'une certaine quantité de carbonates terreux.

(*) Pluvias aquas celerrimè putrescere convenit, minimèque durare in navigatione. Epigenes autem, aquam quæ septies putrefacta purgata sit, perhibet ampliùs non putrescere. Plin., lib. 31, cap. 3.

198. Voulez-vous avoir un bon système de filtrage pour l'eau impure : laissez là le charbon, qui lui soustrait ses gaz et ses sels; laissez là les chausses en laine, qui ne sauraient la dépouiller que de ses impuretés les plus grossières, et non de ses sels putrides et ammoniacaux. Imitez la nature, qui nous transforme en eau de source, par son système antédiluvien de filtrage, les eaux les plus bourbeuses des étangs les plus marécageux. Avec quels éléments obtient-elle ce départ si parfait? Son filtre est fait avec des couches de sable et des bancs de calcaire poreux; son principe réside dans la décomposition, et l'abaissement subit de température. L'eau impure, qui fermente à la chaleur de l'air, dépose tout à coup ses produits, en passant par les fraîches profondeurs des couches souterraines. Transportez tout à coup à 10° de température l'eau qui a séjourné en été au soleil, et vous la verrez déposer presque en même temps; car le pouvoir dissolvant d'un liquide est en raison de l'élévation de température. Chaque grain de sable est un réfrigérant, où se précipite l'impureté de la goutte d'eau contiguë; chaque molécule de carbonate calcaire est un désinfectant, par voie de double décomposition.

199. Supposons donc qu'on nous livre à filtrer l'eau du canal, à la hauteur de la Villette; comment nous y prendrions-nous? Nous ouvririons un bassin d'une capacité proportionnée à la quantité d'eau que la consommation nous demanderait, mais d'une profondeur de dix mètres au moins; nous paverions le fond et les parois en meulière, avec la chaux hydraulique pour ciment; nous jetterions un lit, d'un mètre au moins, de meulières en blocs et en pierres sèches, telles enfin qu'elles s'amoncelleraient, en tombant du tombereau. Par-dessus nous étendrions horizontalement un plancher de dalles calcaires libres et sans ciment, puis une couche de calcaire poreux de deux mètres de puissance, en bouchant les jointures tout simplement avec la poudre calcaire des déblais; et par-dessus tout cela, trois ou quatre mètres de sable de rivière ou de Meudon. Voûtant enfin l'édifice, nous recueillerions, à la base de l'un des conduits qui la porteraient à domicile, une eau de source aussi pure que celle d'Arcueil.

En économie domestique, les filtres en pierres calcaires produisent, mais malheureusement trop lentement, cet effet.

200. Le changement d'eau, comme boisson, éprouve l'estomac,

comme le changement de nourriture. Les organes digestifs ont besoin d'en contracter l'habitude. Nous avons fait observer plus haut, que les eaux gazeuses sont de puissants auxiliaires de la digestion (84), et que nul besoin d'éructation ne suit cette considérable ingestion de gaz acide carbonique ; d'où nous avons conclu que le gaz acide carbonique est absorbé par l'estomac, ce qui assimile cet organe, sous le rapport de la respiration, aux organes foliacés des plantes. Nous devons ajouter que l'usage de ces eaux gazeuses corrige l'impureté des eaux potables, par une espèce de précipitation et de décomposition.

201. On pourrait objecter à tout ce que nous venons d'établir, au sujet de l'eau potable, que sur les grands plateaux crayeux de la Normandie, et sur d'autres plateaux de la France, ce que j'ai surtout observé à Lachapelle du Bourgay, près de Dieppe, les paysans n'emploient pour leurs usages culinaires, pour leur pot-au-feu, etc., que l'eau des mares, qu'alimentent les eaux pluviales, et où parviennent quelquefois les urines des bestiaux. J'ai observé dans ces mares toutes sortes d'entomostracés, d'infusoires, les larves d'une foule d'insectes aquatiques, etc., et même la sangsue du cheval ; on trouve tout près, des crapauds, des salamandres terrestres, etc. On nous demandera comment cet usage peut se concilier avec la bonne santé des habitants ? Le voici : dans ce pays, personne ne boit de l'eau ; le cidre est la boisson exclusive des habitants ; on n'emploie l'eau des mares qu'en cuisson. Cependant, je n'hésite pas à attribuer à la nature vermineuse de ces eaux, employées dans des ragoûts insuffisamment soumis à l'action de la chaleur, les hémiplégies, paralysies, et affections mentales, qui m'y ont paru proportionnellement plus fréquentes que dans aucune autre contrée, et spécialement que dans les vallées telles que celles que traversent la Béthune et l'Arques, où l'eau des sources jaillit à flots du pied de tous les coteaux. Sur les plateaux, la profondeur des puits, qui va jusqu'à cinquante-trois mètres, ne permet pas de s'abstenir de l'eau des mares.

Les mares où arrivent habituellement l'urine des chevaux et des bestiaux, véritable purin alcalisé par le carbonate d'ammoniaque, ne renferment aucun insecte. Les chevaux et bestiaux s'y abreuvent impunément ; cette eau leur est salutaire, c'est leur boisson, et en même temps leur tisane contre la météorisation ; ils y sont tellement habitués, que lorsqu'on les conduit à Rouen, ils refusent presque de boire; l'eau pure de la Seine ne leur fait pas autant de bien que le purin des mares des hauteurs, qui est leur eau sédative.

202. Fruits verts, raisins non murs. L'ingestion de ces aliments liquides produit la dyssenterie, et peut déterminer même un accident analogue au *volvulus;* car l'acide tartrique, dont ils sont chargés, précipite les sels calcaires en un calcul insoluble et rude au toucher. Si cela a lieu dans les intestins, et que le calcul n'en intercepte pas le passage, ses aspérités déchireront les surfaces de l'intestin; de là la dyssenterie. S'il intercepte le passage, de là le *volvulus* et toutes ses conséquences. Il faut en dire autant du vin sûr et trop chargé d'acide tartrique libre.

203. Remarquez que les pellicules vésiculaires de chaque grain de raisin résistent, par leur contexture, et par suite de leur nature chimique, à l'action désorganisatrice de l'acte de la digestion. Elles passent donc intactes, dans l'organe de la digestion alcaline, dans le duodénum; de là dans le côlon, cet organe de la digestion fécale, digestion non moins alcaline que la seconde. Ces pellicules promènent donc l'acidité, partout où les tissus n'aspirent les liquides qu'à la faveur du véhicule de l'alcalinité; leur présence prête donc à chaque instant, au chyle et à ses autres transformations, une qualité que les tissus repoussent. En conséquence, l'usage immodéré de ces fruits non encore mûrs amène de prime abord la diarrhée, et puis la dyssenterie, par le mécanisme que nous venons d'indiquer. La diarrhée ne s'opère que par la déviation de la digestion intestinale : c'est une transposition de la fermentation acide; et, comme ce que les intestins repoussent, doit être expulsé au dehors par la force même de la répulsion, s'il se forme un obstacle mécanique au passage des matières par la voie ordinaire, la diarrhée prendra les caractères du *miserere,* du *volvulus ;* et le malade rendra par la bouche ce qu'il aurait dû rendre par l'anus.

204. Liqueurs fermentées. Dans l'état de nature, l'eau pure est, pour tout être animé, la meilleure des boissons. La digestion forte et normale n'a pas besoin d'un autre véhicule; et dans les pays chauds, le paysan et le voyageur trouvent encore à l'eau, comme boisson, des qualités exquises, et qui la rendent pour eux préférable au vin. A leur goût, l'eau est le plus doux des breuvages (*), et le

(*) Ἄριστον ὕδωρ. Pindare.

vin n'est qu'un médicament; et véritablement, dans notre état de civilisation, le vin ne joue pas d'autre rôle : il est le correctif d'une digestion incomplète; c'est une addition artificielle d'une certaine quantité d'alcool, dans une masse alimentaire paresseuse à en produire; car les estomacs façonnés et abâtardis par la civilisation manquent de cette énergie, et de ce feu sacré qui, chez l'homme de la nature, se suffit à lui-même, et n'a besoin, pour arriver à son but, d'aucun prodige de l'art. Il est des fruits tels que la pomme, qui font trouver le vin bon; ce sont des fruits qui fermentent vite, et ajoutent ainsi leur produit alcoolique à la quantité d'alcool que renferme déjà le vin. La tendance que possèdent les pommes à la fermentation alcoolique est telle, qu'elle continue encore dans le côlon, et même dans les selles, quand on en expulse les débris encore intacts, au moyen de l'huile de ricin. Chacun de ces morceaux de pomme dégage de l'hydrogène et de l'acide carbonique, en abondance, sous les yeux de l'observateur.

205. L'homme du Nord recherche plus les liqueurs fermentées que l'homme du Midi; tant parce que le froid ralentit les fonctions, que parce que, la transpiration étant moins abondante dans les climats à basse température, le bol alimentaire se dépouille moins vite des particules aqueuses, qui servent de véhicule à sa fermentation. Le vin tient le premier rang parmi les boissons auxiliaires; puis la bière, pourvu qu'elle soit bien houblonnée, et cela pour des raisons que nous expliquerons plus bas. La bière, moins alcoolique que le vin, plus chargée d'acide carbonique, et des éléments glutineux et saccharins de la digestion, n'est pas seulement tonique, elle est nutritive; on fait une espèce de repas liquide, en la buvant. Le kwass des Russes est une bière au seigle, au lieu d'orge. Le cidre et les poirés, moins alcooliques que la bière, ont une acidité qui ne convient pas à tous les estomacs, et exige pour nous une habitude, que les Normands ont contractée dès leur enfance.

206. Les liqueurs fermentées ne s'arrêtent pas au bol alimentaire; l'excédant passe dans le torrent de la circulation; et elles y produisent, par l'action coagulatrice de leur alcool, sur la partie albumineuse du sang, tous les phénomènes de l'ivresse. En effet, les tissus des vaisseaux s'assimilant la partie aqueuse du sang, l'alcool ainsi rectifié agit avec toute sa puissance; et l'albumine coagulée intercepte çà et là la circulation. Mais nécessairement, cette perturbation

n'étant pas symétrique, l'antagonisme qui nous tient en équilibre est détruit; l'animal chancelle, ramené à droite, à gauche, en arrière, en avant, selon les irrégularités des effets alcooliques; les progrès de l'ivresse augmentent avec le temps : et tel convive, qui se lève de table, assez solide sur ses jambes, va tomber au coin de la borne, à quelques pas plus bas, à mesure que l'alcool passe de l'estomac dans le système circulatoire. Les membres enflent, la chair bleuit; car les caillots coagulés dans les capillaires s'opposent au passage du sang des artères dans les veines; la membrane stomacale, perdant, par l'action de l'alcool, les facultés d'aspiration qu'elle tient de son état humide, reste inerte et comme paralysée, faute d'action : elle repousse ce qu'elle attirait (160); tous les efforts musculaires, qui la pressent, secondent cet organe pour hâter le vomissement; accident heureux, qui débarrasse l'homme du démon qui le torturait,

207. Il n'y a pas deux manières de fabriquer les liqueurs fermentées; je ne connais que la fermentation; tout art qui s'en écarte, est une falsification. La chimie a beau, par la synthèse, vouloir recombiner ensemble les produits qu'elle croit avoir isolés par l'analyse du vin; l'estomac qui a le malheur d'user de ce chef-d'œuvre d'alchimie ne tarde pas à en ressentir les funestes effets, et à se convaincre que l'art de l'homme est habile à fabriquer des poisons; que la nature seule a la faculté de nous engendrer une nourriture. L'alcool surajouté ne se mêle jamais, quoi qu'on fasse, ni à l'eau ni au vin, comme le progrès de la fermentation les mêle; qui sait ensuite si l'alcool, que nous obtenons par la distillation, s'y trouvait sous la forme sous laquelle le récipient nous l'offre? Quoi qu'il en soit, il n'en est pas moins vrai que nos vins de Paris, même les vins naturels, dont les marchands de vin augmentent le titre avec une ou deux veltes d'alcool par tonneau, ne valent jamais, pour l'estomac, le vin du cru, même celui de Suresnes. L'estomac, en effet, absorbant vite la partie aqueuse, met à nu, avec la même vitesse, la portion alcoolique qui était non pas combinée, mais à peine mélangée à la première; et cet alcool, devenu anhydre, cautérise dès lors la muqueuse, comme le ferait de l'alcool rectifié que l'on avalerait d'un trait.

208. On pourra se faire une idée de cette difficulté de répartition de l'alcool dans le vin travaillé, par le fait suivant. Après avoir mis en chantier un tonneau de bon vin, de cent cinquante litres, divisez-le en trois zones horizontales de cinquante litres chaque. Si vous

analysez à part le produit de chacune d'elles, vous trouverez que la zone du milieu renferme plus d'alcool que la supérieure et l'inférieure : cela vient-il de ce que la capacité de saturation est en raison de la masse, et que la zone médiane a plus de capacité que les zones inférieure et supérieure ? je l'ignore ; mais il n'en est pas moins vrai que les connaisseurs ont toujours soin de mettre à part, souvent comme vin de dessert, le tiers central de leur tonneau.

209. Si le changement de l'eau potable produit un certain trouble dans nos fonctions digestives, le changement de qualité de vins agit avec de bien plus mauvais effets. Le vin, en effet, porte avec lui un poison ou un auxiliaire de la digestion, selon les doses du mélange. Or l'excès peut résulter de notre peu d'habitude; tel vin fait pour ce buveur, est trop fort pour une personne du sexe, qui n'en a pas l'habitude. Calculez par là l'effet que doit produire, le dimanche, sur l'estomac du pauvre ouvrier, buveur d'eau pendant six jours de la semaine, cet alcool de pommes de terre, que le marchand à étendu la veille avec de l'eau de puits, et qu'il a coloré à la hâte avec du mirtille ? Vous concevrez encore pourquoi l'ouvrier du midi de la France n'est presque jamais ivre, et que l'ouvrier de Paris l'est toutes les fois qu'il sort du marchand de vin : dans le Midi, le vin est excellent et il est à bon marché ; nul n'en manque, et partant, nul ne le fraude ; l'homme en a l'habitude, et il n'est jamais forcé, par la cherté du produit, à en interrompre l'usage.

210. Un illustre académicien, qui travaille la statistique avec des additions et des soustractions seulement, faisait un jour observer à son auditoire, pour lui prouver combien les mœurs du peuple étaient corrompues, qu'on voyait tous les vingt pas un cabaret, dans la rue Mouffetard ; et que, dans la Chaussée-d'Antin, on rencontrait à peine un marchand de vin au coin des rues. Un ouvrier qui fait de la statistique avec du bon sens, lui répondit : « Cela vient de ce que, dans la Chaussée-d'Antin, chaque habitant a sa cave, et des meilleurs vins fournie ; et que, dans la rue Mouffetard, le peuple n'a d'autre cave que le cabaret. Mais, dans la Chaussée-d'Antin, chaque riche consomme plus, à lui seul, en un repas, qu'un pauvre diable ne parvient à le faire, au bout de trois semaines. » Tout l'auditoire, y compris le professeur, conçut parfaitement bien la justesse de cette contre-statistique.

211. La sobriété est une qualité relative. L'égalité est dans le

droit, mais non dans les besoins; celui-là est sobre, qui ne prend, en aliments, que ce qui lui est nécessaire, alors même que ce qui lui suffit causerait une indigestion à tel autre. J'ai vu des êtres assez malheureux, dans notre société pauvre et dénuée de ressources, pour supporter impunément douze bouteilles de vin chaque jour; l'excès commençait à la douzième. Tel était Lacenaire dont j'ai beaucoup étudié, à la Force, les malheureux penchants, qui l'ont conduit du besoin à la filouterie, de la filouterie au vol, et du séjour des prisons au métier d'assassin. Quel travail manuel pourrait fournir son nécessaire à une pareille sobriété ?

212. Heureuse l'organisation sociale, où chacun pourra avoir ce qui lui suffit, et saura s'en contenter ! Quel triste rêve que le nôtre, puisque ce désir est encore à l'état de rêve ! Sobriété, douce sagesse de l'aisance, exquise volupté du besoin ! charité intelligente, qui commence par soi, mais n'oublie pas les autres; à qui l'instinct de l'estomac a si bien appris, ce que confirme l'instinct du cœur ; à savoir : que soustraire, à la masse commune, plus de produits qu'on n'en a besoin, c'est voler, à ses propres dépens, ceux qui en manquent ! Oh ! que je te dois de bonnes et longues matinées, de délicieuses nuits, et de déjeuners friands avec peu ! La pauvreté, qui m'a pris au berceau, m'a remis entre tes bras, pour le reste de ma vie ; ne m'abandonne jamais, et accompagne-moi jusqu'au tombeau : ma mort n'aura point d'agonie ; et je serai heureux, jusqu'à l'instant où je ne serai plus. Etre heureux, ce n'est pas jouir ; c'est ne pas souffrir.

§ 3. *Substances protectrices de la digestion.*

213. Tout être organisé vit au milieu de dangers qui menacent à chaque instant son existence, et d'ennemis qui cherchent à vivre à ses dépens. Il n'est pas une espèce qui ne soit l'ennemie des autres, et qui n'ait toutes les autres pour ennemies à son tour. Notre vie est un combat continuel, où nous nous trouvons successivement vainqueurs et vaincus, bourreaux ou victimes, souvent injustes et le plus souvent opprimés ; et toute notre intelligence, toutes nos ruses, toute notre activité n'ont d'autre but que de disputer, à tout ce qui nous entoure, cette frêle existence, qui chancelle à chaque pas. Tantôt c'est contre les éléments, tantôt contre la température qui baisse

ou qui monte, contre la tempête qui nous brise comme du verre ou nous brûle comme la paille; contre les géants des mers qui nous surprennent sous les eaux; contre les géants des forêts qui s'attroupent autour de nos chaumières; contre le ciron, si petit, qu'on peut l'écraser sous l'ongle, et si puissant dans son invisible travail, qu'il nous jette dans le sang un feu qui donne la fièvre, et nous dévore par une simple démangeaison; enfin, contre nos propres écarts, nos propres excès, notre propre suicide. Pauvres rois de ces animaux qui pullulent et tremblent comme nous sur la terre! tout conspire contre nous, jusqu'à cette intelligence, rayon sacré que nous avons ravi au ciel, et qui nous assimile au Créateur; à nous voir exploiter ce trésor, on dirait que nous ne voulons nous en servir que pour nous créer des obstacles, que pour placer avec art sur notre route des pierres d'achoppement. Ce n'est pas assez que nous soyons en butte à tout; il faut encore que nous abusions de tout, même de ce qui nous fait vivre : volages par désœuvrement, inconséquents par inconstance, que n'inventons-nous pas, pour vivre autrement que la nature ne l'a voulu; on dirait qu'à l'instigation de ce démon qui nous torture, nous allons ordonner à ces pierres de se changer en pain; comme si l'indigestion n'arrivait pas assez vite d'elle-même, et par des chemins assez inconnus.

214. L'hygiène est heureusement là, pour protéger notre digestion, contre les écarts de notre régime. Cette hygiène qui, chez les animaux, est un instinct, est devenu un art comme la pharmacie, une science comme la médecine, pour les hommes civilisés. L'art et la science ne sont que deux moyens de nous ramener à la nature, dont nous nous sommes écartés. Cet art préservateur, cette science protectrice, c'est l'art culinaire, que je définirais volontiers l'art d'assaisonner notre nourriture, et d'embaumer, pour ainsi dire, la digestion, avec des condiments.

L'art de la cuisine est resté au point où en était, avec lui, l'art de la médecine, chez les Romains. La médecine a passé dans les arts libéraux; l'art de la cuisine n'est pas encore sorti des attributions des esclaves. Le pharmacien s'élève à la dignité d'académicien et de baron de l'empire; le chef de cuisine n'est jamais qu'un valet, même avec son cordon bleu. Et pourtant où est la différence? Mêmes fourneaux, mêmes ustensiles, même laboratoire, même tablier; et presque mêmes formules. L'un compose des mets qui doivent être exquis, pour qu'ils soient acceptables; l'autre a toujours bien formulé, en composant ses drogues, pourvu qu'il n'empoisonne pas. Quelle science faut-il pour être pharmacien? celle du *Codex* qui est le code des drogues officinales. Mais le livre du *Cuisinier bourgeois* ne s'apprend pas aussi vite que le *Codex*, et demande un plus long usage. La cuisine a besoin de plus de tact et d'habitude que la pharmacie, pour doser les substances; car comment préciser, si ce n'est par les inspirations du goût, le point juste où le mélange cesse de flatter la friandise, et offense le palais? Si la cuisine avait eu un Hippocrate qui l'eût développée en grec, un Celse qui l'eût professée en latin, un peu plus doctement que ne l'ont fait Varron, Columelle et autres, et que pour l'apprendre, enfin, il eût fallu savoir le grec et le latin, le cuisinier, devenu docte par les sciences accessoires et pédant par profession, aurait marché l'égal du pharmacien, qui aujourd'hui le régente; et nous aurions eu une cinquième faculté universitaire peut-être, où l'on aurait soutenu des thèses *de præstantiâ culinariæ*. La noblesse des professions ne tient, comme toutes les noblesses, qu'à l'élégance des manières, qu'aux artifices du beau langage, qu'au privilége d'une certaine oisiveté. De là la noblesse de la médecine, et la roture de la cuisine.

215. L'art culinaire est l'art de combiner le principe saccharifiable et le principe saccharifiant, de manière à favoriser la marche de la fermentation stomacale; d'éveiller et de soutenir l'appétit, par une heureuse succession de raffinements, et de protéger la digestion, par le choix de condiments agréables. Il procède par des combinaisons, où le principe doux dissimule le principe amer qui en est l'antidote, et par une succession de services qui se préparent et se corrigent mutuellement; faisant jaillir, de la variété des mets, et le plaisir et le remède; éveillant l'appétit qui s'émousse; renforçant la digestion qui faillit; et ordonnant l'économie de la table, d'après le nombre et les dispositions des convives, de telle sorte qu'il y en ait assez pour tout le monde, et que nul ne soit exposé à en prendre trop. Le cuisinier de génie est l'Esculape de la digestion; et le changement seul *du chef* est souvent, pour une maison, une calamité domestique; on s'y aperçoit, au bout d'une semaine, qu'on se porte moins bien.

216. Rasori et Broussais avaient brisé le sceptre de l'art culinaire; la gomme avait pris tout à coup la place des condiments; le poivre,

le gingembre, la cannelle, l'ail, la muscade, furent proscrits comme incendiaires ; et Vatel versa des larmes, en voyant ses convives s'astreindre à la loi du jeûne et du régime, au milieu de ses plus belles inventions. Mais Comus, irrité contre Esculape, lança dans son camp, au bout du trait vengeur, l'épidémie de la gastrite chronique, de l'entérite, de la fièvre adynamique, avec un cortége effrayant de symptômes et d'accidents; et ceci n'est pas dit en figures; nous soutenons que cela est de la plus exacte vérité. Etrange abus des théories, c'est-à-dire, des mots équivoques et mal définis; ce ravage apporté, dans le régime, par une doctrine médicale, se serait étendu à toutes les conditions, si l'observation ne nous avait pas fait trouver la clef de l'usage des condiments, et ne nous avait pas révélé le mot de l'énigme.

217. Les condiments sont des assaisonnements, qui protégent la digestion contre elle-même ; tel est le théorème dans son expression générale; il n'est pas encore temps d'en donner la démonstration. Mais depuis que nous l'avons dit, ce mot, et ce mot est bien simple, l'hygiène et la médecine ont marché hardiment dans une route nouvelle, qui n'est autre que l'ancienne ; et nous n'avons jamais manqué de guérir les gastrites chroniques, en ordonnant de manger hautement épicé, et d'éviter, comme un poison, tout ce qui est doux et fade au palais. Bien des médecins se sont déjà rangés de notre avis, et ont adopté notre méthode ; l'insuccès amènera plus tard les autres.

218. Nous diviserons les condiments en deux catégories, lesquelles exigent des véhicules différents : 1° les sels, tels que le sel marin, que l'on a tort d'appeler le sucre du pauvre : car, de ce sucre-là, le riche doit consommer autant que le pauvre, s'il veut bien se porter; le nitrate de potasse, dans certains mets, et en faible quantité ; le bicarbonate de soude, en certains cas, etc.; 2° les huiles essentielles, qui sont des condiments proprement dits : le beurre, l'huile, le vinaigre, la portion alcoolique du vin, sont les véhicules les plus ordinaires des huiles essentielles, et dont l'art culinaire fait le plus fréquent emploi, qu'il fait entrer ainsi à chaud dans les ragoûts, à froid dans les salades et les condits. Les condiments le plus employés sont le poivre, le gingembre , la fleur de girofle, la noix muscade ; l'écorce d'orange et de citron, qui a son véhicule dans son suc ; les boutons du câprier (câpres), les jeunes fruits (cornichons) de con-

combres, que l'on fait confire au vinaigre ; le persil, le cerfeuil, l'estragon, l'ail, les échalotes, les ciboules, les oignons, dont on extrait le suc de vingt manières différentes, mais toujours à l'aide d'un corps gras ou du vinaigre ; la moutarde, ce condit de la graine du *sinapis*, ce *mustum ardens* des anciens, dont le pape Clément VIII (celui qui dans le seizième siècle capitula, après le sac de Rome, avec le connétable de Bourbon) faisait un si grand cas, que chaque fabricant de ce produit ambitionnait le noble titre de *moutardier* du pape.

Le besoin de mets hautement épicés se fait d'autant plus sentir, qu'on approche le plus de l'équateur. Le bétel des Orientaux, le coca des Péruviens, le piment, etc., à des doses excessives, sont le condiment habituel des habitants de la zone torride. Les nourritures douces, le laitage, etc., qui seraient un poison dans les Indes, sont au contraire la ressource des Samoïèdes et des Lapons.

Les Indiens nomment *achar*, *aitchar*, *atchar*, un condiment composé de sommités tendres de végétaux, et de jeunes fruits confits dans le vinaigre de palmier. En Europe, on nomme *achar* les cornichons, les épis jeunes de maïs, les câpres, les petits oignons blancs, les haricots verts, etc., confits dans le vinaigre. Chaque pays fait son *achar* avec les condiments que lui fournit le climat et la température.

Les habitants de quelques contrées de la Suède ont l'habitude de mâcher une espèce de résine (*tuggkada*), qui passe pour nettoyer les dents et entretenir la fraîcheur de la bouche, mais qui, en définitive, est véritablement leur condiment. On la rencontre, sous forme de globules, sur le tronc du pin, et il faut une certaine habitude pour la distinguer de la résine ordinaire de cet arbre.

219. Tout animal a, comme l'homme, son condiment ; il tombe malade, dès qu'on l'en prive. Que de bestiaux malades, quand on les sèvre du foin, cette thériaque composée de mille baumes d'espèces différentes, à la tête desquelles il faut ranger la tige des graminées, si riche en benjoin ! Le chien et le chat vont, chaque matin, s'administrer une certaine dose de tiges vertes de chiendent, qui est leur condiment ordinaire. Les poissons sont si friands de condiments, qu'on les attire bien plus vite, en aromatisant l'hameçon avec du jus de joubarbe, de l'ail, du musc, de l'ambre, du camphre, etc. ; il est même des gens qui, pour les prendre à la main, n'ont qu'à se frotter les doigts avec ces substances.

Annibal Camoux, qui était né à Nice, le 20 mai 1638, la même année que Louis XIV, et qui mourut à Marseille le 18 août 1759, âgé de cent vingt et un ans et trois mois, attribuait le phénomène de sa longévité à *la racine d'angélique*, qu'il mâchait habituellement. Ce brave homme n'avait pas tort ; la racine d'angélique était son condiment.

Les Lapons pensent que la racine d'angélique fait vivre longtemps ; ils la mâchent comme on mâche le tabac, et l'emploient dans la colique qu'ils nomment *ullau*.

L'homme du peuple et le fumeur ont leur racine d'angélique dans le tabac que l'un mâche et que l'autre hume ; si toutefois ils ne joignent pas à ce condiment l'abus désastreux des liqueurs alcooliques. C'est un coup fatal pour eux, que de leur supprimer subitement cet usage. Que de malades ont trouvé la mort dans les hôpitaux, pour avoir été mis au régime et sevrés de leur condiment !

220. Le sel marin, qui est un condiment sur terre, est une cause occasionnelle de scorbut sur mer. Le condiment du marin, c'est l'eau douce du rivage, et la salade fraîche du ruisseau.

221. Nous avons promis de donner plus bas le mot de l'énigme de ces problèmes, ce chapitre ne comportant pas les développements dans lesquels nous entraînerait la démonstration.

TROISIÈME GENRE. — *Causes thermaniques des maladies.*

222. La combinaison physiologique des éléments de l'eau, de l'air et de la terre, en une vésicule, qui dès lors se trouve douée d'une faculté d'élaboration, que nous nommons la vie, faculté d'une indéfinie reproduction, que nous nommons développement ; cette combinaison serait impossible, sans le concours d'une certaine température. De ce théorème on peut obtenir une démonstration négative, en se rappelant que rien ne se combine à l'état solide : l'eau perd donc ses facultés de dissolution, et partant d'organisation, dès qu'elle est à la glace ; la cellule organisée ne saurait donc fonctionner à la température de zéro : donc elle ne saurait y naître ; sur les glaciers de nos montagnes, ainsi que sous les pôles, nulle végétation possible. Mais si nous abordons la question d'une manière positive, et que nous cherchions à nous faire une idée réelle du rôle que la

chaleur joue dans l'organisation, dès ce moment le problème étend sa portée, multiplie ses corollaires par ses scholies, et touche à toutes les sphères, par un point de contact qui le confond avec tout : chimie, physique générale, astronomie et cosmogonie, toute cette immensité, que mon œil ne peut atteindre, se résume, par la pensée, dans mon microcosme, dans ma cellule microscopique, qui est un univers en miniature et réduit à sa plus simple expression.

223. La chaleur (*), sans laquelle il n'est pas d'organisation possible, n'est pas un être de raison ; c'est un élément comme les trois autres ; élément impondérable, parce qu'il ne gravite nulle part, puisqu'il appartient à tout l'espace ; subtil comme les gaz, mais saisissable comme eux : que nous isolons et que nous neutralisons, comme eux, par des doubles décompositions, et par d'infinies combinaisons ; ou plutôt, élément sans lequel nulle autre combinaison n'est possible ; qui est le centre de tout mouvement, le lien de toutes les affinités, comme de toutes les attractions ; lumière, électricité, magnétisme, selon les organes et les instruments qui sont employés pour la percevoir, la chaleur enveloppe les atomes, comme les mondes ; elle les associe en les attirant, les uns autour des autres ; elle les sépare ensuite, en les attirant ailleurs, et toujours par la grande loi de l'équilibre qui tend à l'uniformité et au repos : tendance éternelle qui, s'exerçant dans un milieu infini, doit nécessairement produire et reproduire sans cesse le mouvement perpétuel, dont la plus belle harmonie est celle des révolutions.

224. De la vésicule organisée, la chaleur forme donc le quatrième élément organisateur. Vous la désorganisez, si vous venez à le lui soustraire ; car vous détruisez dès ce moment la combinaison chimique, d'où son principe vital relève ; et cette combinaison est en proportions définies, comme toute autre combinaison chimique. De même que l'analyse élémentaire nous montre la vésicule organisée, réduite à son premier état, comme étant composée d'environ moitié d'eau et moitié de carbone, le tout associé avec une base terreuse, dans une progression qui suit celle de l'âge de l'individu ; de même, l'analyse physiologique nous montre cette vésicule, comme devant être combinée avec une quantité de calorique, qui a besoin, pour garder son équilibre, que l'air ambiant ne dépasse pas 30° du ther-

(*) Voyez *Nouveau Système de chimie organique*, tome 3, 4e partie, 1838.

momètre, et ne descende pas au-dessous de 10° environ ; à moins que ces deux écarts ne soient que passagers et peu durables. A 10° la cellule rapproche ses atomes élémentaires, par la soustraction de calorique qui les tenait à une distance convenable ; les liquides tendent à devenir solides ; et la circulation, ce torrent qui distribue la nutrition, devient paresseuse, oscillante, indécise, irrégulière, et s'arrête sans retour. Au-dessus de 30°, le calorique, enveloppant les atomes d'une couche nouvelle, les tient à une distance. les uns des autres, qui détruit l'unité vésiculaire, et en confond les éléments avec tout ce qui n'est pas elle. Au-dessous de 10°, la vésicule se resserre, s'engourdit ; au-dessus de 30°, elle s'évapore. Vers le bas de cette échelle, hibernation ; vers le haut, combustion. Ici sommeil éternel : là-haut mort, ou plutôt résurrection nouvelle : car les atomes ne meurent pas, ils ne s'isolent pas : ils se recombinent.

225. Entre ces limites *à minima* et *à maxima*, la vésicule organisée n'élabore pas d'une manière uniforme ; il est évident, au contraire, et comme par un corollaire du principe que nous venons de poser, que l'énergie de son élaboration diminue en descendant, et qu'elle augmente en montant. L'uniformité ne peut se maintenir qu'à une égale distance des deux extrêmes. C'est là la zone tempérée de l'organisation ; tout ce qui s'en écarte, marche, par la gauche, à la zone glaciale, et, par la droite, à la zone torride.

226. Nous serait-il possible d'évaluer, par nos procédés thermométriques, la somme de calorique dont chaque vésicule organisée, réduite à sa plus simple expression, a besoin pour son élaboration spéciale, la proportion enfin pour laquelle le calorique entre dans la combinaison vésiculaire ? Il peut se faire qu'un jour nous soyons en état de nous représenter cette proportion par une image, par un chiffre ; mais, jusqu'à ce jour, par suite de l'imperfection et de la grossièreté de nos instruments, et surtout de la confusion avec laquelle on a toujours cherché à se représenter les phénomènes de l'éther et de la lumière, on n'est arrivé qu'à des résultats, ou contradictoires, ou si excentriques, qu'ils menaient tous à l'absurde.

227. On a évalué au thermomètre la chaleur qu'un corps vivant dégage ; et l'on a confondu cette quantité de calorique, avec celle que ce même corps possède. A peu près comme si l'on avait dit, *à priori* : la quantité de calorique que ce corps perd est égale à celle qu'il possède. Ainsi, quand on a cru trouver que telle partie du corps

faisait élever la liqueur du thermomètre à 29° centigrades, on a dit : la chaleur de telle partie s'élève à 29° ; et c'est de cette manière qu'on a dressé les tables de la *chaleur animale*. En signalant ce vice de raisonnement, on renverse donc de fond en comble tout l'édifice de ces expérimentations. Elles sont toutes à recommencer sur de nouvelles bases.

228. Les expériences thermométriques ne nous ont fait connaître, jusqu'à présent, que la quantité de calorique dégagée par l'élaboration d'un corps, mais nullement la quantité de calorique absorbée par ce corps. Les végétaux, même ceux qui ne se développent qu'à la plus haute température de notre atmosphère, ne dégagent aucune quantité de calorique sensible à nos instruments de précision (*) : cependant il est évident qu'ils en prennent beaucoup. Il faut en dire autant des animaux à *sang froid*, par rapport aux animaux à *sang chaud*. Il est probable que les animaux à sang froid prennent plus de calorique que les animaux à sang chaud ; car un corps qui nous paraît froid, est un corps qui absorbe le calorique, et qui par conséquent se combine avec lui ; un corps qui nous paraît chaud, est un corps qui nous cède du calorique, et qui par conséquent en perd et s'en dépouille.

229. D'un autre côté cependant, il est vrai que bien des combinaisons dégagent du calorique, à l'instant où elles se forment. En effet, leurs molécules ne sauraient se rapprocher plus intimement, sans se dépouiller d'une fraction de la couche de calorique qui les tenait à distance. L'activité et la constance du dégagement de calorique peuvent donc être les signes de l'activité et de la constance de l'une de ces sortes de combinaisons. En thèse générale, tout mélange gazeux qui se combine en liquide dégage du calorique, et fait monter le thermomètre. Tout corps solide qui se dissout dans un liquide absorbe du calorique, et fait descendre le thermomètre. Le mélange gazeux rapproche ses atomes pour se combiner, et chasse au dehors ce qui les tenait à distance, c'est-à-dire, leur espace, leur éther, le calorique enfin qui les enveloppait d'une sphère isolante. Le corps solide, au contraire, et qui n'était devenu tel que

(*) Nous avions depuis longtemps signalé le vice des méthodes anciennes, pour constater la chaleur dégagée par les végétaux : on en a appliqué de nouvelles qui sont plus vicieuses encore que les premières, à cause de cette extrême sensibilité, qui fait que les instruments de ce genre prennent de la chaleur à tout ce qui les entoure, avant d'en prendre au végétal.

par le rapprochement proportionnel de ses atomes, reprend, pour que ses atomes soient tenus à la distance qui constitue le liquide, le calorique dont chacun d'eux s'était dépouillé pour arriver à la solidité.

230. Que si nous voulons évaluer la quantité de cette chaleur dégagée ou absorbée, et que nous ne tenions pas compte du milieu ambiant, nous tomberons dans les méprises les plus contradictoires. Observez la température de cet homme dans l'air; en lui plaçant le thermomètre sous l'aisselle, vous la trouverez de 29 à 30° dans notre climat. Mais si vous répétez la même observation dans un bain froid, vous ne rencontrerez plus que la température de l'eau froide; en passant dans le bain, cet homme sera devenu, sous ce rapport, un animal à sang froid. Or la différence des âges, des habitudes, du moral, de la nourriture, du vestiaire, etc., est dans le cas de faire varier ces différences thermométriques dans des limites assez étendues. Le thermomètre variera encore, selon la place du corps où l'on maintiendra la boule.

Notre théorie du calorique est d'une simplicité telle, qu'elle donne l'explication de tout ce qui est anomalie dans la théorie ancienne. Par exemple, il est facile d'observer qu'après avoir passé quelque temps dans un endroit chauffé modérément, si l'on y rentre après s'être exposé à l'air extérieur par un grand froid, la température de l'appartement nous paraît bien plus élevée qu'auparavant, quoique le thermomètre indique qu'en réalité elle a baissé; de même, si nous sortons d'un lit très-peu chaud, et que nous y rentrions un instant après, nous le trouvons plus chaud qu'auparavant, quoique réellement il se soit refroidi. On dit alors que nous n'en jugeons que par comparaison : on a tort; la comparaison donne des mesures exactes, et non des mesures illusoires; la nature ne nous a pas conféré des sens qui nous mettent en rapport avec le monde extérieur, pour nous tromper sur la nature des effets ou des causes, mais pour nous mettre, au contraire, sur la voie de la vérité.

Il y a ici un fait vrai : nous avons plus chaud quand nous y rentrons que quand nous y étions. Pourquoi cela? Le voici : le froid extérieur nous soutire du calorique; il l'appelle à la surface du corps. Quand nous rentrons, cette atmosphère de calorique, que rien n'absorbe plus et qui s'est accumulée à la périphérie, se joint à la somme de chaleur du dedans, et forme ainsi une nouvelle somme de chaleur, qui pour nous n'existait, pour ainsi dire, pas. Quelques instants après, nous en revenons à n'avoir pas plus chaud qu'avant d'être sortis.

231. Tout végétal sommeille et hiberne, pendant toute la durée de l'abaissement de température qui distingue la saison froide; cependant il est des herbes si abritées dans le creux de terre où elles rampent, qu'elles reprennent le mouvement et la vie au premier rayon du soleil. Parmi les animaux terrestres, très-peu hibernent, et encore ceux-là se cachent dans les entrailles de la terre, ou dans des trous de rocher : nul d'entre eux ne pourrait hiberner sur le sol et exposé à l'air. Certains autres animaux vivent impunément dans une atmosphère glaciale ; d'abord parce qu'ils n'y résident que passagèrement, et que le mouvement auquel ils se livrent dégage sans cesse une température que maintiennent, autour de leur corps, leurs vêtements, mauvais conducteurs de calorique ; et puis, de temps à autre, ils viennent se réchauffer au foyer d'une température constante. Sans le secours d'aucun foyer étranger, l'animal peut, à l'aide d'un certain système de vêtements, maintenir autour de son corps toute la chaleur qu'il dégage, et qui forme ainsi une atmosphère favorable à son incessante élaboration.

232. On a cru devoir établir que le foyer de la chaleur animale réside dans l'élaboration pulmonaire. On a mal interprété les faits. Sans doute l'élaboration pulmonaire dégage du calorique, puisque par elle les gaz de l'atmosphère se transforment en liquides (25) et se combinent avec le sang. Mais le même phénomène a lieu sur toutes nos surfaces, car il n'est pas une seule de nos surfaces qui ne soit perméable à l'air extérieur, et il n'est pas une des cellules élémentaires de notre corps qui n'absorbe et n'élabore les gaz atmosphériques (148). Toute cellule élémentaire dégage donc du calorique, comme elle en absorbe tour à tour. Voyez, du reste, ce qui se passe partout où, sur une surface quelconque de l'un de nos organes, il se manifeste une élaboration anormale et extraordinaire, si éloigné que soit l'organe de la position anatomique du poumon : un flegmon brûlant ne tarde pas à marquer la place de cette élaboration excentrique. Préservez cette place du contact de l'air extérieur, en la recouvrant d'une couche d'huile : et vous calmez la douleur qui en résulte, vous en diminuez la température ; vous avez, en effet, asphyxié d'autant cette branchie, cet organe aspirateur qui n'est pas

à sa place. En conséquence, tout ce qui fonctionne dégage de la chaleur ; l'un de ces actes est la conséquence obligée et réciproque de l'autre : l'estomac en dégage en digérant ; les intestins en déféquant : le cœur, les artères, les veines, les capillaires en absorbant le sang et le mettant en circulation ; le foie en élaborant la bile, et le cerveau en élaborant la pensée.

233. Tout accident qui donne, dans un organe, accès à une plus grande quantité d'air, amène un dégagement plus considérable de calorique ; cet accident accroît, en effet, l'énergie de l'élaboration, en lui fournissant des matériaux en plus grande abondance. Une solution de continuité produit aussitôt une inflammation ; c'est là la traduction, en langue classique, de notre théorème. En voici le mécanisme : la solution de continuité met une vésicule donnée en contact, par une plus grande surface, avec l'air extérieur. L'air extérieur, qui lui arrivait auparavant à travers le crible des cellules adjacentes, la surprend tout à coup sous un plus grand volume. La cellule l'absorbe et l'élabore, parce que sa propriété organisatrice est d'absorber, d'élaborer les liquides et l'air, toutes les fois qu'elle se trouve en contact avec ces deux éléments de son existence ; et que l'activité de son élaboration ne provient que de la quantité de matériaux qui lui arrivent dans un temps donné. Ce surcroît d'élaboration produit nécessairement un surcroît de développement : une fonction ne pouvant s'exercer sans produire ; et les liquides et le gaz ne pouvant s'associer sans créer une nouvelle génération d'organisations, de même nature que la cellule élaborante. De là, afflux du sang vers ce siége d'une élaboration insolite : puisque la circulation reçoit une impulsion de l'absorption, sa rapidité doit être en raison de l'activité de la fonction qui l'attire. La violence de la circulation force les obstacles, quand la solution de continuité ne suffit pas pour lui ouvrir passage : les capillaires lymphatiques deviennent tout à coup des capillaires sanguins. Dès lors, tuméfaction, par suite de ce développement insolite ; rougeur, par suite de l'afflux du sang coloré ; fièvre, par suite des irrégularités et des intermittences d'une élaboration excentrique ; activité de la vie, accélérant l'époque de la mort partielle de cet organe improvisé. La première couche de cellules achevant, la première, le cercle de son existence, les vésicules se vident, s'épuisent, se dessèchent, se transforment en une couche épidermique, qui s'oppose à la continuation de ces phénomènes,

dans les couches inférieures, en interceptant le contact de l'air. Là commence une nouvelle série de phénomènes : la diminution, dans l'élaboration respiratoire, amène la stagnation des liquides accumulés sur ce point ; et nous avons eu déjà l'occasion de faire observer que tout liquide qui n'est pas vivifié par la puissance de l'élaboration se décompose, au détriment de l'élaboration elle-même. Le sang se transforme en pus de diverse nature ; la fermentation vitale se change en fermentation putride, dès que la vie ne l'anime plus ; ainsi détourné de sa voie organisatrice, le produit devient un poison pour l'économie, si une nouvelle solution de continuité lui offre un moyen de pénétrer dans le torrent de la circulation sanguine.

234. Ainsi, tout animal, tout végétal, toute cellule organisée absorbe du calorique (puisque rien d'organisé ne se développe que sous l'influence de la température élevée), dégage du calorique (puisque le développement n'est que le résultat de la combinaison des gaz en liquides, des liquides en tissus (25)). Nous n'avons jamais tenté de mesurer la quantité de chaleur absorbée par l'organisation ; et cette quantité augmente nécessairement et varie avec la température ; car le développement de l'organe augmente avec elle. Voyez ce bourgeon si paresseux pendant le mois de mars, si peu actif pendant le mois d'avril, pousser des jets de dix centimètres, et s'allonger presque sous les yeux de l'observateur, aux mois de juin et de juillet : placez un thermomètre à côté du rameau, et vous verrez que le développement végétal et le liquide thermométrique marcheront presque de pair et sur deux lignes parallèles. Que si vous dressiez des tables de comparaison, pour exprimer, sur deux colonnes, l'allongement du jet en centimètres et millimètres, et l'ascension du liquide en degrés centigrades, croiriez-vous par là avoir découvert la quantité de calorique que le développement absorbe ? Non. Vous n'auriez obtenu qu'une concordance de deux résultats ; et vous auriez tort de voir, dans cette concordance, tout autre chose que ce qu'elle signifie : car ce n'est pas la quantité de chaleur absorbée par le végétal que vous auriez mesurée, par l'observation des effets de la chaleur sur la dilatation d'un liquide ; c'est tout simplement son développement. Toute autre interprétation serait une traduction infidèle ; or nos erreurs en physique ne sont en général que des vices de traduction.

235. De même, les observations thermométriques ne sauraient nous donner la quantité de chaleur dégagée par l'élaboration orga-

nique. D'abord, parce que le thermomètre ne pourrait se rapetisser jusqu'à la taille d'une cellule élémentaire, ce foyer élémentaire de tout dégagement de calorique ; ensuite parce que, même alors, il nous serait impossible de faire la part, et de la chaleur dégagée qui fait monter le liquide thermométrique, et de l'exhalation des vapeurs qui absorbent du calorique et tendent à faire baisser d'autant le thermomètre. Comment voudrait-on que la quantité de chaleur dégagée par une cellule microscopique d'un huitième de millimètre eût assez de puissance pour traverser, sans s'y répandre, l'épaisseur de deux ou trois millimètres d'un tube de verre de vingt à trente centimètres de long ? Calculez, par analogie, quelle masse d'élaborations cellulaires il nous faudrait réunir pour obtenir une somme d'effets appréciables à nos thermomètres, si délicats que nos artistes puissent les fabriquer. Quand donc nous obtenons des résultats d'observation appréciables, par la dilatation du liquide thermométrique, ce ne sont que des sommes d'une infinité d'élaborations que nous obtenons, sommes d'où il faut défalquer la somme de calorique dont est imprégné le milieu ambiant, et à laquelle il faudrait pouvoir ajouter la quantité de calorique que la sueur et la transpiration absorbent et soustraient à l'appréciation thermométrique. Aussi, dès que le milieu ambiant absorbe tout, ou que l'être vivant est trop petit, pour nous donner l'appoint de cette somme d'élaborations qui deviennent sensibles à ces instruments, que nous appelons si mal à propos de précision, dès ce moment le thermomètre, ou le galvanomètre, n'indiquant plus rien, nous prononçons que l'animal ne dégage point de calorique. Quelle chaleur sensible le thermomètre, ou le galvanomètre, pourraient-ils soustraire à un hanneton ? Pourquoi ne pas soumettre, à ce mode d'expérimentation, le ciron et la puce ? Et pourquoi donc vouloir tenter de prouver expérimentalement ce que l'analogie seule a le droit d'atteindre ? L'analogie, avons-nous dit ailleurs, n'est-elle pas infaillible toutes les fois qu'elle continue la ligne droite ou courbe qu'a tracée l'observation rigoureuse des faits ? Et l'analogie ne prononce-t-elle pas assez haut que le ciron dégage du calorique autant que le ferait un groupe de cellules de même diamètre, pris sur un organe quelconque d'un animal supérieur ?

L'analogie nous mène à un résultat contraire, à l'égard des végétaux ; les résultats négatifs obtenus en grand, sur les troncs d'arbre, ne permettent pas de comparer la somme de calorique que dégagent les cellules élémentaires du tissu végétal, avec celle que dégage le même ordre de cellules, chez les animaux supérieurs ou inférieurs, mais aériens. A quoi tient cette différence? A une différence d'élimination chimique, que traduit suffisamment aux yeux la différence de leur développement respectif. Les végétaux absorbent du calorique autant et plus que les animaux; car ils ne se développent qu'au contact immédiat des rayons solaires, que les animaux à sang chaud évitent, ou dont ils se garantissent. Ils en dégagent moins; ils s'en assimilent donc davantage. Peut-être faut-il en dire autant des animaux à sang froid, des animaux à branchie; s'ils ne dégagent point de calorique sensible à nos thermomètres, c'est qu'ils en absorbent plus que les animaux à sang chaud; ils nous paraissent froids au toucher, donc ils s'échauffent aux dépens de tout ce qui les entoure.

233. Corollaires et applications de ces principes. 1° Nos organes étant le produit organisé de la combinaison de l'eau, de l'air, de la terre et de la chaleur, et le développement n'étant que la reproduction de l'organe, sur son propre type, et aux dépens de l'un quelconque des globules de la vésicule élémentaire, chaque organe s'est, pour ainsi dire, façonné au climat qui l'a vu naître; ses vésicules élémentaires se sont arrangées, dans l'ordre qui convient le mieux à l'absorption de la chaleur, de l'air et des liquides, qui fournissent à sa reproduction indéfinie. Que tout ce qu'il reçoit lui arrive d'une autre manière, et tout ce qu'il élabore en souffrira. Il tombe malade, s'il change tout à coup de climat et d'habitudes: il pâtit alors, même au milieu de l'abondance; parce qu'il s'était organisé, pour recevoir les aliments de la vie autrement et sous d'autres dimensions qu'ils ne lui arrivent à présent. S'il passe brusquement d'un bout de l'échelle à l'autre, il meurt comme asphyxié. Il ne saurait arriver impunément d'un bout à l'autre, qu'en procédant par habitude, c'est-à-dire, par gradation. Que de maladies, que de morts subites, si l'hiver avec ses glaces survenait tout à coup au milieu de l'été, et *vice versâ;* si l'habitant du Nord était transporté tout à coup, et en une minute, sous le climat de feu de la zone torride, et *vice versâ!* Mais cette succession de saisons et de climats est inoffensive, parce qu'elle s'effectue par la graduation du zodiaque, ou par celle de la lenteur du voyage. Nous arrivons d'un bout à l'autre par des transitions insensibles, par des fractions infinitésimales; nous nous réchauffons

et nous nous refroidissons peu à peu et par habitude, et non tout à coup. Tout vase, inerte ou organique, éclate par le passage subit d'un extrême à l'autre de la température. Le calorique force le passage qui ne lui est pas encore ouvert; c'est la foudre qui tonne, brise et renverse, au moindre obstacle qui l'empêche de se distribuer librement. Donnez-lui le temps de se distribuer, en sphères isolantes, autour de chaque atome; et les atomes augmentant leurs distances respectives, l'absorption et l'aspiration. l'exhalation et l'expiration s'effectuant par des accès et des débouchés d'un plus grand diamètre, le calorique imprégnera de fécondité et de vie le tissu qu'auparavant il aurait pulvérisé.

237. 2° Or, en été, il est des cas où la température peut baisser à celle de l'hiver, d'une manière brusque et instantanée. Quand, par un jour de chaleur, et le thermomètre étant à 24 ou 30° centigrades, on plonge les mains seulement dans le seau d'eau qu'on vient de tirer d'un puits de trente mètres environ (90 pieds) de profondeur, on passera brusquement de la canicule au solstice d'hiver; car la température du puits étant à 10°, il se trouve qu'en y trempant les mains, on abaisse tout à coup la température de son corps, de 14 ou 20° centigrades; il y a là de quoi gagner la péripneumonie la plus grave et souvent la plus incurable, selon la délicatesse du tempérament; et cela non-seulement par la désorganisation des tissus ou de la coagulation des liquides, mais encore par la contraction des membranes, le rétrécissement consécutif des vaisseaux, et le refoulement du sang vers les régions internes et supérieures. C'est le cas d'Alexandre épuisé de chaleur, et se jetant tout à coup dans les eaux glaciales du Granique, d'où on le retira mourant. Passez-moi la comparaison, elle est pleine de justesse dans sa forme insolite : c'est le cas du verre qui éclate et se rompt, si on l'enlève du feu pour le plonger dans l'eau fraîche; et réciproquement, si on l'expose au feu brusquement, même par la température la plus élevée de l'atmosphère. Le calorique frappe comme la foudre, s'il n'a pas le temps de se distribuer autour des atomes, d'après les lois de l'équilibre.

238. 3° L'animal, dans l'état de nature, prend sa nourriture et sa boisson à la température ordinaire; l'homme civilisé tâche de compenser les torts de la civilisation par ses avantages : il répare d'un côté ce qu'il a perdu de l'autre; il entretient, à l'aide de l'art, une élaboration stomacale qui s'est écartée de la nature; il active une

digestion paresseuse et glacée, au moyen de mets servis chauds et de liqueurs incendiaires ; il tempère une digestion caniculaire, au moyen de boissons refroidies avec la glace qu'il récolte en hiver, et qu'il conserve dans les profondeurs de la terre. Mais l'usage des boissons glacées en été n'est pas également inoffensif pour tous les tempéraments et tous les âges ; et l'abus de la glace est souvent tout aussi pernicieux que celui des liqueurs alcooliques.

239. 4° Que sera-ce, en thérapeutique, si l'on tient de la glace appliquée, des semaines entières, sur la tête d'un pauvre enfant épuisé par la diète et la saignée, et cela dans la crainte d'un peu de fièvre? Il n'est pas sûr qu'il en guérisse ; mais, comme il est sûr que le froid désorganise les tissus, si le pauvre malade en réchappe, tremblez pour ses facultés mentales : car l'espace qui sépare le cerveau de l'atmosphère glaciale que vous entretenez autour de la tête n'a que l'épaisseur du crâne, qui est un excellent conducteur de calorique.

240. 5° L'humidité absorbant beaucoup de calorique, et cela d'une manière continue et indéfinie, toute atmosphère humide expose nos organes à un refroidissement brusque et instantané. Malheur à l'individu, si, autour d'un tel milieu, la température atmosphérique baisse, et surtout pendant son sommeil.

241. 6° Quand l'animal reste exposé à une température qui se refroidit graduellement, et avec une lenteur qui égale la lenteur du développement, la modification apportée à l'élaboration, par ce changement progressif d'influence, imprime, à ses produits, des caractères chimiques qui communiquent, aux tissus du derme, la propriété de protéger les organes qu'il recouvre, en le dépouillant de la conductibilité de calorique, qui le distinguait auparavant ; et la substance organisatrice s'élabore en substance grasse et oléagineuse. On voit, en effet, l'animal engraisser en hiver et maigrir en été ; sa fourrure de poils ou de plumes épaissit en hiver ; et aux premiers rayons du printemps, l'animal mue : les plumes et les poils sont des végétations éminemment oléagineuses. La plante du haut des montagnes, ou qui végète près du 60e degré de latitude, s'élève peu, mais se couvre, sur ses feuilles et sur ses tiges, d'un feutre protecteur de poils. La nature, ce cercle d'harmonies et de compensations, ne manque jamais d'imprimer, à ses déviations mêmes, une impulsion qui en amène le remède.

242. L'observation journalière démontre, du reste, la puissance de l'abaissement de température sur la formation de la graisse et sur l'engraissement des animaux. C'est en automne que l'on s'occupe de l'engraissement du cochon. L'ours maigrit par les grandes chaleurs, et commence à engraisser vers l'automne. Les ortolans que l'on prend maigres dans les champs ne tardent pas à devenir comme des pelotes de graisse, lorsqu'on les tient enfermés quelque temps dans une chambre obscure et fraîche, fournie de graines et d'eau, mais surtout ombragée par beaucoup de branches d'arbres. Les Hollandais engraissent leurs bœufs en les gardant immobiles à l'écurie, sans les jamais exposer aux rayons du soleil. Le chapon n'acquiert les qualités qui le font rechercher par les gourmets, autant que les poules l'évitent, que parce qu'on l'a mis désormais à l'abri des feux de l'amour, ainsi que de ceux du jour et des rayons indirects de la lumière. Les chasseurs sont en état de prédire, par les changements de température, le jour et l'heure où ils trouveront le gibier plus ou moins gras ; qu'il survienne un brouillard dans la nuit, et les grives, détestables la veille, sont excellentes si on les prend le lendemain. La graisse est un de ces produits que j'ai appelés nocturnes, comme l'amidon chez les végétaux.

243. L'influence de la température n'est donc pas égale pour tous les individus ; l'un est en état de subir impunément une variation atmosphérique, qui sera fatale à l'autre. Celui-là est cuirassé ; celui-ci est à nu, s'il ne trouve une compensation dans son vestiaire.

244. 7° Quand la soustraction de calorique ne s'applique qu'à une surface circonscrite du corps, et que l'action ne s'en reporte que sur la couche sous-jacente des muscles, les effets maladifs s'arrêtent à cette région ; l'antagonisme musculaire est plus ou moins compromis dans cette zone ; la douleur qu'on en éprouve est rhumatismale, c'est une fraîcheur ; on en gagne de telles, en restant seulement assis sur un banc de pierre en certaines saisons. Plus on est avancé en âge, plus on est épuisé, et plus on est exposé à se ressentir d'une pareille circonstance, la femme plus que l'homme, l'homme à jeun plus que l'homme qui digère, la femme mère d'une nombreuse famille plus que la femme stérile. Car là où les organes élaborent moins, et d'une manière moins active, moins ils dégagent de calorique, et par conséquent plus ils en perdent, par le refroidissement.

245. 8° Un courant d'air rapide est dans le cas de produire, sur

l'économie animale, des effets aussi désastreux que l'abaissement le plus fort et le plus instantané de la température atmosphérique; car notre corps est tellement perméable à l'air, qu'il n'est pas une seule de ses vésicules qui puisse être considérée comme étant placée dans le vide; notre corps est un corps poreux, c'est un crible, surtout pour l'air. Les effets de ces courants d'air sont, en certaines circonstances, si prompts, que, lorsque le mistral souffle dans le midi de la France, le voyageur, pénétré de part en part, se sent diminuer de volume, d'instant en instant, pour ainsi dire; on croirait que ce souffle terrible s'introduit jusque dans la moelle des os : on dessèche sur pied, c'est presque à la lettre; hommes, animaux et végétaux, tout languit, tout s'attriste, tout dépérit à vue d'œil; un souffle de mort a passé sur cette nature luxuriante, et a changé tout à coup ces fraîches et riantes plaines de la haute Provence, en steppes hérissées de broussailles. Ce que nous avons dit un peu plus haut de l'influence des courants d'air sur l'asphyxie (103) nous servira pour expliquer, avec la même facilité, le mécanisme du genre de refroidissement dont nous nous occupons en ce moment. En effet, supposons un homme debout, au milieu d'un courant d'air semblable, et le dos tourné au nord d'où souffle le vent; la colonne d'air qui lui frappe le dos aura nécessairement bien plus de force que la colonne d'air qui recouvre et protége la partie antérieure du corps et qui tendait auparavant à lui faire équilibre; donc la colonne d'air venant du nord pénétrera, dans ce corps, avec une vitesse égale à son excès de force sur la colonne antérieure. Il y a plus encore : par l'effet de ce courant d'air d'une rapidité incalculable, la partie antérieure du corps se trouvera dans une espèce de vide, à cause de l'obstacle que le dos oppose au courant, qui, forcé de se diviser en deux courants latéraux, doit nécessairement entraîner toute la quantité d'air qui se trouve dans leur interstice, de même que nous voyons un courant d'eau, fendu en deux par un poteau, ne rejoindre ses deux branches qu'à une certaine distance du poteau même. Ce vide d'air sur la partie antérieure du corps, réduisant à rien la puissance équilibrante, permettra au courant d'air qui frappe le dos de le traverser de part en part, comme si l'on appliquait sur le ventre une machine pneumatique. Or une pareille perméabilité ne saurait s'établir, sans que les liquides s'évaporent, que les cellules, s'épuisant de sucs et se desséchant, accolent leurs deux parois en une seule, que par conséquent la circulation se ralentisse, que les tissus maigrissent, et que l'individu s'ossifie comme à vue d'œil. On se ressent de ces effets dans les maisons les mieux calfeutrées ; on en mourrait dans les champs.

246. Ce que nous venons de décrire sur une grande échelle se passe, avec de moindres proportions, dans toute espèce de courant d'air. C'est le même mécanisme dans l'action; ce sont les mêmes résultats dans les effets ; les proportions seules en sont variables. Mais ce n'est pas, au moment de la réaction même, que les sympômes s'en révèlent, que les conséquences en sont appréciables. Ce n'est pas, en effet, quand tout fonctionne sous une influence uniforme, que l'on est averti, par la souffrance, de la gravité de la déviation ; ce qui est régulier, même ce qui épuise, peut laisser de longs regrets, mais ne se signale par aucun trouble ; la proposition contraire serait contradictoire dans les termes. C'est après que l'influence a cessé, que l'on commence à en éprouver les conséquences. La cellule, en effet, s'épuisait, mais elle s'animait, et s'alimentait, par ce courant d'air qui traversait les tissus ; dès que le courant d'air perd de sa puissance, la cellule épuisée perd de son alimentation aérienne ; les capillaires s'obstruent, car leurs parois se rapprochent et se soudent ; la circulation est interceptée ; les divers organes ne se font plus d'antagonisme ; ils reçoivent diversement, et quelques-uns pâtissent, pendant que d'autres surabondent : privation ici, pléthore plus bas ; plus d'harmonie nulle part. De là une prédisposition à tous les maux, selon les occurrences et accidents ; l'occasion seule détermine le lieu d'élection et de préférence : la maladie, qui est partout en germe, change de nom, selon l'organe qu'elle envahit ; et elle envahit toujours les plus délicats et les plus faibles, s'ils sont restés exposés aux mêmes influences que les plus forts. De là les coryza et les rhumes, si la bouche et l'organe olfactif se sont trouvés seuls exposés au courant d'air ; les diverses otites, si c'est l'oreille ; la gastrite et l'entérite, si c'est la région abdominale ; enfin, les douleurs rhumatismales, si tel ou tel muscle a subi seul cette influence ; et ainsi des autres organes et des autres régions.

Ici se rattache l'explication d'un fait agricole, qui, cette année 1845, a fait pleuvoir une avalanche de bouts de notes sur le bureau de nos académies, bouts de notes fort savantes, ma foi, mais qui n'en sont pas moins encore de l'hébreu pour tout le monde.

Dès le commencement du mois de septembre, on remarqua, dans certaines contrées, que la tige des pommes de terre se fanait sur place, et se charbonnait, pour ainsi dire ; on déterra quelques pommes de terre, elles se trouvèrent piquetées de taches à l'extérieur et à l'intérieur ; au bout de quelque temps elles pourrirent. Grand émoi partout, grande panique sur les marchés, grande agitation dans les académies ; les pommes de terre étaient malades de la peste, elles avaient leur choléra à leur tour : et ceux qui en mangeaient, disait-on, se trouvaient atteints de quelque chose qui avait l'air d'être cholérique. Il n'en fallait pas moins pour que la haute médecine académique s'occupât de la maladie des pommes de terre. D'après l'un, la maladie était causée par un champignon de la famille des *mucor*, comme si les champignons causaient jamais une maladie : les champignons s'implantent sur les tissus malades, mais ne les rendent pas malades ; trouvez-moi un seul champignon sur une feuille verte et fraîche? Les champignons, ne confondez pas les piqûres d'insectes, ne poussent jamais que sur l'écorce ou le bois mort. D'après d'autres, cette maladie était causée par un insecte, un millepied, un escargot, etc., comme si ces insectes n'attaquaient pas tous les ans les pommes de terre, et comme si ces insectes avaient poussé en un jour, par myriades, sur toute la surface d'un continent.

J'ai beaucoup étudié cette prétendue maladie, avant d'émettre à cet égard mon opinion, qui, Dieu merci, ne sera nullement académique.

Le 24 septembre, sur le plateau de Montsouris, la fane des pommes de terre avait encore toute sa fraîcheur printanière ; il est inutile de dire que les pommes de terre que j'ai extraites de la terre étaient aussi saines, aussi bonnes à manger que les autres années. Une seule touffe, isolée près d'un mur exposé à un violent courant d'air, avait sa fane charbonnée ; les pommes de terre de ce plant, saines à l'intérieur, offraient à l'extérieur de ces solutions de continuité hexagonales et à bourrelets, que produit sur ces tubercules l'émission du calorique qui s'échappe du dedans au dehors.

A la même époque, j'ai vu dans toute la vallée de Montmorency les fanes des pommes de terre réduites presque en charbon ; les pommes de terre en étaient saines. Je me suis procuré de divers endroits des pommes de terre provenant de plants malades ; aujourd'hui, 3 novembre, elles sont encore intactes et n'offrent pas la moindre trace de décomposition; fécule et parenchyme, tout y est à l'état normal.

L'étude comparative que j'ai faite de ce phénomène m'a conduit à ne voir là qu'un phénomène d'engelivure, par suite d'un refroidissement subit de l'atmosphère et d'une aspiration subite. Mais comment ce refroidissement dans une telle saison a-t-il pu s'étendre sur une aussi grande surface? Les tables météorologiques font-elles mention d'un événement semblable? Oui. Les bons observateurs de la classe des jardiniers et agronomes n'ont pas perdu de vue que la maladie des pommes de terre s'est manifestée huit jours après le désastre météorologique qui s'est plus spécialement appesanti sur la vallée de Monville et de Malaunay. Ce météore, évidemment aspirateur, a plus agi sur le fond des vallées que sur les hauteurs. Il a aspiré, en passant, le calorique des bas-fonds; il y a produit un refroidissement de bas en haut, un vide que produit toujours un violent courant d'air qui rase les hauteurs. Dès ce moment le calorique a été soustrait aux plants de certaines espèces, par les sommités, et d'une manière aussi variable que peuvent l'être les accidents de terrains : ici, plus profondément que là ; là, mouchetant les sommités, ici, décomposant jusqu'aux parties les plus profondes du parenchyme du tubercule; refroidissement qui frappe comme la foudre et brûle comme le feu du ciel. Sur les hauteurs de Paris, point de traces du passage de la trombe qui a sillonné l'Europe du midi au nord. A Montsouris, rien ; à Gentilly et Meudon, ravage. Un seul plant a été atteint dans notre jardin, mais il était placé sur le passage d'un embranchement du météore qui a brisé en éclats un abricotier, le seul qui ait eu à souffrir de l'orage. Il est bon d'observer que le plateau de Montsouris est moins exposé aux orages que les deux vallées qu'il domine ; nous voyons passer, inoffensifs, au-dessus de nos têtes, les ouragans qui fondent dans les vallées de la Bièvre et de la Seine par Meudon. Pour admettre cette explication, nous dira-t-on, il faudrait démontrer que d'autres végétaux herbacés ont subi les mêmes influences que la pomme de terre. Nous ne croyons pas que la négative infirmât rien de ce qu'a de rationnel cette explication ; car tous les végétaux herbacés ne sont pas perméables à l'émission du calorique de la même manière. Cependant nous sommes en mesure de prouver que ces effets de refroidissement subit n'ont pas été remarqués exclusivement sur les pommes de terre ; ainsi, en bien des endroits, les concombres pour cornichons ont été carbonisés de la même manière et dans le même temps.

Quant à la contagion de la maladie, quant aux accidents qui auront pu suivre l'ingestion de cet aliment dans l'estomac, si ces accidents ont eu réellement lieu, ils n'ont été causés que par la moisissure qui se sera formée sur les débris en voie de décomposition ; car la moisissure ne manque jamais de produire de pareils désordres sur l'économie animale.

Il ne faut pas confondre cet accident de la pomme de terre avec la maladie qui affecte ces tubercules depuis 1830, dans le royaume de Saxe, dans le duché de Mecklembourg et dans le Palatinat. Les pommes de terre y deviennent dures comme des pierres, et elles conservent leur dureté dans l'eau bouillante. M. Martius attribue cette maladie à une mucédinée ; par les raisons données ci-dessus, cette opinion est en contradiction avec l'analogie ; nous n'y voyons, nous, que l'œuvre de quelque *thrips* ou insecte de ce genre.

247. 9° Dans l'évaluation physiologique des phénomènes thermaniques, il ne faut jamais perdre de vue ce principe général, que le calorique est une substance, mais que le froid n'est qu'une négation, une idéalité. Le corps le plus froid, dans le langage ordinaire, n'est, dans notre théorie, qu'un corps dont les atomes sont enveloppés de couches isolantes de calorique, moins volumineuses que chez les atomes du corps qui nous sert de comparaison, et qui nous paraît chaud. Ce dernier deviendrait froid à notre toucher, si la chaleur de notre corps s'élevait davantage. Le froid et le chaud ne sont que des rapports de quantité de la même substance, qui est l'éther universel, distribué inégalement dans les différents corps de ce monde. La glace des pôles a une chaleur latente et spécifique, comme les corps placés depuis longtemps à la température de notre atmosphère ; et plus le froid atmosphérique augmente, plus la glace perd de sa chaleur : en sorte que la glace des pôles a moins de calorique que la glace de nos climats. Deux corps, l'un froid, l'autre chaud, possèdent tous les deux une couche de calorique, autour de leurs atomes ; ils ne diffèrent, entre eux, que parce que la couche de calorique qui enveloppe, de son atmosphère, chaque atome, est plus volumineuse chez le premier que chez le second. Dès qu'on les met en contact, il se fait un échange, ou plutôt une soustraction, au profit des atomes du corps dit froid, et aux dépens du corps dit chaud ; tout mouvement

de calorique cesse, quand l'équilibre est rétabli : l'équilibre est rétabli, quand les atomes des deux corps se sont enveloppés d'une couche de calorique de même volume ; et le repos dure jusqu'à ce que vienne le troubler, par des additions, l'approche d'un corps plus chaud, ou celle d'un corps plus froid, par des soustractions. L'inégalité est la source de tous les mouvements, parce que l'égalité est le but où tendent tous les êtres.

RÉSUMÉ FINAL DE CE CHAPITRE PREMIER.

248. 1° La nutrition, et le développement qui en est la conséquence, réclame le concours constant et régulier de la respiration, de la digestion et de la température. La privation de l'un ou de l'autre de ces trois matériaux de l'élaboration est une cause immédiate de mort; la moindre variation, dans les proportions, est une cause de prédisposition maladive, variable dans son intensité.

249. 2° L'air respirable le plus vital, c'est l'air atmosphérique, pur de toute émanation étrangère à sa constitution.

250. 3° La nourriture la plus digestive est celle qui réunit, dans les proportions que réclame l'organisation individuelle de l'estomac, les deux éléments indispensables de la fermentation d'abord alcoolique, puis acétique, plus les condiments destinés à protéger la digestion.

251. 4° La température la plus convenable est la température habituelle, dans les limites de 10° à 24°. Toute variation brusque, soit en plus, soit en moins, est une cause de maladie. Si la température baisse, l'air se condense; il se raréfie, si la température s'élève : dans l'un et dans l'autre cas, la respiration ne reçoit plus son aliment dans la dose ordinaire; tous les autres organes éprouvent, de même que l'organe de la respiration, une révolution qui ne peut être qu'une cause de trouble dans leurs fonctions. La somme de ces troubles divers caractérise l'intensité des dangers, qui compromettent la santé ou menacent la vie.

252. 5° L'action de l'abaissement graduel de température est une action narcotique, qui, ralentissant la circulation graduellement, endort plutôt qu'elle n'inquiète, et ne mène à la mort que par l'agonie du sommeil. Les animaux aquatiques, au moins ceux du bas de l'échelle, peuvent supporter longtemps ce sommeil glacial, sans

perdre la faculté de se réveiller, dès que leur tombeau de glace fond, à une température qui s'élève graduellement. Par une influence contraire, nous voyons le rotifère et le vibrion du froment supporter la dessiccation la plus complète au soleil de juillet, sans perdre pour cela leur propriété de reprendre la vie, dès qu'on les humecte d'une goutte d'eau. Nous ignorons combien de temps ce double sommeil narcotique et par privation est capable de durer, sans passer à l'état d'une mort définitive.

253. 6° L'uniformité des influences garantit la régularité des fonctions organiques, et celle-ci la durée de l'individu; l'immuable serait éternel.

CHAPITRE II.

CAUSES PHYSIQUES DE MALADIES, QUI PROCÈDENT PAR DÉCOMPOSITION DES LIQUIDES OU PAR DÉSORGANISATION DES TISSUS. (*Causes désorganisatrices.*)

254. Dans le sérum du sang, ou dans une dissolution aqueuse et limpide de blanc d'œuf, versez une goutte d'alcool, ou d'acide sulfurique; et tout à coup il se formera un précipité caillebotté blanc, signe évident d'une décomposition de ces liquides. Placez une goutte de nitrate d'argent sur la peau, et vous ne tarderez pas à voir la peau prendre une couleur violacée bleuâtre; déposez un morceau de chair dans la potasse caustique liquide, ou dans l'acide sulfurique concentré, et vous verrez la chair se recroqueviller, se dissoudre et fondre, pour ainsi dire, dans ces liquides, comme un cristal de sel marin dans l'eau. Le tissu se *désorganise* de la sorte, dans un cas, parce qu'une base énergique lui soustrait l'acide carbonique, dont les éléments concouraient à constituer la molécule organique; dans l'autre cas, parce que l'acide sulfurique lui soustrait la base terreuse, qui s'était associée, avec la molécule organique, en tissu organisé.

255. Notre individualité est enveloppée, à un instant ou à un autre de notre existence, par des causes de désorganisation analogues, qui, pour ne pas opérer sur une aussi vaste échelle, et partant avec une si effrayante intensité, ne laissent pas que de pouvoir arriver à la consommation de leur œuvre de mort, par une action

lente, souvent d'autant plus dangereuse, et d'autant plus inévitable, qu'elle est plus invisible. Ces causes ne produisent que des maladies locales, quand elles s'arrêtent à la superficie, ou qu'en s'attachant à un organe placé à une plus grande profondeur, elles en interceptent cependant la communication avec la circulation générale; et, dans ce cas, l'organe peut se trouver gravement compromis, sans pour cela que la vie générale éprouve un trouble plus sérieux, que cette fièvre, qui provient du dérangement d'équilibre, dans les fonctions organiques. Malheur à l'individu, si une parcelle de ce qui afflige cet organe venait à passer immédiatement dans la circulation générale, si peu grave que paraisse le mal. Cette goutte d'acide nitrique que vous pouvez impunément vous placer sur la peau, frapperait un animal comme la foudre, si on l'introduisait dans une veine d'un assez grand calibre. D'où l'on doit conclure que c'est la décomposition, et non la désorganisation, qui est dangereuse pour la vie, et que, par conséquent, nul poison n'agit que par le véhicule de la circulation. La désorganisation dont l'action s'exerce sur une surface organisée, produit une escarre qui tombe, et rien de plus; car un agent absorbé est un agent neutralisé, et dont l'action ultérieure est annulée. Cette observation étant sous-entendue, dans le cours de tout ce que nous avons à dire en ce chapitre, nous diviserons les causes désorganisatrices en trois genres, ou groupes, corrélatifs avec les trois genres du chapitre précédent, chacun à chacun et dans le même ordre : 1° les causes désorganisatrices qui agissent par le véhicule de la respiration; 2° celles qui agissent par celui de la digestion; 3° celles qui agissent par nos surfaces extérieures et cutanées, et, pour ainsi dire, par absorption et imbibition.

PREMIER GENRE. — *Causes désorganisatrices qui agissent par le véhicule de la respiration* (88).

256. Afin de se faire une idée exacte des effets d'une substance délétère, qui s'introduit, dans un corps organisé, par le véhicule de l'aspiration, on n'a qu'à expérimenter sur un tube de *chara*, préparé de la manière que nous avons indiquée ailleurs (*), pour nous servir de toxicomètre. On verra avec quelle rapidité la plus petite goutte

(*) *Nouveau Système de physiologie végétale*, tome 2, page 85, 1836.

d'une substance intoxicante pénètre à travers les parois du tube, sans les désorganiser, et va paralyser la circulation du liquide, comme par un coup foudroyant. D'où il faut conclure que l'intoxication, par le véhicule de la respiration, agit sur le liquide de la circulation, bien plus que sur les tissus qui la protégent, et produit, même en minime quantité, les effets les plus prompts et les plus étendus.

257. L'air atmosphérique, en sa qualité de fluide, jouit, comme les liquides, d'une faculté de dissolution qui croît avec la température. Tout ce qui se gazéifie ou se vaporise est de son domaine, et se mêle à lui d'une manière d'autant plus intime, que la science possède très-peu de réactifs pour l'en dépouiller. L'action du froid en précipite les vapeurs, sous forme de brouillards ou nuages, de pluie, de neige floconneuse, ou de grêlons compactes et d'un volume variable, selon la rapidité avec laquelle la température s'est abaissée. Mais les gaz permanents s'en précipitent moins facilement, ou sous des formes moins visibles; ils occupent seulement des étages plus hauts ou plus bas, selon la spécificité relative de leur pesanteur.

258. Parmi les gaz ou les vapeurs qui imprègnent l'air, il en est qui nuisent à la respiration par leur présence seule, et par cela seulement qu'ils ne sont pas de l'air atmosphérique; d'autres qui nuisent encore par leurs qualités délétères. Les premiers sont *asphyxiants*, les seconds *intoxicants*. Ceux-là ne tuent ou ne nuisent qu'en privant l'organe respiratoire de la quantité d'air que réclame son élaboration. Les autres, au contraire, joignent à cette faculté primitive une faculté destructive : ils n'asphyxient pas seulement, ils désorganisent; ils n'affament pas seulement l'organe, ils le dévorent en le décomposant.

259. α. Les *gaz asphyxiants* opèrent, sur l'économie animale ou végétale, par affaiblissement et par une espèce de lente extinction. Les tiges herbacées se courbent et vont se coucher sur le sol; les feuilles, que leur incessante aspiration tenait dans la position horizontale, deviennent flasques, et se plissent en retombant; tout languit dans la plante, rien n'y souffre : la fleur se fane, le fruit se ride, la tige se flétrit, mais rien ne se déchire et ne se tord convulsivement. L'animal s'endort, comme dans un rêve qui n'a rien de pénible; sans crainte, puisqu'il croit s'endormir, comme la veille du jour où il s'est éveillé; sans souffrances, comme lorsqu'on se sent défaillir, et que le système nerveux s'émousse. Si la journée a été

pénible, orageuse, agitée par des peines d'esprit, ces premiers instants de l'asphyxie peuvent communiquer à notre pensée un certain reflet d'insouciance et de bonheur. Heureux celui qui ne peut plus retourner ses forces contre lui-même; heureux celui qui les perd toutes, au moment où il allait en abuser! Heureux celui qui s'endort au prélude d'une cruelle idée, ou d'un ineffaçable remords!

260. Si l'on voulait vérifier théoriquement cette expérience que tant de gens ont faite d'une manière empirique, on ne manquerait pas de découvrir quelques variantes à cette version. Mais il faudrait tenir compte alors, plus qu'on ne le fait ordinairement, de la différence qui existe entre une expérience physique réfléchie et un accident involontaire. Le chimiste qui veut noter, point par point, ce qu'il éprouve, en respirant, la bouche collée sur un ballon de verre, l'influence d'un gaz asphyxiant, ne se trouve pas dans les mêmes conditions de corps et d'esprit, que l'infortuné que l'asphyxie enveloppe par toutes les surfaces respiratoires. Le chimiste conserve une idée fixe qui le met en garde, et lutte contre le danger; son asphyxie n'est jamais exempte de l'introduction d'un peu d'air atmosphérique, qui fait irruption par les narines, ou par le moindre jour que le mouvement des lèvres lui ménage, et vient lui rendre, par contraste, le sentiment de sa position : ce qui est plus ou moins pénible, selon la force d'esprit de celui qui se soumet à l'expérience, que tant d'autres ont subie sans le vouloir et sans y penser.

261. L'expérience par le vide de la machine pneumatique ne représente pas non plus ce qui se passe dans l'asphyxie par privation d'air respirable. Que l'on place, en effet, un petit animal (souris, oiseau) sous la cloche de la machine, et qu'on se mette à faire le vide; dès le premier coup de piston, on verra l'animal s'agiter convulsivement : car ici cette soustraction d'air est brusque et instantanée; elle imprime à tous les organes un violent choc, une brusque commotion. Il n'en serait pas de même, si l'on désoxygénait l'air d'une manière lente et graduée. On verrait alors l'animal s'affaisser et s'éteindre, par une lente et insensible gradation.

262. Nous venons de décrire les effets de l'asphyxie par l'azote, l'hydrogène, le calorique, le deutoxyde d'azote et l'oxyde de carbone, etc., gaz asphyxiants et non intoxicants.

263. β Les *gaz intoxicants* asphyxient, avec un cortége de tout autres phénomènes. La désorganisation, en effet, a toujours pour

symptôme la douleur; la souffrance a été donnée, à tout être qui pense, pour le prémunir contre sa propre destruction. Les symptômes de cette intoxication pneumatique varient selon l'énergie, la dose et le mode d'action du gaz intoxicant : l'un agit comme la foudre, par des quantités impondérables, et avec l'instantanéité de l'éclair; telle est la vapeur d'acide hydrocyanique; tel est le gaz indéterminé qui s'échappe des fosses d'aisance, à l'instant où l'on en descelle la dalle; cette intoxication foudroyante n'a pas d'antidote. D'autres gaz agissent avec des tortures plus lentes, et vous avertissent, pour ainsi dire, avant de vous tuer. L'animal éprouve un malaise qu'il ne définit pas; la tête s'alourdit, la pensée se trouble: un état convulsif d'impatience et d'inquiétude se révèle par des bâillements, des pandiculations, des soubresauts, par une agitation fébrile courte et saccadée, qui élève et abaisse successivement le pouls; le sang se porte à la tête et au cœur où il se congestionne; l'estomac repousse ses aliments par des nausées, des hoquets et des hauts-le-corps qui ne le débarrassent point: la voix s'éteint, l'œil se trouble, l'oreille bourdonne et tinte, l'odorat se perd, et le toucher se paralyse; l'animal étouffe en palpitant, il meurt en se débattant contre son agonie. Ainsi agissent les gaz intoxicants, qui se mêlent à l'air peu à peu et par petites doses successives. Leur action serait foudroyante, si l'asphyxie privative (108) se joignait tout à coup à l'asphyxie intoxicante (258); et le même gaz opérerait dans ces deux cas de deux manières opposées. Voilà pourquoi l'homme meurt plus ou moins lentement, par l'acide carbonique, selon la capacité de l'appartement, le volume du combustible, et l'activité de la combustion; et qu'il est frappé si vite, quand il a l'imprudence de descendre dans le fond des puits et des cuves à vin, où l'acide carbonique se condense et remplace totalement l'air extérieur.

264. Afin de mettre un certain ordre dans la classification des recherches ultérieures, et de fournir un cadre méthodique à l'expérimentation, nous diviserons les gaz intoxicants en deux catégories principales, que nous désignerons par les mots d'*émanations* et d'*exhalaisons* ou *miasmes*.

265. Nous comprendrons, sous le nom d'*émanations*, les dégagements de gaz ou de vapeurs délétères, qui ne sont le produit que d'un accident passager, et dont le foyer est accessoire à la localité où le phénomène a lieu. La fumée, les produits divers de la combustion

les vapeurs ou gaz dégagés de nos usines, de nos cloaques, de nos égouts, etc., sont des *émanations*.

266. Les *miasmes* sont aux *émanations* ce qu'est la géographie à la topographie. Leur foyer étant constant, ils deviennent partie intégrante de l'atmosphère locale. Ils se dégagent des eaux qui croupissent ou du sol qui se crevasse ; leur influence est durable, comme la nature de la localité qui la produit. Les marais, les volcans répandent des *miasmes* ou *exhalaisons* (*).

267. Chacune de ces deux catégories peut se diviser en deux fractions : l'une qui comprend les gaz ou vapeurs acides ; et l'autre, les gaz ou vapeurs avec excès de base et d'alcalinité. Enfin chacune de ces deux fractions peut se subdiviser en deux autres : les substances simples et les substances composées, et qui ne sont acides ou alcalines que parce que l'acide ou la base prédomine.

268. L'action intoxicante d'un gaz ou d'une vapeur délétère varie d'intensité et de caractère, selon ces diverses circonstances ; l'acide, qui n'est destructeur qu'en s'emparant des bases du tissu (25), ou des bases salines du liquide, ne doit pas agir en effet de la même manière que la vapeur ammoniacale, qui n'est destructive qu'en se carbonatant, aux dépens de la molécule organique du tissu organisé, ou bien qu'en dissolvant les tissus albumineux, qui sont en voie d'une organisation plus solide.

§ 1er. *Émanations et exhalaisons acides, ou qui procèdent à la manière des acides.*

269. L'introduction d'une certaine quantité d'une substance acide dans le torrent de la circulation, dénature tout à coup ses propriétés, dont la base est alcaline, et le rend impropre à la nutrition des tissus, qui dès lors ne l'aspirent plus ; et la circulation s'arrête.

270. 1° Fumée. La fumée est le produit de la combustion des tissus végétaux. Ces produits, aussi variables que peut l'être l'organisation d'où ils émanent, se composent en général de vapeurs aqueuses, de sels ammoniacaux, d'hydrogène carboné de toutes les espèces et sous toutes les formes, d'acide et d'oxyde de carbone, d'acide acétique plus ou moins imprégné d'huile essentielle et plus ou moins pyroli-

(*) On confond fréquemment ces mots ensemble. Le mot *méphitisme* comprend le mode d'action des uns des autres. On pourrait dire que, dans le langage ordinaire, une émanation s'opère sans signes visibles ou sensibles, et qu'une exhalaison se fait sentir ; que le miasme enfin est une émanation sur une grande échelle.

gneux (*), enfin, de sels volatils à base d'ammoniaque, et de sels fixes, ainsi que de particules de charbon, que la vapeur d'eau est en état de pousser jusqu'à la région des nuages, mais qui s'arrête dans les tuyaux de cheminée, et se dépose en suie sur les parois, depuis la base jusqu'au sommet, partout où la vapeur d'eau, qui leur sert de véhicule, se condense. Par suite de cet inextricable mélange, la fumée porte avec elle les antidotes de ses nombreux poisons; elle fatigue plus qu'elle n'empoisonne; elle irrite les muqueuses, provoque les larmes, la toux, l'éternument, par ses huiles essentielles; mais si l'air se renouvelle et que le foyer se décharge ailleurs, on peut rester longtemps impunément dans une atmosphère surchargée de ces vapeurs. On y souffre, mais on y respire; et il reste peu de traces de cet étouffement, dès qu'on arrive à l'air libre et pur du dehors. Cependant l'habitude d'une semblable atmosphère ne saurait qu'exercer les plus tristes influences sur les dispositions de l'esprit et du corps : elle nous rendrait moroses, impatients, irritables, incapables d'un travail réfléchi; et un état de veille ainsi contrariée ne nous léguerait qu'un sommeil violemment agité.

271. 2° Combustion du charbon de bois. Le charbon de bois n'est pas du carbone tout à fait pur : il renferme encore de l'hydrogène carboné, soit gazeux, soit en huile essentielle, qui vient compliquer, en se dégageant, les phénomènes de l'asphyxie que détermine sa combustion. Le charbon en brûlant s'empare de l'oxygène de l'atmosphère, pour se transformer en acide carbonique et en oxyde de carbone; par le seul fait de cette absorption de l'oxygène, cette combustion, ainsi que toute combustion en général, est déjà asphyxiante, mais ses qualités délétères sont inséparables de ses qualités privatives; la combustion ne peut priver un milieu d'oxygène, sans y dégager les produits de la combinaison. Il y a près de quatorze ans (**) que j'ai exhumé des expériences fort intéressantes de Fontana, sur le sujet qui nous occupe : ces expériences étaient totalement tombées dans l'oubli. Fontana avait établi, par des expériences sur les animaux vivants, que l'on doit distinguer, dans la combustion du charbon, deux phases différentes; la première pendant laquelle il s'allume, et la seconde lorsqu'il est embrasé et totalement incandescent. Dans la

(*) *Nouveau Système de chimie organique*, tome 3. § 3985.
(**) Voyez *Archives de Médecine*, 1828.

première période il se produit plus d'acide carbonique que d'oxyde de carbone, et dans la seconde beaucoup plus d'oxyde de carbone que d'acide carbonique. Dans cette période-ci, l'asphyxie doit donc être plutôt privative qu'intoxicante; c'est le contraire dans celle-là. La marche de l'asphyxie ou de l'intoxication est d'autant plus rapide, que la combustion est plus active, que le milieu est moins accessible au renouvellement de l'air, et que sa capacité lui permet de s'échauffer davantage et plus vite.

272. L'asphyxie par le charbon de bois est une asphyxie pénible et convulsive : car la lenteur avec laquelle il s'allume permet à l'oxygène de se combiner longtemps, avec le carbone, en acide carbonique ; la flamme qui s'en dégage indique en outre suffisamment que le combustible est encore riche en huiles essentielles et hydrogène carboné. Il s'effectue peu de suicides par ce procédé ; parce que la souffrance ne tarde pas à vaincre la résolution, que le sentiment de la conservation reprend le dessus, dès que la raison s'égare, et que les convulsions réveillent automatiquement les forces. Le malheureux cherche alors à fuir la mort, qu'il avait appelée de tous ses vœux ; il ne la trouve plus douce et bienfaisante, comme il l'avait rêvée ; il s'élance de son lit; pour briser ou la vitre ou la porte, et donner accès à l'air extérieur, antidote du poison qui lui fait acheter trop cher son adieu à la vie.

273. L'asphyxie est bien moins intoxicante par la *braise*, qui est un charbon qu'une première incandescence a dépouillé de ses parties aqueuses et oléagineuses, et qu'elle a rendu plus poreux et plus léger. Ce charbon, s'allumant plus vite, passe plus vite à l'incandescence, c'est-à-dire, à la période où le carbone se combine, avec l'oxygène, en oxyde de carbone. Le malheureux qu'enveloppe ce gaz, s'endort sans souffrance ; sommeil doux et léger, qui réalise déjà d'avance, à ses yeux, ce repos qu'il demandait à la mort. Comment lui reviendrait l'amour de la vie agitée qui le torturait comme un cauchemar, puisque la mort l'enveloppe sous les traits de la délivrance et d'un rêve heureux ?

274. J'ai eu l'occasion dernièrement d'observer attentivement les phénomènes d'asphyxie par le charbon, en m'occupant de constater les qualités de mon nouveau combustible charbonné, pour lequel j'ai pris, en 1841, un brevet d'invention qui est en voie d'exploitation. Ce nouveau charbon, composé de rebuts que l'on jette à la rue, ne répand ni odeur ni fumée, et brûle comme le charbon ordinaire ; il

s'allume plus vite et dure plus longtemps : on peut en fournir à la consommation de tout Paris, laquelle s'élève à 1,500,000 voies par an, sans avoir besoin d'arrivage, ni de la moindre addition de bois, et au moyen des seuls marcs et rebuts de la capitale même. Or, en procédant aux expériences comparatives sur les qualités asphyxiantes de l'un et de l'autre charbon, je n'ai pas manqué de rencontrer des anomalies que j'aurais peut-être été tenté de traduire en règles générales, si je m'y étais arrêté sans plus ample examen. Je me servais d'une étuve en tôle faite en forme de buffet, de la capacité de cinquante litres d'air environ, et percée, sur le milieu de sa tablette, d'un trou de poêle, que l'on recouvrait d'une cloche en verre, sous laquelle pouvait s'abriter une petite souricière, ou une cage. L'animal se trouvait à cinquante centimètres au-dessus du réchaud allumé. Le réchaud avait vingt centimètres de diamètre, et pouvait contenir cinq cents grammes de charbon.

Le 21 avril 1842, je plaçai une souris bien portante sous la cloche, et j'introduisis, dans l'étuve, un réchaud de charbon ordinaire qui commençait à s'allumer. Il était trois heures douze minutes.

La souris ne commença à se débattre qu'à quatre heures sept minutes; à quatre heures huit minutes, elle était morte.

J'enlevai la cloche, je ventilai l'appareil, et je recommençai l'expérience, avec une autre souris, également bien portante, que je soumis cette fois à l'influence de notre charbon. Le réchaud, qui commençait à s'allumer, fut introduit dans l'étuve à quatre heures quarante-six minutes :

A quatre heures quarante-sept minutes, la souris s'agite, en mordant les barreaux de la souricière ;

A quatre heures cinquante, elle se couche convulsivement sur les flancs ;

A quatre heures cinquante-cinq, elle est morte.

Cette expérience avait été expédiée en moins de huit minutes.

La première avait duré près d'une heure.

D'où venait la différence ? De ce que le charbon ordinaire de bois est très-long à s'allumer, et que le nôtre s'allume presque instantanément.

En effet, les effets de l'une et de l'autre asphyxie s'opèrent avec une égale promptitude, quand on introduit les deux espèces de charbon, à l'état incandescent, dans l'étuve.

C'est ce que démontrent les deux expériences suivantes, qui furent exécutées le 25 avril suivant, sur deux moineaux.

Avec le charbon ordinaire :

Introduction du réchaud tout à fait allumé, à deux heures cinquante-cinq minutes ;

A deux heures cinquante-sept, l'oiseau palpite et se débat;

A deux heures cinquante-huit, il est mort.

Avec notre charbon :

Introduction du réchaud, également allumé, à trois heures dix-neuf minutes ;

A trois heures vingt et une minutes, l'oiseau est essoufflé et tombe sur le flanc en se débattant ;

A trois heures vingt-deux minutes, il expire, il est mort.

Trois minutes ont suffi, comme on le voit, pour que, dans l'un et dans l'autre cas, l'asphyxie ait été complète ; et l'animal n'est point revenu à la vie, quoiqu'on ait eu soin de soulever la cloche, et de lui donner de l'air, en le voyant tomber mort.

L'asphyxie par le charbon est donc convulsive, comme l'avait dit Fontana. Quoique sa marche varie en raison de la capacité du local, du volume relatif du charbon allumé, de la chaleur qui en résulte, et de la taille de l'animal qui le respire, cependant on voit que, dès qu'elle se réalise, ses résultats sont irrévocables; les secours, si prompts qu'ils arrivent, arrivent presque toujours trop tard.

275. L'asphyxie par le charbon allumé n'est donc pas seulement une asphyxie par privation, c'est encore et principalement une asphyxie délétère et convulsive : car elle introduit, dans le sang, un principe, dont l'acidité en change tout à coup la nature alcaline, et partant la destination physiologique (*).

276. 3° GAZ D'ÉCLAIRAGE. Ce gaz est un composé plus ou moins compliqué, quand il est impur, mais où le carbure d'hydrogène prédomine. On doit juger par là de la gravité de sa respiration.

277. 4° DÉGAGEMENT D'ACIDE CARBONIQUE PAR LA FERMENTATION ALCOOLIQUE, OU PAR TOUT AUTRE MOYEN MÉTÉOROLOGIQUE. La fermentation alcoolique ne s'établit qu'en dégageant de l'acide carbonique et

(*) Cette réflexion n'implique pas contradiction avec ce que nous avons dit plus haut (84) de l'absorption de l'acide carbonique par les parois de l'estomac et par les tissus herbacés et verts des plantes : car, dans ce dernier cas, l'acide carbonique est décomposé, et par conséquent n'arrive point au sang à l'état d'acide.

de l'hydrogène. L'acide carbonique, plus pesant que l'hydrogène et que l'air, séjourne à la surface du sol, tant qu'un courant d'air violent ne le chasse pas de cette place ; aussi séjourne-t-il des années entières dans le fond des cuves et dans celui de certains puits : tout le monde connaît le phénomène de la *Grotte du Chien*, au pied du Vésuve, ainsi nommée, parce que les chiens y tombent morts, tandis que leurs maîtres qui y entrent, restent debout sains et saufs, vu que la couche d'acide carbonique qui y séjourne ne dépasse pas la taille d'un chien.

L'asphyxie, dans ces cas divers, revêt les mêmes caractères que celle par le charbon, moins pourtant les symptômes qui sont dus à l'élévation de température, et au dégagement simultané des gaz oléagineux et d'hydrogène carboné. C'est une asphyxie convulsive, et d'autant plus rapide, qu'elle est délétère.

278. Toute espèce de fermentation dégage de l'acide carbonique ; mais dans certains cas, tel que celui de la fermentation putride, ce gaz se sature en se dégageant ou se dissout dans le liquide, comme on le voit dans le rouissage du chanvre.

279. On doit donc apporter la plus sérieuse attention à ces considérations, toutes les fois qu'il s'agit de faire descendre les ouvriers dans une cuve ou une fosse au fond de laquelle on a laissé séjourner des marcs ou autres matières végétales humides ; car il est impossible qu'à la faveur de l'humidité, il ne se soit pas établi une fermentation quelconque, et par conséquent un dégagement considérable d'acide carbonique. J'ai été consulté, en 1840, par le bâtonnier des avocats d'Albi, sur un cas semblable, qui donnait lieu à une réclamation de dommages et intérêts. Un propriétaire, oubliant sans doute qu'il avait abandonné le marc de raisin au fond de sa cuve, y fit descendre un pauvre ouvrier maçon, pour y exécuter quelques réparations, et ajouta à cette première imprudence, celle de s'éloigner de là pour vaquer à ses occupations ; quand il revint, l'ouvrier était mort asphyxié. Il fut évident à mes yeux que le propriétaire était coupable, par imprudence, de la mort de ce malheureux ouvrier, et ne pouvait mieux réparer sa faute, qu'en accordant une pension alimentaire à la veuve et aux enfants.

280. On peut attribuer, avec beaucoup de probabilité, la plupart des phénomènes morbides, qu'on éprouve dans les lieux bas et humides, au dégagement d'acide carbonique, provenant du sol. En

effet, les matières végétales que renferme le sol ne peuvent manquer d'être, dans ce milieu, en état constant de fermentation; mais il y a plus, c'est qu'à chaque changement dans la pesanteur de l'air, il peut s'opérer un dégagement d'acide carbonique, provenant de la décomposition spontanée des carbonates calcaires. En effet, que l'on fasse le vide, sous la cloche pneumatique, après avoir jonché le plateau de fragments de calcaire extraits récemment des entrailles du sol, et l'on ne manquera pas de trouver, dans la cloche, une quantité assez considérable d'acide carbonique. Or, quand l'air se raréfie, il se fait une espèce de vide analogue, et qui doit produire d'analogues effets. Aussi les pauvres malheureux que le hasard de leur naissance condamne à travailler dans les lieux bas, ne tardent-ils pas à être victimes de ce méphitisme qui leur décompose le sang, bien plus encore qu'ils ne le sont, eux et leurs familles, de l'humidité qui les glace, de l'obscurité qui les étiole, et des courants d'air qui les traversent de part en part. L'atmosphère est une immense cloche, où la chaleur, les trombes, les coups de vent, l'éclat de la foudre font souvent le vide, et cela dans de larges proportions; à chacun de ces coups de piston atmosphériques, la terre répond par des délétères exhalaisons.

281. La construction vicieuse de nos fourneaux de cuisine est le fléau de la santé de nos mères de famille de la classe pauvre, et surtout des cuisinières de la classe aisée et des cuisiniers de la classe riche. L'acide carbonique, qui se dégage de ces fourneaux à hauteur d'appui, arrive directement aux poumons de celui qui manipule. De là un sang vicié, congestionné, une digestion pénible, une inappétence habituelle, de la bouffissure, des vertiges et des tournoiements, etc., et à la suite, une prédisposition des tissus, pour recevoir les maladies de tout genre, par quelque véhicule qu'elles leur arrivent. Et tout cela serait admirablement réparé, s'il existait, entre nos diverses industries, un lien d'harmonie, qui conciliât leurs exigences respectives, et fît concorder leurs produits. Le maçon construit le tablier et le manteau, sans s'assurer du tirant de la cheminée; le marchand et le fabricant de fourneaux en fournit le dessin à la fabrique, sans s'occuper de la forme que l'on donnera aux marmites et aux casseroles. De là vient que rien ne s'ajuste, que rien ne s'adapte; que la flamme et la fumée s'échappent de tous les coins, et que le cuisinier s'empoisonne ainsi par tous les pores. Pauvre so-

ciété que celle où plus les hommes pullulent, plus ils s'entassent, étouffent, et meurent en s'isolant ! et où, pour se sauver cependant, ils n'auraient qu'à se donner la main !

282. 5° Combustion du charbon de terre. La combustion du charbon de terre est peut-être moins nuisible à la respiration que salissante, quand on le brûle dans une bonne cheminée. Les gaz qui s'en dégagent sont trop mélangés pour n'être pas lourds. et ne pas s'arrêter terre à terre, alors que le courant d'air n'a pas assez de tirant pour les entrainer dans le tuyau de la cheminée. Le soufre se sature avec les bases, presque aussitôt qu'il s'oxygène en acide sulfureux ou sulfurique ; l'huile essentielle, qui y surabonde, y savonule l'acide carbonique et les sulfures volatils, de manière à les rendre moins propres à la respiration qu'à la déglutition ; et leur action dans l'estomac, sous cette forme, et en très-petite quantité, n'est nullement nuisible ; elle fait même assez souvent l'office de condiment (215). Le suicide n'est pas trop possible au moyen de ce charbon, parce que les gaz qu'il dégage agissent avec trop de violence. quand ils séjournent dans un local sans courant d'air, pour que le patient ne soit pas réveillé de la léthargie de son cruel projet, dès les premières atteintes. Qui ne sait que la combustion du charbon de terre n'est pas supportable, quand la fumée rabat, et se porte tout entière dans les organes de l'olfaction et de la respiration ? Qu'on se rappelle que le charbon de terre est un mélange intime d'huile essentielle empyreumatique, de sulfures décomposables, de carbone infiniment divisé, de résine, et puis de terres avec lesquelles tout cela est pétri.

283. 6° Dégagement des vapeurs acides de nos fabriques. Le voisinage de certaines fabriques est le fléau de la végétation des environs, quelque soin que l'on prenne d'élever haut le tuyau des cheminées. Les acides, en effet, étant plus pesants que l'air, retombent sans cesse sur le sol en une pluie dévorante. Les grands arbres de la route se dessèchent sur pied, et les herbes se fanent en germant ; il est évident que la santé des voisins doit en ressentir d'aussi rudes atteintes. Quant aux ouvriers de l'établissement, ils peuvent en être préservés par la bonne disposition des lieux ; et l'on aurait tort d'arguer de leur état de santé permanent, pour se donner le droit de repousser les plaintes, trop malheureusement fondées, du voisinage. Comment la respiration animale ne s'en ressentirait-elle pas, quand,

à de grandes distances même, on voit tout ce qui est vert jaunir, tout ce qui est bleu rougir, et la surface des murs, ainsi que la superficie du sol, se couvrir d'une efflorescence nitreuse ? Ces émanations réagissent avec d'autant plus d'énergie, sur la respiration animale, que l'air est plus sec et la terre plus poudreuse. En effet, les émanations acides qui séjournent sur le sol ne sauraient se combiner et se neutraliser avec les bases terreuses, qu'à la faveur de l'humidité des arrosages ou de la pluie ; par un temps sec, elles séjournent, en couches de plus en plus épaisses, à la hauteur de l'homme et des animaux, qui les respirent alors par tous les pores.

284. Les fabriques de vitriol, de chlore, d'eau-forte, d'acides hydrochlorique, hydrocyanique, acétique et pyroligneux, etc., de phosphore, de poudres fulminantes, de décapages de fer ou de cuivre, mais de cuivre surtout (*), etc., etc., doivent, sous ce rapport, spécialement fixer l'attention de l'administration locale, qui ne doit jamais perdre de vue que les enfants sont plus accessibles à ces émanations terribles que les adultes, non-seulement à cause de la susceptibilité de leurs jeunes tissus, mais encore et surtout parce que la petitesse de leur taille les tient constamment plongés dans la couche la plus dense de ces vapeurs corrodantes.

285. De là, en effet, le ramollissement des os ; la transformation des tissus muqueux en mucosités expectorables ; l'amincissement des parois ; la dénudation inflammatoire du réseau capillaire ; la substitution anormale d'une fonction à une autre, de la fonction respiratoire à la fonction digestive ; les douleurs d'estomac et d'entrailles ; les digestions incendiaires, les vomissements, les étourdissements et les vertiges ; souffrances dont les effets survivent à leurs causes, et lèguent à une vieillesse anticipée toutes les tortures d'un long empoisonnement.

286. Dans tout ce qui précède, il est sous-entendu que ces émanations, pour produire de tels effets sur l'économie animale, doivent se dégager sous un volume considérable, et séjourner assez longtemps à l'état libre, dans l'atmosphère. Car l'acidulation modérée

(*) Lorsqu'on trempe le cuivre dans l'eau-forte ou eau seconde, il s'en dégage des vapeurs bleues et rutilantes, particules de nitrite de cuivre soulevées par le gaz acide nitreux ; ce qui ajoute aux qualités délétères du gaz acide nitreux les qualités bien plus délétères encore du sel de cuivre.

de l'air atmosphérique par une faible quantité de chlore, d'acide pyroligneux ou de tout autre acide, ne peut être que favorable à la salubrité publique, quand l'air est chargé de miasmes putrides; que l'influence contagieuse sévit parmi les populations affligées; que l'humidité des rues entretient la fermentation des ordures; sur les bords des marécages et des eaux stagnantes; là où la tangue pourrit en engrais, là où le chanvre et le lin rouissent; près des abattoirs, des voiries, des boyauderies, etc., et de tous les lieux, enfin, où la putréfaction règne en permanence, et décharge ses miasmes dans les airs.

287. 7° Vapeur d'iode. La vapeur d'iode peut produire l'asphyxie par privation; mais on a exagéré infiniment trop son action toxique sur les voies respiratoires. Lorsqu'en 1828, je m'occupais activement de l'étude des fécules, il m'arriva, à mon insu, de passer près de quatre heures dans une atmosphère épaissie par un dégagement non interrompu d'iode; je m'étais tellement familiarisé avec cette odeur, que je ne l'avais pas sentie; et je ne m'aperçus du danger dont les livres de toxicologie me menaçaient, qu'après avoir été prendre l'air au dehors de cette chambre, et y être rentré un instant après. Je ne ressentais pas la moindre incommodité; je crus cependant prudent d'avaler quelques gouttes d'ammoniaque, dans un verre d'eau sucrée; j'allai me coucher, après avoir mis fin à l'expérience, et je passai une excellente nuit.

288. 8° Hydrogène carboné, carbure d'hydrogène, huiles essentielles et volatiles; ou combinaisons, en proportions variables, d'hydrogène et de carbone. L'hydrogène a une grande affinité pour tout ce qui se gazéifie ou se vaporise; mais il le cède facilement ensuite à la moindre réaction. Il me paraît probable que nos organes respiratoires ont la propriété de transformer son carbone en acide carbonique, et que c'est par ce mécanisme que ce gaz devient, en réagissant sur nos poumons, un gaz de nature délétère. Nous croyons avoir démontré suffisamment, dans le *Nouveau Système de chimie organique*, l'identité du principe oléagineux chez les animaux et les végétaux, la différence des diverses huiles et graisses ne provenant que des substances d'un autre genre, et même métalliques, qu'elles tiennent en dissolution, et dont il est ensuite si difficile de les séparer. Ceci s'applique aux corps gras fixes, comme aux huiles volatiles. Ainsi, par la distillation de la résine, dans des chaudières en tôle ou en fonte,

on obtient une huile essentielle d'une couleur verdâtre qui en trouble la transparence; au contact de la lumière, cette couleur verte se change en couleur rouille. Voilà, certes, un caractère spécifique qui servirait admirablement la classification, pour distinguer cette huile de toutes ses congénères. L'analyse démontre que cette coloration protéiforme n'est due qu'à la quantité de fer que l'huile tient en dissolution, et qui s'élève à près d'un centième de son poids, dix grammes par kilo. On conçoit, en effet, que toute décomposition organique par le feu donnant lieu au dégagement de l'acide pyroligneux, il n'en faut pas davantage pour tenir le fer, emprunté aux parois de la chaudière, en dissolution dans l'huile essentielle, qui se dégage en même temps. Jugez, par cet exemple, de la variabilité de caractères que l'huile peut acquérir, selon la nature des substances qu'elle peut dissoudre; en sorte que la même huile est dans le cas de devenir drastique, narcotique, odorante, etc., par une simple addition d'une substance qui possède ces qualités-là.

289. Il est de ces sortes d'huiles qui produisent les effets qui les caractérisent, sur l'économie animale, même par le véhicule seul de la respiration. Le 30 janvier 1840, à quatre heures du soir, je m'occupais à frictionner, avec de l'essence de térébenthine, le genou et la jambe de mon fils aîné, pour combattre des douleurs ostéocopes qui résistaient opiniâtrément, depuis plus d'un mois, à l'action des cataplasmes, à la graine de lin, à celle de l'alcool camphré, de la pommade camphrée, de l'eau sédative. L'odeur d'essence de térébenthine s'était répandue dans toute la maison, qui n'était habitée que par nous. Sa mère monte à cet instant, et à la première odeur, elle se sent soulever le cœur, elle éprouve des vertiges, une céphalalgie violente; elle n'a que le temps de descendre, pour se laisser tomber sur une chaise. Je lui appliquai de l'eau sédative sur la tête, lui fis respirer du vinaigre; le soulagement suivit immédiatement la médication; une heure après, elle dînait avec bon appétit. Je continuai de brûler du vinaigre dans toute la maison; et tout le monde dormit comme à l'ordinaire. Mais nous avions pris à dîner trois ou quatre pincées d'aloès entre deux soupes, ce qui, en général, ne nous produisait qu'un effet modéré; et cette fois, l'effet de ce médicament prit un tout autre caractère. Le lendemain matin, en effet, j'eus une première selle assez dure; je ressentais, dans le côlon transverse, des douleurs pungitives, que je dissipai en appliquant du camphre

en poudre sur la partie affectée ; j'eus, une heure après, une selle liquide verdâtre subite et des plus abondantes, remplie d'ascarides vermiculaires, et qui répandit dans la chambre une forte odeur de térébenthine ; et tous ceux qui avaient pris de l'aloès, et respiré la veille l'odeur de térébenthine, éprouvèrent les mêmes effets, et observèrent le même phénomène. L'essence de térébenthine s'était donc introduite dans la circulation, par le véhicule seul de la respiration.

290. Les manipulateurs qui sont chargés de concasser, moudre et broyer les graines de ricin, éprouvent, par le seul effet de l'odorat, tous les effets thérapeutiques de l'ingestion de l'huile de ricin même. Il en est de même de ceux qui préparent l'ipécacuanha, surtout en pastilles ; ils éprouvent une toux dont ils ne se débarrassent qu'en s'éloignant du foyer de ces émanations astringentes. On a vu les locataires qui habitent deux étages au-dessus de l'officine ressentir les mêmes accidents.

291. 9° L'hydrogène sulfuré est un poison d'autant plus violent, que le soufre, en s'emparant de l'oxygène, à l'état de gaz naissant, pendant l'acte de la respiration, se transforme en acide sulfurique, et réagit immédiatement, sous cette forme dévorante, sur les liquides et sur les tissus.

292. 10° Hydrogène arséniqué. De même que le cuivre n'est vénéneux que par ses sels et ses oxydes, et non à l'état métallique, c'est-à-dire, à l'état d'isolement et de base, de même les vapeurs arsenicales peuvent être respirées impunément, tant qu'elles conservent leur odeur alliacée, et que partant elles se dégagent à l'état métallique : elles ne deviennent nuisibles et capables de produire, sur l'économie, des effets plus ou moins terribles, que lorsque l'arsenic, en se dégageant, se combine avec l'hydrogène ou l'oxygène, en hydrogène arséniqué, et en acide arsénieux, ou oxyde d'arsenic, pour ne pas parler ici du prétendu acide arsénique, qui n'est, à nos yeux, que de l'acide arsénieux rendu plus soluble par la présence de l'acide nitrique. Dans les mines d'argent arsénifère et autres mines arsenicales, on est suffoqué, en entrant, par un odeur d'ail, qui s'y maintient en permanence, comme un signe évident d'un dégagement d'arsenic à l'état métallique ; et pourtant les mineurs ne paraissent pas incommodés de ce vice de l'atmosphère : ils y vivent aussi longtemps que partout ailleurs ; tandis que dans les forges, où l'on extrait le fer d'un minerai arsenical, les

ouvriers qui alimentent les fourneaux s'éloignent en toute hâte, dès qu'ils s'aperçoivent que le vent fait rabattre les vapeurs d'arsenic; car à cette haute température, l'arsenic ne peut éviter de se transformer en acide arsénieux. L'acide arsénieux, presque toujours mélangé à un peu d'arsenic métallique, qui a échappé à l'oxygénation, se décèle par un restant d'odeur alliacée, et avertit ainsi du danger dont on est menacé. Il n'en est pas de même de l'hydrogène arséniqué, le plus foudroyant de tous les gaz qui échappent à l'odorat; car l'acide prussique s'annonce par une odeur qui lui est propre. Le jeune et infortuné Ghelen, chimiste d'au delà du Rhin, qui est mort empoisonné par l'hydrogène arséniqué, n'avait fait que reconnaître, en flairant, s'il n'y avait pas quelque fuite, à travers le lut de ses allonges; il se sentit pris tout à coup de vertiges, de défaillances et de vomissements, et mourut dans la huitaine. Cependant rien de semblable ne s'est représenté, depuis qu'on a repris les recherches sur l'arsenic, soit en chimie pure, soit dans le but d'éclairer la justice; et cependant les divers essais auxquels chacun de nous a dû se livrer, pour évaluer les indications fournies par l'appareil de Marsh, ont dû nous exposer bien des fois à respirer l'hydrogène arséniqué en plus grande quantité que ne l'a fait Ghelen. A l'époque où je me préparais au procès de Dijon, c'est-à-dire, vers la fin de novembre 1839, je n'avais à ma disposition, pour me livrer à mes expériences comparatives, qu'un petit cabinet au rez-de-chaussée, et dont le plafond était peu élevé. J'avais placé mes appareils à dégagement d'hydrogène arséniqué sur le devant de la cheminée, sans m'apercevoir que le vent rabattait: la plupart de ces appareils fonctionnaient sans être allumés: il dut donc se dégager une quantité effrayante d'hydrogène arséniqué. Or, depuis trois jours je passais mes journées tout entières, enfermé dans ce laboratoire rétréci. Le troisième jour, je me sentis pris de vertiges et de douleurs d'estomac: j'eus pourtant la force de monter pour me jeter au lit; et là, en réfléchissant sur la nature des symptômes extraordinaires que j'éprouvais, je restai persuadé que je me trouvais en proie à un empoisonnement par l'hydrogène arséniqué: prostration des forces, fièvre cérébrale, amblyopie, crudités d'estomac, nausées et épreintes. Je n'eus que le temps d'ordonner ma médication, et de prier la personne chargée du ménage de se jeter dans le cabinet, en retenant son haleine, de briser du pied tous les vases qu'elle trouverait à l'entrée de la cheminée, et de les pousser dans les cendres, pour jeter ensuite le tout dans les champs qui étaient à notre porte ; ce qui fut rapidement exécuté. Mais, malgré toutes ces précautions, cette personne ne put échapper à toutes les atteintes ; elle fut incommodée, à son tour, d'une manière, il est vrai, moins alarmante que moi. Il est bon de faire observer que ce cabinet n'était séparé que par une porte entr'ouverte, de la pièce où avait travaillé toute la journée une couturière, laquelle ne se ressentit de rien, et où avaient joué les enfants, qui n'éprouvèrent aucun de nos symptômes. Je pris à l'intérieur des alcalis étendus d'eau et du laitage ; je me frictionnai avec de l'alcool camphré, et le lendemain j'étais sur pied, pour procéder désormais avec plus de prudence.

295. Doit-on voir, dans ce résultat, un fait contradictoire avec la triste expérience de Ghelen? Nullement ; et la contradiction apparente ne provient que de la mauvaise interprétation du phénomène. En effet, il faut se rappeler que l'hydrogène cède les radicaux aussi vite et avec autant de facilité qu'il s'en empare ; les combinaisons gazeuses tiennent peu contre la puissance des décompositions. L'hydrogène arséniqué n'est donc un poison si actif, que parce qu'il cède vite son arsenic à tous nos tissus, qui se désorganisent, en permutant de base. Si donc, avant d'arriver à nos poumons, ce gaz rencontre, dans l'atmosphère, des combinaisons organiques ou organisées, il est évident qu'il leur cédera, avec la même facilité, son arsenic, dont notre respiration sera dès lors préservée. Que sera-ce quand cette rencontre atmosphérique aura lieu sous l'influence des rayons lumineux solaires, dont l'action électrique opère tant de décompositions et de combinaisons que nous ne saurions reproduire dans nos laboratoires ? Il y a donc une grande différence, sous le rapport physiologique, et par conséquent toxicologique, entre l'action de flairer un dégagement d'oxygène arséniqué, en se tenant le nez sur la fissure, et celle de le flairer à une certaine distance et à certaine hauteur. Dans le second cas, on pourra bien ne respirer que de l'hydrogène débarrassé de son arsenic pendant le trajet de la distance ; dans le premier cas, au contraire, on se gorgera les poumons d'une vapeur arsenicale, dans sa toute-puissance de désorganisation. En conséquence, quoiqu'il se fût dégagé, de mes appareils, une quantité d'hydrogène arséniqué infiniment supérieure à celle qui se dégageait de l'appareil de Ghelen, il est évident que, par le

fait seul de la distance, j'ai dû en respirer infiniment moins que cet infortuné chimiste. Nous ajouterons que, ni Schéele, qui a découvert l'hydrogène arséniqué, ni Pelletier père, qui en a répété toutes les expériences, et qui même un jour eut la main recouverte d'arsenic métallique, en faisant détoner ce gaz, n'ont jamais éprouvé les symptômes les plus légers de l'empoisonnement de Ghelen. Schéele et Pelletier opéraient dans des éprouvettes renversées et l'ouverture en haut ; l'hydrogène arséniqué, à cause de sa pesanteur, restait au fond de l'éprouvette et ne s'en échappait point, si ce n'est en détonant, et par conséquent en se décomposant : ils ne l'ont donc pas respiré dans les conditions où était placé Ghelen. Enfin, les gaz respirables n'opèrent pas plus d'une manière infinitésimale que ne le font les poisons ingérés ; ils ne sont pas nuisibles par leur atome, mais par leur volume ; et cette remarque s'applique à l'hydrogène arséniqué, comme à toutes les autres espèces d'hydrogène. Si donc ces gaz arrivent intenses à la respiration, et qu'on les avale purs dans une seule aspiration, ils pourront porter dans nos organes un désordre qu'un de leurs mélanges y aurait à peine déterminé, par cent aspirations successives, quand, au bout de ces cent aspirations, la quantité serait par le fait égale à la première. C'est ce qui explique la mort si hideusement extraordinaire de ce mari dont ont parlé nos journaux judiciaires, dans la bouche duquel sa drôlesse de femme avait cru déposer une simple plaisanterie, en y lâchant un vent.

294. Si donc on voulait procéder, sur ce sujet, à des expériences comparatives, au moyen de l'empoisonnement des animaux, on devrait tenir compte et des distances, et de l'hygrométricité de l'air, et de la force du courant du dégagement, et de la position naturelle de l'animal, pendant l'acte de la respiration : les animaux qui respirent la tête haute ne devant pas recevoir en plein le jet arsenical comme ceux qui respirent dans une direction perpendiculaire au plan de position.

295. Quand on songe que l'arsenic est répandu partout autour de nous, et dans les entrailles de la terre, et que d'un autre côté l'hydrogène, ce produit de toute espèce de fermentations, s'en empare et se l'associe, partout où il le rencontre en se dégageant, on ne peut manquer de soupçonner que bien des phénomènes miasmatiques, dont l'histoire nous a laissé de si inexplicables souvenirs, peuvent

s'expliquer par un dégagement météorologique d'hydrogène arséniqué, ou de toute autre espèce de combinaison gazeuse d'hydrogène; et l'on concevra en même temps la raison pour laquelle la combustion des grands feux allumés dans le voisinage est, dans certains cas d'épidémie, une excellente mesure d'hygiène publique ; toute combinaison gazeuse d'hydrogène se décompose par le feu.

296. 11° Acide hydrocyanique ou prussique. L'hydrogène, à l'état de gaz naissant, est capable de former, avec les autres gaz, des composés moins simples, et partant plus actifs dans l'acte de leur décomposition. Par exemple, en s'associant avec le carbone d'un côté et l'azote de l'autre, il forme l'acide prussique, substance dont la puissance foudroyante sur la respiration est moins problématique que celle de l'hydrogène arséniqué, et qui se décompose à la lumière bien plus facilement que ce dernier gaz, en sorte qu'il est bien difficile, même à l'obscurité, qu'il se conserve quelque temps, au moins au même degré qu'on lui a reconnu, immédiatement après la distillation. Or, quand un pareil acide arrive dans nos poumons, il peut procéder à son œuvre de mort par sa décomposition instantanée, sous l'influence de l'oxygène qui transforme son carbone en acide carbonique, et son azote en acide nitrique, lesquels réagissent sur nos tissus, chacun de la manière qui leur est propre. Quoi qu'il en soit de son mode physiologique d'action, il n'en est pas moins certain que la formation de l'acide hydrocyanique peut avoir lieu partout où l'hydrogène se dégage par la fermentation, et que les résultats foudroyants de certaines émanations ou exhalaisons méphitiques sont de nature à s'expliquer très-bien par l'action de cet acide si peu stable, soit à l'état libre, soit à l'état de combinaison.

297. 12° Miasmes des marais et autres genres de méphitisme. Toute nappe d'eau peu profonde et stagnante donne lieu à une fermentation, ou plutôt à une végétation herbacée, qui exhale dans les airs un gaz saumâtre et fétide, d'une nature acide spéciale, lequel se mêle à l'hydrogène carboné, à l'acide carbonique, et produit sur l'économie animale, par le véhicule de la respiration, des effets désastreux pour les populations riveraines. L'air atmosphérique est non-seulement vicié par la soustraction de son oxygène, mais encore par la présence de gaz délétères qui s'accumulent sur le sol, et y séjournent sans obstacle et sans que rien y vienne les décomposer. L'animal respire la mort par tous les pores, mais une mort lente et à pe-

tites doses. L'acidité qui pénètre dans le sang, par le véhicule de la respiration, le décompose bulle à bulle (271). La nutrition digestive souffre de la souffrance de la nutrition générale ; une fièvre lente et adynamique dévore l'organisation par des intermittences plus ou moins rapprochées, par des accès, plus fréquents vers le soir que dans le jour, à l'ombre, où le miasme se maintient, qu'à la lumière, où il se décompose. Tout s'affaiblit, tout s'affaisse dans l'organisme ; l'animal se traîne plutôt qu'il ne marche ; ses joues se creusent, son œil est terne et cave, son front se ride, ses membres s'émacient ; la pâleur hâve et blême, compagne de la maigreur, se répand sur toutes ses surfaces ; la tristesse le mine, comme le ferait la faim ; malheureux être, condamné, par la position géographique où l'a surpris sa naissance, à ne se développer que pour souffrir.

298. Quelle est la nature et le nombre de ces gaz délétères ? La science ne le sait qu'imparfaitement, à cause de l'imperfection de nos méthodes d'analyse. Quant au mécanisme de leurs effets pathologiques, voici comment je le conçois. Dès qu'une molécule d'acide s'infiltre dans le sang, ce liquide se trouve, de proche en proche, dans des conditions qui le rendent impropre à être absorbé et aspiré par les tissus. Les tissus, sur le point envahi, sont donc frappés d'impuissance ; ils cessent d'élaborer ; ils produisent donc moins de calorique qu'ils n'en cèdent à l'air extérieur : de là le frisson et le sentiment d'un froid d'autant plus extraordinaire, qu'on a la conscience qu'il ne vient pas de l'abaissement de la température ambiante. Mais la circulation peut bien ne pas tarder de ramener, sur ce point, une quantité de sang qui aura conservé son état normal ; et dès ce moment, les tissus paralysés reprendront leur activité première ; l'élaboration dégagera de nouveau du calorique, qui paraîtra à nos sens d'autant plus élevé, que cette portion s'était refroidie davantage : de là, bouffées de chaleur, et transpiration abondante ; alternances de frissons et de chaleurs, qui servent à caractériser, par leur périodicité, les fièvres dites intermittentes.

La manière dont nous avons compris plus haut (149) la théorie des fonctions du système lymphatique, nous facilitera l'intelligence de l'influence de certaines émanations sur la formation des ganglions engorgés et autres affections strumeuses. Ces affections sont, à mes yeux, susceptibles de se communiquer par l'haleine à certaines constitutions ; nous en donnerons un exemple frappant en nous occupant des glandes, et accessoirement dans le récit de la plus longue maladie que j'aie faite dans ma vie. On conçoit, en effet, que les vaisseaux lymphatiques s'empoisonnent, en aspirant des gaz qu'ils ne sauraient élaborer et transmettre normalement à l'économie générale. Dès ce moment, il y a occlusion dans les réservoirs de communication, dans ces *trivium* que nous nommons ganglions ; les liquides s'y accumulent, poussés par les gaz avec la force proportionnelle de la presse hydraulique : la pression produit la dilatation ; la dilatation appelle l'accumulation, et la glande grossit souvent sous les yeux de l'observateur, comme une vessie qu'on insuffle.

299. 13° ÉMANATIONS MÉTÉOROLOGIQUES DU SOL. Nous avons dit (105) que le mouvement de l'air est dans le cas de faire un vide, sur une plus ou moins grande échelle, à la surface du sol. Si cela arrive, il devra se dégager de la terre tous les gaz que la compression atmosphérique y tient, à un état de combinaison ou de dissolution : acide carbonique, acide nitrique ; hydrogène sulfuré, arséniqué, antimonié ; sulfures volatils, dans notre bassin parisien ; sels mercuriels, mercure, etc., dans le voisinage des égouts, où se déchargent les eaux des fabriques, des pharmacies, des hôpitaux, etc. ; miasmes qui varieront de nature et de propriétés, selon la nature géologique du sol et du sous-sol, selon les divers modes d'exploitation des mines et de la manipulation des produits ; émanations d'autant plus funestes, qu'elles seront moins explicables, et qui, si elles ne sont pas la cause immédiate ou matérielle de certaines épidémies, peuvent cependant y disposer le corps, et préparer les organes à leur invasion, en suspendant l'équilibre et le concours de leurs fonctions, et dénaturant les produits de leur élaboration spéciale. Et, nous le répétons, ce vide météorologique, cette trombe qui pompe les miasmes, peut avoir pour base toute la surface d'un bassin géologique, sans que les habitants se doutent, à aucun signe appréciable, d'en être ainsi enveloppés. Il suffit souvent pour cela que la colonne barométrique descende tout à coup de plusieurs degrés.

300. Ce n'est pas encore là que s'arrête la puissance météorologique. Nous savons que la bleuette électrique n'a qu'à traverser un mélange de gaz, pour en opérer la combinaison intime, et notamment pour combiner l'azote avec l'oxygène, en acide nitrique. Jugez de la variété et du volume des produits, quand c'est la foudre qui

réagit dans cet immense laboratoire des airs, et traverse, en un clin d'œil, tant de lieues, par un seul jet, et des mélanges si compliqués, par tant d'embranchements électriques.

§ 2. *Emanations et exhalaisons (265) basiques ou alcalines, ou qui agissent à la manière des bases et des alcalis.*

301. Les tissus organisés étant composés, sous le rapport chimique, d'une portion organique qui joue le rôle d'acide, et d'une portion terreuse qui joue celui de base, peuvent être également désorganisés par la puissance décomposante d'un acide qui s'empare de leur base, ou par celle d'une base qui s'empare de leur portion organique ; ce qui forme avec celle-ci un nouveau tissu non capable de vie et de développement, un savon, pour ainsi dire, soit albumineux, soit adipeux, selon que cette base rencontre, sur son passage, de l'albumine ou un corps gras ; savons solubles ou insolubles, selon la base elle-même. Nous allons énumérer les principales bases à l'influence desquelles notre respiration se trouve le plus habituellement exposée.

302. 1° Ammoniaque libre. L'ammoniaque a la propriété de dissoudre l'albumine et la fibrine, et par conséquent de désorganiser la charpente de nos tissus. Mais il faut pour cela que ce réactif possède un certain degré de condensation, et agisse comme liquide. Or, lorsqu'il arrive à nos poumons, il est à l'état gazeux, et plus ou moins mélangé à l'air atmosphérique ; sous cette forme, il agit moins sur nos tissus qu'il ne passe dans le sang ; et là, en petite quantité, son influence est en général assez salutaire, le véhicule du sang étant alcalin, et l'ammoniaque ne pouvant que prévenir les congestions et la précipitation de l'albumine. Nous sommes avertis de l'instant où le dégagement de ce gaz commence à compromettre la respiration, par son action irritante sur la membrane conjonctivale, et par le larmoiement qu'il y provoque. Tant que les yeux ne nous donnent pas cet avertissement, la présence de l'ammoniaque dans l'air respirable n'est pas dangereuse pour la santé ; c'est plutôt, dans certains cas, un agent protecteur de nos fonctions, un condiment atmosphérique. J'ai vécu près de six mois dans une atmosphère ammoniacale, et je ne me suis jamais si bien porté ; c'était au temps où le choléra rava-

geait la capitale et ses environs. Cependant, si l'aspiration n'apportait dans les poumons que de la vapeur ammoniacale ; si l'on inspirait, par exemple, un certain temps, un flacon ouvert d'ammoniaque, ce gaz deviendrait alors non-seulement asphyxiant, mais encore délétère : il réagirait sur les tissus, par le véhicule des mucosités et de l'humidité des poumons, et ensuite par le véhicule du sang, qui en charrierait l'excès sur la surface de tous les vaisseaux circulatoires. Dans ce cas, l'ammoniaque gazeux est capable d'agir avec la violence de l'ammoniaque ingéré. Ainsi rien n'est plus dangereux que d'abandonner, sur le poêle ou la cheminée d'une chambre à coucher, un flacon d'ammoniaque, dont la chaleur peut faire sauter le bouchon, et répandre la vapeur dans toute la capacité de la chambre.

303. J'ai bien des fois inspiré des bouffées d'ammoniaque, en me plaçant un flacon de ce réactif pur contre la bouche. L'effet de ce gaz est prompt comme l'éclair ; ce qui s'en échappe dans les yeux vous aveugle et vous force à fermer violemment les paupières ; ce qui s'en échappe dans le nez y produit la même impression que sur les parois buccales et sur le larynx et le pharynx ; impression de dessiccation et comme de tannage de la membrane ; l'ammoniaque, en effet, étant très-miscible à l'eau, en est très-avide, et en dépouille, par conséquent, avec violence, les tissus : on perd subitement connaissance ; on souffrirait peu, si l'asphyxie était complète : on reprend la conscience du goût que l'ammoniaque laisse dans la bouche, lorsque enfin de nombreuses inspirations d'air viennent étendre ce qui reste de ce gaz : alors nos organes respiratoires recommencent à fonctionner, et par la toux qui vous prend à la gorge, et par le coryza, qui simule un rhume de cerveau.

304. J'avais publié en 1831, dans un journal d'agriculture (*l'Agronome*), un moyen de transformer sur place les vidanges des lieux communs en engrais inodores, de préserver ainsi et nos habitations de miasmes ammoniacaux, et les malheureux ouvriers vidangeurs du *plomb* qui les frappe subitement. Rien n'était plus simple à concevoir et à exécuter, avec le concours de l'autorité municipale. Aussi l'ordre fut-il donné à un faiseur officiel, aujourd'hui membre de l'Institut, d'exploiter l'idée pour son propre compte, et surtout en s'en disant l'inventeur. Il s'agissait de diviser les lieux d'aisance en deux compartiments, communiquant à l'extérieur par une ouverture chacun ; pendant que l'un était en service, on manipulait l'autre, en

y jetant chaque jour de la marne calcinée, ou de la chaux que l'on mêlait à la substance avec un refouloir; et l'on retirait la *gadoue*, dès qu'on reconnaissait qu'il ne s'en dégageait plus ni miasme ni odeur. Dans cet état, la gadoue était transformée en excellente poudrette. J'avais indiqué un moyen d'utiliser l'ammoniaque, qui se dégagerait nécessairement par la réaction de la chaux. Malheureusement mon sosie officiel ne prit pas garde à cette dernière circonstance. Aussi la première fois que l'on procéda, devant la commission, à l'ouverture de la fosse, trois ouvriers tombèrent à la renverse; les bouffées d'ammoniaque les avaient asphyxiés. Ce déplorable accident découragea, dit-on, la commission municipale; on laissa là les essais, ce qui était un excellent moyen de ne pas en rendre compte, et d'ensevelir, dans le silence, le résultat d'une coupable imprudence de la part de l'expérimentateur. Si on reprend les essais, j'invite les commissions à ne pas oublier la leçon.

305. 2° Carbonate d'ammoniaque. C'est sous cette forme que l'ammoniaque se dégage habituellement de nos fosses d'aisance, et c'est là ce qui achève d'expliquer l'innocuité du voisinage de ces lieux. L'ammoniaque est moins actif, en raison de ses combinaisons.

306. 3° Produits de la fermentation des substances animales et des substances végétales glutineuses, ou fermentation putride. En chimie organique, nous ignorons presque tout ce qui se passe, dans cette dernière scène de la vie animale et végétale; marche et filiation des phénomènes, réaction et nature des produits, tout nous échappe, tout s'y joue de nos théories et de nos analyses, aussi bien que de la salubrité publique.

Ce qui est moins problématique, c'est certainement leur effet toxique sur la respiration. Qui ne sait que les maladies les plus pestilentielles succèdent presque toujours à ces grandes boucheries d'hommes, où les vainqueurs n'ont, pas plus que les vaincus, le temps d'enterrer leurs morts.

Il est, en outre, dans l'histoire de la fermentation, deux points sur lesquels nous sommes fixés depuis longtemps : c'est que la fermentation des substances dites animales prend des caractères bien plus funestes quand elle s'opère dans l'obscurité et dans l'ombre, qu'à la face du soleil. A en juger par les effets, on serait porté à croire que les produits sont entièrement différents, dans l'une et dans l'autre circonstance; en sorte qu'on serait en droit de considérer la fermentation qui s'opère dans l'obscurité, comme une espèce distincte de celle qui s'accomplit au grand air et à la lumière solaire : nous appellerions volontiers l'une *fermentation nocturne*, et l'autre *fermentation diurne*; et nous appliquerions la même distinction à la fermentation putride des végétaux. On comprendra plus facilement, en théorie, la justesse de cette distinction, si l'on veut bien avoir présente à l'esprit l'action décomposante du rayon solaire, et son analogie avec la bleuette eudiométrique. En pratique, il n'est personne qui n'ait passé impunément tout près de ces cadavres d'animaux qui, par l'incurie de nos comités de salubrité publique, sont abandonnés sur nos boulevards, derrière les murs de nos jardins, et surtout sur le bord des rivières, à tous les phénomènes successifs de leur propre décomposition. Voyez, au contraire, que de précautions il faut prendre pour se préserver des premières bouffées qui s'exhalent d'un cercueil, à l'instant de l'exhumation. Cet exemple suffit pour démontrer la différence locale des deux fermentations putrides. Quelle est la différence des produits? La subtilité de leurs complications sera peut-être longtemps encore un obstacle à la réalisation d'une analyse exacte; et l'on serait étrangement dans l'erreur si, après quelques essais eudiométriques faits en courant et sur un cas particulier, on se croyait en droit de conclure que les gaz méphitiques ne diffèrent des autres que par une différence dans les proportions de l'oxygène, de l'azote, de l'acide carbonique, et dans la présence de l'hydrogène sulfuré. Un jour, on pourra apprécier combien nos méthodes actuelles d'analyse sont encore dans l'enfance; car d'avance, et *à priori*, nous pouvons concevoir que l'atmosphère qui se forme autour de ces foyers pestilentiels, se charge : 1° par le véhicule de l'ammoniaque, des acides les plus faciles à se décomposer par l'action de nos tissus; 2° par le véhicule de l'hydrogène, de toutes les bases toxiques que peuvent recéler les ordures en fermentation, ou les terres adjacentes; 3° enfin, l'acide prussique et les prussiates doivent venir grossir la liste de ces émanations déjà si mortelles par elles-mêmes : laboratoire aux mille réactions, dont une seule peut-être est en état de compromettre la vie et souvent la raison.

307. Nous avons rangé les produits toxiques de ces sortes de fermentations parmi les produits basiques et alcalins, parce que l'ammoniaque y joue le rôle principal, tandis que, dans le précé-

dent paragraphe, nous ne le retrouvions que comme accessoire.

308. 4° AMAS D'EAUX BOURBEUSES. La fermentation des matières animales est presque sans danger quand elle a lieu sous une nappe d'eau proportionnellement assez considérable ; car à mesure que ses produits se dégagent, ils se dissolvent dans l'eau, qui de cette manière en préserve les airs. Si l'eau est courante, elle redevient potable ; si elle est stagnante, elle reste empoisonnée ; mais l'air extérieur en est moins vicié. Il n'en est plus de même quand la matière animale ne trouve autour d'elle que la quantité d'eau nécessaire à la marche de la putréfaction : l'air ne tarde pas à devenir le réceptacle de tous les produits qui s'en dégagent, et il les garde longtemps, si le rayon solaire ne vient pas l'en purifier. Nos rues étroites de Paris, nos égouts si mal construits et si mal ventilés, et ces ruisseaux si maladroitement creusés sous le bord des trottoirs, sont un exemple malheureusement journalier des résultats de cet air respirable sur la santé publique. Quand les rues seront largement ouvertes à l'air et à la lumière, les matières végétales qui y séjournent sous forme de boue putride se résoudront en poussière ou en détritus secs et solides, dont un simple coup de balai nous débarrassera aisément.

309. 5° ÉGOUTS DE PARIS. Nous avons fait remarquer, dans le *Nouveau Système de chimie organique*, combien était vicieuse la construction de ce réseau d'égouts, qui nous rendent, en miasmes méphitiques, par leurs cent bouches du coin des rues, les ordures que le ruisseau y décharge dans leur état d'innocuité. On a cru diminuer la gravité du mal au moyen du curage. Mais cette opération exige de telles précautions personnelles et une abnégation si grande, que, dans cette ville de parias jouisseurs, on n'a trouvé pour l'exécuter, qu'une seule famille de parias, pour qui ce métier est devenu un monopole héréditaire ; le privilége donne du prix, même aux conditions les plus abjectes. Or quelque habitude que possèdent ces égoutiers, ils sont fréquemment victimes même de leur prudence : le danger s'annonce par ce que les ouvriers désignent sous le nom de *mitte ;* ils éprouvent, dans les yeux, une fraîcheur et un picotement analogue aux phénomènes qu'y détermine l'ammoniaque, mais qui cependant possède un caractère plus irritable, à cause de la présence de l'hydrogène sulfuré. L'œil devient rouge, la respiration pénible ; les artères temporales battent fortement ; un sentiment de froid se ma-

nifeste à la région épigastrique ; le cerveau s'affaiblit, les yeux se troublent ; le corps s'engourdit en frissonnant ; on tombe en syncope, si l'on n'est vite retiré du foyer de cet empoisonnement ; car les produits amoncelés des jouissances de la civilisation prennent le malheureux égoutier à la gorge, et sont dans le cas de l'étouffer sans retour.

310. 6° Fosses d'aisance : vidange. Les gaz qui se dégagent des lieux d'aisance sont plus fétides que nuisibles ; c'est principalement le carbonate d'ammoniaque de l'urine qui monte ainsi par sa légèreté spécifique. Les gaz les plus terribles sont, par bonheur, en même temps les plus pesants ; ils restent au fond des fosses d'aisance. Malheur à qui en approche à l'instant où l'on soulève la dalle : il tombe frappé de mort, s'il procède sans précaution à l'ouverture ; et le méphitisme jusque-là contenu, par ce dégagement ammoniacal qui se faisait à travers le tuyau étroit des latrines, prend tout à coup une telle puissance d'expansion, que tout ce qui est argenté noircit, de la cave au grenier de l'édifice, et que tout tissu herbacé se fane et jaunit. L'hydrogène sulfuré pénètre dans les appartements par toutes les fissures. La flamme qu'on entretient autour de la fosse offre une auréole lumineuse, gris sale au centre, jaunâtre vers les bords, et irisée à la périphérie. A ce signe, les vidangeurs reconnaissent qu'ils brûlent le *plomb* : c'est sous ce nom qu'ils désignent ce gaz qui les frappe au cœur comme une balle de plomb, et les étend roides morts sur place ; car ici l'hydrogène sulfuré est si intense, qu'il s'engouffre dans les poumons sans mélange d'air extérieur, et y porte le poison désorganisateur, avant même l'asphyxie. Quand le carbonate d'ammoniaque est plus abondant que l'hydrogène sulfuré, les vidangeurs sont à l'abri du *plomb* ; mais ils peuvent attraper la *mitte* aux yeux, selon la dose de ce gaz qui, à force de provoquer les larmes, d'irriter la glande lacrymale, pénètre assez avant dans la conjonctive et dans la cornée transparente, pour déterminer une amaurose, une photophobie grave, et compromettre pendant quelque temps l'organe de la vue. Les souffrances qui arrivent à la suite de la *mitte* sont si fortes, que le malade en perd quelquefois la raison. Quelle idée que celle de laisser pourrir, dix ans, dans une fosse, les matières fécales, pour les retirer ensuite, au prix de tant de dangers de mort (304) !

311. 7° Vapeurs et poussières métalliques. Les principales es-

pèces de ces vapeurs ou poussières, que les ouvriers sont exposés à respirer, sont les vapeurs mercurielles et celles de plomb ; l'affinité de ces deux bases pour nos tissus et les substances organisatrices est telle, qu'il suffit que le contact ait lieu, pour que la décomposition s'opère. Versez une goutte d'un sel de plomb soluble, dans une dissolution de gomme ou de sucre, et tout à coup il se formera un précipité blanc floconneux, dont le plomb formera la base. Qui ne sait que le mercure s'éteint avec les graisses, c'est-à-dire, forme avec elles une véritable combinaison? Le plomb opère, sur l'économie, d'une tout autre manière que le mercure : celui-ci pénètre plus avant, et passe dans le torrent de la circulation ; il s'attaque aux glandes, surtout aux glandes salivaires, et détermine une salivation abondante que l'on désigne sous le nom de ptyalisme ; il s'attaque à la substance nerveuse, par son affinité pour la substance grasse, et détermine, outre les affections cérébrales, des tremblements nerveux qui résistent ensuite à tous les traitements. Le plomb aspiré produit des accidents moins graves, parce qu'il s'arrête aux tissus et passe moins vite dans le torrent circulatoire ; il fatigue la respiration, en désorganisant la membrane respiratoire, procure des étourdissements, de la lourdeur, de violents maux de tête, par le trouble que sa vapeur apporte dans l'hématose pulmonaire ; il faut qu'elle soit bien abondante, pour qu'elle porte ses ravages dans les intestins, à la faveur de la déglutition. C'est bien différent quand l'atmosphère se charge, par l'agitation de l'air et le mouvement des machines, de poussières métalliques vénéneuses, telles que le cinabre (sulfure de mercure), le sublimé corrosif (deuto-chlorure de mercure), etc.; la litharge (oxyde de plomb), la céruse (carbonate de plomb), le sulfate de plomb, etc.; le verdet ou acétate de cuivre, le carbonate de cuivre, et autres sels vénéneux. Car, dans ce cas, ces poisons agissent par ingestion, et non par le véhicule de l'aspiration; et sous ce point de vue, nous nous en occuperons, d'une manière plus spéciale, dans le paragraphe suivant.

Jean Georges Greiselius rapporte (*) que, dans la vallée de Saint-Joachim, près de Kuttenberg, en Bohême, on reconnaît de loin, à l'odeur, l'existence d'une mine d'arsenic. Les vapeurs arsenicales qui s'en dégagent causent aux voyageurs une grande difficulté

(1) *Ephem. cur. nat.*, dec. 1, an. 2, 1670 à 1688, obs. 78.

de respirer. La fumée des fourneaux fait fuir les cerfs, et l'on ne les voit jamais dans les bois du voisinage. Les ouvriers qui travaillent dans ces mines n'y vivent pas longtemps; ils sont pâles, hâves, décharnés; ils ont les yeux caves : ce sont des squelettes vivants, qui s'éteignent après avoir tremblé de tous leurs membres.

312. Tous les ouvriers sur étain, sur bronze, sur laiton, les plombiers, zingueurs, fondeurs, potiers, etc., sont plus ou moins exposés aux émanations du plomb et du zinc, parce que la plupart de nos alliages en contiennent. Les fondeurs en caractères aspirent des vapeurs mêlées d'antimoine et d'arsenic, qui amènent la toux sans expectoration et le marasme sans phthisie. Les étameurs de glace et les doreurs sur métaux sont plus spécialement exposés aux vapeurs énervantes du mercure. La nouvelle dorure au trempé aurait été un bienfait immense pour l'industrie, si on pouvait l'appliquer aux grands bronzes, tels que pendules, candélabres, etc., partie où elle se trouve en défaut. Cependant cette nouvelle méthode de dorure n'est pas tout à fait exempte de reproche, sous le rapport sanitaire, à cause des émanations d'acides cuivreux, qui se dégagent pendant les opérations du décapage (285).

La vapeur du mercure métallique produit sur l'économie des effets bien moins durables et moins désastreux que l'abus des remèdes mercuriels, spécialement des remèdes où le mercure est administré, soit à l'intérieur, soit à l'extérieur, à l'état de sels même peu solubles. Les doreurs, atteints de ces accidents, tremblent de tous leurs membres, éprouvent des lourdeurs et des vertiges, ils maigrissent et tombent dans le marasme. Mais les malades, victimes des médications mercurielles, présentent toujours des symptômes plus graves, et des phénomènes d'une désorganisation d'autant plus effrayante, que la dose du remède a été plus considérable, et que le hasard de son ingestion l'a porté plus profondément dans les tissus et dans des organes plus essentiels à la vie générale. Le temps élimine le mercure, dans le premier cas ; il ne fait qu'en déplacer l'action, dans le second. M. Bertrand, doreur, rue Quincampoix, n° 8, nous a fourni dans sa personne un exemple frappant de ce que nous avançons. Alors qu'on ne dorait les métaux qu'au mercure, les abus qu'il fit de ce travail le jetèrent dans un état de marasme tel, que le tremblement ne le quittait pas d'une minute; le mercure lui sortait par tous les pores, et sa sueur blanchissait les pièces d'or. La médecine de ce temps-là ajoutait à cette débilitation générale tout le cortége de sa médication débilitante de nom et incendiaire de fait, sangsues, saignées, diète, etc. Enfin, un médecin plus avisé que les autres, lui conseilla d'aller à la campagne, d'y prendre force laitage, une bonne nourriture, et d'y transpirer beaucoup. M. Bertrand a recouvré depuis son embonpoint, sa force musculaire et la plus brillante santé. Les pauvres malades qui ont été gorgés et tannés de remèdes mercuriels, ne recouvrent pas aussi facilement la plénitude de leur santé première.

313. 8° Fumée de tabac, opium, stramonium, et autres narcotiques. La fumée de ces substances, obtenue par la combustion des cigares que l'on tient à la bouche, agit plutôt comme médicament que comme poison. Le principe actif arrive trop décomposé par le feu, à l'estomac, par le véhicule de la salivation, et aux poumons, par le mécanisme de l'inspiration, pour produire des effets toxiques à haute dose. Cet empoisonnement s'arrête aux proportions d'un condiment, si l'on n'en fait pas un abus tel, qu'il prenne la place de la quantité d'air qui est nécessaire à la respiration, et des sucs nutritifs qui conviennent à la digestion.

314. 9° Miasmes pestilentiels, contagieux et épidémiques. La peste et les épidémies proviennent-elles de miasmes dont l'air serait dépositaire ? On le dit généralement dans tous les livres classiques ; on ne l'explique, on ne le démontre nulle part ; on le croit, parce qu'on n'en sait rien ; la foi en tout n'est pas autre chose : c'est le signe d'une lacune dans nos connaissances, lacune qui attend son révélateur.

Si la peste et les autres contagions épidémiques provenaient de la vicieuse constitution de l'air, il faudrait que tout ce monde, qui vit dans le sein de cette atmosphère, tombât malade à la fois. L'un de nous ne saurait vivre dans un air où l'autre étouffe asphyxié.

Si l'épidémie provenait d'un miasme ajouté à la masse de l'air ordinaire (113), et que ce miasme fût un gaz miscible à l'air, le même résultat aurait lieu, en suivant le mode de propagation du miasme, et la marche de sa dissolution dans l'air. Dès qu'un individu tomberait atteint ou frappé du mal, nul de ceux qui l'entourent ne pourrait rester sur ses jambes ; la contagion procéderait par groupes et non par individus. Or il arrive constamment tout le contraire ; et jamais la contagion, sous quelque forme qu'elle ait fait irruption sur la terre, n'a procédé collectivement. Ceux qu'elle atteint simultanément se trouvent presque toujours à une certaine distance les uns des autres ; les intermédiaires en sont exempts pour le moment ; le fléau ne frappe pas en *moissonnant*, mais en *jardinant*, pour me servir d'une expression forestière, de distance en distance : on dirait que la nappe d'air atmosphérique est plutôt piquetée et pointillée, qu'infectée par le miasme ; ce qui ne saurait se concilier avec l'idée d'un gaz dissous dans l'air respirable.

D'un autre côté, un fléau qui procéderait par le véhicule de la respiration ne commencerait pas l'histoire de ses symptômes par un bouton isolé survenu sur la peau, ou par un mal d'entrailles. L'asphyxie ou l'empoisonnement par une vapeur délétère ne s'annoncent jamais ainsi.

Donc, pour concilier les faits observés avec l'opinion de ceux qui font provenir de l'air la cause des épidémies, il faudrait admettre que l'air serait le dépositaire et non le véhicule de la cause du mal ; que cette cause, sous une forme quelconque, y serait suspendue, ou en serait supportée ; qu'elle y existerait, enfin, à l'état de poussière, et non à l'état de dissolution : petit atome, dont un seul suffirait pour engendrer une terrible maladie. Mais les atomes toxiques n'agissent pas ainsi, en raison inverse de leur masse ; une molécule inorganique ne saurait engendrer un fléau. Il s'ensuit donc que cette molécule, en supposant que le fléau vienne d'elle, doit agir à la manière des germes de nature végétale ou animale ; germes microscopiques, d'où peuvent naître des géants. Nous ne connaissons pas de tels germes dans ces deux règnes ; nous nous jetons dans les rêveries, en en supposant d'un autre ordre dans les espèces de la création ; et nous imaginons une nature différente de celle que l'observation ou l'analogie nous démontrent. Or, il vaut mieux ne rien savoir, que d'apprendre de pareilles choses, et déposer là un x algébrique, que d'avoir l'air d'éliminer l'inconnue, par une formule qui ne tient à rien. Si le fléau de la contagion nous arrive par un germe, que nous apporte le mouvement de l'air, la maladie doit être l'effet de son développement, et non la forme de ce développement même. La maladie, avons-nous déjà dit (46, 3°), n'est pas une entité ; c'est un trouble apporté dans les fonctions, par une cause physique étrangère à nos organes. Le germe du mal doit donc, en se développant, revêtir une forme analogue au moins à l'une de celles que nous avons inscrites dans nos catalogues : c'est là qu'il faut chercher la solution du problème ; partout ailleurs, il n'y a qu'anomalie et obscurité. Mais pour l'aborder ici, nous serions obligé de sortir de la spécialité négative de ce paragraphe ; nous la reprendrons plus bas et en son lieu.

DEUXIÈME GENRE. — *Causes désorganisatrices qui opèrent par le véhicule du canal alimentaire.*

315. C'est à cet ordre de substances que s'applique plus spécialement la dénomination de poison ; leur ingestion se nomme *empoisonnement*, comme l'empoisonnement par le véhicule de la respiration prend plus spécialement le nom d'*asphyxie*. Les poisons, de même que les vapeurs, ne produisent des effets toxiques qu'en raison de leur volume : en faible quantité, ils peuvent remplir le rôle de médicaments. Nous les diviserons en deux catégories, comprenant : 1° les substances qui passent dans le sang, sans désorganiser les tissus ; 2° celles qui désorganisent les tissus, tout en passant dans le torrent de la circulation.

§ 1er. Substances désorganisatrices qui passent dans la circulation, sans désorganiser les tissus.

316. L'ingestion de ces substances en quantité toxique produit des symptômes, sans laisser la moindre trace de leur action et de leur passage sur la surface intestinale. Leur action est encore un mystère, pour le médecin et pour le chimiste. Comme elles ne procèdent pas par déchirement, par solution de continuité et par excoriation, elles n'occasionnent pas de souffrances violentes, de luttes convulsives, de fièvres aiguës. Elles versent la mort dans le torrent circulatoire, avec la coupe du sommeil ; elles éteignent la vie, elles ne la brisent pas ; elles sont principalement narcotiques. La théorie de nos écoles se les représente, comme agissant plus spécialement sur les nerfs, en les soporifiant ; c'est la traduction, en d'autres termes, de la même idée. Les nerfs perdent leur sensibilité, quand la circulation se dépouille de ses propriétés nourricières, et que l'élaboration des organes cesse, faute d'aliments : car les nerfs sont com-

posés d'organes vésiculaires doués d'une spéciale élaboration. C'est alors plus que le sommeil, si ce n'est pas la mort encore; c'est un état de stupéfaction, de narcotisme et de léthargie, qui est mortel, s'il est durable, et si l'action de quelque fluide ne vient pas réveiller l'élaboration des organes, en neutralisant le poison qui les paralysait. En résumé, tout ce qui porte son action décomposante sur le sang et ne désorganise pas les tissus, agit à la manière des narcotiques. Mais les signes ou symptômes de l'invasion peuvent varier selon les circonstances des mélanges et des combinaisons, qui distinguent ces diverses substances. Un poison narcotique, par exemple, qui ne passera dans le sang que par le véhicule de la digestion, ne complétant son action que par saccades, que par phases successives, semblera, par ce fait, produire un effet convulsif, en détruisant l'antagonisme musculaire et l'antagonisme de la sensibilité; le poison ayant porté son action narcotique sur tel organe, pendant que l'autre jouit encore de la plénitude de sa vitalité. Le poison narcotique pourra revêtir alors les caractères des poisons irritants et spasmodiques.

317. Les poisons, dont nous nous occupons, sont tous d'origine animale, et principalement végétale. Ils ne laissent aucune trace de leur action sur les tissus, aucune trace dans les liquides; ils se décomposent par l'action digestive du canal alimentaire; il faut qu'ils aient été pris en quantité bien considérable, pour qu'une portion en échappe à la décomposition, et se décèle, après la mort de l'individu, aux réactifs du chimiste; et il nous paraît que c'est à cette facilité de décomposition qui les distingue, dans leur contact avec les liquides de la circulation, soit sanguine, soit incolore, qu'il faut attribuer leur mode toxique d'action. Or, puisque l'azote entre, comme élément, dans la composition de tous, et que la plupart ne doivent être considérés que comme des sels ammoniacaux basiques à acide végétal, il serait possible qu'ils n'agissent sur la circulation, qu'en dénaturant les proportions vitales du sang, qu'en le rendant impropre à l'élaboration des organes. L'ammoniaque, tamisé par les tissus, est capable d'arriver au sang, avec la propriété de redissoudre les congestions et les coagulations qui en troublent la circulation; il produit un effet tout contraire, par la décomposition de ses sels opérée dans le sang même, et en tenant ce liquide dans un état alcalin de fluidité, qui ne provoque plus l'aspiration des cellules élémentaires,

dont se forme la charpente de l'économie animale et végétale (car ces substances agissent sur les végétaux, quand on en arrose leurs racines, comme sur les animaux, quand ceux-ci les avalent). Supposez, par exemple, que l'action de ces poisons se porte plus spécialement sur le système veineux : le sang artériel ira s'accumuler vers les régions extrêmes, et par conséquent dans le cerveau ; de là compression exercée sur cet organe principe, foyer de la pensée et de la sensibilité. Or, on sait que la stupeur, l'idiotisme, la fureur, etc., peuvent ne dépendre que d'une différence de compression exercée sur la pulpe cérébrale.

518. Remarquez, en outre, que presque toutes les bases, et substances narcotiques dont nous allons parler, procurent des nausées et souvent le vomissement ; leur décomposition dans l'estomac transformant la digestion acide en digestion alcaline (161). Leur action en lavement produit des phénomènes bien différents qu'en ingestion ; parce que la digestion colique et fécale est une élaboration, que la présence de l'ammoniaque est bien loin de contrarier et de prendre à rebours (161).

La marche de leur action stupéfiante est proportionnée à la dose qu'on administre et à la constitution du sujet. A petites doses, elles opèrent comme médicaments ; et ce n'est pas dans cette classe que l'on trouverait matière à ce qu'on appelle des poisons lents. La santé ne s'en ressent pas, si l'on revient à la vie ; car le sang momentanément altéré se refait vite : n'en perd-on pas impunément, par les émissions sanguines, des quantités assez considérables ? Les poisons qui agissent sur les tissus laissent des traces, qui ne sont pas aussi vite et aussi complétement réparables.

519. La description des symptômes de semblables empoisonnements est un thème que l'on peut broder à l'infini, avec des mots et des circonstances, qui changent et se modifient à chaque cas particulier ; c'est le tableau de la mort sans blessures, qui varie selon les prédispositions de celui qui pose, autant que selon les idées préconçues, ainsi que la force d'attention du peintre et du descripteur. Quand donc il s'agit d'établir des principes généraux sur ce point, plus on est succinct, moins on s'éloigne de la vérité. Nous allons énumérer ces substances, sans nous astreindre à une classification qui, dans l'état actuel de la science, ne saurait être qu'arbitraire.

320. 1° ACIDE PRUSSIQUE OU HYDROCYANIQUE (296). Il suffit de cinq à six grains (25 à 30 centigrammes), ou gouttes de cet acide, même quand cette quantité est étendue dans dix fois son poids d'eau, pour frapper de mort, comme la foudre, l'homme le plus robuste. A peine quelques convulsions précèdent-elles la syncope ; la pupille se dilate, l'œil se fixe, la bouche écume, le cou gonfle, une sueur froide et visqueuse inonde le corps, en commençant par les extrémités ; le pouls bat en désordre, et l'individu n'est plus qu'un cadavre, avant même son dernier soupir. Ne jouons pas, en médecine, avec un médicament aussi variable dans sa composition, et partant aussi difficile à doser. Les traces que son action laisse dans les organes sont plutôt des effets consécutifs de ses désordres, que des produits immédiats de sa réaction ; et les rougeurs que l'on rencontre çà et là à l'autopsie sont plutôt dues à des congestions violentes qu'à des érosions. On conçoit, du reste, qu'un désordre aussi subit et aussi profond doive amener une décomposition cadavérique très-rapide ; circonstance dont on doit tenir compte dans les examens nécroscopiques.

321. Ce genre d'empoisonnement n'a pas besoin, pour accomplir son œuvre terrible, d'être ingéré ; il suffit d'en déposer une goutte sur la langue d'un chien, pour que l'animal tombe roide mort, après avoir respiré deux ou trois fois avec force. Dans ce cas, l'acide agit principalement par le véhicule de la respiration.

322. 2° OPIUM, MORPHINE, NARCOTINE, ETC. La narcotine est un sel qui existe dans l'opium ; la morphine ne nous paraît qu'une modification de ce sel par les alcalis employés dans la manipulation ; l'opium est le suc que l'on extrait, par incision, des capsules du pavot (*Papaver somniferum* L.). La narcotine opère proportionnellement comme l'opium ; il n'en est pas de même de la morphine, et encore moins de ses sels (acétate, sulfate, hydrochlorate, hydriodate, etc.). En effet, dans ceux-ci, la décomposition digestive isole les acides, qui doivent agir dès lors, pour leur propre compte, sur les tissus et les liquides de l'organisation. L'opium, administré modérément en pilules, en infusion, en teinture, produit tous les phénomènes de l'ivresse, moins l'indigestion ; de la rêverie, moins le cauchemar et la panique ; du coma vigil, moins l'idiotisme. Cause continue et non intermittente d'une congestion modérée, et qui ne fait pas obstacle à la circulation, son influence promène, pour ainsi dire, la compres-

sion sur tous les lobes et dans toutes les anfractuosités du cerveau ; y met en jeu successivement tous les organes, par un désordre qui ne le blesse pas, par une irrégularité qui permet aux idées les plus distantes de s'associer et de se combiner en images les plus disparates, mais toujours agréables ; puisque leur inconstance les préserve des calculs pénibles de la prévoyance, et que leur spontanéité n'impose aucun effort. C'est une jouissance passive, la plus douce de toutes les jouissances, puisqu'elle ne nous coûte rien, et qu'elle nous vient d'en haut, c'est-à-dire, du simple concours des lois qui président à la vie.

Quand l'estomac n'est point surchargé de vivres, le vin généreux, petillant et léger, produit, sur certaines organisations, une surexcitation de ce genre.

L'homme tient à la vie, de par sa nature ; et il y souffre tant, de par la civilisation, qu'il demande souvent, au vin et à l'opium, le moyen de concilier, dans un sommeil qui n'est pas la mort, dans une activité qui n'est pas la vie, sa double crainte du néant et de la souffrance ; il s'enivre de vin ou d'opium ; il se procure d'heureux rêves par de douces congestions cérébrales. Le sage a rencontré un moyen terme dans le café ; doux opium qui prête, au travail et à l'activité normale de la pensée, toute la volupté de l'ivresse.

323. De cet état de volupté physique et intellectuelle, à la fureur et au délire, il n'y a que la dimension relative d'un volume à un autre, d'un produit à un autre de la congestion. A telle pression, rêves heureux ; à telle autre, paroxysme de l'exaltation furieuse : c'est l'histoire de notre moral dans tous les actes de notre vie. La sagesse ne consiste qu'à nous préserver des accidents qui causent la différence. Les effets cessent d'être en notre puissance, dès qu'ils se déclarent : sous l'influence du poison, la vierge deviendrait lubrique, Démocrite pleureur, Héraclite éclaterait de rire, et tous les rôles seraient intervertis.

324. La morphine ne produit rien de semblable ; donc elle n'est pas le principe actif de l'opium ; la narcotine en approche, mais de fort loin : elle agit isolément ; tandis que l'action de l'opium est une action collective de plusieurs médicaments à la fois.

L'habitude de l'opium, comme celle du vin, et comme l'abus de toutes les autres jouissances, finit à la longue par compromettre la santé, et par amener une vieillesse et une caducité précoces. L'opium peut agir comme un poison lent, non pas par son action chimique, mais par ses conséquences : il concentre la vie, comme dans un foyer qui la dévore ; il en restreint le cadre, en usant vite ses ressorts; il en abrége la durée, en multipliant son activité ; la longueur de la route que nous avons à parcourir dépend uniquement de la vitesse de la course. Le fumeur d'opium semble tomber dans l'idiotisme, dès qu'il ne fume plus, et que son ivresse est passée, il tremble, et ne marche qu'en chancelant. Quelle nourriture profiterait à la réparation et au développement des organes, dans un tel état de spasme et de quiétude? Le pain que l'on gagne, à la sueur de son front, ne se digère qu'à la faveur du mouvement et de la fièvre. Vaincue par tant de jouissances sans profit, toute organisation se vicie : la taille se déforme et se tourmente, les membres se contournent, le moral s'affaiblit. Rien ne plaît au malade, tout l'afflige ; la vie est un fardeau qui l'accable ; il veut s'en débarrasser ou l'oublier : la mort ou l'opium ; le néant, ou son ivresse chérie, qui lui tenait lieu de maîtresse, de couronne et de santé. Il n'est plus citoyen d'ici-bas; ne lui parlez ni de ses droits, ni de ses devoirs ; sa patrie est dans les espaces imaginaires. Au milieu des hommes, il n'est qu'un dormeur, qui s'épuise de jouissances et d'inanition.

325. D'où il faut conclure que la durée de l'abus est proportionnée à la dose. Tous les symptômes de la vie d'un fumeur d'opium peuvent se concentrer en sept heures; et la dose qui concentre ainsi tous les effets narcotiques dans un court foyer n'a pas besoin de s'élever à un gramme. La quantité qui suffit à son action soporifiante, comme médicament, ne dépasse pas, en général, cinq centigrammes (1 grain) par jour.

326. 3° Tabac (219). L'usage du tabac est une passion toute moderne, dans notre continent. Il faut pourtant qu'il ait répondu à un besoin réel, pour se propager, avec une telle rapidité, d'un bout de l'Europe à l'autre, et s'y maintenir, avec tant d'opiniâtreté, en dépit du dégoût qu'il inspire aux fumeurs, et de la proscription dont l'ont frappé tant de systèmes de médecine, laquelle, comme l'on sait, n'entend pas raison, en fait d'ordonnances. L'usage doit donc en être bon à quelque chose, en fait de santé, puisque tant de gens s'en accommodent et ne s'en portent que mieux ; ôtez-leur, en effet, l'usage de la pipe, et ils tombent malades. Quel est le but de

l'usage d'une substance, dont l'abus est un poison? Ce n'est, certes, point la nutrition. Donc c'est une médication; le tabac pris modérément est donc un condiment, avec lequel se familiarisent certaines personnes.

On le fume (219), on le prise, on le mâche; dans l'une ou dans l'autre manière d'en user, le tabac agit évidemment par une propriété dont l'ammoniaque est la base.

En effet, que l'on humecte le tabac ordinaire avec un peu d'ammoniaque, et on lui rend un fumet qui lui donne du prix. Pilez et broyez avec la potasse les feuilles du noyer, dans un mortier brûlant, ou dans une poêle à frire, et vous obtenez une poudre qui se comporte comme le tabac à priser, et qui est même d'une odeur plus relevée, surtout si on y ajoute quelques gouttes d'ammoniaque; et j'ai tout lieu de croire que l'on ne sophistique pas autrement le tabac ordinaire. On peut remplacer les feuilles du noyer par celles de pomme de terre, de jusquiame, d'ellébore, d'aconit, ou par les graines d'*elaterium* et coloquinte, etc.

327. Le tabac prisé agit, soit mécaniquement, et par sa forme pulvérulente, en titillant les papilles de la membrane pituitaire; soit par l'influence de ses qualités ammoniacales et du narcotisme de ses sucs, sur l'organe olfactif.

328. Le tabac mâché, ou plutôt sucé sous forme de boule, que l'on tient dans la bouche, et que les hommes du peuple appellent *chique*, est un condiment, qui leur deviendrait nuisible, s'ils n'avaient soin de rejeter la salive qu'il provoque, et qui s'en imprègne et s'en colore d'une manière dégoûtante. L'estomac n'en reçoit que la quantité dont s'imprègne la salivation ordinaire; les poumons en hument l'odeur, moins décomposée que par le procédé de la pipe ou du cigare.

329. Nous avons dit que l'effet du tabac est un effet ammoniacal, et partant antidigestif. Aussi le débutant qui fume immédiatement après son dîner est sûr de décharger son estomac, encore plus facilement et avec bien moins d'efforts que par l'émétique. Le tabac porte au cerveau une ivresse pénible et convulsive, un tournoiement des objets environnants qui rend la station impossible; son suc appelle la bile dans l'estomac, et de l'estomac dans la bouche; il épaissit, comme en la savonnant, la salive et surtout les expectorations pulmonaires; l'organe du goût, à qui l'acidité plaît tant, éprouve

une répulsion, par l'afflux de sucs d'une saveur contraire; un sentiment de nausée accompagne tous les actes de la déglutition et de l'expectoration; on est malade, on subit un commencement d'empoisonnement, qui serait complet, si la dose était plus forte. Or l'habitude peut finir par faire trouver du charme et un certain bien-être en ce qui, pour d'autres, porte le caractère d'un trouble grave dans toutes leurs fonctions. On s'habitue au tabac, comme Mithridate au poison, par une espèce de *tannage* de nos membranes, qu'on me passe l'expression; en sorte que la dose du poison semble diminuer, en raison de la petite quantité qu'en laissent passer les parois du canal alimentaire. Tout organe, en effet, s'endurcit au mal qui l'afflige : c'est toujours, du tout à ses parties élémentaires, l'histoire du pauvre, qui finit, en souffrant, par suffire à la tâche, à laquelle succomberaient l'oisif et le riche.

330. L'empoisonnement, par l'ingestion du tabac en infusion, n'est qu'un accroissement d'intensité des phénomènes morbides que nous venons de décrire; c'est leur durée qui tue, en suspendant toutes les fonctions d'aspiration, et partant de nutrition; et c'est la dose relative qui fait leur durée : tout est excès dans ce dont on n'a pas l'habitude. Le mauvais tabac est un double poison, par la nature de la sophistication et du mélange.

331. On administre le tabac en lavement, dans beaucoup de cas de constipation opiniâtre, ou pour débarrasser le côlon des helminthes qui y pullulent. La dose ne doit jamais dépasser une pincée dans un lavement amidonné (*); car autrement, et à trop forte dose, l'intoxication peut tout aussi bien se réaliser que par l'ingestion dans l'estomac. Ces lavements possèdent, à faible dose, une vertu purgative énergique; et en outre, ils entraînent au dehors des masses d'ascarides vermiculaires vivantes, et souvent des fausses membranes, qui sont le produit de l'exfoliation des intestins dévorés de ces helminthes, membranes que l'on prendrait, au premier coup d'œil, pour des portions d'intestins même, lesquelles se seraient détachées, par suite d'invagination.

332. 4° JUSQUIAME, BELLADONE, ACONIT, STRAMONIUM DATURA OU POMME ÉPI-

(*) *Voyez*, sur un cas d'empoisonnement produit par l'administration de quinze grammes de tabac en lavement, contre une hernie étranglée, d'après l'ordonnance du Dr Japiot, le *Bulletin général de thérapeutique*, nov. 1843.

NEUSE, RENONCULE, ANÉMONE, SOLANÉES. Plantes vénéneuses dans toutes leurs parties, mais surtout dans les racines et les feuilles. La congestion cérébrale est si forte par les deux premières (*), qu'elle s'étend, comme une pléthore nerveuse, jusque dans le globe de l'œil, dont l'humeur vitrée, augmentant en volume, dilate par conséquent la pupille d'une manière extraordinaire ; la vision se trouve suspendue comme toutes les autres fonctions : le globe de l'œil déformé se prête par des apparentes réalités à toutes les hallucinations que le cerveau imagine ; l'ivresse qui résulte de ce genre d'empoisonnement peut aller jusqu'au délire. Mais ce dernier signe n'est pas de mauvais augure, comme le seraient le coma, la léthargie, et une prostration de forces qui durerait trop longtemps.

Il paraît qu'en certaines saisons et sur certaines personnes, les baies de sureau sont dans le cas de produire de graves symptômes d'empoisonnement narcotique, qui ne se termine cependant pas, que je sache, par la mort. (*Voyez*, à ce sujet, la note de Gaspard Kolichen, dans les Actes de Copenhague, an. 1671-1672, obs. 79.) Le *Constitutionnel* du 18 juillet 1844 a rapporté un cas de ce genre, chez un enfant de Versailles.

333. 3° GRANDE ET PETITE CIGUË, TUBERCULES DE L'ŒNANTHE CROCATA, etc. Le mode d'action de ces diverses plantes est analogue à celle des précédentes ; les différences ne tiennent qu'à des modifications ; quant aux symptômes, ils varient selon les doses, les circonstances, selon les prédispositions individuelles, et surtout selon celles du descripteur. Dépouillez ces assommantes descriptions de cas particuliers, qui ont force d'arrêts dans les écoles, de l'appareil local de l'empoisonnement, du paysage, de la date, du portrait des assistants, et des paroles du patient ou de la victime ; et vous les ramènerez toutes à la même formule ; formule désespérante, composée d'autant d'inconnues presque qu'elle a de termes : triste inventaire que celui de la toxicologie, quand on y procède ainsi ! La vertu toxique, en outre, de chacune de ces plantes diminue avec le climat. La même plante est un poison bien plus actif, sauvage que cultivée ; témoin la salade, qui n'est autre que la laitue vireuse. La ciguë, cul-

(*) Van-Marum découvrit le premier, au commencement du dix-huitième siècle, la propriété qu'a la belladone de dilater la pupille ; et c'est Demours, célèbre oculiste de ce temps, qui vulgarisa en France, dans l'intérêt de son art, la découverte du savant Hollandais.

tivée dans nos jardins, aurait peut-être épargné un crime de plus à la justice des hommes ; Socrate aurait pu survivre à son arrêt de mort. Dans le même climat, et toutes choses égales d'ailleurs, du condiment au poison, il n'y a que l'espace d'un atome. Que manque-t-il au persil pour être la ciguë? le persil empoisonne les perroquets.

M. Nicole, pharmacien à Dieppe, a expérimenté sur lui-même la différence énorme d'action qui existe entre la grande ciguë qui vient sur les hauteurs, et celle qui croît dans les haies et sur les bords toujours humides de la Béthune et de la rivière d'Arques, pays où la grande ciguë croît communément, tandis qu'aux environs de Paris, la culture en a heureusement dépeuplé nos campagnes. Il m'a souvent dit avoir pris impunément jusqu'à un grain de la ciguë des bords de ces deux rivières, tandis que la seule préparation pharmaceutique de la ciguë des hauteurs, et des plateaux secs et arides de la Normandie, avait suffi pour produire sur les garçons de son laboratoire des effets toxiques souvent alarmants.

Et c'est là ce qui explique les anomalies que les auteurs les plus recommandables ont observées relativement aux effets de la ciguë . cette plante mitige sa puissance en la délayant, pour ainsi dire, dans une séve plus aqueuse ; elle étend d'eau son poison et en diminue la dose. Car, d'après Galien, une femme d'Athènes s'était accoutumée, comme Mithridate, à manger impunément de la ciguë. Scaliger assure que, dans le Piémont, on employait, de son temps, comme aliment, la racine de cette plante, et que lui-même lui avait trouvé la saveur du *chervi*. Srobelberger, dans sa *Description de la Gaule politique*, rapporte avoir vu souvent, dans le Languedoc, manger impunément de la ciguë qui croît, à la hauteur de deux pieds, dans les fentes de rocher. Nicolas Fontanus fait mention d'une femme qui se procurait du sommeil en mangeant de la ciguë dans la salade, sans doute parce que le vinaigre y servait d'antidote au poison, et transformait ses qualités vénéneuses en qualités soporifiantes.

Les effets toxiques et mortels de la ciguë varient selon les constitutions, les habitudes et le genre de nourriture. Les chiens, les loups, les aigles éprouvent des convulsions et comme des accès de rage. Les mammifères urinent abondamment. L'homme éprouve des vomissements pénibles, des vertiges, syncopes, attaques d'épilepsie, le tétanos, de la roideur dans les membres, un froid glacial, des déjections d'un noir verdâtre; il sent comme un bol qui lui remonte et lui redescend le long de l'œsophage, indice peut-être de la présence de quelque lombric qui se débat à son tour contre l'action du poison que le parasite partage avec sa victime. A l'autopsie, on trouve que le cadavre a peu de tendance à la putréfaction : la ciguë, qui a empoisonné le vivant, embaume le cadavre; elle est antiseptique et vermifuge. Le sang est fluide et vermeil dans les gros vaisseaux, grumelé dans les sinus du crâne; on trouve des taches rouges sur les parois de l'estomac, à la place où ont séjourné des morceaux de racine (*):

Les botanistes prétendent que Bulliard et ses copistes ont figuré le *Cicuta maculata* de Lin., plante d'Amérique septentrionale, pour le *Cicuta virosa*; nous sommes d'avis que la nature les prend souvent l'une pour l'autre, et que rien n'est variable comme le port et la physionomie de la grande ciguë, selon qu'elle croît dans les lieux humides ou sur les coteaux. Quant à la petite ciguë (*Æthusa cynapium* Lin.), que l'on confond si facilement avec le cerfeuil (*Chærophyllum sativum* Lin.), nos observations fréquentes nous portent à admettre, nonobstant les différences dans les organes de la fructification, que la petite ciguë n'est qu'une dégénérescence du cerfeuil venu à l'ombre et dans une localité humide. On arrive du cerfeuil à la petite ciguë par des transitions à l'infini, en le cultivant de plus en plus à l'ombre et à l'humidité. Nous avons fait connaître, dans notre *Physiologie végétale*, des transformations beaucoup plus surprenantes que celle-ci. Nous sommes porté à croire que l'action toxique de la *petite ciguë* n'est pas aussi dangereuse qu'on l'a dit; tant il nous semble que les méprises doivent être fréquentes.

Nous ne serions pas non plus éloigné d'admettre que la ciguë vireuse (*Cicuta virosa* Lin.) devient le *Conium maculatum* Lin., ou grande ciguë, en passant des endroits humides dans les terrains secs. Les botanistes ont séparé, souvent à tort, ce dont l'instinct populaire avait si bien deviné l'analogie; aussi règne-t-il à ce sujet, dans nos livres, une confusion qui, bien des fois, a dû occasionner des méprises déplorables.

(*) *Voyez* Jean-Jacques Wepfer, *Cicutæ aquaticæ historia et noxæ* (*Ephem. cur. nat.*, dec. 2, an. 6, 1687, appendice du vol. de l'an 1688. Cet appendice a été reproduit à part.— Mathiole *sur Dioscoride*, liv. 4 et 6, ch. 11. — Kircher (*Scrutin. pestis*, pag. 205).

334. 6° Noix vomique (*Strychnos nux vomica*); Fève de Saint-Ignace (*Ignatia amara*); upas tieuté (dont le suc sert aux Javanais pour empoisonner leurs flèches); strychnine (ou sel à base d'ammoniaque extrait du suc de ces plantes). Poisons qui, après l'acide prussique, agissent avec la plus grande promptitude, et produisent les désordres les plus violents. Je ne puis rapporter qu'à la strychnine, administrée à dose insuffisante, la tentative fortuite ou non d'empoisonnement dont je fus victime le 15 mars 1844, et dont les conséquences m'ont légué, pendant trois mois, les plus affreux symptômes que j'aie jamais éprouvés de ma vie. Je vais décrire (*) l'accès, en renvoyant en son lieu l'histoire complète de la maladie.

Le jeudi 14 mars, j'avais couru toute la ville, dans le meilleur état de santé, pour diverses affaires. Le soir, j'avais dîné dans l'appartement de mon ami M. Nell de Bréauté, en compagnie de M. Horteloup, médecin de Sainte-Périne, et j'avais dîné de bon appétit. Rien, dans la soirée ni dans la nuit, ne me présageait l'indisposition même la plus légère. Le lendemain, selon mon habitude, je rédigeai depuis le matin jusqu'à midi, et descendis à une heure pour déjeuner; je ne trouvai sur la table qu'un morceau de raie, dont je ne pris que quelques bouchées, ce mets n'étant pas trop de mon goût; je causai deux heures de suite avec des malades qui étaient venus me consulter pour des enfants. Je m'aperçus alors que je n'avais pas encore pris mon café, mon digestif ordinaire, et qui m'attendait depuis deux heures auprès du feu, la tasse en étant restée pendant tout ce temps-là sur la cheminée. Je le versai dans la tasse, et le pris d'une seule gorgée, pour m'en débarrasser plus vite, tant il sentait le *graillon*, ce que je n'attribuai qu'à ma négligence, et je sortis aussitôt pour aller m'amuser à tailler la vigne de notre potager. La journée m'avait paru jusque-là magnifique; en ce moment, il me sembla que l'atmosphère était de glace, et que l'air se refroidissait avec rapidité; quelque chose de sinistre me disait de remonter pour me jeter sur mon lit; il en était temps : je commençais à éprouver des tressaillements, des soubresauts dans tous mes membres, puis peu à peu des mouvements convulsifs et comme une danse de Saint-Guy; j'avais les extrémités froides comme le marbre, et quelquefois je ne les sentais plus. Par bonheur qu'en ce moment le plus jeune de mes

(*) *Sine ira et studio, quorum causas procul habeo.* Tacite.

enfants monta, par hasard, dans ma chambre, et appela du secours. On travailla une heure et demie à me réchauffer les extrémités avec des linges brûlants et des bouteilles remplies d'eau chaude. Je me prescrivis force bourrache chaude. J'éprouvais par intervalle un opisthotonos qui me cambrait l'épine dorsale en arrière, et des pandiculations qui me tordaient les bras. Je m'écriais alors, les poings serrés : *Ah! que cela me fait du bien!* ou bien : *Ils m'ont manqué!* en poussant des sanglots dont je rougis encore. A neuf heures du soir seulement, j'eus le bonheur de vomir, quoique avec les plus grands efforts, sans avoir pris aucun vomitif : je ne rendis que mon faible déjeuner du matin, ce que je ne reconnus qu'à l'odeur, car les matières étaient bien digérées. Dès ce moment, les convulsions cessèrent; j'eus la force de me déshabiller. Le sang se portait au cerveau, à mesure que les extrémités se réchauffaient. J'étais moulu, courbaturé; j'avais les membres rompus, et cet état me dura toute la nuit, et toute la journée du 16; je ne pouvais plus me retourner dans mon lit, sans pousser un cri aigu. Mes urines étaient chargées et sédimenteuses; le camphre, que je mâche comme du pain, je l'avais pris en dégoût; je buvais avec passion de l'eau sucrée froide. Pendant trois jours, je suis resté dans une stupeur qui ne me permettait même pas d'écouter la moindre petite question, sans me sentir le cerveau comme bondir dans la tête; je faisais signe qu'on ne me parlât pas. Le samedi soir, 16, je pris de l'aloès, avec un léger repas à sept heures. Le dimanche 17, je me levai; le lundi, faiblesse, malaise, velléité de chorée et de soubresauts, pendant que je m'étais jeté sur mon lit. On me fit du feu, je m'approchai du poêle; et tout cela passa, pour prendre, trois jours après, des caractères que je décrirai plus au long, en m'occupant plus spécialement de l'étude des maladies.

A tous ces caractères, il serait difficile de ne pas reconnaître un empoisonnement par la strychnine à bien faible dose, surtout en songeant que jamais de ma vie je n'ai éprouvé la moindre convulsion, même après les indigestions les plus graves.

On me demandera, sans doute, comment la strychnine aura pu se glisser dans ma tasse à café : je l'ignore; mais on ne doit pas oublier qu'il en faut bien peu pour produire des effets toxiques encore plus graves; un seul grain (5 centigrammes) suffirait pour donner la mort. Tout ce que j'ai éprouvé arriverait au premier venu, si l'on se contentait de passer, sur la paroi de sa tasse, le doigt à peine enfariné de cette poudre. J'ajouterai que je n'ai jamais conservé chez moi qu'un seul petit paquet de strychnine, renfermant à peine un centigramme, pour des essais microscopiques; que ce paquet était encore intact; et que le flacon qui le renfermait, avec une foule d'autres petits paquets, n'a même jamais été débouché depuis dix ans. Voilà tout ce que je sais de certain en fait d'arguments négatifs. Quant aux arguments affirmatifs, quant aux soupçons que cet événement a pu faire naître, mes amis en ont eu de fort graves, que j'ai peut-être partagés. Mais j'ai vu la justice exposée, dans ces sortes de cas, à de si graves erreurs judiciaires, que j'ai toujours reculé devant l'idée de la mettre sur la voie du coupable, soit comme expert, soit comme victime: l'accusation grossit et multiplie tout ce à quoi elle s'applique: c'est un inconvénient inséparable de toutes les enquêtes qui ont pour but la recherche du coupable et la protection de la société; un homme d'honneur ne doit arriver auprès d'elle qu'avec l'évidence des faits et non l'équivoque des soupçons. J'ai expliqué le cas au public; s'il existe un coupable, je ne pense plus qu'il recommence : cette page sera son épée de Damoclès.

335. 7° Poisons organiques urticants et vésicants. Ces poisons végétaux ou animaux produisent, les uns par simple application, les autres par ingestion, une éruption rougeâtre et à peau de chagrin, et souvent des ampoules et vésicules, le tout accompagné quelquefois d'accidents graves à l'intérieur. Leur principe est acide, puisqu'il est rubéfiant, et que l'eau sédative à base d'ammoniaque est leur antidote.

1° Orties (*Urtica dioica* et *urens* Lin.). Ces plantes, hérissées de piquants siliceux que termine une vésicule pleine d'un suc âcre, produisent sur la peau une rubéfaction caractéristique; la vésicule des poils crève, et le poil, en pénétrant dans l'épiderme, inocule le virus dans la peau. On éprouve aussitôt une violente cuisson, et une fièvre qui pourrait prendre des caractères aussi graves que toute autre fièvre, si l'on se flagellait le corps avec des orties. L'application de la première plante venue, pourvu qu'elle soit succulente, suffit pour apaiser cette cuisson, en saturant l'âcreté des orties par les sels acides de ses propres sucs.

2° *Rhus toxicodendron* et *radicans* Lin. L'application des feuilles de ces deux arbres sur la peau, et la simple action des gaz qui s'en exhalent, suffisent pour produire une rubéfaction pire que celle des orties, et qui est quelquefois suivie d'une action stupéfiante. Nous avons vu un jardinier qui eut tout le bras engourdi et couvert d'éruptions, pour avoir émondé sans précaution un de ces arbrisseaux dans notre jardin.

3° L'action des moules, des œufs de barbeaux, et, chez certaines personnes, des poissons en général, produit des effets analogues. L'action des cantharides est accompagnée d'accidents de la plus haute gravité, dont nous parlerons en leur lieu.

Qu'on s'imagine, par analogie, ce qu'il en arriverait si, au lieu d'être appliqués sur la peau, ces poisons étaient ingérés ou aspirés en poussière fine! Quel nom donnerait-on à la maladie, si le médecin en ignorait l'origine?

4° L'huile de *croton tiglium*, plante voisine du ricin, étendue sur la peau, y cause aussi une vésication caractéristique.

356. 8° POISONS ORGANIQUES CAUSTIQUES ET DÉSORGANISATEURS. Le suc de certaines plantes produit sur la peau qu'il désorganise de légères escarres qui subsistent assez longtemps. Telles sont la chélidoine (*Chelidonium majus* Lin.) à suc jaune; la laitue vireuse (*Lactuca virosa* Lin.); les diverses espèces d'euphorbes ou tithymales (*Euphorbia*); les agarics lactescents, tels que les *Agaricus piperatus, lactifluus, acris, necator*, etc. Pris à l'intérieur, tous ces sucs ont une qualité laxative qui, selon les doses, peut devenir drastique et même mortelle. On ne cautérise pas en effet impunément les muqueuses sur une grande surface et à une grande profondeur. La *thridace* est un extrait aqueux du suc du *lactuca*: le *lactucarium*, mille fois plus actif, est le suc lui-même, obtenu, comme l'opium, par l'incision pratiquée sur la tige.

C'est ici qu'il faut ranger, il nous semble, le principe si caustique et si volatil des *arum*. Les feuilles de l'*Arum maculatum* (gouet, pied-de-veau), très-commun dans nos haies, sont vomitives et vénéneuses à haute dose. Le suc de l'*Arum seguinum*, qu'on nomme à Saint-Domingue la *canne marone*, forme sur le linge des taches indélébiles, et il suffit de deux gros pris à l'intérieur pour faire mourir dans les plus grandes douleurs d'entrailles. Si l'on se met à la bouche une simple paille trempée dans le suc de la tige fraiche, on ne tarde pas à avoir les lèvres et les gencives brûlantes et enflées. Cette propriété diminue ou disparait par la dessiccation de la plante.

La culture semble avoir fait perdre à l'*Arum sagittæfolium* ces propriétés ; car à Cayenne, où on l'appelle *chou caraïbe*, on en mange les racines.

Le mancenillier (*Hippomane mancinella* Lin.), arbre de l'Amérique tropicale, voisin des euphorbes, et dont le suc blanc laiteux répand une odeur agréable, analogue à celle des feuilles d'absinthe et de tanaisie, cause des effets toxiques, même à distance, qui sont variables selon les saisons et les températures, et surtout selon les accidents du hasard. Une goutte appliquée sur la langue produit une chaleur brûlante dans l'arrière-gorge ; le simple contact de la plante détermine sur le visage une vive démangeaison, suivie d'érysipèle. Un gros suffit pour occasionner la mort, au bout de dix ou douze heures, par ingestion dans l'estomac, et au bout de vingt à trente, par simple application sur la peau. Il arrive aussi fort souvent que les voyageurs qui s'endorment à l'ombre de cet arbre ne s'éveillent jamais ; car il suffit pour cela que le hasard leur fasse respirer une dose suffisante de ses feuilles broyées par les vents en fine poussière. Supposons ensuite qu'après une grande sécheresse, un de ces vents des colonies, qui broient les arbres comme du verre, s'élève tout à coup dans ces parages ; de quelle épidémie ne deviendrait pas la cause la poussière du mancenillier ainsi disséminée !

557. 9° La GOMME-GUTTE, gomme-résine d'un beau jaune, qui découle du *Guttæfera vera* (*Cambogia gutta* Lin.), possède cette causticité à un degré très-faible, mais capable pourtant d'occasionner, par son ingestion, des accidents assez graves. Aussi les peintres au lavis, qui en font un grand usage, doivent-ils s'en méfier, et ne pas trop porter leurs pinceaux à la bouche. Cette gomme-résine est drastique.

Le JALAP, la SCAMMONÉE, le suc de certaines cucurbitacées, de la coloquinte, de l'*elaterium*, etc., et même le suc du melon, entrent dans cette catégorie. La courge et le melon seraient des drastiques aussi violents que la coloquinte, si le principe toxique de cette famille n'était pas, dans leur suc, délayé par le principe aqueux, de manière à ne nous arriver à la fois qu'à fort petite dose. Le melon, c'est la coloquinte étendue de beaucoup d'eau sucrée ; de là ses propriétés laxatives et rafraîchissantes.

558. 10° CHAMPIGNONS (*fungi*). Cette dernière réflexion s'applique surtout à cette nocturne famille, si riche en espèces et si féconde en empoisonnements. Il est telle espèce comestible et inoffensive, qui

n'offre pas la plus légère différence avec l'espèce malfaisante. De là toutes ces méprises funestes où tombent les meilleurs connaisseurs, et dont retentissent chaque année les feuilles publiques. Tous les voyageurs assurent que les Russes mangent impunément les espèces de champignons qui, dans nos climats, ne manquent jamais de produire les empoisonnements les plus terribles. Cela tient-il à la différence du climat, ou à la différence des méthodes culinaires? Le froid du Nord apprivoise-t-il l'espèce vénéneuse, comme la culture civilise l'espèce sauvage? Mais ces champignons reprennent toute leur malfaisance, même dans la Russie, dès qu'ils ne sont plus mangés par des Russes. On dit que les Russes préparent ces comestibles au vinaigre, et que c'est à cet ingrédient qu'ils sont redevables de l'innocuité de ces poisons. S'il en est ainsi, et jusqu'à présent nous n'avons, en France, aucune expérience qui le confirme ou l'infirme, cela viendrait à l'appui de l'opinion que nous nous sommes faite de la manière d'agir des poisons de cette classe : nous avons établi, en effet, que leur base ou leur produit tenait à l'ammoniaque.

L'espèce la plus inoffensive peut devenir nuisible, en vieillissant, même dans un ragoût, ainsi que je l'ai éprouvé sur moi-même, en mangeant un mets semblable préparé de la veille, et que la veille j'avais mangé impunément ; car la décomposition des champignons est toujours putride : or les champignons étant tous des plantes nocturnes, leur caducité et leur décomposition commencent dès qu'ils viennent s'épanouir au jour. Ephémères du règne végétal, ils meurent dès qu'ils ont pondu, et ils se décomposent dès qu'ils sont morts. Les plus vénéneux ne sont peut-être que les plus caducs et les plus éphémères ; ils seraient peut-être comestibles, si on les récoltait, comme les truffes, quand ils sont encore enfouis sous le sol. Au reste, toutes les règles que l'on donne dans les livres, pour reconnaître les champignons vénéneux, ne sont basées que sur des cas particuliers, et sont toujours démenties par des exceptions nombreuses.

Quelques espèces, telles que les *Agaricus acris, piperatus*, etc., et tous les lactescents, agissent à la manière des caustiques, par le suc corrosif qui s'en échappe, à la moindre solution de continuité ; et, sous ce rapport, leur action les classe dans le paragraphe précédent (336).

Nous avons établi déjà que les virus ne sont pas tels pour toutes les espèces d'animaux. Que d'insectes vivent et se nourrissent des végétaux et des champignons qui nous empoisonnent ! Cela vient de ce que leurs organes digestifs décomposent le virus plus vite que ne font nos propres organes.

Le cadre de cet ouvrage ne nous permet pas d'entrer dans de plus amples détails à cet égard ; et nous renvoyons, pour de plus longs renseignements descriptifs et toxicologiques, au sujet des plantes vénéneuses, aux œuvres de Bulliard, où tous les toxicologues prennent, à pleines mains, le peu qu'ils nous en disent. Nous avons dû ne faire entrer ici que des observations qui nous sont personnelles, et qui sont capables de donner une impulsion nouvelle à l'étude de cette branche de la toxicologie.

339. 11° Moisissures. Les moisissures causent des accidents analogues à ceux de l'ingestion des champignons, et qui sont caractérisés au début par des coliques et la diarrhée ; le pain moisi est dans ce cas. Le pain moisi est rare à Paris ; il est fréquent dans le Midi de la France, où l'on fait le pain plus aqueux, afin de pouvoir le conserver en provision pendant toute une semaine. Cela provient aussi sans doute de ce que, dans le Midi, on se sert de levain préparé avec la pâte aigrie, tandis que, dans le Nord, on emploie pour levain la *levûre de bière*.

Cependant, l'année passée, la sollicitude des chefs d'état-major fut éveillée par les moisissures qui apparurent assez longtemps sur le pain de munition de la garnison de Paris, et qui donnaient aux soldats des tranchées et autres espèces de dérangements du tube intestinal. Cette moisissure était rouge de brique et même de sang ; elle se montrait sur toutes les crevasses. Nos naturalistes de Paris n'avaient rien vu de tel ; il est vrai que le mauvais pain que nos adjudicataires des fournitures procurent aux soldats et aux prisonniers avec leurs farines avariées de féveroles et autres grenailles de vil prix, ne m'ont jamais rien présenté de tel, même de 1830 en 1836, période pendant laquelle nous n'avons cessé d'élever la voix contre ce scandale protégé par l'usage des pots-de-vin. Mais ce fait, nouveau pour Paris, est fort ancien pour le midi de l'Europe. Je me souviens qu'en 1824, un village des environs de Venise fut mis en grand émoi par l'apparition de taches que la superstition prenait pour des taches de sang, sur la *polenta de maïs* qu'un paysan conservait dans une armoire, comme provision du lendemain. Chacun criait au miracle, et le bruit du miracle se répandait au loin, lorsqu'un botaniste, attiré par la célébrité du fait, put se convaincre que ces taches de sang prétendues n'étaient que des *taches de moisissures rouges*, dont il fit, selon l'usage, un *genre nouveau*. Dès ce moment, le miracle passa dans le domaine de la mycologie, et il n'en fut plus parlé. La moisissure du pain annonce toujours un mauvais pétrissage, tel que le réclament les farines provenant de grains avariés.

340. 12° Seigle ergoté. Transformation de l'ovaire des graminées, et principalement du seigle, en un organe fongueux, prenant la forme d'une espèce d'*ergot* chez le seigle, l'*Arundo phragmites*, etc., mais conservant assez bien celle de l'ovaire normal, chez le blé, le maïs, etc.

Les fig. 15 et 16, pl. 9, représentent cette production de grandeur naturelle et grossie. La surface en est violacée, la substance interne est blanche et fongueuse; la forme en est celle du grain de seigle considérablement allongé. Les ovaires des céréales sont attaqués par deux autres espèces de transformations, ou plutôt de décompositions : la *carie* et le *charbon*. La *carie* résout le périsperme en un liquide fétide et putrescible, où grouillent en général les vibrions du froment. Le *charbon*, au contraire (fig. 17-22, pl. 9), semble se contenter de carboniser les vésicules élémentaires de ce tissu. L'odeur de ces deux dernières déviations est repoussante; celle de l'ergot ne diffère pas de l'odeur des bons champignons.

On se sert du seigle ergoté, comme moyen thérapeutique d'expulsion, dans les accouchements difficiles; nous pensons lui avoir trouvé un succédané, qui n'expose à aucun des dangers dont le seigle ergoté menace la vie; car cette substance a toujours passé pour une cause d'infection si active, qu'on est allé jusqu'à lui attribuer la chute des membres, phénomène effrayant, dont on a été si souvent témoin pendant le cours de certaines épidémies, surtout dans les campagnes où le paysan se nourrit de pain de seigle. Je suis pourtant porté à croire que l'on a exagéré, en cela, la part pour laquelle le *seigle ergoté* contribue à la complication de ces sortes d'épidémies. J'ai visité dans un but analogue, pendant l'été de 1840, le plateau de Montrouge; la moisson du blé et de l'orge était tellement infestée du charbon (fig. 20, pl. 9), et celle du seigle par l'ergot (fig. 15, 16), que sur tous les vingt épis, j'étais sûr d'en trouver un ergoté sur la moitié, ou au moins sur le tiers de sa longueur; et cependant je n'ai nullement appris que, dans un rayon quelconque, où l'on peut supposer que ces orges et ces seigles auront été consommés, il se soit développé une maladie épidémique qui portât les caractères effrayants qu'on attribue à l'ergotisme. J'ajouterai que les ergots n'étaient pas tous arrivés à leurs dimensions ordinaires, et que quelques-uns même n'étaient qu'ébauchés, ce qui devait moins éveiller la méfiance des marchands de blé et de farine. Il est possible ensuite que le tarare et le crible dépouillent les semences de l'ergot qui les infeste, vu qu'il a le double de leur volume. L'ergot de seigle ne me paraît agir qu'à la manière des narcotiques et des stupéfiants, en paralysant la circulation, et, partant, en frappant d'atonie et de répulsion les surfaces aspiratoires ; ce qui, dans les accouchements difficiles, doit avoir, pour conséquence immédiate, le décollement du placenta, et par conséquent son expulsion.

Quant à la chute des membres, si ce résultat provient de la consommation des céréales, je pense qu'il faut l'attribuer à la carie du blé, plutôt qu'à l'action de l'ergot du seigle. Nous développerons cette idée dans la deuxième partie du troisième chapitre.

341. 13° Ivraie (*Lolium temulentum*). Les qualités stupéfiantes et enivrantes du pain dans lequel entre de l'ivraie sont tout aussi problématiques à mes yeux; nous ne possédons, à cet égard, que des on dit, et non des expériences positives ; et il est fort possible qu'on ait mis sur le compte de l'ivraie les effets de toute autre grenaille des moissons, telle que le *Rhinanthus crista galli*, ou le *Melampyrum arvense* : ou bien encore ceux de quelque *lolium* ergoté. Aucun grain de céréales, doué de la faculté germinative, n'a jamais été accusé d'être malfaisant. L'ivraie n'est qu'une faible variété de forme du ray-grass (*Lolium italicum*), qui fournit aux bestiaux un si bon pâturage. Or on ne peut pas supposer qu'un aliment redevienne poison par ses variétés, et qu'une céréale acquière des qualités malfaisantes, en allongeant ou raccourcissant un peu l'arête de ses balles et le *rachis* de ses épis.

N. B. Dans l'état actuel de la science, il nous serait impossible de donner une classification plus précise des poisons végétaux, d'après les effets qu'ils produisent sur l'économie animale. La toxicologie en est encore aujourd'hui au point où l'avaient laissée Etmuller, Timœus, Tackenius et Wepfer surtout (333). Lorsque les études médicales recevront une direction plus rationnelle, on ne saura comment s'expliquer que la science ait pu un seul instant enregistrer des résultats de chimie légale et de toxicologie obtenus en liant l'œsophage des chiens à qui on administre du poison pour essai ; ces malheureux chiens sont encore plus empoisonnés par l'opération chirurgicale que par le poison. De là vient que quand on compare entre eux les résultats de ces expériences, on serait porté à croire que tous les poisons végétaux agissent de même et ne varient que de noms. Quoi qu'il en soit, on ne saurait trop recommander aux personnes qui n'ont pas l'habitude des champs, de se méfier des plantes qui peuvent exciter leur convoitise ; rien n'étant plus fréquent et plus difficile à réparer souvent qu'une méprise de ce genre : les meilleurs botanistes, et à plus forte raison nos toxicologistes, qui ne le sont pas du tout, pouvant quelquefois y être pris.

§ 2. Substances qui procèdent en désorganisant les tissus, avant de décomposer le sang et les liquides.

342. Ces substances sont, soit acides, ou avec excès d'acide, soit alcalines, ou avec excès de bases qui jouent le rôle d'alcalis. Les premières désorganisent les tissus en s'emparant de la base terreuse ou ammoniacale avec laquelle la molécule organique est combinée en vésicule organisée et élaborante (25) ; en même temps, et dès qu'elles pénètrent dans le sang, elles le coagulent, en s'emparant de ses molécules aqueuses, et en saturant ses bases alcalines, qui servent de véhicule à l'albumine de ce liquide. Les secondes procèdent, au contraire, en se substituant aux bases terreuses ou ammoniacales dont l'action concourait à la formation de la vésicule organisée, et en formant, avec la molécule organique, un nouveau tissu dont les propriétés ne sont plus vitales. En reportant nos idées à la nomenclature de la chimie inorganique, nous dirons donc que les unes et les autres agissent, en ce cas, par voie de double décomposition. Elles désorganisent non-seulement la vésicule élaborante, mais encore la molécule organique elle-même, par leur avidité pour la molécule aqueuse ; or la molécule organique étant une combinaison d'eau et de carbone, il s'ensuit que l'action des substances dont nous nous occupons met à nu le carbone, carbonise les tissus, d'une manière plus ou moins complète, selon les doses, et les colore par

bien de diverses nuances, selon le degré jusqu'auquel est poussée la carbonisation; en un mot, sous ce rapport, elles agissent comme le feu, en éliminant la molécule aqueuse et mettant à nu la molécule de carbone: elles *cautérisent* (*). La place sur laquelle ils agissent est bientôt marquée par une tache qui durcit en croûte, ou se résout en pus: par une escarre (**), ou par une ampoule, ou phlyctène (***). C'est l'effet du vide combiné avec celui du feu.

Nous avons, pour nous préserver de l'action désorganisatrice de ces agents destructeurs, des sentinelles vigilantes, dans ces papilles nerveuses qui viennent s'épanouir, sur toutes nos surfaces internes et externes, en organes du tact. Leur avertissement est une souffrance; le symptôme de l'œuvre désorganisatrice est une convulsion, plus ou moins durable, selon la durée de la désorganisation. La soustraction de la molécule aqueuse produit le raccourcissement; la substitution d'une base soluble à une base insoluble rend le tissu plus mou et plus ductile, de rigide qu'il était. L'antagonisme du mobile musculaire, qui produit le repos du levier, est détruit par la modification apportée à l'un ou à l'autre de ces éléments de mouvement et de résistance. Feuille, tige, fleur des végétaux, membres des animaux, tout se raccourcit, ou bien fléchit, se tord, se contourne, se déforme, désorganisé ou entraîné.

Quand tous ces phénomènes se passent, par suite de l'ingestion, et sur ces membranes que nous nommons muqueuses (parce que leur position interne les soustrait à l'action siccative de l'air extérieur, au contact duquel elles deviendraient épiderme, et seraient le siége d'une moins abondante transsudation et d'une sensibilité moins exquise); quand l'empoisonnement, enfin, a lieu par l'organe digestif, jugez *à priori*, et en vous fondant sur ces données, des caractères plus ou moins effrayants que l'accident doit revêtir? L'estomac s'excorie; on y ressent une chaleur brûlante; toutes les papilles nerveuses annoncent leur désorganisation par l'agitation convulsive d'un *hoquet* qui semble briser le diaphragme. L'estomac a ses mouvements de systole et de diastole; il repousse, par l'expiration des nausées, ce qui le torture; il expulse, par la contraction du mouve-

(*) καυτὴρ, fer brûlant, de καίω, brûler.

(**) ἐσχάρα, foyer, âtre, et croûte noire.

(***) De φλύζειν, fermenter, lever, enfler.

ment, la masse qui le rétrécit en le cautérisant ; on sent qu'il se crispe à la surface, qu'il se plisse sur tout son contour. L'œsophage est en feu ; les surfaces buccales ont perdu le sentiment de la saveur, la membrane pituitaire celui de l'odorat. La glotte et l'épiglotte paralysée laissent accès, dans le poumon, aux liquides, comme à l'air. Le sang se coagule ou se dissout : la circulation s'arrête ou s'embarrasse ; les surfaces extérieures pâlissent ou bleuissent ; une sueur froide et visqueuse suinte de tous les pores de la peau, comme d'un crible ; la pensée s'affaiblit ; la vie s'éteint et s'échappe, non par un soupir, mais par une convulsion déchirante. Tel est le tableau de tout empoisonnement, au degré supérieur de son intensité. De degrés en degrés, on peut descendre jusqu'à l'effet superficiel et inoffensif d'un simple médicament.

L'acide sulfurique, dont nous venons de décrire les ravages quand on le prend à haute dose et concentré, peut n'agir que comme une simple limonade, s'il n'entre que pour un millième dans une quantité donnée d'eau. Rien n'est poison que par la dose ; et les effets d'une dose donnée varient, soit selon la masse des aliments qui se trouvent ingérés, et sur lesquels se porte, en se neutralisant, une partie de l'action corrosive de la substance vénéneuse, soit en raison de la constitution de l'individu.

343. L'empoisonnement n'est pas mortel, si son action s'arrête à la membrane, et ne passe pas dans le sang ; il est toujours mortel, s'il a le temps d'y passer, même en quantité minime : on ne peut pas concevoir autrement la théorie d'un empoisonnement. Ce qui s'arrête à la superficie, en effet, n'attaque qu'un tissu caduc et que le développement (41) tend à repousser au dehors. De tous temps, l'instinct populaire a compris de la sorte la question (*).

α. Acides désorganisateurs.

344. 1° Acides sulfurique, nitrique, hydrochlorique, phosphorique, fluorique, prussique, carbonique solide, acétique concentré, oxalique, citrique, tartrique, etc. L'intensité de l'action de ces acides, dans les empoisonnements, diminue dans l'ordre où nous les avons pla-

(*) *Voyez* plus bas, à ce sujet, une citation extraite du *Recueil périodique de la Société de Médecine de Paris*, t. 6, p. 1, an VII.

cés en titre; c'est-à-dire que leur propriété désorganisatrice est corrélative de leur affinité pour les bases, en sorte que l'action des derniers n'est qu'un diminutif de celle des premiers. Concentrés, ils carbonisent (342); plus étendus, ils désorganisent. Les traces qu'ils laissent sur les diverses surfaces du canal alimentaire qui se trouvent en contact avec les molécules désorganisatrices, sont plus ou moins étendues, plus ou moins colorées, selon la dose et la durée de l'action. L'empoisonnement, par la même substance, peut offrir à l'autopsie, des escarres, des phlyctènes, des tubercules, des ecchymoses ou taches violacées, des surfaces injectées d'un sang plus ou moins vermeil, ou plus ou moins altéré, plus ou moins enflammées enfin : car toute action violente est un acte d'aspiration (24), et appelle le sang sur la place qui en est le siége. Le sang est alors, dans les vaisseaux, plus ou moins caillebotté : ce qui fait qu'en certains endroits il est liquide; car il y a eu départ entre le sérum et le caillot; il est plus ou moins coloré en rouge ou en noir, selon que le caillot a été exposé à une plus forte dose d'acide caustique.

345. Cependant il est quelques phénomènes de coloration qui caractérisent plus spécialement l'action de certains acides. L'acide carbonique et l'acide sulfurique concentrés et fumants produisent une escarre, les acides organiques une inflammation. L'acide sulfurique, non fumant, blanchit les tissus : l'acide nitrique les colore en jaune; l'acide hydrochlorique en blanc, qui passe au pourpre, et du pourpre au bleu. Mais à mesure que l'acide s'étend d'eau ou se sature par les produits si divers de la fermentation cadavérique, on voit ces colorations, si caractéristiques au premier moment, se laver de mille et mille nuances, et s'effacer ensuite tout à fait.

346. Il est des plantes assez acides pour produire, sur le canal alimentaire, et par conséquent sur toutes les fonctions dépendantes de la digestion stomacale, les phénomènes au moins qu'y déterminent les acides végétaux obtenus par nos procédés de laboratoire : telles sont les joubarbes (*Sempervivum tectorum*, *Sedum acre*, etc.), l'oseille (*Rumex acetosella*), l'*alleluia* (*Oxalis acetosella*); les fruits verts, les verjus, etc. L'effet d'une telle ingestion pourrait devenir dangereux, si l'on en prenait une quantité assez considérable : on éprouve des pesanteurs et des crudités d'estomac, puis la fièvre, qui naît toujours d'une circulation saccadée et anormale, par suite des intermittences de la fonction digestive qui l'alimente et l'entretient

dans l'état normal ; enfin, après les douleurs d'estomac, les douleurs d'entrailles : l'acidité, en effet, saturant la base alcaline de la digestion duodénale, intervertit ici tout à fait les rôles que, dans l'estomac, ce siége de la digestion acide, elle ne faisait qu'exagérer (161) ; de là entérites, coliques, diarrhées et dyssenteries ; et ensuite émaciation et dépérissement, si le caprice des mauvais goûts continue l'usage d'une ingestion pareille.

A. Substances minérales et métalloïdes, qui s'acidifient, en contact avec nos tissus.

547. Chlore, iode, brome, soufre, phosphore, sulfures, phosphures, etc. Ces substances, par leur avidité pour l'oxygène ou l'hydrogène, ne peuvent manquer de désorganiser la molécule organique. Le chlore se changeant en acide hydrochlorique, l'iode et le brome en acides bromique et iodique, hydriodique et hydrobromique, le soufre en sulfure d'abord, et les sulfures en acide sulfurique avec plus ou moins excès d'acide ; le phosphore en acide phosphorique, etc., réagissent ensuite, sous cette nouvelle forme, sur les tissus non attaqués, et les désorganisent, en s'emparant de leurs bases terreuses ou ammoniacales ; ils causent ainsi tous les phénomènes que nous venons de décrire plus haut, en laissant des traces analogues de coloration. L'acide phosphorique agit comme l'acide sulfurique, mais avec moins d'intensité, à cause de son état floconneux et de la moindre solubilité qui le caractérise à l'instant où il se forme.

B. Substances métalliques qui jouent, à l'égard de nos tissus, le rôle d'acides énergiques.

548. Antimoine et arsenic. L'antimoine n'est presque que l'arsenic mitigé ; il agit, en tout, comme cette dernière substance, mais avec moins d'intensité. Inoffensifs à l'état métallique ils ne deviennent poison qu'en se combinant avec l'oxygène dans diverses proportions. En se combinant avec les bases, ils perdent une partie de leur énergie directe, puisqu'ils ne peuvent plus procéder, dans leur œuvre de désorganisation, que par voie de double décomposition ; ils deviennent même inoffensifs, selon les bases : l'arsénite d'alu-

mine, de fer et de chaux étant très-difficilement vénéneux ; et le tartrate antimonié de potasse pouvant être administré sans danger, à la dose de cinq ou dix centigrammes, et souvent à plus forte dose, pour provoquer le vomissement.

349. Aussi, est-ce au moyen de l'arsenic blanc (*oxyde d'arsenic* des anciens chimistes, *acide arsénieux* des modernes) que se commettent presque tous les empoisonnements, involontaires ou prémédités, dans notre déplorable et insouciante société. Après l'acide prussique, l'hydrogène arséniqué, et l'acide arsénique, dont l'usage est moins fréquent, on ne connaît pas de poison qui agisse, à si petite dose, avec une telle énergie ; nul autre acide ne passe aussi vite dans le sang. En effet, les acides qui désorganisent violemment les tissus, tels que l'acide sulfurique, se font à eux-mêmes, par une escarre, un obstacle pour pénétrer jusqu'au torrent de la circulation ; l'acide arsénieux, n'opérant sa dissolution qu'à petite dose, ne se combine que molécule à molécule avec les bases de nos tissus, ne les désorganise, pour ainsi dire, qu'en les pointillant, et semble se ménager des interstices libres pour s'infiltrer dans le sang (*) ; et c'est

(*) De tous les temps cette doctrine a été professée, et confirmée par la pratique :

Venenum dicitur (dit Ardoynus, *opus de Venenis*, an. 1512) *quia per venas vadit. Non enim aliter cor, et alia præcipuè principalia membra molestat, nisi quia ad ipsa vadit, per venas et arterias.*

Michael Ern. Etmuller (*Ephem. cur. nat.*, an. 1715, cent. 3 et 4, page 284) fait aussi remarquer qu'outre l'inflammation qu'il produit, l'action de l'arsenic consiste non-seulement à mortifier les solides, mais encore à jeter le désordre dans les humeurs, qu'il soit administré à l'intérieur ou à l'extérieur, et même seulement en vapeur.

Fodéré a donné l'arséniate de soude, à la dose de 3/8e de grain, pour rétablir les urines.

Jean Sherwin (*Mém. de la Soc. médic. de Londres*, vol. 2, nº 35 ; 1789) fit bouillir parties égales de tartre en cristaux et d'arsenic, dans six fois autant d'eau : il obtint des cristaux, dont un grain, introduit dans la peau, a poussé par les urines, et excité de légères nausées. 1/2 grain de ces cristaux, pris par la bouche, a produit les mêmes effets.

« Quant et quant, dit Ambroise Paré, que ce peu de poison est entré dans le corps, le « venin gaigne, et convertit en sa propre substance ce qui, de prime face, luy vient au « devant, soit le sang qui est ès veines et artères, soit du phlegme dedans l'estomach, et « autres humeurs, ou ès boyaux, dont puis après s'aide à gaigner le reste du corps... Le « poison doncques, par ce moyen que j'ay dit, commence à s'espandre par les veines, ar- « tères, nerfs, et ainsi se communique au foye, au cœur et au cerveau, mesme convertit en « sa nature tout le reste du corps. » (*Des Venins*, chap. 2, page 749, édit. de 1628.)

La même opinion était professée, sans objection aucune, et comme un fait démontré, sur la fin du dix-huitième siècle. On lit en effet, dans le *Journal général de Médecine*, le passage suivant :

« On a dit, ce me semble, et c'est une opinion reçue par les praticiens, que, parmi les poisons du règne minéral, l'arsenic avait cela de particulier, qu'après avoir agi d'une mapar ce véhicule qu'il exerce ses ravages, et va troubler les fonctions, autres que les fonctions digestives, avec la vitesse de la circulation elle-même. Voilà pourquoi l'autopsie n'offre quelquefois pas, à la superficie de la membrane intestinale, la moindre trace de la plus légère désorganisation ou de la plus indécise inflammation, quoique le poison ait été pris à forte dose. Les symptômes et les accidents de ce genre d'empoisonnement sont ceux de toute désorganisation et décomposition quelconque qui a son siége dans le canal intestinal; j'ai même cité (*) un cas d'empoisonnement volontaire, où la mort fut prompte et les symptômes nuls; la force de la volonté les avait tous réduits au silence.

Quand l'arsenic laisse des traces sur la surface intestinale, telles qu'ecchymoses, escarres, taches enflammées, et même perforations, il n'est aucun de ces caractères qui lui soit propre, et qui ne convienne à beaucoup d'autres causes de maladies, même spontanées ; et si l'analyse chimique ne rend palpable la nature de la substance même, on pourrait confondre les symptômes fournis par l'observation médicale, ainsi que les signes fournis par l'observation nécroscopique, avec ceux de toute autre maladie violente ou spontanée.

L'arsenic ingéré, alors qu'on ne succombe pas, produit une éruption cutanée qui pourrait donner le change aux meilleurs dermatologues de profession. Les remèdes arsenicaux, administrés même à l'extérieur, déterminent un effet de ce genre : il nous est arrivé, à nos consultations, un ouvrier ferblantier qui, ayant été traité par les lotions arsenicales pour une dartre furfuracée, a eu le corps et le visage couverts de grosses papules rouges, et porte, au tarse de la paupière inférieure de l'œil gauche, une tumeur sanguine de la forme et de la grosseur d'un rognon de mouton, qui lui cache tout l'œil. Le remède a été pour lui mille fois pire que le mal.

L'*aquetta*, à la longue, produirait un effet analogue. Il en est de même des eaux si célèbres de Louesche, dans le haut Valais. Quand on les prend en boissons et en bains sur les lieux, on ne tarde pas à avoir une éruption de taches rouges qui, des genoux, finit par s'é-

nière destructive sur les parties molles intérieures, *il en passait encore dans le sang*; d'où résultait un orgasme dans les fluides, et une irritation dans les solides, toujours suivis, quand la nature triomphait, d'une éruption cutanée. (Desgranges, *Recueil period. de la Soc. de méd. de Paris*, tome 6, page 1, an VII.)

(*) *Réponse à la Réfutation d'Orfila.* (*Gazette des Hôpitaux*, janvier 1841.)

tendre sur tout le corps, et se changer en pustules douloureuses et prurigineuses, avec fièvre, soif vive, insomnie et urines troubles. Au bout de huit jours, l'éruption tombe en plaques furfuracées, la démangeaison seule persiste. On appelle cette éruption la *poussée*, phénomènes qui semblent indiquer dans ces eaux la présence, en quantité impondérable à nos moyens d'analyse, d'un sel arsenical. L'arsenic de l'*aquetta* eût tout aussi bien échappé à l'analyse, si l'on avait opéré sur une aussi faible quantité que celle qui suffit à nos analystes. Voilà donc une maladie arsenicale qui peut simuler une maladie cutanée *sui generis*.

530. Cependant si l'empoisonnement par l'arsenic n'offre aucun symptôme positif, il ne laisse pas que d'en posséder de négatifs, dont la valeur paraît incontestable :

1° A forte dose, l'arsenic tue en douze heures au plus tard. Soufflard n'en avait pris qu'un demi-gros (2 grammes) : il est mort dans cet espace de temps.

2° L'arsenic provoque le vomissement, mais jamais de matières stercorales. En effet, ou bien son action s'arrête à l'estomac, et dans ce cas le vomissement ne peut être que chymateux; ou bien elle se porte sur les intestins, et dans ce cas, il occasionne le dévoiement ou la dyssenterie, bien loin de barrer le passage à la matière stercorale, et de la forcer à remonter dans l'estomac. Nous ne sachions que trois cas qui donnent lieu à des vomissements stercoraux : un *volvulus* ou colique de miséréré; l'occlusion des intestins par des concrétions stercorales indissolubles ; et enfin l'occlusion par l'adhérence et les replis d'un gros helminthe, tel que les plus gros lombrics. J'ai feuilleté près de deux cents volumes de journaux de médecine, dans le but de recueillir tous les cas d'empoisonnement par l'arsenic; je n'en ai pas rencontré un seul qui contredise ces deux règles générales.

Laffarge, ayant prolongé sa maladie jusqu'au douzième jour, n'a pu périr victime d'un empoisonnement par l'arsenic à haute dose ;

Laffarge, ayant fréquemment vomi des matières stercorales dans le cours de sa longue maladie, n'a pu périr victime d'un empoisonnement quelconque par l'arsenic ;

Ajoutons pour mémoire que Laffarge n'est mort que le lendemain de l'administration irrationnelle du colcotar à haute dose.

Nous nous arrêtons à ces trois points fondamentaux (et ici nous croyons être les interprètes de l'opinion unanime de tous les médecins et chimistes indépendants, probes, et désintéressés dans la question); nous demandons hautement à la justice des hommes, tout en professant le plus profond respect pour la chose jugée, la révision régulière d'un procès qui, heureusement pour l'humanité, n'est pas encore arrivé à la barre de la justice de Dieu (*).

Notre intervention dans cette question de chimie légale n'a pas été d'une faible utilité à la cause que nous défendons, depuis vingt ans, dans notre modeste sphère. En nous présentant dans l'arène, la lutte devait être acharnée; car nos combats, à nous hommes de conviction, sont toujours à outrance : il faut que l'un ou l'autre reste sur le terrain. Le monde savant s'émut tout entier à cette ardente polémique, lui qui jusque-là avait laissé ces hautes questions de vie ou de mort à l'arbitrage sans contrôle de quelques intelligences d'un ordre bien secondaire. Le ministre de la justice d'alors reculait d'horreur devant les conséquences terribles où l'outrecuidance princière de l'expert vaincu avait pu entraîner la confiance de la justice, et nous adressait un député des plus consciencieux, pour savoir de nous, divergence d'opinions politiques à part, ce que nous pensions que l'on dût faire du système que l'évidence des faits venait de détrôner; il fut décidé qu'on lui ferait donner le coup de grâce par les mains de l'Institut. Mais l'Institut, appelé à rédiger un code sur la question, se contenta de faire un rapport de personnes, ayant soin

(*) *Voyez* pour plus amples renseignements, et pour juger de la valeur des circonstances sur lesquelles est basée ma conviction inébranlable :

1° *Nouveau Système de chimie organique*, tome 3, § 3499, 3687, 4376, éd. de 1838;

2° *Procès de Dijon* (extrait (publié à part) de la *Gazette des Hôpitaux*, 21, 24, 31 décembre 1839, et 2 janvier 1840); *Procès d'Alby* (*ibid.*, 4, 6 et 11 juin 1840);

3° *Lettre au docteur Fabre, et Réponse à la lettre de Me Paillet* (*Gazette des Hôpitaux*, 26 septembre et 8 octobre 1840); ces deux lettres ont été reproduites par presque tous les journaux politiques, et elles ont été imprimées à part;

4° *Mémoire à consulter, à l'appui du pourvoi en cassation de dame Marie Cappelle, veuve Laffarge, rédigé à la requête de la défense*, par F.-V. RASPAIL; in-8° (1er octobre 1840);

5° *Réponse à la Réfutation* que M. Orfila publia deux mois après l'apparition de ce mémoire. (*Gazette des Hôpitaux*, 14 novembre 1840 à janvier 1841.) Nous avons eu soin de reproduire textuellement, dans la *Gazette*, la réponse d'Orfila.

N. B. Nous pouvons l'assurer, sans crainte d'être démenti par personne, c'est dans la série de ces publications qu'ont été puisées les idées principales que nous avons vues depuis se reproduire successivement, au sein de nos diverses académies; notre nom devant être sous-entendu dans toutes ces discussions, on le concevra facilement, à cause de notre position personnelle vis-à-vis du pouvoir.

de cacher le blâme sous l'équivoque, la désapprobation de l'un sous l'éloge de l'autre, et surtout de taire notre nom. Toutes les trompettes de la presse sonnèrent victoire sur ce travail; et, dès le lendemain, il ne fut plus parlé ni du jugement ni de l'accusé; la justice eut recours à de nouveaux arbitres, qui, pour faire oublier leur devancier, se mirent à crier plus fort que lui, pour dire à peu près la même chose. Dès ce moment, nous avons vu se reproduire, sous toutes les formes possibles, les principes que nous avions établis dans notre déposition à Dijon, et dans notre mémoire sur l'affaire Laffarge : ce n'est plus aujourd'hui, sur une tache large comme la tête d'une épingle, qu'on établirait la culpabilité d'un accusé; ce n'est plus sans analyser ni les vases ni les réactifs, qu'on procéderait à l'analyse d'un cadavre emballé dans un grossier tonneau, et mis sans autre formalité au roulage, comme une matière de rebut. L'appareil de Marsh est devenu suspect, à cause de sa grande susceptibilité. On admet, en principe, que, dans toute expertise, la justice peut être induite en erreur : 1° par l'arsenic inhérent aux médicaments internes ou externes que le malade aurait pu prendre, même à son insu; 2° par l'arsenic des réactifs et des vases, et surtout par l'arsenic d'un réactif qu'un expert apporterait de Paris, et s'empresserait de rapporter après l'analyse; 3° par l'arsenic qui se trouve dans le tritoxyde de fer; 4° par l'arsenic que la malveillance, dans le but de simuler un empoisonnement, serait dans le cas, après la mort, de glisser dans le cadavre ou dans son tombeau; 5° par l'arsenic de la terre; 6° par l'arsenic des rebuts de fabrique, bois et papiers peints en vert, que le fumage apporte sur les terres, et que le vent peut disséminer sur le sol des cimetières; etc., etc. On se méfie, on doute; et dans le doute, la justice s'abstient, crainte de tomber dans une irréparable méprise. On se méfie de l'appareil de Marsh! Nous croyons donc pouvoir aujourd'hui faire connaître un moyen d'investigation de certains métaux, et spécialement de l'arsenic, que nous possédons depuis le procès de Dijon, et que nous nous sommes bien gardé de faire connaître, crainte de porter à la cause de la défense le même coup que l'appareil de Marsh, entre les mains de gens qui ne savent douter de rien, lui avait porté, à l'instant de son apparition dans le monde scientifique.

331. Soit une rondelle de cuivre jaune ou laiton, d'une épaisseur suffisante pour se prêter à des pertes de substance successives par

l'action de la lime. Cette plaque constitue, à mes yeux, un ensemble de milliers de couples voltaïques, par la juxtaposition et l'alliage du zinc et du cuivre, molécule à molécule. La lime multiplie, pour ainsi dire, l'action de ces couples infiniment petits, en les isolant par les extrémités supérieures. Avec ce simple appareil, il est possible de rendre sensibles, en taches d'une suffisante largeur, des traces de métaux, et surtout d'arsenic, tenus en dissolution dans un liquide.

Pour l'arsenic. On fait dissoudre une substance suspecte de renfermer de l'arsenic dans la potasse caustique, proportionnellement à la quantité d'arsenic dont on soupçonne la présence. D'un autre côté, on a de l'eau chlorée. On dépose sur la surface de la rondelle de cuivre, bien décapée à la lime, une goutte de la dissolution potassique ci-dessus, au moyen d'un tube de verre, et par-dessus cette goutte, on dépose une autre goutte d'eau chlorée, que l'on étend avec l'extrémité du tube : l'arsenic aussitôt se dépose en une tache d'un bleu noir miroitant, que le frottement des linges n'enlève pas après sa dessiccation, mais que la potasse et les acides font à l'instant disparaître. Ce procédé décèlerait un dix-millionième de litre, c'est-à-dire, un centième de milligramme d'arsenic dissous dans un litre. Supposons maintenant qu'au lieu de nous servir d'une plaque de laiton, nous employions de petits granules ou de la grosse limaille de ce métal ; qu'on les dépose d'abord dans la dissolution potassique, et de là dans l'eau chlorée ; chacune de ces grenailles métalliques se chargera à sa surface d'une quantité proportionnelle d'eau chlorée. On n'aura plus alors qu'à laisser sécher cette limaille, et à la soumettre à un petit appareil distillatoire en verre, pour que, par l'effet de la chaleur, l'arsenic métallique vienne se sublimer au col de la cornue ; et dès ce moment, on aura le moyen de l'analyser, sans avoir à craindre l'équivoque des réactions du cuivre. Le miroitement de ces taches sur la plaque de laiton varie, selon qu'on les observe en tournant la face ou le dos à la lumière : en faisant face à la lumière, et regardant la tache sous un angle de 45°, la tache paraît d'un beau bleu d'acier au centre, entourée d'une première auréole violette, puis d'une seconde brune, dont la teinte s'affaiblit de plus en plus, jusqu'à se confondre avec la couleur du laiton. Si l'on tourne le dos à la lumière, la tache centrale bleue paraît un magma blanc déposé sur une tache bleue ; la seconde zone paraît rouge de sang, et la plus externe d'un rouge mêlé de noir.

Antimoine. Une dissolution potassique d'antimoine laisse, par le chlore, sur la surface du laiton, une tache analogue à la tache arsenicale ; en sorte que, pour les distinguer, il faudrait avoir recours à l'analyse, après avoir éliminé la tache par le procédé ci-dessus.

Sulfure d'antimoine et autres sulfures. Qu'on dissolve du sulfure d'antimoine dans de l'acide nitrique, et qu'après en avoir déposé une goutte sur la lame de laiton, on la touche avec le bout de la baguette de verre trempée dans une dissolution de potasse caustique, on obtient une belle dorure, par la précipitation du soufre, comme lorsqu'on frotte le cuivre avec un mélange pulvérisé de craie et d'un neuvième de soufre.

Hydrochlorate d'étain. Si on broie ce sel sur le laiton, on communique à celui-ci une couleur d'or tendre, à qui la potasse liquide imprime un ton plus chaud; il se produit alors ce que les alchimistes appelaient *or mussif.* Et cette réaction explique ce qui se passe dans le décapage des cuivres pour la dorure vraie ou pour la dorure au vernis. Avant de dorer, on dérоche et l'on décape les cuivres : on déroche en passant au feu et jetant les cuivres dans une dissolution d'acide sulfurique marquant 2 à 3° ; on décape en trempant les cuivres dans l'acide nitrique pour la dorure au mercure, et dans un mélange de douze parties d'acide sulfurique, quatre d'acide nitrique et d'une poignée de sel marin pour la dorure au trempé et pour le vernis. Au sortir de ce bain d'acides, le cuivre rosette sort avec la couleur du cuivre rouge, le laiton avec la couleur du cuivre jaune ; mais les cuivres d'estampage (alliage de cuivre, zinc et étain) sortent d'une couleur magnifique d'or. En sorte que si, après les avoir séchés à la sciure de bois chaude, on les plonge dans un vernis incolore pour les protéger contre l'oxydation, ils jouent le rôle de cuivre doré de la manière la plus brillante. On peut rendre la couleur plus chaude, en mêlant au vernis une légère teinte de cochenille, ou autre couleur purpurine. On a alors un or légèrement rouge, ou or antique. D'où vient cette couleur d'or sur le cuivre d'estampage ? elle vient de l'hydrochlorate d'étain qui se forme dans le décapage. Car le mélange d'acides renferme évidemment de l'eau régale et de l'acide sulfurique : l'acide sulfurique dissout le zinc et respecte le cuivre; l'eau régale dissout l'étain de l'alliage. Dès qu'on trempe dans l'eau ces cuivres ainsi rongés inégalement par le mélange d'acides, l'étain se précipite en or mussif sur le cuivre jaune, dont le grenu forme, comme par le moyen d'une lime à dents microscopiques, une pile à milliers de couples; et le grenu donne à cet or simulé un œil mat, de ce bel effet que recherchent les industriels (*).

Les sels de cuivre, déposés sur l'étain ou sur le fer, le colorent en rouge, surtout au moyen d'un peu de potasse ou par le sel marin.

MERCURE. Toute dissolution d'un sel mercuriel laisse sur la lame de laiton une boue argileuse, et au-dessous une belle tache argentée, que l'on découvre en enlevant le magma boueux. Il est évident que pour que le calomélas et autres sels insolubles de mercure produisent cet effet, il faut préalablement les dissoudre au moyen d'un acide. Si l'on mêle un peu d'hydriodate de potasse à la dissolution, la goutte du mélange laisse sur le laiton une magnifique couleur de jaune safran, qui devient rouge de brique par l'acide sulfurique concentré : la potasse ne l'altère nullement. La farine de maïs, colorée en bleu par la solution alcoolique d'iode, donne au laiton une belle teinte dorée.

NITRATE D'ARGENT LIQUIDE. Dépose sur le laiton une tache de boue d'ardoise, pointillée de petits cristaux d'argent, qu'on remarque à la loupe : si l'on frotte en cet endroit le laiton avec le bout de la baguette de verre, les cristaux d'argent s'appliquent contre la surface métallique, et l'argentent.

PARTI QUE L'INDUSTRIE PEUT TIRER DE CES INDICATIONS, POUR ORNER LES LAITONS DE MARBRURES OU ŒILS DE PAON, ET POUR Y IMPRIMER DES ORNEMENTS RÉGULIERS ET DES VIGNETTES. Qu'on dépose sur le laiton une goutte d'acétate de cuivre, et qu'on applique au centre de la goutte la pointe d'une petite tige en étain, il se forme au centre un point d'or brillant, qui s'entoure d'un cercle bleu, puis d'un autre cercle pourpre, enfin d'un troisième cercle vert. En promenant la pointe dans la tache, on obtient les plus jolies bigarrures. Ces cercles se multiplient en raison du temps que la pointe reste appliquée sur la tache. Si, au

(*) *Voyez* le résumé que j'ai publié du *procès de la dorure*, dans la *Revue scientifique*, en décembre 1841, signé ******.

lieu d'une pointe de zinc, on emploie un caractère d'imprimerie taillé en biseau, il se forme cinq cercles concentriques, le central violet, le second très-large doré, le troisième bleu d'azur, et puis l'externe pourpre. On voit qu'en appliquant à la fois une multitude de pointes de zinc, l'on obtiendrait, par l'acétate de cuivre, un centre d'ondulations versicolores du plus joli effet. Enfin, au moyen de clichés en zinc ou en fonte d'imprimerie, on pourrait imprimer sur le laiton toutes sortes de jolis sujets : il suffirait pour cela de passer préalablement sur le cliché un rouleau légèrement humecté d'acétate de cuivre. Ces couleurs varieront en raison du décapage du laiton par les acides ou par le frottement au moyen d'un autre métal, acier, zinc ou étain. On laverait aussitôt à grande eau, on sécherait à la sciure de buis chaude, et l'on recouvrirait la pièce d'un vernis transparent, pour prévenir l'oxydation.

Avec une dissolution de sulfate de fer, ou de sulfate de cuivre, on obtient aussi des taches concentriques d'un bel effet, mais différentes : on en obtient d'une autre nuance et d'une plus grande complication, en mélangeant les deux sulfates. De même avec les autres sels. En sorte qu'à l'aide de ce procédé modifié *ad libitum*, on pourra obtenir des teintes variées à l'infini.

Je me suis étendu, plus peut-être que ne comportent les limites et la nature de cet ouvrage, sur ces sortes d'indications ; mais dans un livre d'utilité publique, on a de la peine à séparer la question industrielle de la question toxicologique : l'une peut aider autant que l'autre à soulager une infortune. En publiant ces procédés et en renonçant à leur monopole dans l'intérêt de tous, on s'expose moins à l'ingratitude et à la trahison de quelques personnes ; c'est autant de gagné pour la tranquillité de son âme.

Je reprends mon sujet.

552. Les combinaisons arsenicales agissent en raison de leur solubilité : l'acide arsénique plus violemment que l'acide arsénieux ; celui-ci plus violemment que les sels à base soluble, et ceux-ci plus que les sels à base insoluble. Parmi ces derniers même, il en est au moins un ou deux qui sont complétement inoffensifs ; ce qui fait qu'on se sert de leurs bases, comme antidotes de l'empoisonnement par l'acide.

553. En général, les poisons, pris à petite dose, peuvent jouer le rôle de médicaments ; l'arsenic est à cette règle l'une des moins con-

testables exceptions ; en ce sens, qu'à la longue les effets de ces petites doses s'accumulent, pour ainsi dire, et que, laissant chacune les traces de leur passage dans le cadre de l'organisation, elles semblent agir, comme si la somme en avait été administrée toute à la fois ; il s'opère alors un empoisonnement lent et chronique, et dont la chimie serait impuissante à trouver la moindre trace dans le corps empoisonné. L'*aquetta*, si à la mode du temps d'Alexandre VI, pour se défaire d'un mari ou d'un amant, sans crainte de la justice, laquelle ne s'occupe pas des petits délits, si répétés qu'on les commette ; l'*aquetta di Napoli*, ou *aqua toffana*, n'était, d'après Wepfer (*), que de l'eau ordinaire tenant en dissolution la petite quantité d'acide arsénieux qu'elle a la propriété de dissoudre à l'état de pureté ; l'*aquetta* n'empoisonnait qu'à la longue : empoisonnement raffiné, où le bourreau avait l'épouvantable satisfaction de calculer froidement, jour par jour, les progrès de la torture, et de pouvoir prédire, par une simple progression, le jour où le sacrifice serait consommé. Amis et fauteurs de la corruption qui nous ronge, comme du temps de cet Alexandre, prenez garde à l'*aquetta!* elle vous menace dans vos maisons, vous conservateurs du passé, plus que nous, amis du progrès et des réformes sociales.

334. Nous avons, en médecine, des conservateurs, comme en politique. Hippocrate, Gallien, Dioscoride surtout, paraissent avoir assez bien désigné les fumigations de l'arsenic, pour la guérison des maladies des poumons et de celles des voies aériennes. Avicenne (**), et les auteurs arabes subséquents, recommandent, contre l'asthme, l'inspiration des fumigations d'arsenic, qu'ils obtenaient en brûlant des mygdaléons (trochisques), composés d'arsenic pétri avec l'aristoloche et la graisse de veau. Paracelse en faisait un usage très-étendu contre les maladies internes, mais surtout externes ; et son exemple eut de nombreux imitateurs. Après lui, la médecine a plus d'une fois préconisé ce médicament, pris à certaines doses à l'intérieur, comme un remède héroïque contre un assez grand nombre de maladies.

Sur la fin du siècle dernier, Fowler lui donna une telle vogue en Angleterre, que l'engouement en prit à toute l'Europe. Les *gouttes de*

(*) *Ephem. cur. nat.*, déc. 2, an 6 ; 1688 ; appendice.
(**) Lib. 3, fen. 10, tract. 1, cap. 40.

Fowler (*élixir fébrifuge minéral*) étaient alors administrées au nombre de dix ou douze, en deux ou trois fois par jour, pour les adultes ; et de deux à cinq pour les enfants de deux à quatre ans. Quatre-vingts gouttes ne contenaient que deux à trois centigrammes d'arsenic. C'était une *aquetta di Napoli* (333) plutôt qu'une dose de poison.

On les composait, en effet, de la manière suivante : on faisait bouillir, dans 250 grammes d'eau distillée (chopine), 3 grammes 50 centigr. environ d'arsenic (64 grains), avec 3 grammes 50 cent. d'alcali végétal fixe (carbonate de soude) très-pur, jusqu'à parfaite dissolution. Après le refroidissement, on ajoutait 30 grammes d'huile essentielle de lavande, et on portait le poids de l'eau distillée à 500 grammes.

C'était donc une dissolution d'arséniate de soude ou de potasse, dont l'arsenic formait près du deux-centième ;

La dose journalière n'en contenait pas plus de quatre à cinq milligrammes pour les adultes, et deux milligrammes pour les enfants.

Et pourtant, on ne tarda pas à s'apercevoir qu'à la longue cette dose devenait mortelle. On guérissait de la fièvre ou du rhume, pour retomber dans le marasme ; on évitait un mal pour tomber dans un pire ; et l'on enterrait l'individu, le jour où le médecin allait faire constater, par une lecture académique, le succès de sa guérison.

Ce qui fit dire à Hufeland (*) : « Il n'y a pas de remède qui guérisse, aussi promptement et d'une manière aussi prononcée, les fièvres, que l'arsenic. Mais cette prompte suppression ne se fait qu'au détriment de l'organisme, et il résulte de son action, au bout de quelque temps, que le malade tombe dans le marasme, la phthisie, l'hydropisie, les obstructions abdominales. Il y a plus de cent ans qu'il a été employé et abandonné en Allemagne (**) ; et depuis vingt ans que Fowler l'a renouvelé en Angleterre, on a eu plus d'une fois l'occasion d'en reconnaître les désastreux effets. »

333. Tout le monde était donc bien et dûment averti, et il était

(*) *Journal de Médecine*, 1811. *Voyez*, de plus, sur les *effets dangereux* des médicaments arsenicaux, de la poudre de Fowler et autres, les *Observations* du docteur Ebers de Breslaw *Journal de la Soc. médico-chirurgicale de Parme*, tome 15, 1816, extrait dans le *Journal général de Médecine de Sédillot*, tome 59, page 294, 1817) : et puis comparez le tout avec le travail du docteur Desgranges, sur le *Traitement des fièvres intermittentes*, etc., *par l'arsenic* (*Journal général de Médecine*, tome 30, 1807, pages 241 et 363.)

(**) *Voyez*, à ce sujet, les *Ephémérides des curieux de la nature*, déc. 2, année 1686 : *Addenda*, page 474, *de Arsenico antipyreto*.

d'une sage pratique de ne pas abandonner des médications inoffensives, afin de s'attacher de préférence à un médicament aussi dangereux pour le malade comme pour la société. Mais malheureusement l'envie d'innover est la plaie d'un art dont on se voit forcé de faire métier et marchandise. Dès que le succès de l'aspiration à froid du camphre, par le simple tuyau d'une paille ou d'une plume, fut constaté comme un remède héroïque contre toutes les maladies de poitrine et même d'estomac, chacun s'ingénia à modifier, dans ce sens, la substance des cigares : on substitua, aux feuilles du tabac, les feuilles non moins narcotiques de stramonium, de jusquiame, de belladone, etc., que l'on fumait comme le tabac, dont ces nouvelles cigarettes avaient tous les inconvénients sans en avoir les avantages. Un docteur, plus avisé que les autres, annonça des *cigarettes d'arsenic*, pour remplacer les *cigarettes de camphre ;* et cela dans un temps où les empoisonnements criminels par l'arsenic commencent à devenir si difficiles à constater, et tiennent tant en émoi la vigilance de la procédure criminelle. Que coûterait-il donc à la malveillance de simuler un rhume opiniâtre, pour se procurer, sur ordonnance du médecin même, et mettre en réserve, des paquets de ces cigarettes ? De quelque petite quantité que chaque cigarette soit imprégnée, avec des milligrammes on fait des grammes ; avec un gramme on empoisonne ; avec une seule cigarette on fera l'*aquetta* d'un repas (555). Il paraît que ces observations, que nous n'avions pas ménagées dans notre première édition, ouvrirent les yeux des hommes compétents sur la matière ; aussi les journaux de médecine ont-ils annoncé, dès 1845, qu'il ne serait plus délivré de ces cigarettes que sur ordonnance du médecin. Nous demandâmes alors hautement qu'il ne fût plus permis d'en délivrer à personne, d'abord dans l'intérêt de la sécurité publique, ensuite et surtout dans l'intérêt des malades, dont un tel traitement ne peut que détériorer plus ou moins profondément la santé, tout en les guérissant d'une maladie locale. Nos vœux ont été exaucés; car, dès le mois d'octobre 1845, on avait cessé d'ajouter le nom d'*arsenic* à ces cigarettes, dans les annonces des journaux, et aujourd'hui on ne les annonce et l'on ne les prescrit plus d'aucune manière.

La même proscription doit s'appliquer, dans les hôpitaux, à tout ce qui simule la médication de Fowler ; car il en arrive que le malade qui sort guéri de l'hôpital s'en va mourir à domicile. Au mois de décembre 1844, une femme de Pontoise, qui avait la réputation de guérir le cancer, fit une incision au sein d'une personne atteinte de ce mal affreux, et appliqua sur l'incision une pâte arsenicale. La malade en mourut ; on condamna cette femme comme coupable d'homicide involontaire. Mais tous les jours les médecins appliquent sur le cancer la poudre escarotique arsenicale du frère Cosme, et autres préparations arsenicales. Les malades en meurent, le médecin est sûr de l'impunité ; n'a-t-il pas son diplôme ? Voilà toute la différence ; car sur ce point il est tout aussi aveugle et tout aussi téméraire qu'un charlatan. Comment a-t-il pu venir dans l'esprit d'un homme raisonnable, qu'alors que l'arsenic passe dans le sang, à travers les parois de l'estomac, et qu'ainsi il tue, il y passerait moins lorsqu'on l'applique sur l'orifice béant des veines intéressées dans une incision ? Nous reviendrons ailleurs sur la partie pharmaceutique de la question : ici les rapports intimes des deux faces de la question ne nous ont pas permis de séparer le médicament du poison.

356. L'arsenic est, à dose suffisante, aussi nuisible aux plantes qu'aux animaux ; les végétaux l'absorbent par leurs racines. On a cru, dans ces derniers temps, rencontrer une anomalie à cette loi, dans les moisissures qui poussent à la surface des liquides empoisonnés même par l'arsenic ; on n'a pas fait attention que l'arsenic se neutralise avec les sels calcaires de l'eau, et que, quand une couche d'arsénite semblable s'est formée à la surface, elle offre un plan inoffensif, qui peut servir de support aux moisissures, lesquelles n'ont besoin, pour végéter, que de l'humidité de l'air et de l'absence de la lumière.

357. Nous pouvons appliquer à l'arsenic et aux autres poisons de nature métallique les réflexions de physiologie générale que nous avons faites plus haut, à l'égard des poisons végétaux. C'est que l'arsenic et ses congénères n'opèrent pas sur tous les animaux, toutes choses égales d'ailleurs, comme sur l'homme ; et, d'avance, on doit considérer comme fausses les inductions toxicologiques que l'on tire chaque jour, avec tant de laisser-aller, des expériences sur les chiens, les chevaux, les chats, les rats, etc. ; expériences si mal dirigées, du reste, que par elles-mêmes, et à part cette considération, elles n'ont aucune valeur. A l'un on lie l'œsophage pour l'empêcher de vomir ; et par cette torture on multiplie la puissance d'absorption de la membrane stomacale, que le poison n'aurait fait peut-être qu'effleurer ;

à l'autre, animal essentiellement herbivore, on fait avaler tout à coup la dose du poison dans un seau de soupe grasse, et on le tue encore plus par suite d'une indigestion que par celle d'un empoisonnement.

Or il est des animaux pour qui l'arsenic semble être une substance comestible; le loir s'en gorge impunément; les gros rats, qui dévorent les dépouilles préparées chez les naturalistes, mangent l'arsenic, et le boivent impunément dans les auges remplies d'eau arsenicale. Les chiens, habitués à ronger les os, sont moins accessibles que les animaux herbivores aux effets de l'arsenic, qui ne peut que se saturer, en entrant dans leur estomac, avec cette masse de sels calcaires que renferme leur bol alimentaire (*).

Les symptômes de l'empoisonnement par l'arsenic varieront donc selon l'âge, le tempérament, le genre de nourriture, l'état de jeûne et de diète ou de réplétion de la victime. Dans ma réponse à Orfila (*Gazette des Hôpitaux*, du 14 novembre 1840 à janvier 1841), j'ai cité l'exemple d'une jeune fille qui, ayant dévoré gros comme une noisette d'arsenic, mourut dans la nuit sans avoir offert jusqu'à l'agonie le moindre symptôme d'empoisonnement.

Etmuller parle d'une jeune fille qui, s'étant empoisonnée avec de l'arsenic, mourut dans les vingt-quatre heures, et dont les intestins, observés quatre jours après la mort, n'offrirent pas à l'autopsie juridique la moindre trace d'inflammation.

Cependant, en thèse générale, et sans tenir compte des nombreuses exceptions, on peut admettre, 1° que l'arsenic peut produire la suffocation, des déjections abondantes, des urines plus abondantes encore, des convulsions épileptiformes, avec râle et contorsions du globe de l'œil, des sueurs froides, de l'hématurie, et la roideur des membres et de tout le corps; 2° que l'application seule des remèdes arsenicaux sur un ulcère, un bubon, un cancer, et même d'un simple sachet d'arsenic sur le thorax, est dans le cas d'occasionner les plus graves désordres et la mort même. Amatus Lusitanus rapporte qu'un jeune homme atteint de la gale, s'étant servi d'un onguent arsenical, tomba dans une telle phrénésie, qu'il fallut le lier; qu'un autre ayant fait usage du même onguent fut trouvé mort le lende-

(*) « C'est une opinion généralement répandue, d'après Mercurialis (*de Venenis*, lib. 2, cap. 9), que les empoisonnés par l'arsenic se guérissent en buvant de l'eau. »

main. (*Voyez*, pour un plus grand nombre des terribles effets de ces médicaments homicides, Etmuller (*Ephem. cur. nat.*, cent. 3 et 4, pag. 283); Hodger (*de Peste londinensi*), Sonnert (*Praxis med.*, lib. 6, part. 3, cap. 2); Fabrice de Hilden (lib. *de Gangrænis et Sphacælo*); Angelo Sala (*Ternar. Bezoard*); Timæus (*Cas. med.*, lib. 8, pag. 327); Tackenius (*Hippocr. chym.*, cap. 74); Amatus Lusitanus (cent. 7, curat. 65); etc., etc.

L'autorité, éveillée enfin à cet égard par l'impression que nos réclamations avaient produite sur l'opinion publique, a fait annoncer en décembre 1844, dans tous les journaux de la capitale, que, « cédant aux réclamations de la presse, de l'Académie de médecine, de l'école de pharmacie, du conseil de salubrité, du comité des arts et métiers, de tout le monde enfin, le ministre du commerce vient de charger une commission d'examiner la question de savoir si la vente de l'acide arsénieux peut être prohibée d'une manière absolue, sans inconvénient grave pour la médecine et pour l'industrie. » Ainsi que toutes les commissions passées et futures, la commission n'a encore rien répondu depuis un an qu'elle est constituée.

β. *Bases désorganisatrices.*

338. Nous connaissons un certain nombre de bases organisatrices, c'est-à-dire, capables d'entrer dans la composition chimique d'une vésicule organisée, et de contribuer à sa vitalité et à son développement ; de ce nombre sont la chaux, la soude et la potasse, l'ammoniaque et le fer. Il est dans la nature une foule d'autres bases qui ont une affinité bien supérieure pour la molécule organique, qui ont la puissance de la soustraire aux cinq bases que nous venons d'énumérer, mais qui ne sauraient constituer, avec elle, qu'un magma organique, et non un tout organisé. La molécule organique tombe avec ces bases en flocons, elle ne s'arrange pas en vésicule élaborante ; et le produit forme un sel et non un organe. Prenez une dissolution de gomme arabique, qui est un tissu calcaire commençant, et versez-y un peu d'acétate de plomb ; aussitôt il se formera, par double décomposition, un précipité de gommate de plomb, si je puis m'exprimer ainsi, et le liquide renfermera de l'acétate de chaux correspondant à la quantité de plomb précipité ; la gomme ainsi

précipitée est désormais incapable d'organisation et de développement. Or tout liquide organique est ainsi précipité par les sels de plomb ; tout tissu en est désorganisé et comme tanné. Les autres bases agissent de la même manière, mais en suivant l'échelle de proportion de leur affinité pour la molécule organique.

559. D'où il faut conclure que l'action des poisons basiques est plus durable que l'action des poisons acides, toutes choses égales d'ailleurs. Les bases, en effet, tannent les tissus et les solidifient; les acides les décomposent en les dissolvant; ils les lavent; et, si l'animal ou la plante répare ses pertes, la cause du mal disparaît, comme rejetée au dehors, par des lavages excrémentiels. L'arsenic, sous ce rapport, agit à la manière des bases, parce qu'avec la chaux des tissus il forme un sel insoluble; et puis, qui sait si l'arsenic n'est pas une substance d'une composition plus compliquée que nous nous l'imaginons ? J'en suis presque convaincu, par suite d'expériences d'un autre ordre ; et cette réflexion s'applique immédiatement à l'antimoine, et à bien d'autres corps simples métalliques dont l'histoire n'est, d'un bout à l'autre, qu'une anomalie et une contradiction avec leur prétendue simplicité. Quoi qu'il en soit, nous ajouterons que l'acide sulfurique, à cause de l'insolubilité du sulfate de chaux, laisse de son empoisonnement des traces plus durables de désorganisation que les autres acides.

560. Parmi les bases qui désorganisent la vésicule organisée, ou qui s'opposent à l'organisation des liquides, il en est qui procèdent en décomposant la molécule organique elle-même, et d'autres en se l'appropriant.

A. Bases qui empoisonnent, en désorganisant les tissus, et principalement en décomposant la molécule organique.

561. Alcalis fixes : chaux, potasse et soude, ammoniaque, baryte, strontiane, magnésie, caustiques. Tous ces oxydes ont une telle avidité pour la molécule aqueuse, qu'en leur contact la molécule organique ne tarde pas à se carboniser, c'est-à-dire, à se dépouiller de sa quantité d'eau complémentaire. C'est là leur premier effet ; elles s'hydratent d'abord. Ensuite, par une action secondaire, elles empruntent aux tissus non carbonisés la quantité d'oxygène et de carbone nécessaire pour se saturer et se transformer en carbonates, acétates, oxalates, etc., selon la nature des tissus qu'elles désorga-

nisent. L'action caustique de l'ammoniaque est bien moins prononcée que celle de toutes les autres bases, parce que l'ammoniaque est liquide et déjà combiné avec une quantité d'eau suffisante pour l'hydrater. Après avoir procédé ainsi, et tout d'abord par voie d'hydratation, elles peuvent continuer leur œuvre destructrice, par voie de double décomposition, en se substituant tumultueusement aux bases organisatrices : la chaux transformant en tissus osseux les tissus albumineux qui ont pour base l'ammoniaque, et en tissus ligneux les tissus mucilagineux qui ont pour base la potasse ou la soude : la baryte, la strontiane, la magnésie, se substituant aux unes et aux autres, pour former des tissus sans nom dans l'économie, des organes sans fonction ; l'ammoniaque se substituant à son tour aux bases organisatrices, et changeant la destination des tissus ; et toutes transformant en savon les huiles et graisses qui abondent dans les liquides et dans les tissus.

362. Les symptômes de ces sortes d'empoisonnements diffèrent peu de ceux qu'affectent les empoisonnements par les acides. Ce sont les symptômes de la désorganisation des surfaces, où s'épanouissent les dichotomies nerveuses : tortures d'estomac ; spasmes des premières voies de la respiration, et de toutes les parois buccales qui se sont trouvées sur le passage du caustique : répulsion par les surfaces qui attiraient et aspiraient : nausées pénibles qui ne vont pas toujours jusqu'au vomissement ; cautérisation des nerfs, et par conséquent perte du sentiment se transmettant des superficies au centre de la pensée ; coagulation d'une partie du sang, liquéfaction de l'autre ; trouble et suspension de la circulation ; contorsions déchirantes, convulsions d'abord tétaniques, trismus, défaillance, syncope, léthargie, dont le réveil est la plus effrayante agonie qui puisse précéder la mort.

363. On compte un certain nombre de plantes vénéneuses qui agissent, sur les tissus animaux, à la manière des caustiques, et donc le suc laisse une tache escarotique sur la peau. Ce sont principalement les plantes lactescentes, EUPHORBES, CHÉLIDOINE, LAITUE VIREUSE, TISSUS HERBACÉS DU FIGUIER, ETC., CHAMPIGNONS LACTESCENTS (*Agaricus necator*, *lactifluus*, *pyrogalus*, *acris*, *piperatus*, *azonites*) ; et même l'ortie, dont les piquants acérés et siliceux portent au sommet une petite ampoule remplie d'un suc caustique, qui crève dans la piqûre et y détermine une vive inflammation. Ce qui démontre le

mieux la causticité alcaline du venin de l'ortie, c'est qu'on n'a qu'à frotter la plaie, ou plutôt les petites plaies, avec une feuille verte d'une plante non lactescente, mais succulente, pour en éteindre le feu ; le jus de ces feuilles est toujours acide.

364. C'est peut-être dans le même ordre de substances qu'il faut classer le principe actif du venin qu'éjacule le crapaud, quand il se sent trop poursuivi. Quant aux venins de la vipère, des abeilles et des araignées, on sait qu'ils sont inoffensifs par ingestion, et ne nuisent que par inoculation.

B. Bases qui empoisonnent, en se substituant aux bases organisatrices des tissus.

365. Oxyde de plomb (litharge), sels de plomb. Nous avons suffisamment parlé de l'action chimique des oxydes ou sels de plomb sur les tissus organiques (358.359) : il est évident que leur vertu toxique est toujours en raison de leur solubilité ; la litharge n'opérant que par la superficie de ses particules pulvérulentes, et par conséquent s'enveloppant du produit de la désorganisation, avant d'avoir épuisé toute l'action de sa substance ; l'acétate étant plus actif que le carbonate, celui-ci que le sulfate, qui est d'une si grande insolubilité.

366. Appliqués sur un ulcère, les sels de plomb doivent en arrêter la décomposition, en se combinant avec la matière organique, si altérée qu'elle soit ; cependant cette combinaison s'étendant jusqu'aux parties saines, il en résulte que la cicatrisation des chairs obtenue de cette façon conserve toujours un caractère d'inflammation et de dessiccation qui fait que la peau est sujette à se crevasser et à donner lieu ainsi à des ulcérations nouvelles ; on reconnaît qu'une plaie a été traitée de la sorte à l'aspect rouge vineux de la peau, et à son tissu sec et luisant. A l'intérieur, les sels de plomb doivent produire sur les muqueuses des effets analogues de désorganisation ; de là le caractère spécial de ces sortes d'empoisonnements. L'action des sels de plomb pris à l'intérieur varie nécessairement en raison du véhicule dans lequel on l'administre ; il est évident qu'au moyen d'un looch, on pourrait administrer presque sans danger une dose assez grande de sels de plomb ; car dans ce cas l'action du sel aurait été neutralisée, et tout à fait épuisée par sa combinaison avec la matière mucilagineuse ou oléagineuse du looch ; et dès lors le prétendu médica-

ment n'agirait que comme une matière inerte ingérée dans l'estomac. Administrées sans véhicule neutralisant, l'action toxique de ces combinaisons se fait sentir dans les intestins destinés à la défécation, et y produit des douleurs atroces, qui leur ont fait donner, selon les lieux et les professions, les noms de *colique des peintres*, *colique de plomb*, *colique du* ***Poitou***, et celui de *miséréré*, quand le mal a pris, par les vomissements stercoraux, les caractères du *volvulus* et de la passion iliaque. Les mineurs qui exploitent les mines de plomb, les ouvriers plombeurs, les fabricants de céruse, et les peintres qui font un fréquent emploi de ce blanc mêlé aux huiles siccatives, etc., sont principalement exposés à cette terrible maladie, qui leur survient par le véhicule des émanations et de la déglutition salivaire.

367. Les effets désastreux de ces sels pris à l'intérieur devraient engager enfin les praticiens à proscrire de leur formulaire tout médicament interne, dans lequel le plomb entre pour une portion si minime que ce soit.

Les vases vernis à l'émail, tels que les plats en faïence (l'émail est une combinaison d'étain et de plomb vitrifiés ensemble), doivent être bannis du fourneau, et relégués au service de la table ; les acides et l'action du feu seraient dans le cas de faire passer une quantité nuisible de sel de plomb dans les aliments. M'étant mis un jour à fumer une pipe à couvercle émaillé, en tenant le couvercle fermé, j'éprouvai, au bout de quelques jours que je m'en servais, des symptômes caractéristiques de ces sortes d'empoisonnements par le plomb ; j'allais toutes les heures à la garde-robe, avec épreintes violentes, sentiment d'ardeur et d'érosion à l'anus qui semblait être brûlé par les matières fécales ; celles-ci étaient noires, liées par des matières glaireuses qui les empêchaient de s'attacher aux parois du vase ; je ne parvenais à me soulager que par des compresses d'alcool camphré. Je me débarrassai dès le lendemain de tous ces accidents, en cessant de fumer cette pipe. Nous recommandons aux fumeurs, qui font usage de ces belles pipes émaillées sur écume de mer, d'avoir soin d'en faire fabriquer les couvercles en argent ou en or, et non en cuivre ou argent émaillés ; autrement le couvercle s'échauffant, la vapeur de plomb serait aspirée avec la fumée de tabac.

Et, en général, on devrait se poser en principe de ne jamais DONNER, EN MÉDICAMENT, UNE COMBINAISON DANS LAQUELLE RENTRE UNE BASE

DÉSORGANISATRICE. Une pareille médication laisse presque toujours, dans l'économie, des traces durables et profondes, qui survivent à la guérison, comme pour servir plus tard de germe à des maladies intimes et incurables, à des maladies de marasme et de dissolution; car ces bases procèdent par une espèce de *tannage* des membranes, et par conséquent par la paralysie de l'élaboration.

J'ai été témoin d'un cas de ce genre de désordre, qui devrait être une bien grave leçon pour la thérapeutique. Une jeune femme de vingt-six ans, et qui avait été six fois mère avec succès, un peu affaiblie par une fécondité aussi précoce, conservait pourtant toutes les apparences extérieures d'une belle jeunesse et d'une force qui lui promettait encore de longs jours. Elle toussait un peu; elle négligea ces symptômes de rhume; le mal parut s'aggraver. Quelques médecins pronostiquèrent des tubercules dans le poumon, d'autres n'y virent rien de semblable; le premier avis prévalut, et il fut décidé que, pour cautériser sans doute ces tubercules, on administrerait à la malade, en loochs de diverses compositions, quinze centigrammes (3 grains) d'extrait de Saturne (*acétate de plomb*) par jour. Ces praticiens avaient sans doute pensé que ce sel, qui lave les bavures des plaies et prépare celles-ci à la cicatrisation, se comporterait de même à l'égard des tubercules de la poitrine; les erreurs en médecine ne sont fondées que sur de tels raisonnements : on ne s'y trompe que parce qu'on perd de vue la route que le médicament doit prendre pour atteindre son but. Avant d'arriver aux tubercules, ce sel corrosif avait à passer par la langue, l'isthme du gosier, l'estomac et le duodénum, c'est-à-dire, par deux digestions qui devaient en neutraliser l'action. Ce sel devait donc changer de nature, avant de parvenir, par le torrent de la circulation, aux poumons, où il n'est certainement jamais arrivé par cette voie, dans son état d'intégrité (338). Aussi les effets de la médication furent-ils déplorables, et firent-ils naître bien des maux, qui ont dû se terminer par la mort, mais qui ne tardèrent pas à s'annoncer par des symptômes effroyables : coliques, diarrhées, dyssenterie, transpirations si abondantes, qu'il fallait changer les matelas trois fois par jour; céphalalgie violente, dyspnée, gargouillement dans la poitrine, difficulté presque insupportable de la déglutition, paralysie de la glotte et de l'épiglotte, qui faisait que les liquides avalés se trompaient presque toujours de route; langue épaissie, inerte, et sortant de la bouche quelquefois jusqu'au bas du menton, sans que la malade pût la retirer dans la bouche; fièvre à cent cinquante pulsations, et insomnie complète. On comprend d'avance la cause de tous ces symptômes. Le sel de plomb avait tanné la langue, les parois buccales, l'isthme du gosier, désorganisé les membranes du canal alimentaire, et, par conséquent, paralysé toutes les phases de la digestion, ce principe, cet *alpha* de la circulation, dont la respiration est l'*omega* et la réciproque. Je rapporterai plus bas et en son lieu par quelle médication je parvins à dissiper, pendant quinze jours, tous ces symptômes d'empoisonnements par le plomb. On crut, pendant tout ce temps, la malade sauvée; mais on ne refait pas des tissus désorganisés : la malade s'éteignit dans un quart d'heure d'agonie, au milieu de la plus angélique sécurité.

568. Règle générale : a l'intérieur, plus de sels de plomb, quelles qu'en soient la dénomination et la dose.

569. Mercure et sels de mercure. Le mercure a la propriété de produire, à la manière presque des alcalis, une espèce de savon, avec les huiles et substances oléagineuses, qui jouent un si grand rôle dans toute l'économie animale. Ses sels sont facilement réductibles par le contact des particules d'un métal quelconque, pourvu qu'ils soient à l'état de dissolution. Déposez une goutte de nitrate ou de deutochlorure de mercure (*sublimé corrosif*) sur une lame de cuivre décapé, et aussitôt la place en sera marquée par une tache d'un beau blanc d'argent. Les corps gras se combinent avec le mercure, à la manière des acides; ils acquièrent et lui prêtent, en l'éteignant, une solubilité saline, qui fait que, sous cette forme, il devient capable de s'infiltrer dans les tissus et dans le sang, d'une manière plus tamisée, si je puis m'exprimer ainsi, et partant moins désorganisatrice. La forme rebutante de ce médicament fait qu'on ne l'administre qu'à l'extérieur : nous renvoyons donc ce que nous avons à en dire, au paragraphe suivant. Le sel qu'on administre le plus fréquemment, c'est le protochlorure de mercure (*calomélas*), sel qui, à cause de son extrêmement faible solubilité, peut servir éminemment de vermifuge contre ces infiniment petits vers qui n'ont besoin, pour se décomposer, que d'infiniment petites doses. Le deutochlorure de mercure (*sublimé corrosif*) est un des poisons les plus violents, même

à faible dose, à cause de sa facile décomposition et de sa grande solubilité.

On ne saurait s'imaginer à combien de désordres à jamais irréparables, l'emploi des remèdes mercuriels expose quelquefois la santé des malades. La vapeur du mercure est moins funeste au pauvre ouvrier doreur (312), que ces moyens, préconisés par les médecins d'aujourd'hui contre la première maladie venue ne le sont à la foule de malades qui sortent de nos cliniques. Dans tous les temps, les médecins instruits et chimistes ont proscrit souverainement ces sortes de médicaments. Anciennement, dans l'université de Gottingue, on ne recevait un docteur médecin qu'après lui avoir fait jurer de ne jamais faire entrer dans ses formules aucune espèce de préparations mercurielles. Aujourd'hui on prodigue ces médicaments, sans choix et sans crainte, dans les maladies les plus innocentes, et même pour un simple mal d'yeux. On parvient quelquefois à effacer la trace apparente du mal ; mais on lègue en même temps au souffrant un autre genre de maladie, à qui la médecine impose un nouveau nom, mais dont les traces restent ineffaçables. Pauvres humains affligés, qui trouvent le poison au fond de la coupe où on leur sert le remède ! Plus je vois de malades, plus je recule d'horreur devant l'emploi de ces préparations mercurielles, et plus je déplore l'aveuglement des médecins qui les administrent avec autant de laisser aller. Ils infectent, non-seulement la population actuelle, mais encore la génération future : car le mercure, et encore plus ses sels, pénètre avec rapidité dans les molécules les plus intimes de nos tissus ; il s'éteint dans la substance oléagineuse qui imprègne toutes les molécules de nos organes, comme il s'éteint et se combine avec les corps gras, en le broyant dans nos mortiers. La molécule envahie par le mercure cesse d'être un organe, pour devenir une pommade inerte et sans fonction vitale. Mais cette molécule ainsi métamorphosée a acquis une pesanteur spécifique proportionnelle à la quantité de mercure qu'elle absorbe ; elle est plus pesante que ses congénères, et partant, en vertu des lois de sa pesanteur, elle tend vers les parties les plus déclives, se glissant dans les interstices, dédoublant les parois, refoulant les vaisseaux, pénétrant dans les os, et y subissant diverses décompositions, et même une complète réduction à l'état métallique, par l'action des sels calcaires et autres genres de sels qui rentrent dans la constitution des solides. Or, la marche et le séjour prolongé de ces molécules pesantes, en ne tenant compte que de leur pesanteur et non de leur action désorganisatrice, doivent produire un autre ordre de phénomènes que nous nous expliquerons fort bien par la théorie que nous avons exposée succinctement plus haut (21), sur le rôle que jouent, dans les développements normaux ou anormaux, les spires génératrices.

En effet, la présence d'un corps étranger, qui fait pencher la balance et trouble l'équilibre des molécules élémentaires, doit produire, entre les spires, des rencontres inusitées, doit ménager, de la manière la plus variée, des accouplements adultérins, et par conséquent donner naissance aux développements les moins conformes au cadre de l'organisation primitive : ganglions engorgés, parotides, amygdales, quand le mercure se glisse dans les lymphatiques ; salivation, déchaussement des dents, quand il se glisse dans les gencives ; bubons, quand il rend les ganglions perméables au sang ; anévrismes, quand il s'infiltre dans les parois des artères et du cœur ; varices dans les parois des veines, et là, souvent, développement de tissus parasites ; squirres dans les aponévroses et les tendons ; cancers dans les nerfs seuls ; tumeurs encéphaloïdes dans les nerfs et dans les os en même temps, c'est-à-dire, dans les tissus éminemment phosphatés ; exostoses de diverses complications ; ramollissement dans le tissu osseux seul ; ulcérations de mauvaise nature dans les chairs ; carie des os dans l'insertion des tendons sur l'extrémité inférieure des condyles du fémur au genou et des condyles de l'humérus au coude, etc., mais surtout dans les os du tarse, et spécialement l'astragale et le calcanéum ; maladies cutanées de tous les aspects et de toutes les espèces, quand le mercure se loge dans le derme et l'épiderme . *herpès*, *eczema*, *impetigo*, syphilides, roséoles, dartres furfuracées ; tremblements convulsifs, paralysies, maladies mentales dans la racine des nerfs, la moelle épinière et le cerveau, etc., etc., toutes maladies longues à guérir, quand c'est le mercure qui les engendre, et si faciles à guérir par notre médication, quand elles ont une tout autre origine. Aussi ne me trompé-je jamais à cet égard : et je n'hésite pas à prononcer que l'origine de l'une de ces maladies est mercurielle, toutes les fois que ma médication n'obtient pas de prompts effets ; l'aveu du malade confirme toujours mes prévisions.

Pour ces sortes de médicaments la matrice est une éponge, et le produit de la conception un récipient. Qu'une jeune et belle fille épouse un jeune homme maltraité de la sorte par les médecins; celui-ci semble recouvrer sa santé et prendre de l'embonpoint par le mariage, tandis que sa jeune moitié commence à dépérir et à se faner, quelquefois pour s'éteindre de bonne heure. Quant à l'enfant qui résulte de ce sacrifice, pauvre bouc émissaire des erreurs paternelles, malheureux germe fécondé avec du mercure, il porte au front toute sa vie le stigmate originel : scrofuleux et rachitique, si toutefois il est viable; lymphatique et étiolé, d'une constitution chétive et maladive, si le poison a respecté chez lui le système osseux.

Qui ordonnera donc à la médecine de ne plus empoisonner la génération future, et aux médecins de n'être plus complices de ce crime de lèse-société? Qu'a donc à reprocher le médecin au charlatan, s'il tue et empoisonne? Le diplôme est-il un bill d'indemnité ou un certificat d'humanité et de science?

Et qu'on ne pense pas que les remèdes mercuriels produisent leurs effets instantanément, et qu'on n'en ait rien à craindre, une fois qu'ils ne se manifestent pas dès le principe. Le mercure, à l'état métallique, peut séjourner assez longtemps sur un point, dans une vacuole osseuse, pour être remis plus tard en action, par le véhicule de la circulation qui l'aborde et le reprend dans son gîte, en vertu des mille accidents que le hasard engendre dans le cours du développement incessant des organes. On a trouvé du mercure métallique dans les os du crâne d'un cadavre. Thomas Bartholin (*) assure avoir vu souvent du mercure métallique dans les troncs d'arbre de la Dalmatie : il cite Béguin, qui, en Pologne, en a souvent vu dans les racines, et il rapporte en même temps que, dans la Norwége, à soixante milles de Christiana, les prairies sont infestées d'un gramen auquel les bestiaux ne peuvent toucher sans être atteints du ramollissement des os et sans devenir bossus et difformes. Ce gramen, qui, d'après la figure qu'il en donne, paraît être un *luzula*, n'est, d'après lui, ainsi ossifrage, qu'à cause des mines de plomb et de mercure qui, dans ce pays, existent sous le sol et dont les plantes s'approprient la substance. On sait, d'après les livres chinois, qu'en certaines contrées de la Chine le cresson alénois donne du mercure par la distillation. Toute autre plante végétant sur le même sol s'ap-

(*) *Actes de Copenhague*, ann. 1673, obs. 43.

provisionnerait de mercure, à la manière de cette luzule et du cresson alénois : et malheur à l'homme ou à l'animal même de grande taille, qui toucherait, pour sa nourriture, à cet arbre de vie et de mort ! Il dépérirait, se déformerait, et changerait pour ainsi dire de taille, sans deviner la cause de son mal ! Ce poison de Circé ramènerait l'homme à la bête, et la bête à la rigidité du crustacé et du tronc d'arbre, cimentant les articulations avec du calcaire qui sort alors par tous les pores avec la sueur.

370. Cuivre et sels de cuivre. Que nos tissus s'assimilent le cuivre, c'est un fait assez bien démontré par la coloration en bleu des cheveux et des ongles des ouvriers qui travaillent sur cuivre. Quoique le cuivre en limaille ne soit pas de lui-même vénéneux, il ne tarde pas à le devenir, par le progrès de la digestion stomacale, à cause de l'acide qui en est le produit. De même que les sels de mercure, les sels de cuivre sont facilement réductibles par les métaux. Trempez une lame de fer bien décapé dans une dissolution d'un sel de cuivre, et elle ne tardera pas à se couvrir d'une belle couche de cuivre rosette ; nos tissus agissent sur ces sels exactement comme les métaux. Or ces sels sont un poison, parce que d'abord le cuivre n'est pas une base organisatrice (25), et qu'ensuite la soustraction de la base met en liberté l'acide, qui, dès ce moment, réagit, de toute son affinité, sur les bases des tissus non encore désorganisés. L'acétate (ou verdet), le sulfate et le carbonate de cuivre (autre forme du verdet), sont les sels qui ont le plus fréquemment contribué aux empoisonnements criminels ou involontaires.

La fraude, ce brigandage commercial, n'a pas reculé devant l'emploi des poisons que nous venons d'énumérer ; elle a fait entrer les sels de cuivre dans la fabrication du pain, du vin et des vinaigres, etc. En 1715, on s'aperçut à la Haye que les huîtres causaient un genre d'empoisonnement caractérisé par une vive anxiété, des vomissements, et autres symptômes alarmants. On découvrit que c'étaient des huîtres colorées avec du verdet, pour leur donner la teinte verte que recherchent les gourmets (*).

371. Sels d'étain, de zinc, de bismuth, de nickel, etc. L'affinité de ces bases pour nos tissus étant moindre que les précédentes, la dose à laquelle ces sels deviennent poisons est telle, que l'on

(*) *Ephém. cur. nat.*, cent. 7 et 8, obs. 96.

s'en rebuterait, avant d'avoir consommé le sacrifice, pourvu que ces sels soient neutres; et ce n'est pas dans cette catégorie du droguet que les Canidies et les Brinvilliers vont puiser leurs subtiles ressources.

La plupart de ces sels n'agissent peut-être qu'en paralysant, par une double décomposition, la fermentation digestive, et par conséquent l'aspiration nutritive des tissus (24). Or, comme leur action est principalement évacuante et diaphorétique, il s'ensuivrait que ce n'est pas sur la digestion stomacale, mais plutôt sur la digestion duodénale et intestinale, qu'elle se reporte spécialement.

372. Hydrochlorate de platine. Ce sel a la propriété de former des sels doubles, dès qu'il est en contact avec la potasse, la soude et l'ammoniaque, etc. S'il ne se substitue pas aux bases de nos tissus, du moins il se les associe, et désorganise d'autant la membrane élaborante.

373. Hydrochlorate d'or, ou muriate d'or, et chlorure d'or. Il faut en dire autant de ce sel : il forme avec les alcalis des sels doubles et solubles; il désorganise les tissus, en les dépouillant de leurs bases. En outre, ces deux sels sont réductibles par les métaux, qui se couvrent, dans les circonstances favorables, de platine et d'or. Ils sont trop facilement décomposables, et trop inoffensibles par leurs bases insolubles, pour qu'on les ait jamais trop fait servir aux empoisonnements. Le sel d'or, renouvelé des médecins alchimistes (*), par Chrestien de Montpellier, et administré dans le véhicule de l'éther, a pris, pendant un certain temps, dans la pratique, une vogue qui est bien passée aujourd'hui. Il avait pour but de neutraliser les effets des remèdes mercuriels, par l'amalgame des molécules d'or.

374. Nitrate d'argent. L'acide hydrochlorique et tous les hydrochlorates précipitent l'argent en un chlorure blanc, caillebotté, qui devient de plus en plus violet, au contact de la lumière : sel insoluble dans tous les acides, soluble dans l'ammoniaque, et connu, dans le langage alchimique, sous le nom d'*argent corné*. Or, appliqué sur nos tissus, l'argent agit précisément comme s'il était en contact avec les hydrochlorates; il les couvre d'abord d'un caillebottage blanc, qui devient ensuite une tache violâtre, dure et cornée. Sur la corne, les

(*) *Voyez* Glauber, *de Auro potabili*, dans ses *Furni philosophici*. Amst., 1651.

dents, les ongles, les cheveux, l'ivoire, cette coloration violette est presque instantanée. Il est évident, d'après cela, que l'acide nitrique est immédiatement mis en liberté, et qu'il réagit ensuite sur les tissus pour son propre compte, ce qui rend ce sel doublement désorganisateur; car par sa base, il décompose les hydrochlorates de soude, d'ammoniaque, etc., dont les liquides cellulaires et vasculaires de l'organisation sont si riches, et aussitôt il se précipite sur les tissus, en un vernis corné et insoluble, et puis il abandonne les tissus non attaqués, à l'action corrosive des bases isolées des hydrochlorates, et à celle de son acide nitrique éliminé. Comme médicament, pris à l'intérieur, à quelque dose que ce soit, ce sel doit donc être proscrit de la thérapeutique; quand on procède à la guérison, par un agent de désorganisation, on guérit d'un accident, pour préparer mille autres maladies, selon l'organe dans lequel la dose du poison aura fixé le siége de son œuvre destructrice. Cependant, l'action d'un sel aussi insoluble est très-superficielle et pénètre peu profondément les surfaces; il ne fait presque que s'y étendre. Les résultats de sa cautérisation sont donc d'une lenteur qui fait que la maladie a toujours le pas sur le médicament, et le laisse bien loin en arrière.

375. Règle générale. Les poisons désorganisateurs, dont nous venons de décrire le mode d'action dans tout ce genre, agissent sur toutes les muqueuses, de la même manière que sur l'estomac. L'empoisonnement peut s'opérer par l'anus, par les organes génitaux, tout aussi bien que par la bouche; car tous ces tissus, préservés du hâle et du contact immédiat de l'air, sont aussi absorbants et aspirateurs les uns que les autres. Et sous ce rapport, les organes génitaux de la femme sont sur la même ligne que le poumon; ils ont, surtout au moment du spasme, une force d'aspiration, qui explique tout le mécanisme du mystère. Aussi est-ce l'organe qui redoute le plus les contacts impurs.

c. Substances organiques qui, sans offrir la moindre trace d'acidité ou d'alcalinité, n'agissent pas moins comme caustiques.

376. Nous comprenons, dans cette catégorie, tous les dérivés du carbure d'hydrogène, alcool, éther, huiles empyreumatiques et essentielles. Ces substances agissent essentiellement, les unes par leur

avidité pour l'eau, les autres en savonulant l'ammoniaque, qui sert de véhicule aux liquides nourriciers. Elles coagulent donc le sang et les autres liquides, elles durcissent et crispent les tissus, les dessèchent et les crevassent, et laissent partout, sur leur passage, l'impression de chaleur que produisent toutes les violentes combinaisons. Outre cette action principale et qui tient à leur nature intime, chacune de ces substances peut emprunter des propriétés accessoires aux sels qu'elle a pu dissoudre dans les vaisseaux des plantes dont elle émane, ou dans les diverses phases de son extraction chimique; et la différence de leurs caractères ne me paraît provenir que de ces accessoires ingrédients. Ajoutons, enfin, qu'elles peuvent encore paralyser, par leur présence, la fermentation digestive, et suspendre par là le travail de toutes les fonctions dépendantes. Aussi a-t-on lieu de remarquer que leur action est asphyxiante; car elle arrête la digestion, tout en conservant l'intumescence de la fermentation, ce qui oppresse et refoule en haut les poumons; elle coagule le sang, ce qui arrête l'hématose et la respiration; elle congestionne le cerveau, et devient ainsi la cause mécanique et occasionnelle d'une foule de désordres, dans l'intelligence et la sensibilité, qui prennent différents noms, selon la région que la congestion comprime, et selon le volume qu'elle acquiert : idiotisme, folie, aberrations mentales, hallucinations, délire et fureur, coma profond, ou convulsions tétaniques; effets d'une même cause, selon que son volume a une ligne de plus ou de moins en diamètre.

577. Mais ces substances volatiles, au plus haut degré, n'ont qu'une action passagère, et qui ne survit pas à leur volatilisation ; si l'asphyxie n'est pas immédiatement mortelle, dès que la cause s'est dissipée, les tissus reprennent leurs fonctions, les liquides leur circulation ; la force revient, après la réparation de la fatigue, c'est-à-dire, des pertes occasionnées par le repos forcé des organes. Ce ne sont pas là des poisons qui laissent des traces ; ce ne sont point des médicaments qui guérissent d'un mal aigu, pour léguer un délabrement chronique. C'est dans cette catégorie de produits que l'antiquité puisait ses plus héroïques remèdes; les derniers alchimistes, et Paracelse surtout, nous ont donné un fort mauvais conseil, en nous détournant de cette ligne ; et c'est une belle découverte que d'y revenir. Plus le médicament a de l'analogie avec l'aliment, plus la médication est conforme à la nature, qui a placé, avec tant d'harmonie,

souvent dans la même plante, la substance nutritive à côté du condiment, le baume à côté des fécules.

578. Ainsi en excès, toutes les huiles essentielles sont des poisons violents, l'essence de *rose*, comme l'huile essentielle de *térébenthine* : en quantité suffisante, elles sont toutes d'heureux et d'infaillibles médicaments, succédanés les uns des autres. Les différences de leurs effets, nous le répétons, tiennent aux différences de leurs mélanges (288), différences qui, se traduisant par l'odeur (*), les rendent d'un usage agréable ou désagréable, selon les dispositions nerveuses des sujets : mais ces considérations appartiennent à un autre cadre d'ouvrages. En un mot, quant à la médication, surtout dans notre méthode, nous n'établissons pas la moindre distinction systématique, entre les diverses espèces de ce genre ; nous pouvons nous en servir indistinctement avec un égal succès : et si habituellement, nous avons donné la préférence à l'une d'elles plus particulièrement, c'est à cause des caractères physiques qu'elle conserve, à la température ordinaire, plutôt qu'à cause de ses propriétés thérapeutiques spéciales.

579. CAMPHRE. Le camphre est une huile essentielle solide à la température ordinaire, sans cesser d'être volatile et capable de s'évaporer. Dans les cellules du *Laurus camphora* d'où on l'extrait, elle se trouve nécessairement à l'état liquide, et pure de tout mélange ; mais son extraction par l'ébullition doit nécessairement l'associer avec les résines qui s'élaborent dans toute plante, et la mélanger avec les gommes et autres substances, avec lesquelles elle ne saurait pas entrer en dissolution. Le camphre, qui se rassemble à la surface de l'eau, n'est donc qu'un amalgame impur, et dont les propriétés seraient, dans cet état, des propriétés composées et hétérogènes. On le purifie par la sublimation, à une douce chaleur. Mais à la première distillation, il conserve encore une quantité trop considérable de l'huile fluide qui lui prêtait, dans la plante, sa liquidité, et qui lui communique, après son extraction, une odeur de térébenthine repoussante. Ce n'est qu'au bout de deux purifications successives qu'il acquiert la blancheur et l'odeur qui lui sont propres, et qu'il se dé-

(*) Toute huile essentielle est odorante par sa volatilité ; elle est amère par sa causticité. Cette observation n'avait pas échappé à Pline le naturaliste : *Odorato sapor raró ulli non amarus ; è contrario dulcia raró odorata.* (Plin., 21, cap. 7.)

pouille de son aspect gras et oléagineux. Non pas que, sous cette forme, on doive le considérer comme une substance simple et d'une uniforme composition ; car, exposé à l'air, la superficie du grumeau devient pulvérulente, en absorbant l'oxygène et même l'acide carbonique, tandis que la portion sous-jacente reste limpide et compacte (*), jusqu'à ce qu'elle soit mise à découvert par l'effritement de la surface poudreuse. On peut tailler celle-ci en lentille, et s'en servir en guise de verre grossissant, surtout si on la protége d'une couche de vernis : tandis que l'autre s'effrite sous les doigts, en poudre aussi impalpable que celle qu'on obtient, en la précipitant par l'eau distillée, de l'alcool camphré. En brûlant, le camphre offre deux phases principales, la première, pendant laquelle il répand une fumée épaisse et fuligineuse, la seconde, pendant laquelle il brûle presque sans fumée ; et puis il reste, sur la lame de verre, un résidu sec et comme vernissé, qui ne brûle plus.

380. Le camphre brûle sur l'eau, à la surface de laquelle le tient sa légèreté spécifique ; mais il ne brûle pas sous l'eau, ou dans l'eau, comme quelques personnes le disent, en parlant du feu grégeois, dont le camphre formait la base. Sa flamme alors semble être horizontale, parce que le courant d'air qui l'alimente, et en même temps qui la comprime, ne peut lui venir que d'en haut.

381. Un grumeau de camphre placé au-dessus de l'eau, y tourne, sur lui-même, avec une rapidité et des changements de direction qui semblent au premier coup d'œil n'avoir rien d'automatique, mais qui s'expliquent facilement, si l'on veut bien reporter sa pensée sur sa volatilisation. En effet, la volatilisation agit nécessairement comme la vapeur, en repoussant ce dont elle émane, si ce dont elle émane est mobile dans l'air ou sous l'eau. Le grumeau de camphre, vapeur et bouilleur mobile à la fois, doit être mis en mouvement par sa vaporisation même ; et la direction de son mouvement doit être giratoire, puisqu'il se vaporise par toute sa périphérie à la fois. Ces mouvements giratoires sont d'autant plus rapides, que la cassure

(*) De temps immémorial, les épiciers ont soin de recouvrir de graines de lin le camphre qu'ils conservent dans des bocaux ouverts ; avec cette précaution, ils préviennent les déchets de la volatilisation et de la pulvérisation ; sans aucun doute, parce que ces graines, étant dans un état latent de germination, absorbent l'oxygène et l'acide carbonique de l'air atmosphérique, et forment, autour du camphre, presque le vide, mais un vide compresseur. Cet usage se trouve déjà mentionné, comme mis en pratique par tous les apothicaires du Danemark, dans les *Actes de Copenhague*, ann. 1671-1672, obs. 33.

du grumeau est plus fraîche, et qu'elle a été moins exposée préalablement à l'air.

582. Le camphre nous vient du Japon, des îles Bornéo, Java, Sumatra, etc. C'est dans ces archipels que croît le *Laurus camphora*, et c'est de ces îles qu'on expédie le camphre qui nous arrive en Europe. Les Japonais ne se dessaisissent que difficilement du leur, dont ils font un grand usage en thérapeutique, et qui est bien supérieur à celui des îles de la Sonde (*) ; ils le regardent comme un remède à tous maux ; mais nous en trouvons plus que des traces dans nos plantes odoriférantes, dans nos graminées fourragères, et je dirai même dans nos moisissures ; mâchez de la viande cuite, après avoir placé un grumeau de camphre sous la dent, et vous croirez mâcher du pain couvert de moisissures. Enfin toute huile essentielle prend les caractères physiques du camphre, quand on la traite par l'acide hydrochlorique.

583. Le camphre participe de la propriété antiseptique et antifermentescible que possèdent toutes les huiles essentielles ; mais sa qualité concrète semble augmenter cette précieuse propriété. En effet, la constance de la volatilisation des huiles essentielles forme, autour des substances fermentescibles, une atmosphère isolante, qui intercepterait déjà suffisamment l'air atmosphérique, aliment obligé de toute espèce de fermentation, alors même qu'à cette première faculté une huile essentielle n'ajouterait pas celle de s'assimiler l'oxygène et l'acide carbonique, ainsi que les gaz ammoniacaux. De là vient qu'il suffit de déposer quelques grumeaux de camphre à la surface de l'eau, pour conserver, même pendant une année, de la viande et des pièces anatomiques au fond d'un bocal qu'on laisse

(*) Le camphre se nomme *Baros* à Bornéo, et *Barriga* à Sumatra, quand il est en grains gros comme les grains de poivre noir. On en distingue de deux espèces, le vrai et le faux. Les châles qui sont saupoudrés du premier nous arrivent en Europe dans le plus bel état de conservation ; ceux que l'on saupoudre avec le second sont dévorés par les *mites*. Le faux camphre n'est sans doute pas du camphre, mais seulement une poudre blanche et amylacée qui en a l'aspect. On avait entrepris en France de substituer au camphre des îles un camphre artificiel obtenu par l'action du chlore et de l'acide hydrochlorique sur l'essence de térébenthine. Ce camphre est reconnaissable à la manière dont il s'effrite, à son odeur repoussante, et aux traces d'acidité qu'il donne aux papiers réactifs. Le véritable camphre suffisamment purifié a une cassure fibreuse, une compacité qui permet de le râper comme du sucre et en une poudre aussi impalpable. Sa transparence est telle, qu'on pourrait en faire des lentilles de microscope d'une grande réfraction : il suffirait de travailler un morceau de camphre, comme on travaille les lentilles de verre, et d'en frotter ensuite les deux surfaces avec un corps gras ou simplement avec les doigts.

ouvert ; on n'a besoin que de renouveler les grumeaux de camphre, à mesure qu'ils s'évaporent. J'ai conservé ainsi, une année entière, des oiseaux avec leurs plumes, et des jeunes fœtus avec tous leurs organes.

Ce moyen de conservation pour les pièces anatomiques et autres objets d'histoire naturelle est préférable à l'emploi de l'alcool seul ; les pièces s'y déforment moins ; la fermentation ne s'y établit pas ; la couleur s'y altère moins. Je compose à ce sujet mon liquide conservateur de neuf dixièmes d'eau et d'un dixième d'alcool à 40° camphré ; je bouche ensuite le flacon et le cachète avec de la cire. Je garde depuis un an un bocal rempli de coquillages que j'avais rapportés des bords de la mer ; le bouchon a été enlevé, le liquide s'est évaporé depuis longtemps, et le vase ne répand pas la plus petite mauvaise odeur ; ces mollusques se sont embaumés de camphre.

384. Lorsque nous publiâmes, pour la première fois, le résultat de nos observations thérapeutiques, et des succès que nous obtenions de l'emploi des huiles essentielles, et principalement du camphre, on se récria bien haut et bien fort contre des vérités aussi malsonnantes. Le camphre étant échauffant, comment prétendre guérir, par son moyen, la gastrite et les inflammations intestinales ou autres? le camphre étant un poison dangereux, comment le conseiller tout à coup à l'intérieur et à l'extérieur, dans une foule de maladies ? Ces clameurs, toujours bien chauffées par des exigences secrètes, ne prouvaient qu'une chose, qui est la plaie éternelle de la science médicale, l'absence d'un système basé sur des faits positifs, et la surabondance de mots qui ne représentent aucune idée nette et précise. Je répondis à cela par des expériences directes ; et aujourd'hui chacun a oublié les objections, pour adopter, sous une forme ou sous une autre, les réponses ; il paraît même que ma première hérésie a cessé pendant quelque temps de m'appartenir, en passant à l'état de dogme. Dans tout ce que j'ai dit, et que je dirai encore, il en a été et il en sera toujours ainsi ; et je m'en console bien volontiers : quand l'humanité gagne à une chose, nul n'a droit de s'en croire spolié. Mais les moyens qu'on emploie pour nous attaquer depuis vingt ans ont leurs jours de hausse et de baisse, comme les actions à la bourse, vu que ces moyens sont également cotés. Depuis que le succès inattendu de notre petit *Manuel annuaire de la santé* a réveillé les petites haines médicales assoupies,

et que l'opinion publique ayant accordé sa faveur à notre système, en accusant les médecins d'impuissance et la médecine d'infécondité, le ministère a voulu faire la preuve et *ordonner le congrès*, la médecine officielle s'est mise à calomnier le camphre et à l'accuser de toutes sortes de méfaits. Un docteur-médecin n'a pas rougi d'imprimer, dans un journal politique, malheureusement trop ignoré, que la pommade camphrée produisait sur un ulcère des *érysipèles phlegmoneux*, que la cigarette de camphre occasionnait des *stomatites pseudo-membraneuses*, des *angines pseudo-membraneuses* (vous voyez que, chez cet ami de la vérité, le *pseudo* joue toujours un certain rôle); que les granules de camphre avalés donnent des *vomissements de sang* et des *défaillances;* qu'il suffit de trente centigrammes de camphre pris en vingt-quatre heures, pour produire ces fâcheux résultats (*) ! Que sais-je enfin? d'après cet excellent docteur, le camphre serait plus nuisible encore à la population que le mercure et l'arsenic, dont ces messieurs n'épargnent pas la dose : et l'un de ces jours nous apprendrons qu'une commission est instituée à l'effet d'examiner, s'il ne serait pas urgent de bannir de la thérapeutique un agent aussi toxique que le camphre. J'ai à m'occuper ici du camphre, non comme médicament (je le ferai en son lieu), mais comme poison ; et voici ma réponse :

385. Le camphre à haute dose, pris à l'intérieur par l'une ou par l'autre extrémité du canal alimentaire, est dans le cas de porter un trouble grave dans les fonctions, à cause spécialement de sa propriété antifermentescible, et par conséquent antidigestive, qui n'est que la propriété d'absorber et de s'approprier l'oxygène et l'acide carbonique destinés à l'aspiration des tissus. Cependant son état concret le place, sous ce rapport, le dernier sur la liste des huiles essentielles; *medicamenta enim non agunt nisi soluta ;* les huiles essentielles agissent donc en raison de leur fluidité même. Sans être narcotique et stupéfiant, le camphre peut donc porter au vertige, en suspendant toute opération alimentaire, toute absorption de liquides

(*) *Voyez* le feuilleton de la *Gazette du Commerce*, du jeudi 16 oct. 1845. Heureusement nous ne sommes plus au temps où il était vrai de dire avec Royou :

Il n'est pas d'ennemi qu'on doive mépriser ;
Le plus faible souvent suffit pour nous détruire ;
Un sot même a toujours assez d'esprit pour nuire.

Dans ce livre nous ne pouvons appliquer ces vers qu'au ciron et à l'helminthe.

sanguificateurs, et partant en déterminant des congestions dans l'organe cérébral. Cependant j'ajouterai qu'on connaît peu de cas graves de ce genre ; car le vomissement ou les évacuations alvines débarrassent bien vite le canal alimentaire d'une cause de désordre qui reste concrète, et ne passe, dans les organes, que par faibles portions, et qui ensuite n'y laisse aucune trace. J'ai poussé fort loin, sur moi-même, l'expérience de ce médicament, je n'ai jamais éprouvé d'autre symptôme qu'une incommodité de pesanteur et de gêne stomacale, qui finissait par se transmettre au cerveau.

386. Mais depuis cinq ans je hume et je respire le camphre, le jour et la nuit, habituellement par une cigarette ; et je dors ayant, sous mon traversin, jusqu'à un demi-kilo de camphre purifié. Mes nuits, bien loin d'en être agitées, se passent dans un sommeil calme et continu. Des rêves indifférents, qui ne me retracent que les scènes de la vie ordinaire, ont succédé aux terribles cauchemars qui me torturaient, presque chaque nuit, pendant un quart d'heure au moins. Toutes les fois que je m'éveille, je mâche quinze à vingt centigrammes (3 à 4 grains) au moins de camphre, que j'avale ensuite, en buvant une gorgée d'eau ; ce qui fait quelquefois, par nuit, près de soixante centigrammes (12 grains) de camphre introduits dans mon estomac ; dans le jour, j'en prends souvent une dose aussi forte; par mesure d'hygiène, j'use des frictions à l'alcool camphré, en me levant et me couchant, et toutes les fois que je ressens la moindre lassitude d'esprit, ou le moindre épuisement de corps. Et avec une médication aussi incendiaire, d'après la médecine brownienne, rasorienne et physiologique, jamais je ne me suis mieux et plus longtemps bien porté ; j'ai repris une vie nouvelle ; j'ai dépouillé, pour ainsi dire, la peau du vieux malade ; j'ai rajeuni de force physique et morale, plus dispos au travail et moins distrait que jamais. Dès ce moment, je me suis cru autorisé à faire partager à d'autres le bénéfice d'une aussi longue et aussi positive expérimentation. Les miens d'abord, puis toute ma clientèle de pauvres, ont passé, sans danger, et avec d'immenses avantages, par ces épreuves ; le riche y a pris goût; et les accapareurs ont jeté leurs spéculations sur le camphre, prévoyant bien que la contagion ne s'arrêterait pas là, et que cet heureux empoisonnement ne susciterait aucune guerre. Il n'a pas manqué de malades imprudents, qui, sans y attacher tant d'importance que le docteur ci-dessus, ont exagéré leur dose de camphre ; ils en ont

tous été quittes pour quelques vertiges, lourdeurs et surexcitations, effets dont la durée n'a pas dépassé l'espace d'une heure. Il y a plus : en mars 1835, un individu, moins avisé que tous les autres, ayant cru que trente centigrammes de camphre équivalaient à trente grammes, en avale cette dose en une seule fois : une once de camphre ! Celui-là, par exemple, n'y tenait plus ! il en perdait la tête, tant les efforts qu'il faisait pour vomir lui poussaient le sang au cerveau ! On court appeler le médecin ; mais à son arrivée le malade se trouvait bien portant ; le vomissement, étant survenu, l'avait débarrassé de toute sa folie ; et pourtant la violence du mal avait été telle, que le malade s'était luxé l'épaule, qu'un tour de bras lui remit à l'instant. Le médecin, se voyant inutile sous un rapport, voulut se montrer officieux sous l'autre ; il ne manqua pas d'avertir le malade que ce camphre le rendrait fou ; et ce pauvre malade, guéri du camphre, devint malade de la parole du médecin ; il n'eut point de cesse qu'il ne m'eût vu. Je le guéris de son médecin, par le même moyen qu'il s'était guéri de l'excès du camphre ; et ce brave homme se porte mieux que jamais ; il a gagné, dans sa courte maladie, une petite leçon de système décimal.

Les effets du camphre varient d'intensité en raison de la constitution et de l'état du malade. J'ai à soigner, en ce moment (novembre 1845), une jeune personne atteinte depuis trois ans d'une maladie que la médecine caractérise du mot si vague de maladie hystérique, et dont je m'explique tous les effets par la présence du ver solitaire. Elle souffre à jeun des tortures qu'elle apaise en mangeant, et elle mange presque toutes les deux heures ; elle éprouve des borborygmes qu'on entend à plusieurs pas, et des renvois qui quelquefois l'étouffent, comme par saccades. Elle a toute l'apparence de la plus forte constitution et de la plus brillante santé. Ses plus vives douleurs d'estomac cèdent aux spiritueux, et surtout à l'eau-de-vie camphrée plus ou moins étendue d'eau ; le laitage lui fait remonter à la gorge quelque chose qui la pique et l'étrangle. La première fois que je lui administrai la racine de grenadier, elle eut des convulsions effrayantes; la seconde fois, je les prévins à force de frictions à la pommade camphrée sur le creux de l'estomac. Le dimanche, 30 novembre, ne voulant plus me servir de racine de grenadier, je lui administrai en six fois, de minute en minute, la valeur d'un gramme et demi de poudre de camphre : à la sixième prise, elle courut se jeter sur le lit, les jambes lui manquaient; elle étouffait, elle se débattait, elle nous repoussait des mains, elle partit deux fois de grands éclats de rire en se renversant sur le dos; immédiatement après, elle se plaignait de la tête. Je lui arrosai le crâne avec de l'eau sédative, en lui pressant le front de la main, pour que l'eau ne lui coulât pas dans les yeux. « Oh! que vous me faites du bien, s'écria-t-elle, en m'ôtant la barre qui me serrait le front. » Je retirai la main. « Otez-moi encore, s'écria-t-elle, ce que vous m'avez ôtez. » Je lui lotionnai le cou avec de l'eau sédative; et cette eau, dont elle repousse l'odeur en bonne santé, lui paraissait agréable à sentir pendant son délire. De temps à autre je lui faisais flairer du vinaigre, qu'elle aspirait avec avidité. La somnolence et la rêvasserie succédèrent à cette agitation, pendant laquelle le pouls s'était toujours montré calme et régulier. On profita de cette intermittence pour lui administrer soixante grammes d'huile de ricin dans tout autant de bouillon aux herbes, et on la balança, en la tenant dans les bras, pour suppléer à la promenade qu'elle n'avait pas la force de faire, et qui est si propre à faire couler l'huile de ricin. Elle dormit ainsi, d'un somme paisible, l'espace de trois quarts d'heure, aux bouts desquels elle demanda à se lever pour se promener dans la chambre; elle alla à la selle, et se trouva soulagée. Elle passa la journée, la nuit et la matinée du lendemain, jusqu'au moment où elle nous quitta, comme si elle n'avait jamais été malade. Deux jours auparavant elle avait rendu des lanières d'un blanc de nacre, qu'on aurait pu prendre pour des longueurs de ténia, mais qui, à leurs embranchements dichotomiques, m'ont paru provenir plutôt du dédoublement des parois des embranchements extrêmes du canal cholédoque. On serait porté à attribuer à l'action toxique du camphre les effets que nous venons de décrire; on serait dans l'erreur, car dans les plus fortes crises de la jeune malade, ce qui la calmait le plus, c'était une ou deux gorgées d'eau-de-vie camphrée, étendue d'eau, qu'elle avalait avec avidité. Il ne faut donc attribuer ces effets qu'à l'état pulvérulent du camphre; car le mélange pulvérulent du grenadier et de la racine de fougère avait occasionné les mêmes accidents, et même de plus graves.

Nous venons de parler du camphre comme poison; nous nous en occuperons en son lieu comme médicament.

387. J'ajouterai que la constipation est, en général, la conséquence de ces sortes de médicaments; c'est là le revers de leur bienfait, de

l'activité qu'ils impriment aux organes digestifs, de l'appétit qu'ils provoquent. On corrige cet inconvénient par l'emploi des substances suivantes.

388. Résines diverses et baumes. Ces substances n'étant que des huiles essentielles plus oxygénées, et par conséquent plus concrètes; plus mélangées, et par conséquent plus fixes que les huiles essentielles, tout ce que nous avons dit de celles-ci s'applique immédiatement à celles-là. Leur vertu drastique est l'antidote de leur action privative et antifermentescible; dans le cas où, de leur nature, elles pourraient être nuisibles, elles ne le sont jamais longtemps; et le poison est à lui-même son antidote.

Les gommes-résines ne diffèrent des baumes qu'en ce que ce sont des mélanges de la substance résineuse soluble dans l'alcool, et d'une substance gommeuse soluble dans l'eau. Sous le rapport thérapeutique, on ne les distingue pas des premières, si ce n'est par leurs effets, vu que l'action de la substance résineuse domine toujours dans le mélange.

TROISIÈME GENRE. — *Causes qui agissent à l'extérieur, et par le véhicule de l'absorption cutanée.*

389. Exposez, d'une manière continue, une muqueuse quelconque au contact du hâle et de l'air, et sa couche externe de cellules se transformera en un épiderme, par l'épuisement des cellules, par l'évaporation rapide de leurs sucs, et la dessiccation progressive de leurs parois. Par la raison des contraires, dénudez de son épiderme une portion quelconque de la peau, et la place dénudée jouira de toutes les propriétés des muqueuses, jusqu'à ce que le hâle et le contact de l'air aient dépouillé de nouveau, de ses sucs, la couche la plus externe des cellules, et aient agglutiné leurs membranes, parois contre parois. Dès ce moment, l'épiderme devient le vernis protecteur de la muqueuse dermique, si je puis m'exprimer ainsi; vernis organisé, qui se détache par écailles et par éclats, avec une régularité qui permet, au travail sous-jacent et en sous-œuvre de l'organisation, de remplacer la surface caduque par une nouvelle surface qui est destinée à tomber et à être remplacée à son tour.

390. Or, comme la faculté d'absorption et d'assimilation, chez

les tissus, est en raison de la solubilité des substances absorbables, il s'ensuit que l'épiderme, tissu desséché et comme corné, oppose, à l'absorption même des liquides, une indifférence d'affinité qui protége les tissus sous-jacents de l'invasion de tout ce qui ne leur est pas apporté par le véhicule de la circulation normale. Et si la durée du contact, ainsi que l'énergie du liquide qui le mouille, vient à forcer l'obstacle que l'épiderme oppose à l'absorption, dans ce cas même, ce vernis, imperméable jusque-là par sa dessiccation, n'ouvre, étant humecté, ses pores à ce liquide, que pour le tamiser, plutôt que pour l'absorber ; et il ne le transmet aux tissus sous-jacents, qu'à demi saturé et neutralisé par sa substance même, ou bien par une espèce de tamisage et de propriété d'élection. De cette façon, le poison dermiquement absorbé peut arriver aux tissus avec l'innocuité d'une substance indifférente.

391. En parlant des dénudations de la peau, nous n'avons pas dû les confondre avec les excoriations de la peau ; les expériences, par cette voie, ne sont si contradictoires que parce que l'expérimentateur a confondu l'une avec l'autre condition. La dénudation enlève l'épiderme comme une pellicule, et découvre la couche sous-jacente des cellules dermiques, sans entamer leur texture par aucune solution de continuité. L'excoriation, au contraire, est une blessure qui entame l'intégrité des vaisseaux, et surtout celle des capillaires, ce réseau de communication des artères et des veines, des vaisseaux afférents et des vaisseaux déférents ; elle met les bouches béantes des vaisseaux déchirés en contact avec la substance vénéneuse, ce qui introduit celle-ci dans le torrent de la circulation, sans intermédiaire, sans tamisage et sans aucune neutralisation. Or, introduites dans l'économie par ce dernier procédé, qui n'est autre qu'un *empoisonnement traumatique*, les substances les plus inoffensives peuvent devenir des poisons violents. Un peu d'acide acétique très-étendu, une bulle d'air, une simple dissolution panée, suffit pour étendre roide mort l'animal le plus endurant. Quand donc la physiologie, dite expérimentale, prétend juger de la qualité toxique d'une substance en l'introduisant par cette voie, elle fait un de ces écarts de logique auxquels elle nous a tant habitués depuis trente ans. Un poison n'est tel que lorsqu'il agit, en dépit de l'intégrité de nos organes, par le véhicule normal de l'absorption : qui ne sait qu'on peut avaler et digérer impunément le venin du scorpion, de l'abeille, de la salaman-

dre, de la vipère et du crotale même, etc., dont la quantité la plus minime tue, dès qu'elle est introduite, même à l'aide d'une simple piqûre, dans la substance de nos tissus?

392. On conçoit donc que le maniement des poisons est plus ou moins dangereux, selon que l'épiderme est plus ou moins entamé, plus ou moins endurci, et devenu calleux par le travail mécanique. Ne voit-on pas des travailleurs qui porteraient impunément de l'eau-forte fumante dans le creux de la main?

Et c'est ce qui explique comment il se fait que certaines personnes gagnent plus vite que certaines autres les maladies de la peau, par la cohabitation et le contact immédiat. Ainsi les blonds sont plus sujets à cette sorte de communication que les bruns; leur peau est plus délicate, c'est-à-dire qu'elle est recouverte d'un épiderme plus délicat, moins compacte et moins calleux. J'ai vu des blonds contracter une maladie de la peau, pour avoir pansé sans précaution des femmes atteintes de ces affections, et avec lesquelles leurs maris, qui étaient bruns, avaient cohabité impunément depuis plusieurs années. De là vient encore que la dénudation habituelle du gland met tant de personnes à l'abri de l'infection syphilitique.

393. En tenant compte de la différence que nous venons de signaler, sous le rapport de l'absorption et de l'élaboration, entre la membrane épidermique et les membranes respiratoires et digestives, il est aisé de comprendre que nous pourrions reproduire ici, et presque dans les mêmes termes, les divisions toxicologiques que nous avons adoptées dans l'exposition des deux genres précédents : substances narcotiques, acides, basiques, et huiles essentielles. La peau est perméable à tout ce qui peut traverser une membrane; mais cette perméabilité, faible de sa nature, rend presque insensibles les effets de tout toxique qui n'agit pas en désorganisant; les caustiques mêmes s'arrêtent à la superficie, quoique les résultats de leur action s'étendent assez profondément.

394. Nous terminerons ce chapitre par une réflexion qui répondra à toutes les objections que chacun de nos paragraphes pourrait bien provoquer de la part des personnes un peu trop familiarisées avec le langage de l'école. Nous avons évité avec soin, on le remarquera bien, d'employer les expressions de *spasmodiques*, *antispasmodiques*, poisons agissant sur le *système nerveux*; etc. En voici la raison : le système nerveux étend ses innombrables dichotomies et

anastomoses dans toutes les régions; il n'est pas un point du plus petit de nos organes où ne se développe une houppe de papilles nerveuses; le scalpel ne distingue déjà plus les traces de ce réseau, là où ses embranchements sont déjà d'un trop grand diamètre, pour être accessibles à l'observation microscopique.

Sans aucun doute la vitalité des fonctions est inséparable de l'influx nerveux; ce sont même deux mots dont la signification est identique; et toute vitalité cesse là où la circulation nerveuse, si je puis m'exprimer ainsi, où le courant électrique enfin est intercepté, soit par une ligature, soit par une solution de continuité. Sans aucun doute encore, une substance toxique peut intercepter la communication de l'organe avec le grand réservoir qui alimente l'influence nerveuse, c'est-à-dire, avec le cerveau. Mais cette substance n'agit pas ici autrement sur les nerfs que sur les muscles; elle les désorganise, ce qui équivaut à une solution de continuité; elle les asphyxie, pour ainsi dire, en décomposant le liquide circulatoire qui fournit à leur élaboration spéciale. Or rien ne prouve qu'il existe des substances dont l'action porte exclusivement sur les nerfs, et ménage en même temps tous les autres systèmes qui entrent dans l'organisation animale ou végétale. On l'a soutenu, sans avoir la moindre expérience à l'appui : c'est une explication, comme tant d'autres, que l'on a donnée pour se tirer d'embarras, en cherchant une théorie à la pratique. Pour prouver qu'un toxique est exclusivement nerveux, il faudrait pouvoir démontrer, par des expériences fines et bien conduites, qu'en le mettant en contact avec une fibrile nerveuse parfaitement isolée de tout autre tissu, le toxique a paralysé l'action nerveuse, sans altérer la contexture de son tissu; c'est ce qu'on n'a jamais fait. Car, dans les expériences de ce genre, on a intéressé à la fois tous les tissus, et surtout le système circulatoire, ce véhicule si rapide et si puissant de la vie et de la mort; or c'est par là que l'empoisonnement général s'opère; sans cela, les effets ne sont que locaux. Il y a plus encore : les papilles nerveuses extérieures, sentinelles avancées de la vie, organes compliqués quoique microscopiques, sont chargées de transmettre au cerveau, et de traduire les impressions reçues du contact des corps extérieurs; mais le tronc nerveux, la tige, les rameaux et ramuscules ne sont doués en eux-mêmes que d'une obscure sensibilité; ils sont, en effet, conducteurs, mais non organes. Quant aux papilles nerveuses internes, ce sont des organes de retour, des organes qui, en échange de l'impression perçue, rapportent au tissu musculaire le mouvement de la volonté. Que ces papilles, de l'une et de l'autre nature, se trouvent attaquées par un agent désorganisateur, elles transmettront une impression de torture; elles donneront l'éveil, sur la désorganisation des tissus; le poison sera dit *irritant*. Que si l'action toxique se porte tout entière, par sa nature chimique, sur la décomposition du sang, et suspend de la sorte le cours de la circulation, ce fleuve de la vie, tout se taira; car la nutrition des organes sommeillera, affamée et assoupie, faute d'alimentation. Le nerf cessera de sentir, en cessant d'élaborer et de s'assimiler les liquides; c'est-à-dire qu'il cessera de sentir, dès qu'il cessera d'être nerf, et qu'il deviendra un tissu inerte. Le muscle perdra sa contractilité, comme le nerf sa sensibilité. Mais le toxique n'en sera pas, pour cela, plus nerveux que musculaire; ce ne sera qu'un *asphyxiant* par la circulation, comme les gaz asphyxiants proprement dits pourraient être pris pour des *agents nerveux* opérant sur l'inspiration pulmonaire. C'est pourtant sur de pareilles équivoques qu'est bâti tout l'édifice de la thérapeutique et du formulaire.

CHAPITRE III.

CAUSES DESTRUCTIVES DE LA FORME DES TISSUS, ET QUI PROCÈDENT PAR SOLUTION DE CONTINUITÉ.

395. 1° Dès qu'un instrument tranchant a entamé la continuité des parois d'une cellule, la cellule est morte sans retour; car les matériaux assimilables arrivent dans sa capacité, bruts et sans avoir préalablement passé par la filière du triage de l'aspiration et de l'absorption (24). Si l'instrument perforant était d'une ténuité telle, qu'il pût se frayer un passage à travers un pore naturel de la paroi cellulaire, et en sortir sans l'avoir trop agrandi, l'introduction du corps étranger serait un accident passager et sans conséquence, ou tout au plus une blessure guérissable, et non un cas de mort. Il en est autrement, si l'instrument perforant laisse une ouverture béante, une ouverture quelconque, mais toujours plus grande que le pore

naturel ; la perforation, dans ce cas, équivaut, pour le résultat final, à une solution de continuité. Or la cellule élémentaire des tissus organisés est si microscopique, que parmi, soit nos instruments mécaniques, soit les organes perforants des animaux inférieurs, soit les piquants des végétaux, il serait impossible d'en trouver un assez fin, s'il est visible, pour ne pas entamer la paroi cellulaire par une perforation équivalente à une assez large perte de substance.

396. 2° Mais la mort d'une cellule élémentaire n'entraîne pas, par ce seul fait, la perte des cellules intègres contiguës ; et toute une couche de ces cellules élémentaires pourrait être entamée, sans que, pour cela, la couche sous-jacente cessât son élaboration tout d'un coup ; la vie s'y conserverait sans interruption, si les conditions de son existence se rétablissaient immédiatement après.

397. 3° Les cellules élémentaires végétales ou animales, étant douées de la faculté d'aspirer les gaz et d'absorber les liquides, tirent, de cette propriété même, la faculté de s'accoler les unes contre les autres, quand elles se rapprochent d'assez près, pour qu'à force d'aspirer réciproquement, elles viennent à déterminer entre elles un vide, en vertu duquel elles doivent nécessairement s'attirer et s'aspirer, pour ainsi dire, l'une l'autre ; les portions respectives de leurs surfaces, qui restent libres, suffisant à les alimenter par l'afflux des liquides nourriciers. Si une troisième cellule se forme, en face de la commissure et de la ligne de jonction des deux premières, et qu'en vertu du mécanisme de l'aspiration elle s'accole à son tour avec les deux autres, il s'établira, entre les trois un interstice canaliculaire que le liquide nourricier traversera de part en part, et qui sera un premier rameau du réseau vasculaire, lequel résultera plus tard de l'agrégation d'un plus grand nombre de cellules. Dans ces quelques mots est toute la théorie des soudures et des greffes, que nous avons développée plus amplement ailleurs (31).

398. En combinant les trois paragraphes précédents, nous avons tous les éléments nécessaires, pour évaluer d'avance et expliquer les résultats des blessures, qui ont lieu, en général, par une solution linéaire de continuité quelconque.

En effet, si la solution de continuité était faite de telle sorte, que les deux parois décollées fussent dans le cas de pouvoir se rapprocher, et de se ressouder avec une telle exactitude de rapports, que les orifices des canaux vasculaires s'abouchassent entre eux, comme reprenant leur axe et leur ancienne place; enfin que les cellules, en se rapprochant, se trouvassent de nouveau face à face; alors, et dans cette hypothèse, la blessure se refermerait presque aussitôt qu'elle se serait entr'ouverte : la cicatrisation ne serait autre que le rapprochement. Les cas réalisables de ces sortes de cicatrisations, dans le cercle de nos moyens de manipulation et d'opération, peuvent se rapprocher de cette exactitude idéale; mais comme les vaisseaux ne s'abouchent jamais exactement, et que la couche de cellules entamées, fendues, déchirées, se trouve interposée çà et là entre les deux couches de cellules intègres, il s'ensuit qu'il doit s'opérer un travail de décomposition, et des parois cellulaires frappées de mort, et du liquide extravasé; car tout tissu qui ne se développe plus se désorganise; tout liquide qui n'est plus aspiré et élaboré par la vie se décompose et tourne à tout autre genre de fermentation.

399. 4° Que si les lèvres de la plaie restent béantes, ce dernier résultat va gagner d'intensité en raison des surfaces; car d'abord la paroi des cellules élaborantes, qui se trouvera, d'une manière aussi insolite, exposée à l'air extérieur, se desséchera, c'est-à-dire, laissera passer, par transpiration et évaporation, les liquides que chaque cellule recèle; les vaisseaux déférents ou artères se déchargeront, en cet endroit, d'une quantité de liquide circulatoire, correspondante au volume des cellules que la solution de continuité aura laissées béantes; ce liquide, stagnant sur des surfaces frappées d'inertie, tournera nécessairement à une fermentation putride, dont les produits, repris ensuite par les orifices béants des vaisseaux afférents ou veineux, seront portés, par ce véhicule, dans le torrent de la circulation générale, à qui il suffit d'un atome de ce qui n'est pas un de ses principes pour l'infecter et en paralyser le mouvement. Mais si, sur une surface ainsi dénudée, il se forme ou l'on étend une couche isolante, de quelque nature qu'elle soit, et qui intercepte le contact de l'air, sans rien céder de nuisible au liquide de la circulation, dès ce moment, faute d'air, toute fermentation de mauvaise nature devient impossible; la couche isolante servant d'épiderme, les couches sous-jacentes s'organisent en derme, pour ainsi dire, pour passer elles-mêmes peu à peu, et par la progression organique, à la nature et à la consistance de l'épiderme, dont plus tard elles sont appelées à tenir lieu, jusqu'à leur entière caducité.

400. 5° L'histoire des plaies par perforation ne diffère de la précédente que comme le plan diffère de la profondeur ; cependant il est évident, par ce que nous avons dit plus haut (395), que la cicatrisation de ces sortes de plaies sera d'autant plus rapide que le diamètre de la perforation se rapprochera le plus du diamètre inoffensif que nous avons pris, ci-dessus, pour type de l'innocuité d'une pénétration ; car plus la plaie sera étroite, moins l'air extérieur pénétrera profondément, et moins il viendra alimenter la fermentation désorganisatrice, faute de pouvoir librement circuler dans une capacité qui n'admet qu'un courant, c'est-à-dire, qui ne l'admet qu'une fois, et ne le renouvelle plus ensuite.

401. 6° Entre ces deux sortes de plaies se range une autre catégorie qui semble participer de la nature des deux autres ; je veux parler des plaies par contusion proprement dite, et sans déchirement ou solution de continuité.

Un corps contondant, animé d'une certaine force d'impulsion, doit refouler une couche de cellules jusqu'au point où le mouvement rencontrera une résistance quelconque. Si la résistance ne contrebalance pas la force d'impulsion, la couche de cellules sera enlevée tout d'une pièce, et la blessure par contusion sera une blessure par solution violente de continuité. Ou bien, la résistance sera telle, que la force d'impulsion viendra s'y amortir ; et alors, la couche de cellules étant placée entre deux forces opposées, chaque cellule s'épuisera, par le déchirement de ses parois, d'une quantité de liquide correspondant à la distance dont ses parois se seront rapprochées : cette quantité de liquide se nommera liquide extravasé. Mais comme l'épiderme, d'une texture plus résistante et plus élastique, n'aura subi qu'un refoulement, et non une solution quelconque de continuité, d'après l'hypothèse, il s'ensuivra que ce liquide extravasé et stagnant, mais pourtant ne recevant l'air atmosphérique qu'à l'aide du tamisage encore un peu organique de l'épiderme, et d'un autre côté alimenté, non-seulement par les orifices béants des artérioles que la contusion aura entamées, mais ensuite par l'incessante transsudation des cellules contiguës, qui auront échappé à l'action de la contusion ; que ce liquide augmentera de volume, et par ses acquisitions incessantes, et par l'intumescence de la fermentation stagnante. L'épiderme superposé se distendra, enflera, fera saillie au dehors ; il se colorera en bleu par transparence, à cause de la modification alcaline d'un amas de sang à qui tout accès est fermé, pour aller s'acidifier au foyer de la respiration pulmonaire. Ce sera une *ecchymose*, qui pourra finir, à l'aide de certains soins, et si elle ne s'étend pas à une profondeur trop grande, par tomber en forme de croûte, avant d'avoir passé par la phase de la fermentation purulente.

402. 7° Nous devons rappeler, pour l'intelligence de tout ce qui précède et de ce qui doit suivre, qu'il n'existe pas, dans l'économie animale ou végétale, un seul tissu dont les éléments organisés n'aient pas la cellule pour type : cellule adipeuse, ou qui peut l'être (tissu cellulaire) ; cellule allongée, mais contractile (*cellule musculaire*) ; cellule allongée non contractile, mais véhicule des sensations et des impulsions (*cellule nerveuse*) ; les cellules *aponévrotiques, tendineuses, ligamenteuses, glandulaires*, n'étant qu'une modification et qu'un des passages des cellules précédentes vers *l'organisation osseuse*, dont les cellules ne diffèrent des premières que par l'incrustation calcaire qui se forme sur la surface de chacune d'elles. L'incrustation calcaire qui recouvre chacune de celles-ci les protége, plus que toutes les autres, contre l'influence anormale de l'air, et contre les déviations de leur élaboration propre. Mais par suite de la solidité du tissu et de son mode de cassure, ses solutions de continuité peuvent devenir les causes sans cesse renaissantes d'une foule de désordres, dans les parties molles qui les entourent ; car, par l'effet et le jeu des divers mouvements musculaires, chaque esquille fait l'office d'un instrument tranchant ou perforant qui agirait à l'intérieur, et détruirait d'un côté ce que le travail de la cicatrisation aurait réparé de l'autre. Quand la solution de continuité a lieu d'une manière franche, nette, perpendiculairement à l'axe de l'os, le travail réparateur, qui n'est autre que le développement continu, ayant lieu sur des rayons de la même circonférence, la cicatrisation ne tarde pas à s'effectuer, avec une régularité de forme qui semblerait, au premier coup d'œil, plutôt l'œuvre de l'organisation que celle d'une réparation.

403. 8° Tout tissu se ressoude et se greffe, quand la surface de la greffe et celle du sujet sont encore douées de vitalité, et que l'une des deux fractions au moins tient encore à l'unité organisatrice, et en reçoit, par la circulation, les matériaux élaborables. La soudure des os s'opère par le *cal*, celle des tissus mous par la *cicatrice*.

404. 9° Mais la solution de continuité n'est pas toujours une sim-

ple perte de substance ; il y a un cas physiologique où cet accident survenu dans l'organisation est susceptible d'équivaloir à une fécondation nouvelle, et de donner lieu à la création de nouveaux tissus implantés, comme la gemme d'un arbre, sur l'ancien tissu. Nous avons décrit, au commencement de cet ouvrage (25), le mécanisme organisateur du développement des tissus et le type de la symétrie de nos organes dans l'accouplement des spires de nom contraire, à l'entrecroisement desquelles naît toujours un germe, comme émanant de cette rencontre et de ce baiser. Or, supposez que la pointe microscopique d'un instrument quelconque, pénétrant dans la capacité de la cellule organisée, sans jeter le trouble dans ce foyer d'élaboration, y détermine seulement la rencontre insolite de couples qui ne devaient pas se rencontrer là, nécessairement de cet accouplement fortuit il naîtra une déviation du développement typique et normal, et par suite une forme implantée sur la forme normale. Que si la même cause de créations hors de cadre continue à fonctionner de la sorte, et à favoriser, entre les spires, des adultères rencontres et des illégitimes amours, ces formes surajoutées pourront acquérir un volume extraordinaire et des configurations de la plus bizarre complication. Chaque perforation sera le principe d'une création nouvelle ; et la larve d'un *cynips*, emprisonnée dans une cellule de la feuille du chêne, la façonnera à la longue, par un modelage continuel et par une série de piqûres rayonnantes autour du centre de position, en une galle qui réunira à la couleur, la forme et les qualités de certains fruits, œuvre de la génération sexuelle.

405. 10° On peut donc diviser en deux catégories principales les causes mécaniquement destructives, et qui opèrent par solution de continuité : les causes destructives des tissus proprement dites, et les causes créatrices des tissus. Les unes désorganisent, les autres réorganisent ; les unes arrêtent le développement ultérieur, les autres le dévient de sa marche naturelle. Les unes ouvrent brusquement une nouvelle route à l'air, qui empoisonne tout ce qu'il atteint brusquement et sans avoir passé par la filière physiologique, qui doit le modifier et le tamiser, pour ainsi dire, afin de le rendre vivifiant. Les autres ne font qu'ouvrir les flancs de la cellule à des générations croisées et illégitimes, et jeter les combinaisons innombrables de la promiscuité, dans le cadre uniforme et régulier des générations successives et de la transmission héréditaire du type.

Quant aux causes destructives proprement dites, on peut les définir de la manière suivante, par tout autant d'élémentaires généralités. Les instruments tranchants *divisent;* les instruments perforants *décollent;* les instruments contondants *écrasent* les cellules. Les uns tranchent l'unité organique, élémentaire ou composée: les autres désagglutinent les parois de deux ou plusieurs unités qui fonctionnaient ensemble; les troisièmes, déchirant la cellule, l'éventrent, en expriment les produits, qui se répandent dans des espaces où ils sont une superfétation non élaborable. A ces trois sortes de causes mécaniques de solution de continuité il en faut ajouter une quatrième, la *traction*, qui vide les cellules en les tiraillant, les sépare en les allongeant, et les déchire; qui procède linéairement et dans une seule dimension, quand l'écrasement procède dans les trois dimensions, et réduit toutes les profondeurs en superficies. Les premiers procèdent à la manière de la *scie;* les seconds, à la manière du *coin;* les troisièmes, à la manière de la *presse;* les autres, enfin, à la manière du *treuil*. C'est là idéalement leur mode principal d'agir, quoique, dans l'action, chacun d'eux participe plus ou moins, à chaque fois, du mode d'agir des trois autres, selon les circonstances, la direction du coup et la résistance des tissus. La solution de continuité prend le nom de *fracture* pour les os, et de *plaie* ou *blessure* pour les tissus élastiques.

406. 11° Les plaies sont superficielles ou profondes; curables ou incurables; guérissables ou mortelles. Les plaies superficielles peuvent être mortelles, comme les plaies profondes peuvent être guérissables.

407. 12° Toute plaie, si petite qu'elle soit, est dans le cas de devenir mortelle par empoisonnement; il faut si peu de chose pour dénaturer le principe de la sanguification; il faut une si petite ouverture pour que ce rien pénètre dans tout le torrent circulatoire. L'air lui-même, qui s'introduit par une veine, asphyxie comme le vide, frappe de mort comme la foudre de l'apoplexie. Que de fois n'a-t-on pas vu l'opéré mourir de la sorte, entre les mains du chirurgien, avant que le couteau eût achevé son œuvre ! Ce cas effrayant d'insuccès se réalise principalement dans les opérations qui intéressent de grosses veines, que leur position interosseuse retient béantes, telles que doivent rester les sous-clavières, dans la désarticulation de l'*humérus*. En effet, dans tous les autres cas, la veine, ce vaisseau

de la circulation du retour, s'affaisse en se vidant, par suite de la marche du sang qui s'achemine vers le cœur, et de là vers les poumons. Les veines aspirent, avons-nous dit, le sang; elles lui impriment, ainsi que les artères, en l'aspirant, un mouvement qui seconde le mouvement circulatoire (30). Quand les dernières gouttes de sang cessent de distendre les parois de la veine, nécessairement ces parois doivent s'aspirer elles-mêmes, et s'agglutiner immédiatement, ce qui ferme spontanément l'entrée à l'air extérieur. Mais si un obstacle de position s'oppose à cette agglutination des parois vasculaires, il est évident que la même force d'aspiration qui attirait le sang, attirera l'air, lequel, trouvant l'entrée toujours béante, s'y engouffrera toujours, poussant l'air et les liquides devant lui, jusqu'au cœur, jusqu'aux poumons; intervertissant de la sorte tous les rôles, desséchant les parois qui n'élaborent qu'humides, fournissant à l'absorption les éléments de l'aspiration, et prenant l'aspiration à rebours. Il faut bien moins que toute cette anarchie, pour tarir en un instant les sources de la vie. Tout gaz et tout liquide, qui n'est pas de la nature de la substance spéciale qu'élaborent les cellules, est un poison. Voilà pourquoi l'air, qui vivifie par la respiration, est, par les veines, un poison aussi violent que l'acide prussique; il vide les canaux, il vicie le sang, il dessèche les parois vasculaires. Ne le cherchez pas, après la mort, dans la capacité d'un embranchement quelconque du torrent circulatoire : les organes vivants et élaborants ne sont pas comparables à une vessie; ils ne conservent pas l'air comme un vase clos; ils l'absorbent; et vous n'y trouvez ensuite à la place qu'un coagulum spumescent.

408. 13° L'empoisonnement par les veines, que j'appellerai traumatique, peut s'effectuer de trois manières différentes : ou bien par asphyxie et par l'introduction de l'air; ou bien par infection et par suite de la décomposition de la plaie elle-même; enfin par empoisonnement proprement dit, qui résulte de l'introduction d'un poison étranger, c'est-à-dire, d'un corps soluble, mais non assimilable.

409. 14° Ce cas d'empoisonnement ayant été mis à l'écart, ayant été éliminé comme un cas à part, nous établirons, en thèse générale, que toute plaie est mortelle, qui détruit, sans retour, l'unité d'où résulte la vie; tout ce qui n'entame que les organes appendiculaires et de superfétation est un cas maladif, mais non mortel en lui-même : l'unité vitale n'est pas inhérente à l'unité de la forme;

elle en est même tout à fait indépendante; il existe des êtres que l'on mutile sans danger, d'autres que l'on multiplie en les divisant; chez tel animal, chaque fraction de lui-même devient un autre lui-même : c'est que, dans chacune de ses parties abordables à nos instruments, l'unité vitale se répète tout entière. Chez les plantes, et spécialement dans tout ce qui a passé à l'état de tronc ligneux, les plus larges pertes de substance n'entraînent point la mort de l'individu, mais la mort partielle de la portion inférieure et supérieure à la plaie; car l'unité vitale, ici, existe indépendante dans chaque tranche de cet immense ovaire que nous nommons tige, racine et tronc, et même dans chaque couche horizontale de chaque tranche (*). Les animaux supérieurs, dits vertébrés, conservent, avec ces organisations du bas de l'échelle, un reste d'analogie, en ce qu'on peut retrancher du tout bien des parties, avant de frapper de mort celles qui restent; les organes appendiculaires qu'on en retranche ne reprennent pas une vie à part, mais de leur suppression ne résulte pas la mort du reste. Ce sont ici des gemmes stériles qui se détachent du tout; dans les organisations inférieures, ce sont des gemmes douées de fertilité. Plantes et animaux, tout se ressemble par le type général du développement; les différences ne résident que dans des modifications spécifiques de forme, et dans des avortements ou des déviations d'organes (13).

410. 13° L'unité vitale réduite à sa plus simple expression se résume en deux forces : l'aspiration qui reçoit, la vitalité qui élabore : le système respiratoire d'où émane la circulation, et le système nerveux d'où émane l'assimilation, et le développement indéfini des organes; développement qui n'est qu'une série progressive de générations élémentaires. Chez les animaux vertébrés, et chez les mammifères surtout, cette unité occupe tout le tronc, tout ce que mesure le tuyau vertébral, y compris la tête, qui est une vertèbre terminale, et le coccyx, qui est une tête avortée (**). Toute solution de continuité qui intéresse la longueur du système vertébral (cérébro-spinal) est mortelle; le courant de cette pile est interrompu par défaut de communication. Toute solution de continuité qui rend impossible l'arrivée du sang aux poumons, et son retour vers les organes de la

(*) *Nouveau système de physiologie végétale*, tome 1, p. 387.
(**) *Nouveau système de chimie organique*, tome 3, 3e partie, 1838.

périphérie, est également mortelle. Dans le premier cas, l'unité meurt faute d'impulsion vitale; dans le second, elle meurt par famine et faute d'aliments. Que l'instrument tranche, soit l'aorte descendante ou ascendante (ce grand canal du sang révivifié), soit la veine cave supérieure ou inférieure (ce grand canal du sang qui vient se révivifier), ce sont deux cas *ipso facto* mortels, comme si l'on arrachait le cœur, ce double réservoir de la circulation, ce double reposoir de l'impulsion pulmonaire, cette pompe foulante et aspirante, par son épaisseur musculaire, que met en jeu la puissance de la respiration, et dont le jeu alimente la fonction respiratoire.

Toute solution de continuité qui intéresse le canal alimentaire est mortelle, principalement parce que la série des fonctions aspiratoires et nutritives, qui alimentent la circulation, est interrompue; ensuite et accessoirement, parce que les matières alimentaires, en faisant irruption sur les séreuses, y produisent un empoisonnement par infection.

411. 16° Mais une plaie qui ne détruit pas la continuité de l'unité vitale est guérissable et susceptible de cicatrisation. La cicatrisation est le signe visible et permanent d'une perte de substance; car la couche de tissu que la plaie a mise à nu, tout en devenant une couche dermique et épidermique (389), n'en est pas moins un derme et un épiderme derniers en date, par rapport aux portions adjacentes; c'est toujours un tissu jeune auprès de tissus vieux, car il est toujours devancé, en accroissement et en caducité, par tous les autres. La cicatrice est aux surfaces adjacentes ce que la peau de l'enfance est à celle de l'âge mûr; la différence est une différence d'âge.

412. 17° Lorsqu'une plaie introduit l'air dans la capacité des séreuses, elle y produit, par ce seul fait, une révolution qui semble transformer ces surfaces en surfaces pulmonaires. Le sang veineux des capillaires s'y oxygène, avant d'être arrivé aux poumons. Cet accroissement insolite de vitalité favorise l'accroissement insolite des tissus et la complication du réseau capillaire; il y a, dit-on, *inflammation* : première phase d'un trouble dans les fonctions, qui ne peut tarder, à cause même de son anomalie, de marcher vers la désorganisation. Que l'ouverture de la plaie donne par hasard entrée à tout autre agent que l'air atmosphérique, et dès ce moment l'élaboration insolite des séreuses pourra prendre les caractères de l'un

ou l'autre des genres d'empoisonnements dont nous avons parlé plus haut (375).

413. Nous nous sommes déjà occupé de l'introduction de l'air dans les plèvres, c'est-à-dire, dans la cavité où se logent les deux poumons, cas d'asphyxie par oppression, et parce que deux pressions égales et opposées se détruisent, et que les parois aspirantes et internes de l'organe pulmonaire s'agglutinent sans retour (31).

414. 18° Dans l'avant-dernier alinéa, nous avons touché à une idée qui nous mène droit à la définition physiologique de l'*ecchymose* et de l'*inflammation*. Nous avons établi ci-dessus que tout tissu interne, qui tout à coup est mis en contact immédiat avec l'air extérieur, devient en quelque sorte un tissu pulmonaire, et qu'il aspire l'air à la manière des membranes aspiratoires de l'organe pulmonaire normal. Dès ce moment, le sang veineux vient là s'oxygéner, s'hématoser, se colorer en rouge à travers ses capillaires, même le sang extravasé. Mais le sang veineux oxygéné dans les capillaires, et redevenu ainsi artériel, ne saurait plus être aspiré, ni par les veines, faute d'affinité, ni par les artères, faute de pouvoir rebrousser chemin; il y aura donc stagnation, rupture des membranes, et partant extravasation : ce sera, dans la nomenclature classique, un tissu *enflammé*. Et, en effet, une élaboration aussi exubérante ne pourra manquer d'avoir lieu, sans produire une vive sensation de chaleur; car la combinaison intime d'un gaz et d'un liquide ne se réalise jamais, sans un dégagement de calorique, proportionnel au volume du gaz combiné. Si la cause qui donne accès à l'air extérieur persiste, l'inflammation se propagera de proche en proche, parce que l'influence plus ou moins clandestine de l'air extérieur aura lieu de proche en proche, jusqu'à ce qu'enfin la circulation normale, qui vient des poumons et qui y retourne, s'étant rétablie par un autre réseau de capillaires, par un nouveau dédoublement des cellules (31, 1°), et partant toute communication avec l'extravasation ayant été interceptée par le fait, et du courant rétabli, et de la coagulation du sang inerte et privé de mouvement, dès ce moment le sang extravasé et stagnant ne recevra plus le bénéfice de l'air que pour virer à la fermentation purulente et putride, qui est le but final de tout travail intestin d'un liquide où dominent les combinaisons albumineuses et ammoniacales. Ce sera la phase purulente, qui commence par le *pus*, ce sang décoloré, mais non

encore putride, tant que l'air lui arrive tamisé par les surfaces externes, et se termine par l'*ichor*, dès que le contact de l'air est immédiat; et, dès ce moment, la marche de la décomposition peut être plus ou moins rapide, selon les circonstances. La fièvre cessera dès que la circulation, rétablie par un nouveau réseau capillaire, ne sera plus en communication avec le foyer de l'inflammation, et n'en recevra plus aucun principe, ni immédiatement, ni par absorption (58).

415. 19° Quand une surface est meurtrie sous le coup d'un instrument contondant, ou sous l'effort d'une compression violente, mais sans déchirement des tissus de l'épiderme et du derme, l'épiderme étant endurci et plus intimement agglutiné avec le derme écrasé et laminé lui-même à son tour, l'air pénétrera moins aisément à travers cette double membrane; le sang, extravasé par suite du déchirement sous-cutané des capillaires, se désoxygénera, au lieu de s'y oxygéner et de s'y révivifier de nouveau; le sang veineux, le sang dégorgé dans ce cloaque par les capillaires veineux déchirés, y conservera sa couleur bleuâtre: le sang artériel, le sang dégorgé par les capillaires artériels béants à leur tour, y perdra la couleur purpurine, dont la dépouille tout tissu qui n'est pas artériel. Cette coloration livide sous-cutanée deviendra percevable aux yeux, par la transparence des surfaces épidermiques: il y aura *ecchymose* d'abord, puis un travail intestin, qui, selon les accidents, est dans le cas de prendre tous les caractères de décomposition qui constituent la phase *escarotique*. Un tissu *enflammé* devient un tissu *ecchymosé*, dès que la membrane externe et épidermique de la plaie ne laisse plus un accès libre à l'air extérieur. La lumière et la chaleur doivent, à leur tour, jouer un très-grand rôle dans la variation indéfinie des caractères de cette fermentation sous-cutanée. Celui qui pourra nous révéler le principe vivifiant de la fermentation putride, sera capable de nous tracer d'avance la marche et l'histoire complète de la formation du pus, de sa nature et de ses transformations. Dégénérescence du sang, qui infecte ensuite le sang, non pas en y passant de toutes pièces et avec ses *globules* (opinion qui dénote une ignorance des phénomènes microscopiques bien peu excusable aujourd'hui), mais en y infiltrant, à travers les membranes des capillaires, à travers lesquelles tout poison liquide ou gazeux est en état de s'insinuer, en y infiltrant, dis-je, ses poisons ammoniacaux, d'autant plus actifs qu'ils sont plus subtils, et partant d'autant moins susceptibles

d'être appréciables, et à la vision amplifiée, et à nos réactifs les plus sensibles et les plus purs.

416. 20° Les modifications de l'air ambiant, de la lumière et de la chaleur impriment à la cicatrisation des caractères variables à l'infini. Sous le climat de l'Egypte et de l'Arabie, toute amputation guérit spontanément, si grossièrement qu'elle ait été faite. Chez nous, et surtout dans nos hôpitaux, la mortalité est effrayante. Par l'évaluation de ces deux différences, arrivons à la connaissance de leur cause respective. Autour de toute plaie, et par suite de l'évaporation des liquides, il se forme une atmosphère humide et fermentescible, qui ne tarde pas à devenir un foyer d'infection miasmatique, où la plaie s'empoisonne par contre-coup. Rien ne favorise plus le développement de cette décomposition ambiante que la permanence d'un air lourd, humide et chaud. Tout appareil qui maintiendrait un pareil milieu autour d'une blessure ou d'une plaie ne pourrait être considéré que comme un appareil funeste et digne de réprobation. Si, au contraire, la constitution atmosphérique est telle, que les émanations de la plaie se dissipent dans l'air à mesure qu'elles se dégagent, que l'air s'en sature avant qu'elles aient séjourné, comme un foyer d'infection, autour du foyer d'élaboration, et si, d'un autre côté, les plus grands soins de propreté accompagnent le pansement de la plaie, la guérison peut être considérée comme assurée; car tout tissu tend à se greffer aux tissus, s'il ne survient point d'obstacle. Or ces conditions se réalisent dans ces climats brûlants où l'air sec est avide d'humidité qui s'y dissout sur l'heure; tout ce qui se dégage d'une blessure et d'une plaie en est tout aussitôt bien loin: le mal est à l'abri de ses propres émanations; nulle fermentation putride ne saurait s'établir dans le milieu qui l'environne; le pansement est, pour ainsi dire, en permanence; et rien n'intercepte les bienfaits de l'air qui alimente l'aspiration, de la lumière qui féconde l'élaboration. La cicatrisation enfin y est sans danger, parce que la soudure y est sans obstacle.

Dans nos climats, au contraire, dont l'air toujours humide et lourd n'est renouvelé presque que par la tempête, il se forme, autour de la greffe, une atmosphère qui recèle tous les éléments de la fermentation ammoniacale, laquelle ne tarde pas à revêtir les caractères du miasme et de la putridité, si l'on ne prend soin d'en conjurer l'influence par les pansements fréquents. Or, dans les grandes agglomérations d'hommes, dans les hôpitaux, surtout ceux qui se trouvent dans les bas-fonds et sur le bord des rivières, jugez, par ce que nous venons d'exposer, de la puissance de cette cause de désorganisation et d'insuccès ! Là s'établit, en certain cas, une vaste atmosphère putride, qui résulte de toutes les atmosphères partielles; atmosphère contagieuse, en ce sens, que les miasmes dégagés d'une plaie viennent s'ajouter, de proche en proche, aux miasmes qui composent le milieu ambiant de telle autre plaie, et que l'amputé communique à l'amputé voisin, et en reçoit à son tour, en échange, le poison qui paralyse le travail de la cicatrisation, et en dénature le caractère. L'insuccès se propage de la sorte par contagion, si la médication et les pansements ne lui servent pas d'antidotes.

417. 21° Les plaies internes, et dont la cause est interne, sont à l'abri de cette cause de désordre, par le fait seul de leur position; nulle communication mécanique n'existant entre la plaie et l'air extérieur, l'air n'y arrive que tamisé et modifié par les tissus cutanés; ce n'est pas de ce côté que la contagion pourrait s'établir, et la décomposition s'alimenter. Supprimez la cause mécanique qui désorganise, et vous supprimez d'un seul coup l'effet, et la plaie se cicatrise d'elle-même; tout se répare, et rien ne s'envenime.

418. 22° La *blessure* est un fait mécanique, la *cicatrisation* un fait physiologique, la *plaie* un fait chimique. La blessure *divise* les tissus, la cicatrisation les *rapproche* et les *greffe*, la plaie les *décompose*.

419. 23° Les blessures et les plaies sont donc ou bien externes, ou bien internes. Les unes sont accessibles à la main et à l'œil; les autres sont inabordables. Les unes se prêtent à l'observation immédiate; les autres sont du domaine de l'observation médiate et de l'analogie; faute de pouvoir les voir, on les devine; et le problème ne se résout que par une série d'équations. Le pansement des unes est une manipulation, celui des autres une médication; le premier ne réclame que le secours de la main, et le second exige le véhicule des médicaments; l'un relève du chirurgien, et l'autre du médecin. Le premier est un art, dont la dextérité fait le génie; le second est une science, mais une science de divinations, et dont le génie ne saurait se prêter à des formules exactes, génie d'inspirations qui ne se transmet ni par la succession, ni par la profession; science obscure et mystérieuse, qui, depuis Hippocrate, n'a pas encore

déchiré, même pour les adeptes, le voile de l'oracle, et montré face à face à ses pontifes la vérité de la souffrance, et la vérité du soulagement.

420. Nous ne nous occuperons pas ici des maladies chirurgicales, autrement que nous venons de le faire ; nous sortirions de la compétence et de la spécialité de ce livre, essentiellement consacré à l'étude des causes occultes de la maladie, des causes qui ne tombent pas immédiatement sous nos sens, et à la recherche du mot de l'énigme qui, depuis les siècles les plus reculés, préoccupe si profondément l'esprit des hommes avides de savoir et de comprendre. Nous voici donc arrivé à la partie la plus importante de nos recherches, à celle qui va fixer la position d'un plus grand nombre de questions ; ce qui équivaut à mettre sur la voie pour les résoudre. Nous formulerons, en thèse générale, de la manière suivante, la proposition dont il nous reste à éclairer les diverses faces :

421. TOUT CAS MALADIF, QUI N'ÉMANE PAS DE L'UNE DES CAUSES ÉNUMÉRÉES DANS LES CHAPITRES PRÉCÉDENTS, RÉSULTE DE L'ACTION MÉCANIQUE, MAIS INTIME, D'UN CORPS ÉTRANGER. POUR GUÉRIR LE MAL, IL SUFFIT D'EXTRAIRE OU D'ANNIHILER LA CAUSE : *Sublatâ causâ, tollitur effectus.*

422. Nous entrons, en ce point de notre ouvrage, dans un champ immense d'explorations nouvelles et d'explications inattendues ; la surface en est hérissée d'une moisson de mots parasites que chaque coup de bêche va enfouir dans le sol, mais qui porteront graine encore, malheureusement, sous l'influence de notre organisation scientifique. Les corps enseignants ne savent jamais avoir tort ; ils se suicident à leurs yeux par un aveu semblable. Ils ont conservé, en héritage direct, les allures et les prétentions du moyen âge, dont la traduction littérale est écrite à gros points sur leur accoutrement. Des gens qui s'habillent autrement que les autres doivent posséder une science inintelligible au vulgaire ; ils sont d'une race à part ; n'ont-ils pas, par leur robe, des caractères spécifiques à part ? Avec un peu plus de barbe au menton, ne les prendrait-on pas pour la grande figure que le moyen âge prêtait au Père éternel ? Ne faut-il pas que, comme cette sublime idéalité, ils aient, jusque dans l'expression de leur physionomie, un reflet de cette infaillibilité que l'homme a tant de plaisir à supposer dans un autre, afin de pouvoir

s'endormir dans sa paresse et dans son ignorance, sur la foi de quelqu'un?

423. Nous nous proposons ici d'expliquer bien simplement, et de la manière la plus intelligible au vulgaire, ce que les écoles ont tenté d'expliquer, depuis l'institution romaine des archiatres surtout, d'une manière si doctement inintelligible. Le *chaud*, le *froid*, le *sec* et l'*humide* (*); les humeurs hippocratiques et galéniques : la *bile* et le *phlegme* (**); le *sang* dans le cœur, le *phlegme* dans la tête, la *bile jaune* dans le foie, et la *bile noire* dans la rate (***); les *entités* de Paracelse; l'*archée* de Van Helmont; le *phlogistique* et l'*antiphlogistique* de Stahl; le *stimulus* et *controstimulus* de Brown et de Rasori; l'*inflammation* de Broussais, etc., etc., tous ces longs tourments de la pensée et de la parole; ces interminables combats de l'intelligence, contre une cause qui semble se dérober à nos sens et s'éloigner à notre approche; toutes ces x d'une équation que l'on se pose depuis des siècles, en combinant ensemble des idéalités, nous allons, et nous ne croyons pas en cela nous faire une trop grave illusion, nous allons mettre nos lecteurs de bonne foi sur la voie d'arriver à leur valeur au moins approximative. Jusqu'à présent, on n'avait trop eu recours, pour le faire, qu'à une érudition de mots, à la philologie; nous n'aurons recours, nous, qu'à une érudition de faits et d'observations vulgaires. Quand une science s'est fourvoyée dans de trop subtiles abstractions, le seul moyen de revenir au vrai, c'est de se constituer, bon gré, mal gré, et en dépit même de son éducation, moins savant que tout le monde, de tout désapprendre, et de recommencer son instruction sur de nouveaux frais. C'est aussi ce que je vais faire. Que ceux qui sentent comme moi me suivent; que les autres me dédaignent; ce

(*) Θερμὸν, ἢ ψυχρὸν, ἢ ξηρὸν, ἢ ὑγρον. Hipp., *de Morbis*, 1, 10.

(**) Οἱ μὲν οὖν νοῦσοι γίνονται ἅπασαι τῶν μὲν ἐν τῷ σώματι ἐνεόντων, ἀπό τε χολῆς καὶ φλέγματος. *Ibid.*, 2. Toutes les maladies internes viennent ou de la bile ou du phlegme.

(***) Quatre sucs ou humeurs (χυμοὶ), qui se mêlent et se confondent les uns avec les autres, pour produire les diverses maladies, d'après Galien (*Eisagoge seu Medicus, de humoribus*). C'est là une modification de l'une des théories de la collection hippocratique : L'homme et la femme, dit en effet le 4e livre *de Morbis* (περι νουσων), ont quatre espèces d'humeurs dans le corps, d'où viennent toutes les maladies, autres que celles qui résultent de blessures; ces espèces d'humeurs sont : le phlegme, le sang, la bile, et le liquide de l'hydropisie. (φλεγμα, καὶ αἷμα, χολὴ, καὶ ὕδρωψ). Cette théorie est souvent répétée ailleurs; Galien l'a localisée.

sera pour moi le même témoignage, exprimé par deux signes différents.

424. Nous diviserons les causes de maladies, qui agissent par destruction mécanique, et cela d'une manière plus ou moins occulte, en deux catégories : 1° *les causes inertes et de nature morte* : 2° *les causes animées.*

PREMIÈRE CATÉGORIE.

Causes inertes des maladies, ou causes de nature morte.

425. Je prends, pour point de départ, l'introduction, dans nos tissus, d'une simple épine de rose, espèce de cône lisse et cambré, effilé par le bout en une pointe acérée. Que l'épine du rosier nous laboure la peau, comme par la marche d'un *coutre* de charrue, dont la tige serait l'*âge* : la direction de ce corps déchirant sera presque aussitôt marquée, aux yeux, par un sillon rouge, et, à la pensée, par une sensation de brûlure, réunion des deux caractères, l'un visible, l'autre sensible, que l'on est convenu de désigner sous le nom d'*inflammation*. Comme on en aperçoit la cause, on s'arrête peu en général à ces effets : c'est là un cas de désorganisation qui est accessible au commun des hommes. Arrêtons-nous-y cependant, nous qui voulons procéder du connu à l'inconnu : la rougeur insolite du tissu vient évidemment de l'extravasation du sang des capillaires sous-épidermiques, qui se dégorgent dans ce sillon par l'orifice de leurs solutions de continuité ; sang qui s'hématose en s'oxygénant dans ce tissu traumatiquement pulmonaire (389). Car tout tissu interne aspire et élabore l'air, comme le poumon, dès qu'il est en contact immédiat avec l'air lui-même, le sang veineux s'y change aussitôt en sang artériel. De là augmentation du calorique : car il y a là condensation de l'oxygène de l'air, absorption par un liquide et transformation par combinaison ; fièvre locale, c'est-à-dire, altération, par interruption, de la régularité de la circulation. A une aussi petite profondeur, ce cas maladif est à lui-même son remède ; l'évaporation suffit à la dessiccation des liquides extravasés. Rien ne

fermentant à sec, l'empoisonnement purulent n'est pas à craindre; la croûte, qui se forme, protége, et les tissus sous-jacents, et les vaisseaux qui pourraient encore être béants, soit contre l'action inflammatoire de l'air, soit contre l'infection contagieuse de la décomposition : c'est le cas des plaies faites à un arbre, qui se guérissent par la transformation de l'aubier entamé en une nouvelle écorce protectrice. L'histoire déjà si longue de cette maladie mécanique se traduit par un seul mot, celui d'*égratignure*.

426. Mais que par un hasard rare, il est vrai, à la possibilité duquel pourtant nous porte à croire un hasard plus commun dans les amphithéâtres de dissection, ce piquant de rose ait trempé le bout de sa pointe dans un venin, si subtil qu'il soit; et cette *égratignure*, cette solution de continuité, toute superficielle qu'on la suppose, pourra devenir la porte par laquelle s'infiltrera dans le sang, avec la rapidité de l'éclair, la contagion de la mort, suivie de tout le cortége de ses plus effrayants symptômes. C'est ainsi que la pointe d'un scalpel mal essuyé inocule la mort par la piqûre la plus légère.

427. Supposons que l'épine dont nous parlons opère à notre insu, à la manière et dans les conditions de ce scalpel mal essuyé, et que tous ces symptômes se déroulent aux yeux de l'homme de l'art, qui n'ira jamais, du premier pas, jeter ses soupçons sur une aussi faible cause; quel champ ouvert aux conjectures, aux théories, aux frais d'érudition! Il y a là matière aux dissertations médicales de la longueur et de la profondeur de celles qui, depuis la naissance de l'imprimerie et la première publication des *Éphémérides des curieux de la nature*, ont fait la fortune de tous ceux de nos recueils périodiques dont le principal objet est le *grand art* de guérir.

428. Qu'est-ce, en effet, qu'une maladie qui, presque sans prodrome, s'annonce par le vertige, les éblouissements, la lipothymie, la défaillance, des envies de vomir; une fièvre brûlante, irrégulière, qui en peu d'instants se porte au cerveau; les crampes aux extrémités, les palpitations, les étouffements au centre; la susceptibilité nerveuse éveillée partout; puis la prostration générale, le délire, et en trois jours la mort; quel nom donner à cette entité, si on n'en soupçonne pas la cause? Est-ce une fièvre cérébrale, une névrose, une fièvre putride et typhoïde, un cas sporadique de typhus? L'autopsie ne révèle rien de positif; la marche des symptômes, trop rapide, n'a pu laisser nulle part des traces assez profondes. Vous donc

qui avez pu surprendre la cause sur le fait, ouvrez la délibération, sans rien révéler à personne; et vous aurez le temps d'apprécier, par ce seul cas, la valeur des théories médicales qui ont pour but d'arriver, par la combinaison des symptômes, à l'élimination de l'inconnue qui est la cause du mal. Le domaine de l'imagination commence là où celui de l'observation finit; et le domaine de l'imagination est un désert de sable où l'on n'a d'autre guide, la nuit que les étoiles, le jour que le mirage. Le fait, et puis l'illusion : l'observation qui finit brusquement, et puis l'hypothèse qui la suit, sans lien et sans ordre : telle est la médecine, depuis Médée jusqu'à nous.

429. Quoi qu'il en soit, voilà bien une cause de maladie qui est simple et qui tombe sous nos sens. Changeons-la de place, et nous allons, à chaque fois, déplacer les caractères symptomatiques du mal, et voir, selon le genre d'organe qui en serait le siége, la maladie qui en résulte s'offrir grave ou légère, guérissable ou mortelle.

430. Qu'un piquant analogue pénètre plus avant dans les chairs du bras ou de la jambe; dès ce moment l'*égratignure* deviendra un phlegmon, d'un caractère inflammatoire d'autant plus grave, qu'on l'enveloppera de moins de soins, et que la température favorisera davantage la marche de la fermentation des liquides stagnants. En effet, la solution de continuité étant plus profonde, et par conséquent la masse du sang dégorgé par les capillaires, soit veineux, soit artériels, étant plus considérable dans ce cloaque artificiel, la décomposition des liquides s'opérera d'une manière plus rapide sur une plus grande échelle; car l'air, ce principe de toute fermentation, y pénétrera par une plus large ouverture. Bientôt ensuite les mouvements musculaires déplaceront la pointe dans tous les sens, ils multiplieront, de la sorte, les solutions de continuité, et donneront ainsi tout autant d'accès nouveaux à l'air extérieur. L'inflammation gagnera de proche en proche, elle formera là un temps d'arrêt entre le sang oxygéné et le sang désoxygéné, un obstacle à la circulation régulière; et les produits anormaux de cette élaboration d'un liquide mort et inerte, absorbés, aspirés, dans tout ce qu'ils ont de plus subtil, par les veines adjacentes, ne tarderont pas à porter dans tout le torrent circulatoire la fièvre et ses désordres consécutifs, puis la mort. Nous venons de décrire les phénomènes que détermine, dans les chairs des pauvres moissonneurs, l'épine de la *bugrane*, ou *arrête-bœuf* (*Ononis spinosa* L.), épine qu'on a crue vénéneuse par

elle-même, et par ses sucs, quand elle n'est que dangereuse par le mécanisme de son action, par la saison où elle opère ses ravages, qui ont été souvent aussi mortels que le charbon ; c'est pour en éviter la piqûre que le moissonneur arme de tout autant de dés et étuis en roseau les doigts de la main avec laquelle il saisit la gerbe, qu'il scie de l'autre. Que si cet accident arrivait inaperçu à une main moins habituée à en reconnaître l'origine, que l'épine restât cachée et ignorée dans le tissu, qu'elle y fût entrée loin des champs, et par l'un de ces hasards, par l'une de ces rencontres de circonstances infiniment petites, qu'il est ensuite impossible d'apprécier, comment aurait-on défini ce cas maladif? Par une dissertation tout entière; la maladie deviendrait une entité phlegmasique ; car sa cause cachée serait dès lors abandonnée à la divination des hommes. Mais une fois que la cause est connue, la dissertation devient plus courte. L'importance en est moins grande à mesure qu'on la saisit mieux ; c'est alors un accident, ce n'est plus dès lors une maladie ; et son histoire se réduit, dans les nosologies, à un simple renvoi au *système botanique*.

451. Voyez comme tout va changer de caractère, en changeant de position. Si l'épine pénètre entre l'ongle, toujours à l'insu du malade et de l'opérateur, ce sera un cas de *panaris* spontané, pouvant revêtir trois formes différentes, occasionner trois tourments de plus en plus aigus, selon que l'épine aura pénétré dans les muscles, dans les tendons et jusqu'à l'os, ou dans les parties les plus nerveuses et les plus sensibles de cette expansion cornée de l'extrémité des nerfs, que l'on nomme l'ongle.

452. De même sous la plante des pieds, et dans la paume de la main, deux organes où, par des dichotomies indéfinies, les rameaux nerveux viennent s'épanouir, en cupules d'appréhension (*) si petites, qu'à la loupe elles n'offrent que le diamètre des pores, et si serrées, dans la régularité de leur disposition, que la pointe de l'aiguille se loge à peine entre chacune d'elles ; jugez de la vivacité de la douleur d'un mal, qui déchirera la trame d'un tissu aussi serré et aussi sensible, sur une surface si contractile, et où la cause du mal est si sujette aux déplacements.

453. Réduisons ces piquants à des dimensions telles, qu'en échap-

(*) Voyez *Nouveau Système de chimie organique*, tome 2, § 1628 ; éd. de 1838.

pant à la vue, ils soient susceptibles d'être soulevés et disséminés par les mouvements aériens, et de parvenir à nos organes profonds, par le véhicule de l'air même ; admettons le cas de la *quasi-évaporation* (pour me servir d'une expression de meunerie) d'une poussière composée des poils aigus du grain des céréales, des piquants à ampoule caustique de l'ortie (*Urtica major, seu minor* L.), du duvet du fruit du platane (*Platanus excelsa* L.) ; de l'amidon, de l'iris de Florence si riche en cristaux d'oxalate de chaux ; des cristaux siliceux des éponges et de la spongille des étangs ; enfin, de toute autre poussière composée de dards aigus et acérés par leur nature organo-calcaire ou organo-siliceuse.

L'inspiration pourra fixer cette poussière, soit dans la cavité nasale, et la faire monter jusque dans les sinus frontaux ; soit dans la cavité buccale et à la gorge ; soit dans les premières voies aériennes, puis à diverses profondeurs dans le poumon ; soit entre les paupières, dont le mouvement sera dans le cas de la promener d'un angle à l'autre, sur toute l'étendue de la conjonctive et jusque dans les points lacrymaux et dans le canal nasal, où l'inspiration attire nécessairement, et comme par la force du vide, quand les paupières sont fermées, tout corps étranger qui s'y trouve emprisonné (*) ; dans le tuyau auditif enfin. Que de maux divers la même cause est dans le cas de produire, et de combien d'entités et d'expressions elle va enrichir ou plutôt encombrer le système et la nomenclature ! *Coryza, ulcères* dans le nez ; *migraine* et *céphalalgie*, et même *fièvre cérébrale* dans les sinus frontaux ; dans la cavité buccale, *affection scorbutique*, si la cause se fixe sur les gencives, et que les effets inflammatoires de sa présence déchaussent les dents ; *grenouillette*, si ces infiniment petits piquants pénètrent et entrelardent la surface des glandes salivaires ; *maux de gorge* sur l'isthme du gosier ; *chute*, ou *relâchement de la luette*, si la poussière s'attache à l'extrémité du voile du palais ; *trachéite* et *bronchite*, *toux opiniâtre*, *rhume négligé*, *extinction de voix*, si la poussière s'arrête aux bronches et à la trachée-artère ; *étouffements asthmatiques*, si elle pénètre jusqu'aux premières ramifications des cellules pulmonaires ; *hépatisation* et *inflammation générale du poumon*, *pneumonie* et *péripneumonie*, si elle y séjourne ; *pleurésie*, si elle le traverse pour arriver à la plèvre ; et, dans le cas précédent,

(*) Voyez *Nouveau Système de chimie organique*, tome 2, § 1658 ; éd. de 1838.

phthisie, dès que chaque petit bouton passera de l'état inflammatoire, par où tout commence, à l'état purulent, par lequel toute inflammation finit. Dans les YEUX, *ophthalmie, conjonctivite* ou *inflammation de la conjonctive,* lorsque les ravages de cette poussière s'arrêteront à la conjonctive ; *blépharite*, quand ils s'implanteront de préférence aux paupières, et là, autant de noms que leur ravage produira d'effets et imprimera de déviations à la forme ; *trichosis* et *ectropion,* si l'inflammation, s'étendant sur le bord externe ou interne du tarse, fait rebrousser les cils en dedans ou en dehors ; *fistule lacrymale*, dans le canal nasal ; enfin, *sycosis, staphylôme, ptérygion,* selon la nature et les formes du lieu envahi, etc. Dans L'OREILLE, *otite* de tous les caractères et de toutes les façons, selon que la cause du mal envahira une plus grande surface de cette délicate expansion nerveuse qui tapisse tout le conduit auditif. Dans l'ESTOMAC, *gastrite, gastralgie, pylore, vomissement de sang*, etc.

Cortége de souffrances, de symptômes, de caractères si variables, par la simple transposition d'une cause imperceptible, que les combinaisons de la nomenclature ne suffiraient plus pour désigner toutes ces modifications, si l'on voulait pousser la logique de la classification jusque dans ses dernières limites.

Veut-on des exemples authentiques de ces sortes d'hypothèses?

Mlle Brohan, soubrette du Théâtre-Français (*), se plaignait, depuis longues années, de douleurs qu'elle éprouvait successivement sur diverses parties du corps, douleurs tantôt sourdes, tantôt vives, mais toujours d'un caractère difficile à expliquer. La douleur finit par se fixer sur le sein, et y détermina une tumeur croissante, qui fit croire à la formation d'un cancer ; cette opinion ayant été partagée par le médecin lui-même, Mlle Brohan se décida à l'opération. La veille du jour fixé pour cet acte important, elle sent au sein la pointe d'un dard, qui perfore l'épiderme, et montre le bout d'une aiguille que notre actrice se hâte d'extraire elle-même ; et dès ce moment elle fut débarrassée de tout le cortége nosologique de ses douleurs ; ses rhumatismes, ses coxalgies, ses névralgies, et en dernier lieu son cancer ne tenaient qu'à la pointe d'une aiguille, laquelle voyageait dans les chairs, et portait de place en place une irritation qui changeait

(*) *Voyez* les journaux du 10 au 12 déc. 1844, entre autres l'*Estafette* du 12.

de nom selon les organes ; l'aiguille s'était oxydée sur une grande partie de sa longueur.

Que de jeunes personnes hystériques n'a-t-on pas vu rendre, par tout le corps, des aiguilles qu'elles avaient avalées, dans le spasme de leurs mauvais goûts ?

Les cas de ce genre ne sont nullement rares dans les auteurs ; on peut consulter à cet égard :

1° *Ephem. cur. nat.*, dec. 2, ann. 3, obs. 5 ; et cent. 1, ann. 1712, page 3 (aiguille avalée sortie par les urines).

2° Les *Actes littéraires de Suède*, ann. 1724, page 602 (aiguille avalée sortie par une veine du doigt).

3° Vallisnieri *Opera omnia*, tom. 1, pag. 360 (aiguilles avalées sorties par les doigts de la main).

4° *Mémoires de l'Académie de chirurgie*, vol. 1, édit. in-12, part. 3, p. 91 (aiguille avalée qui sortit par le pied).

5° *Transactions philosophiques*, tome 11, page 461 (aiguille enfoncée dans le bras, qui sortit par les mamelles quelques années après).

6° Ravaton, *Traité des armes à feu*, page 22 (aiguille enfoncée près du ligament annulaire du poignet, et qui se laissa extraire six ans après à la partie supérieure du bras).

7° André de la Croix (*Chirurg. magna.*, lib. 2, pag. 104 (lame d'acier qui, ayant pénétré sous l'aisselle, fut extraite, neuf ans après, par un abcès survenu aux fesses).

8° Vallisnieri, *loc. cit.* (fuseau avalé qui se fit jour au dehors à la région du foie).

9° *Éphémérides des curieux de la nature*, déc. 1, ann. 1, 1670-1686, obs. 113 (couteau avalé par un paysan, qui le garda neuf mois ; la pointe lui ayant percé l'estomac, il en fit l'extraction lui-même et survécut ; observation communiquée par ordre de l'empereur, qui avait conservé le couteau dans son cabinet d'histoire naturelle).

10° *Actes de Leipsick*, oct. 1692 (couteau avalé le 5 janvier 1691, et sorti le 24 mai, par un abcès survenu au creux de l'estomac).

11° *Nouvelles de la république des lettres*, août 1688, art. 3 (cas d'une dame anglaise, qui vomissait tous les jours du sang ; tourmentée d'une douleur incessante à l'orifice cardiaque de l'estomac, qui disparut par le vomissement d'une *clef de vitrier* (instrument dont les vitriers se servent pour fixer les châssis des vitres). La malade se souvint alors qu'étant entrée neuf mois auparavant chez un vitrier, elle y avait avalé avec avidité des boulettes de veau, en les prenant dans une cuiller, et que dès ce moment elle avait senti cette douleur atroce à l'œsophage. Le médecin l'avait traitée pour un mal d'estomac avec les vulnéraires, les astringents et même les opiates ; la cause du mal, comme on le pense, s'était toujours moquée de ces moyens-là.

12° Observation d'Edouard Tyson et du docteur Morton (*Trans. phil.*, 1677, 1678 et 1679, obs. 28) : crachement de sang, insomnie, toux continuelle, occasionnée par trois petits clous qui s'était fixés à la naissance des bronches, chez un maçon qui les tenait à la bouche, et, s'étant pris à rire, les avait aspirés ; il lui prenait des quintes si violentes, qu'il était obligé de se mettre sur son séant. Le médecin, qui ignorait ce fait, le traita pour une maladie de poitrine ; ce ne fut que quelque temps avant de mourir, que le malade lui révéla ce fait : les clous furent retrouvés à l'autopsie ; sa poitrine renfermait six pintes de pus.

13° *Éphémérides des curieux de la nature*, déc. 2, ann. 6, 1688, obs. 157 (cas d'une paille qui s'introduisit dans la narine droite, avec sensation d'un grand bruit et d'une vive douleur, laquelle s'étendit dans toute la tête, et amena la cécité complète, en voyageant jusque dans les yeux). — *Ibid.*, ann. 7, obs. 79 (arête de poisson qui sortit en perforant l'estomac, sans autre résultat fâcheux, et aiguille qui sortit de l'estomac de la même manière).

14° *Éphémérides des curieux de la nature*, déc. 2, ann. 6, 1687 ; observation 77, de Jean de la Serre, sur une foule de cas de corps étrangers, balles de plomb, fers de flèche, échardes, qui séjournaient dans la substance du cœur, sans que l'animal parût en souffrir.

J'ai vu moi-même grand nombre de cas semblables. Un jeune homme toussait et crachait peu ; c'était une toux sèche ; il en fut débarrassé par l'expulsion de quelque chose de noir qu'il n'a pas su me déterminer. Un enfant de quatorze ans part d'un éclat de rire en mangeant une pomme ; il lui prend dès ce moment des quintes violentes de toux, qui ne cessèrent qu'à la suite de l'expulsion d'un morceau de pomme noirci par la décomposition, et qui s'était engagé dans la trachée-artère, à l'insu du patient. Ce cas est moins grave parce qu'un morceau de pomme ne saurait être qu'un obstacle à la respiration ; mais que serait-il arrivé si, à la place d'un morceau de la pulpe, c'eût été un pepin qui se fût ainsi engagé dans le poumon, dans ces tissus si délicats et si faciles à se déchirer et partant à s'ulcérer, dans ces anfractuosités, où le pus s'accumule, effet d'une érosion, et cause à son tour de nouveaux désordres? Quelle phthisie mieux caractérisée se fût présentée à l'observation du médecin? Les anciens ont prétendu qu'Anacréon mourut étouffé par un pepin de raisin; le hasard d'une aspiration inopportune fut cause de cette allégorique mort, qui nous paraît très-vraisemblable. Car il n'est pas de médecin, qui, une fois au moins de sa vie, n'ait été témoin de pareils cas d'introduction de corps étrangers dans les voies respiratoires. Depuis que nous avons donné l'éveil à cet égard, on en a mieux noté les circonstances; auparavant la haute médecine dédaignait d'enregistrer ces cas dans ses catalogues. Ici c'est un bouton qui s'insinue par l'aspiration et descend par la trachée-artère dans les poumons, avec quintes de toux et expectorations de glaires d'œuf; et rien n'est plus commun que les cas de ce genre: Brunel, l'architecte du tunnel sous la Tamise, avala, en jouant avec ses enfants, une pièce de monnaie qu'il faisait semblant d'escamoter; ailleurs l'expectoration ne suffit pas, il fallut recourir au manuel opératoire, pour extraire cette cause prochaine de mort. Qui niera désormais l'hypothèse de l'introduction de corps de petites dimensions, quand des corps de ce calibre s'introduisent avec une facilité telle? Evaluez ensuite de combien de manières varieront ces symptômes, selon la structure, les dimensions du corps étranger, et la région dans laquelle le hasard l'aura fixé de préférence.

434. Nous avons pris plus haut comme type (425) un piquant lisse sur sa surface, et qui, pour pénétrer plus avant, a besoin qu'une force l'y pousse par derrière. Mais faisons parcourir l'itinéraire précédent à un piquant hérissé, plus ou moins régulièrement, de piquants dirigés vers leur base; telles sont les esquilles de bois ou d'os, par les aspérités irrégulières qui résultent de l'éclat d'un tissu organisé, ligneux ou osseux; tels sont encore les *arêtes* des graminées, et bien d'autres organes de ces végétaux si communs autour de nous. L'*arête, esquille*, ou *piquant à rebrousse-poil*, une fois introduit dans la peau, sera susceptible, par le seul jeu que lui imprimeront les mouvements musculaires, de pénétrer, de proche en proche, jusqu'aux organes les plus nobles et les plus nécessaires à la vie, jusqu'au foie, jusqu'au cœur, jusqu'à la rate, jusqu'aux intestins, jusqu'aux organes

génitaux, pour y produire des ravages, lesquels changeront de nom, selon la place, l'étendue et selon la durée, qui multiplie les contacts et les combinaisons dans une progression incalculable. Car ces piquants sont organisés, par la direction d'avant en arrière des aspérités aiguës qui les bordent, de manière qu'ils avancent sans cesse et ne peuvent jamais reculer ; ils avancent à la manière du coin, et ils sont retenus ensuite à la manière des engrenages ; leur forme peut être représentée par une série de fers de flèche régulièrement enfilés par le même bâton ; de ces fers de flèche qu'Ambroise Paré désigne sous le nom de *flèches barbelées en forme d'espy*, et qu'il figure dans le cinquième rang de la planche intercalée au chapitre 18, livre 9, *des Plaies d'harquebuses*. On conçoit facilement comment chaque inflexion musculaire est en état de la faire avancer d'un cran, et qu'en continuant ce mécanisme, ces petits fétus sont dans le cas de venir frapper au cœur l'animal le plus gigantesque.

435. Voyez cet homme, à la figure hâve, au corps émacié, qui se traîne au soleil, tousse sans timbre, expectore sans cracher, s'alimente de quelques gorgées d'eau édulcorée ; son corps lui pèse de tout le poids de sa maigreur. Son pouls est obscur et faible, car son sang circule lentement, et l'oppression qui l'étouffe ralentit les inspirations ; une vieillesse précoce s'imprime sur tous ses traits, qu'elle laboure de rides, sur tous ses mouvements, qui semblent ankylosés. A l'oreille qui l'ausculte, ses poumons annoncent, par tous les frôlements de leurs tissus, par tous les modes dont l'air, en s'échappant, articule des sons, l'histoire de la phthisie pulmonaire. Cet homme a le germe de cette maladie dans la substance du poumon ; il a une entité maladive, comme disait Paracelse (*), qu'il ne s'agit plus que de dénommer par un terme classique. Les avis sont ouverts ; et sur ce point, comme sur bien d'autres, autant de théories que de têtes, autant de descriptions différentes que ce cas sera soumis à d'ultérieures observations. Grandes et savantes élucubrations que l'on jette au feu comme non avenues, dès que le malade déclare qu'il est chargé de balayer les greniers d'abondance, de vanner le blé, de

(*) *De Entibus morborum*, num. 8, pr. 4. « Paracelse admettait cinq entités ou influences qui causent les maladies : 1° entité des astres ; 2° entité du poison ; 3° entité du marasme ou entité naturelle ; 4° entité des esprits qui ont puissance sur notre corps, pour le violer et l'épuiser ; 5° enfin, enfin, entité de Dieu. » Nous avons aujourd'hui des entités plus savantes sans doute, mais non moins hypothétiques.

battre le chanvre, d'élaguer les platanes! La maladie, dès lors, n'est plus du domaine de la nosologie, mais de celui des accidents. On éloigne le malade de ce foyer d'infection pulvérulente : tout se dissipe spontanément, sans médicaments et sans régime, par la seule expectoration journalière de ces petites causes d'un grand mal ; et la santé se rétablit, dès que l'*évaporation* d'une simple poussière aiguë cesse d'arriver au poumon, pour y entretenir la maladie.

Ces petits piquants produisent, en s'implantant sur les surfaces respiratoires, les mêmes désordres qu'en s'implantant sur la surface de la peau (425), c'est-à-dire, des boutons, à qui la différence du milieu imprime une différence dans les caractères et dans le développement : jaunes et granuleux à l'intérieur, d'abord secs à l'extérieur, sous le souffle de l'aspiration et de l'expiration ; se crevassant ensuite et se vidant, sous l'effort de leur développement progressif, comme le sont les effets de la cause qui les engendre ; différentes phases qui prennent tout autant de noms différents, et sont dans le cas de se subdiviser en variétés assez nombreuses.

436. Quel médecin devinera la nature de ces désordres, si le malade ne lui en révèle pas la cause accidentelle ? Aucun. Après la révélation, chacun s'en croira capable ; et appelant à son aide toutes les ressources du vocabulaire, il ne manquera pas de nous improviser vingt symptômes qui lui auraient fait diagnostiquer la nature et la cause du mal, les différences enfin que présente cet accident avec telle maladie spontanée dont il a pris le masque. Mais ce masque, nul, sans autre avertissement préalable, n'aurait été en état de le lui arracher ; car cette cause mystérieuse, inconnue, indéfinissable, que, dès le commencement du monde, Hygie semble avoir livrée aux éternelles disputations des hommes, arrive, dans tous les cas, pour servir de point de mire à toutes les explications. Mais, dira-t-on, l'autopsie serait venue compléter ce qui manquait au diagnostic. L'autopsie aurait montré la place des effets ; quant à la nature de la cause, le scalpel n'aborde pas des êtres de cette petitesse-là : il les confond avec leurs ravages ; et c'est ce que l'autopsie fait plus souvent qu'on ne pense. C'est là une vérité qu'entre nous soit dit, personne ne doit perdre de vue. Continuons cette veine de prémisses.

437. Pendant l'été de 1824, il se manifesta, dans une localité des environs de Pesth, en Hongrie, une épizootie qui sévissait princi-

palement sur les troupeaux de moutons. L'animal se sentait pris tout à coup d'une turbulence insolite ; il bondissait effrayé, et comme poursuivi par un démon invisible ; on voyait sa laine frissonner par place, et sa douleur devenait plus vive à la moindre approche de la main ; les béliers inquiets frappaient de la corne, sans but et sans colère. A tant d'agitation succédait bientôt un état plus calme en apparence ; l'animal languissait, l'œil terne et morne, la tête baissée, la démarche lente et pénible, mangeant d'abord comme à l'ordinaire, et maigrissant beaucoup. Puis venait le dégoût, au milieu des plus riches pâturages ; bientôt la maladie prenait un caractère plus grave : la toux quelquefois, quelquefois la diarrhée, d'autres fois une espèce d'ascite ; la fièvre toujours, et une fièvre lente et ataxique. Le cuir se couvrait d'ulcères fétides ; d'autres fois il paraissait sain et en bon état, et pourtant alors l'animal tombait comme frappé d'apoplexie. Une sanie de mauvais augure découlait souvent du museau ou des yeux ; l'animal se couchait résigné à mourir ; et si on ne se hâtait, dès ces premiers symptômes, de le sacrifier, il finissait par tomber en pourriture, et l'on n'était pas sûr d'en obtenir même la peau, dévorée qu'elle était, en larges plaques, par ce *mal ardent*. Était-ce une contagion ? ou bien une infection ? Dans les étables, les bestiaux ne la gagnaient pas ; il leur suffisait de passer sur les pacages infectés, pour en rapporter le germe de ce mal, qu'ils ne communiquaient pas à d'autres. Des commissaires furent envoyés sur les lieux pour étudier une maladie aussi nouvelle ; jamais les prodromes, les symptômes, les phases, les crises, ne furent classés et observés avec plus de soin et d'une manière plus exacte ; les rapports savamment écrits occupèrent bien des séances, et, dans le cours de la discussion, la maladie prit bien des noms divers ; nul ne l'analysait mieux que celui qui ne l'avait pas vue : on ne décrit jamais mieux qu'à distance ; on pense bien que l'admirable description de Virgile, dont cette épizootie rappelait plus d'un trait, ne fut pas oubliée par les philologues de l'assemblée. La maladie fut donc très-bien étudiée ; les limites du foyer d'infection topographiquement déterminées ; la direction des vents, la température, la hauteur de la colonne barométrique exactement notées jour par jour.

Mais quelle était la cause du mal ? Fallait-il sacrifier d'aussi riches pâturages, dans un pays qui n'en a pas de trop ? ou bien avait-on l'espoir fondé de les purifier, de les assainir, et de les rendre moins malfaisants à la culture et au pacage? Quels étaient enfin les moyens à employer?

438. Un botaniste observateur mit fin à ces discussions savantes, et fit passer, d'un seul mot, ce cas maladif, du domaine de la pathologie dans celui du *Genera plantarum*. L'entité de la contagion, la malignité de l'influence épidémique, l'archée de Van Helmont, le stimulus de Brown, le germe du virus contagieux, l'inflammation de Stahl et de Broussais, l'*esprit du mal* enfin, comme disent les *peaux rouges*, cette cause mystérieuse de tant de ruines et de tant de maux, cette inconnue à dénominations si diverses, avait pourtant un nom dans nos catalogues; elle y était inscrite sous celui de *Stipa pennata*, haute graminée des pâturages sablonneux, fort commune chez nous, dans les environs de Fontainebleau, par exemple, plante peu recherchée par les moutons, et qui, par conséquent, ne pousse pas une tige qui ne porte épillets et ne mûrisse ses graines; or c'est l'épillet qui était la cause de tout ce mal. Imaginez-vous, en effet, une balle d'avoine hérissée de piquants à sa base et sur son pédoncule court, mais fortement adhérent, et ensuite se terminant au sommet par une très-longue arête hygrométriquement tortile à sa base, et pennée en barbes de plume sur tout le reste de sa longueur; sa penne lui sert de parachute, pour se disséminer au moindre souffle du vent; partout où elle tombe, elle s'enfonce par sa pointe, qui fait l'office d'une vrille, que les rotations de la penne mettent dès lors en mouvement, et font pénétrer indéfiniment dans tout plan qui n'oppose pas une résistance suffisante. Or, quand cette tarière, organisée avec des tissus et de la silice, venait à tomber dans un flocon de laine, la torsion des poils favorisait déjà, par son mouvement en spirale, la marche descendante de la pointe dans les chairs, et à travers la peau qui lui servait d'écrou; et puis les mouvements musculaires continuant l'impulsion que lui avait imprimée l'agitation de l'air, à l'aide de la penne qui lui servait d'aile, on conçoit que, de proche en proche, cette simple balle en cornet d'un malheureux *gramen* pouvait arriver au cœur, aux poumons, au foie, à la rate, aux intestins, aux reins, etc., et prêter ainsi à la pathologie du mal les caractères les plus variables et les complications les moins classiques. Chaque bête, en effet, semblait être affectée d'un mal différent, selon que l'aiguillon, conduit par le hasard, s'arrêtait sur telle ou telle région de préférence.

La *Société de Médecine et d'Histoire naturelle* de Pesth nous fit passer à cette époque un morceau de la peau de l'une des brebis qui avaient succombé. On y voyait encore en certains endroits des épillets de *stipa* incrustés; mais partout ailleurs la peau était perforée comme un crible dont on aurait bouché les trous avec une pellicule d'œuf ou d'oignon (*). Dès ce moment, ce cas fut biffé du cadre de la nosologie; la cause du mal avait déchiré son voile : ce n'était plus une entité. Mais que l'on évalue maintenant, par cet exemple, combien de fois l'art vétérinaire a dû se méprendre sur la nature de certaines affections ovines, dont l'épillet du *Stipa pennata*, si commun dans nos pâturages, était l'unique auteur: car enfin une telle cause de désordre ne change pas de mécanisme, en changeant de climat.

439. Au reste, les hommes ne sont pas à l'abri d'un pareil accident; mais ils le devinent vite, et s'en débarrassent promptement. Desfontaines (**) raconte que rien n'incommode le voyageur en Afrique, comme ces épillets de *Stipa pennata*, qui, s'insinuant dans l'étoffe des vêtements, viennent de là vriller, labourer les chairs, et y déterminer des douleurs atroces. Si l'homme n'était pas organisé, dans ce cas, pour faire œuvre de ses cinq doigts et de sa parole, il porterait le trait, sans le deviner et sans pouvoir se l'arracher; et il périrait, comme un mouton, sous l'aiguillon d'un fétu.

Sarrazin rapporte que les piquants du porc-épic (*spinæ hystricis canadensis*), une fois qu'ils ont pénétré dans la peau, rampent entre les muscles, jusqu'à ce qu'ils rencontrent un viscère à percer, d'où s'ensuit la mort (***).

440. La disposition des dents en scie et des poils en spirale qui hérissent les pédoncules et les arêtes des graminacées en général, fait que beaucoup d'espèces vulgaires donnent plus d'une fois, dans les champs et ailleurs, le change à la pathologie et à l'autopsie, au sujet de la détermination des cas maladifs des animaux et de l'homme.

441. « Un enfant, dit le docteur Desgranges, médecin à Lyon (****),

(*) Consultez l'analyse de la dissertation de Sadler, à ce sujet, dans le BULLETIN UNIVERSEL DES SCIENCES de 1825, *section d'agriculture* et *section d'histoire naturelle*.

(**) *Flora atlantica*.

(***) *Mém. de l'Acad. des sciences*, 1727, p. 592.

(****) *Journal général de médecine*, tom. 39, p. 137 et 255; 1810.

est pris de fièvre : toux, oppression, gros rhume, douleur au côté droit; visage animé, tête souffrante; bouche chaude; altération grande. *Le médecin de l'endroit jugea une fluxion de poitrine.* Application de sangsues ; soulagement, mais seulement amendement. Le neuvième jour, vomissement de matières purulentes, sanieuses et putrides, mêlées de quelques stries de sang. Un peu de mieux, mais pendant cinq jours, nausées; diminution de la fièvre. Huit jours après, on aperçut une rougeur légère, circonscrite au côté droit souffrant, précisément à l'endroit qui arrachait des plaintes au malade, entre la sixième et la septième côte, un peu postérieurement. Bientôt empâtement. Tumeur qui se prononce de plus en plus, et acquiert le volume d'un furoncle assez gros. Applications de cataplasmes à la mie de pain et au lait. Le sommet de la tumeur s'ouvrit; et il en suinta quelque peu de sérosité, par la rupture d'une phlyctène qui s'y était formée. Un peu de suppuration eut lieu ensuite; et l'on aperçut un corps blanchâtre, que l'on jugea être un corps étranger. C'était un fragment d'épi de seigle qui s'avançait en présentant sa tige, ou sa partie inférieure, la première. L'enfant se trouva soulagé tout de suite; la plaie et la grosseur ne tardèrent pas à disparaître. La maladie avait duré cinq semaines (*). »

Tout le monde s'y était trompé avant l'événement; c'était une fluxion de poitrine, compliquée de furoncle, d'abcès, d'emphysème au côté droit. La sortie de l'épi vint donner le mot de l'énigme, et rafraîchir la mémoire de l'enfant, qui se souvint d'avoir avalé, huit jours avant la fièvre, un épi de seigle qu'il tenait depuis un quart d'heure dans la bouche, lequel lui causait, disait-il, des picotements dans l'estomac (dans le langage vulgaire, l'*estomac* est pris pour la *poitrine*), picotements incommodes, parfois très-vifs, mais non continuels. Desgranges a rédigé son observation sous l'influence de cette tardive révélation, qu'il place, comme chacun le fait un peu en nosologie, en tête de sa description : anachronisme qui, deux lignes plus bas, fait tomber l'observateur dans une contradiction formelle au sujet de la classification du mal. Viennent ensuite les scholies

(*) Le docteur Desgranges a consigné un cas analogue dans le t. 44, p. 130, 1812, du même journal. C'est un nouvel exemple d'un épi d'orge avalé et passé dans le poumon droit, retiré, le quarantième jour, d'un abcès survenu dans l'interstice de deux côtes; il y eut emphysème et dégagement de gaz si fort, qu'il en éteignit la chandelle qu'on avait approchée du jet.

obligées sur les forces vitales, et les *efforts salutaires de la nature, pour se débarrasser de l'épi*; d'où l'auteur conclut, avec Hoffmann, que la méthode suivie par la nature, pour arriver à la guérison, consiste spécialement à éloigner la cause des maladies : *Methodus naturæ in causarum remotione consistit.*

Or, aux yeux d'un botaniste, il doit être évident que l'épi de seigle a par devers lui, pour s'éloigner et sortir de nos organes, de quoi se passer des efforts salutaires de la nature. Il s'éloigne en reculant et à la manière des vrilles ; mais il cause plus d'une souffrance et plus d'une maladie, en s'éloignant (*).

Enfin, au bout de l'observation, on sent la lutte de la docte médecine avec les simples inspirations du bon sens : Desgranges dépose le bonnet de docteur qui lui pèse, et s'écrie en se frottant le front : « C'est bien là le *spina pleuritica* de Van Helmont, dans la rigueur du mot. » Et il a raison ; ce mot que Van Helmont (**) n'avait jeté que comme une allégorie, un emblème, une métaphore de son *archée* ou principe du mal, comme une simple comparaison enfin, est gros, quand on le comprend bien, de toute une révolution médicale.

442. Et de pareilles mystifications du diagnostic, les annales de la science ne sont pas avares. Nous en connaissons près de douze, tout aussi complètes que la première, qui est la dernière en date, et dont la description peut servir aux douze autres facilement. Nous allons les indiquer d'une manière fort succincte :

1° Ambroise Paré (*des Monstres et Prodiges*, livre 19, ch. 17, édit. complète de 1575). — Cas d'un jeune étudiant de Paris, qui avala un épi d'herbe appelée gramen (l'*Hordeum murinum* L., peut-être), *lequel*, dit Paré, *sortit quelque temps après entre les costes, tout entier, dont le malade en cuida mourir.*

2° Renaudot (*Spicilegium seu historia medica mirabilis spicæ gra-*

(*) Que l'on s'insinue, dans la manche de l'habit, entre la chair et la chemise, un épi d'*Hordeum murinum*, les arêtes en dehors, comme le font si souvent les enfants en s'amusant, et on ne tardera pas à se faire une idée de la manière dont ce corps étranger peut opérer dans toute autre région : car, à chaque mouvement du bras, on sentira l'épi monter, gratter, ramper, et venir enfin sortir par l'épaule de la chemise.

(**) *Metaphorica spina pleuritidis, et propriè loquendo ipsa pleuritis, est peregrina aciditas concepta in archeo.* (De furente Pleurâ, 15, pag. 379 : *opera omnia*, 1707.) Dans la table des matières de ce corps d'ouvrage, ainsi que dans le mémoire posthume *de Febribus*, publié dans les opuscules, capit. I, 29, Van Helmont donne cet exemple comme une simple comparaison : *Paradigma, ad febris positionem, modum, cognitionem et sanationem, sufficiens.*

mineæ extractæ a latere ægri pleuritidis, qui eam ante menses duos incautè voraverat, 1647).

3° *Éphémérides des curieux de la nature*, décad. 1, ann. 8, 1677, — ann. 9 et 10, 1678, 1679 (épi de froment). Extrait dans la collection académique, partie étrangère, tome 3.

4° *Ibid.*, cent. 1 et 2, ann. 1712, obs. 81. (*Spica siliginea è pectoris abscessu prodiens.*)

5° Marcellus Donatus (*Hist. med.*, pag. 746. — *Nouvelles littéraires*, mois de mars 1707. — Haller (*de Partium corporis humani fabricâ et function.*, tome 1, page 52, 1778). Épi d'orge sorti d'un ulcère aux reins.

6° Haller (*Disputation. chir. selectæ*, thèse de Joachim Dolge, 19 juillet 1704 : *de Spicâ deglutitâ et per apostema hypocondrii dextri rejectâ*).

7° Bonnet (*Med. sepulc.*, lib. 3) cite le fait d'un épi de froment avalé par un enfant d'un an. Guérison en cinq semaines. L'observation est de Samuel Ledelius, médecin du dix-septième siècle.

8° Van Helmont (*de Injectis materialibus*, 7, page 365, première col. ; *opera omnia* ; 1707). Épi d'orge encore vert ; mêmes symptômes, même issue : guérison au bout de trois semaines.

9° Jean-Joseph Courtial (*Observations anatomiques sur les os et sur quelques maladies particulières*, 1 vol. in-12 ; Leyde, 1709 ; obs. 9). Épi d'orge. (Même observation analysée dans le *Journal des Savants*, ann. 1688 ; et dans la Bibliothèque de Planque, à l'article *Abcès*.)

10° *Mémoires de l'Académie de Toulouse*, tome 2 ; 1784. Partie historique. — Épi de *Gramen tomentosum spicatum* (*Hordeum murinum* L. (*)?) — Guérison en trois semaines.

11° *Journal général de médecine*, tome 80 ; 1789. Épi de *gramen* (*Hordeum murinum*). Guérison en treize jours. — *Voyez*, en outre, les *Mémoires de l'Académie royale de chirurgie*, tome 1, quatrième cas. — Épi de blé.

443. Dans tous ces cas, dont nous pourrions aisément grossir la liste, on trouve une si grande coïncidence de phénomènes, au sujet du

(*) Le *Gramen tomentosum spicatum* serait le *Lagurus ovatus*, si commun aux environs de Toulouse ; mais nous soupçonnons que l'auteur de l'observation a commis une méprise de synonymie, et a pris l'*Hordeum murinum* pour le *Lagurus ovatus*, qui est trop grêle et trop cotonneux pour être coupable de si grands ravages.

début, des diverses périodes, de la durée et de l'issue, qu'on semblerait pouvoir en généraliser l'ensemble, par une formule qui offrirait, dans les termes, la précision d'une grande loi de pathologie. Nous le répétons : avant toute espèce de souvenir de la part du malade, avant la sortie du corps étranger, tout médecin, si habile dans la théorie, si exercé dans la pratique qu'il puisse être, commence par se méprendre sur la nature de la maladie, et cherche, dans l'arsenal de l'analogie des cas observés auparavant, la synonymie du cas qui lui est actuellement soumis. Ce n'est que lorsque l'épi se fait jour à travers les côtes, et vient se montrer à l'observateur, avec tous ses caractères visibles à distance, que l'on reconnaît la méprise et qu'on efface l'entité.

444. Mais si, au lieu d'un épi entier, nous avions eu affaire à un épi broyé, à une poudre composée de ses arêtes, toutes organisées comme lui, sous le rapport qui nous occupe, dès ce moment la maladie aurait conservé sa place dans le cadre de la nosographie, parce que la cause, réduite à des dimensions trop petites pour être appréciées à l'œil, serait sortie inaperçue, et confondue avec la substance du pus. Qui a jamais tenté, sur le vivant, et même dans une autopsie, de fouiller, dans les produits de la décomposition, les traces palpables de la cause mécanique? Le scalpel tranche, éventre, découpe, et n'analyse pas ; et que de choses passent sous sa lame, emportant au rebut avec elles le mot de l'énigme et le terme des disputations!

445. Fixez maintenant votre pensée sur tout ce qui nous entoure ; calculez combien de fois, en certaines saisons, la déglutition et l'inspiration sont dans le cas de recevoir, par le souffle des vents, les débris pulvérisés de ces moissons d'épis d'obscurs *gramens*, qui bordent nos routes, nos rues, et couvrent nos jachères ; et dites-nous si bien des épidémies, le plus savamment étudiées, n'ont pas pu, dans leur essence ou dans leur complication, être l'œuvre de ces petits fétus.

446. Or, si je pose le cas de l'introduction de ces corps étrangers dans les voies alimentaires, et, ce qui arrive plus fréquemment, dans les voies respiratoires, vous êtes tous maintenant en état de me tracer d'avance la marche des symptômes et l'ensemble des phénomènes, de me donner enfin l'histoire complète de la maladie et de la guérison. Si je prends la question par le bout opposé, et que je

vous pose le cas de la maladie, aussi rigoureusement décrite, et que je vous en demande la cause, une fois qu'elle se sera dérobée, d'un bout à l'autre, à notre observation, vous voilà tous dès lors vous jetant dans le champ des théories abstraites, et fouillant dans une nomenclature que nul de vous ne comprend (si ce n'est par un échange de synonymes, et par des pétitions de principe sans fin), pour créer une entité à laquelle vous conveniez entre vous d'attribuer, la plume à la main, la cause de tant de désordres; vous voilà jouant avec les forces vitales, le sang, les humeurs, le flux nerveux, les influences locales, les prédispositions héréditaires, l'inflammation et les phlegmasies, les forces stimulantes, hypersthénisantes, que sais-je encore? car, Dieu merci! ce ne sont pas les tournures de phrase qui manquent à nos plumes. Au lieu de vous arrêter au bon sens de l'analogie, qui nous enseigne à tous tant que nous sommes, d'une voix infaillible, que *la similitude des effets dénote une similitude de causes;* que deux causes de nature différente sont incapables de produire d'identiques effets, aussi incapables que l'est la lionne d'accoucher d'un cheval ou d'un bœuf: pauvres mortels! nous n'osons croire que ce qui vient se montrer à nous, et offusquer notre vue: comme si la nature ne nous avait pas donné en partage l'analogie pour soupçonner, le raisonnement pour deviner, le calcul pour démontrer. Pour moi, tout ce que j'ai découvert, je ne le dois qu'à la méthode contraire; au pied de la chaire que je me suis créée à mes frais, et dans laquelle je me maintiens envers tous et contre tous, parce que je n'y relève que de Dieu sur la terre, je n'ai pas, sur les traces de ce grand destructeur du passé, ayant nom PHILIPPE — AURÉOLE — THÉOPHRASTE — PARACELSE (BOMBAST DE HOHENHEIM), je n'ai pas brûlé, dis-je, Aristote et Galien, ces faux dieux de l'école, ces grands observateurs des premiers temps, ces monuments historiques de la marche progressive de l'esprit humain; j'ai brûlé à leur place toute cette nomenclature pathologique, pétrie d'entités sans forme, de termes sans idées, de phrases de convention, dont l'homme de l'art est aussi dupe que le vulgaire; nomenclature qui s'embrouille, à mesure que toutes les autres se simplifient, en s'épurant au creuset de la logique et de l'observation. Tout en inscrivant ce jargon dans mes livres, je fais profession de l'ignorer: en cela, je suis plus franc que ceux qui font profession de le savoir; et quand je vois la maladie trouver jour dans un organe normal, et qui par lui-même ne saurait, fidèle à la loi de son origine, rien engendrer qui ne soit normal (46), JE CHERCHE A VOIR OU A DEVINER L'ÉPINE DANS L'ORGANE, ET NON L'INFLUENCE DANS UNE IDÉALITÉ. De ce point de vue, tout se déroule d'une manière distincte et méthodique, histoire et médication ; et je sens que je m'approche de la nature, d'autant plus que je m'éloigne de la médecine dogmatique ; cela soit dit, sans blesser aucune susceptibilité, sans alarmer aucun intérêt particulier ; je ne suis point un rival, mais un penseur indépendant et libre ; je continue.

447. Nous venons d'étudier des cas fort intéressants d'introduction, dans les voies aériennes, de corps étrangers, d'une structure qui explique, à elle seule, la régularité et l'uniformité des phénomènes maladifs. La position relative du larynx démontre suffisamment comment il se fait que ces corps s'introduisent plutôt dans les poumons que dans le canal alimentaire : ces corps, n'avançant que par reptation, doivent s'insinuer dans la première cavité qu'ils rencontrent sur leur passage. Mais le canal alimentaire, on doit le penser d'avance, n'est pas exempt de pareils accidents ; il est évident même que, par la nature seule de la déglutition, il y est plus fréquemment exposé que tout autre. Or, ici encore, quand le corps étranger tombe sous la main, ce n'est qu'un accident peu digne d'entrer en ligne de compte ; quand il échappe à l'observation (et qu'est-ce qui n'échappe pas à l'observation, pendant vingt-quatre heures qui séparent les visites du médecin, visites qui durent quelques minutes ?), la docte science reprend ses droits, et la dissertation a ses franches coudées; d'autant plus obscure qu'elle est plus profonde, elle s'éloigne de la lumière, en creusant.

448. Lisez tous les cas que la science a enregistrés, des divers corps étrangers introduits fortuitement dans les organes internes : comme leur rédaction est laconique, leur histoire simple, leurs symptômes à peine indiqués (*) !

D'après Ant. Benivenius, une femme de Toscane avale une épingle ; trois ans plus tard, elle la rend par l'ombilic, sans que sa santé en ait été dérangée.

D'après Valescus de Tarente, une jeune fille de Venise rend par les urines une aiguille de trois doigts de long.

(*) *Voyez* Ambroise Paré, chap. 17, *des Monstres et Prodiges* ; Van Helmont, *de Injectis materialibus;* et la table des matières de tous nos recueils scientifiques.

« Monsieur de Rohan, dit Ambroise Paré, avait un fol, nommé Guion, qui avalla la pointe d'une espée tranchante, de longueur de trois doigts, ou environ, et douze jours après la jeta par le siége ; et ne fut sans luy advenir de grands accidents, toutes fois réchappa. »

Et toutes les autres descriptions sont aussi brèves, quand le corps étranger est d'une certaine dimension qui ne permet pas de se méprendre sur sa présence.

Mais que, par ses dimensions, le corps étranger eût échappé à la vue, oh ! dès lors nous aurions eu un journal d'observations, heure par heure, du mieux balancé par le pire, une succession de recrudescences et d'améliorations : et, au bout de cet interminable cadre de toutes les observations exactes, l'éternel refrain de MORT et AUTOPSIE, avec ses éternels désappointements.

449. N'y a-t-il donc que les corps d'une certaine dimension à qui il arrive de s'introduire dans nos organes ? Et la nature a-t-elle fixé, pour mesure à ces dimensions, les limites de notre vue ? Il me semble, au contraire, que ces cas d'introduction doivent être d'autant plus fréquents, que les corps étrangers sont plus petits ; car, sous cette forme, ils trouvent bien moins d'obstacles. Or pourquoi l'analogie des phénomènes consécutifs de l'introduction des corps étrangers de grande dimension ne nous amène-t-elle pas à attribuer à l'introduction des petits la cause de phénomènes en tout et proportionnellement semblables ? Car, enfin, tout ce raisonnement se réduit à la formule suivante, laquelle porte son évidence en elle-même : UNE TELLE CAUSE AYANT PRODUIT UN TEL EFFET, UN TEL EFFET DOIT ÊTRE PRODUIT PAR UNE ÉGALE CAUSE.

450. En conséquence, et faisant de cet axiome l'application, que j'appellerais volontiers par contre-épreuve, s'il est certain qu'un corps introduit dans les poumons y détermine, selon ses dimensions et ses formes extérieures, l'une ou l'autre des nombreuses affections que nous avons inscrites aux catalogues, sous les noms de *rhume, catarrhe, asthme, croup, péripneumonie, pleurésie, emphysème, empyème, phthisie pulmonaire*, etc. ; pourquoi toutes ces affections ne seraient-elles pas toujours, et dans tous les cas, les effets de corps étrangers d'une dimension moins appréciable à nos méthodes grossières d'observation ?

451. Un corps étranger dans l'estomac y détermine toutes les an-

goisses de la *gastrite*; dans les intestins, toutes celles de l'*entérite*. Pourquoi la *gastrite* et l'*entérite* ne seraient-elles pas toujours l'effet d'analogues corps étrangers ?

452. *Idem*, des maladies du cœur ; *idem*, des maladies du foie et de la rate, *ictère* et *fièvres intermittentes?*

453. *Idem*, des maladies du *vagin* et de *l'utérus?*

454. *Idem*, des maladies des voies urinaires, et des calculs de la vessie, que détermine si souvent, comme noyau, la présence d'un corps étranger introduit d'une manière visible ? Le mécanisme d'une formation pierreuse une fois reconnue, ne suffit-il pas pour expliquer tous les autres cas de nature semblable, alors même que les dimensions du produit ne seraient plus susceptibles de tomber sous nos sens?

455. *Idem*, des douleurs rhumatismales, arthritiques, des spasmes nerveux? L'introduction d'une aiguille dans l'un des muscles de nos membres appendiculaires suffit pour déterminer, avec les douleurs les plus vives, la perte du mouvement local ; pourquoi, en général, toute perte du mouvement, la *coxalgie*, la *paraplégie*, etc., ne proviendraient-elles pas d'une cause analogue et agissant, non pas hypothétiquement, mais tout simplement et d'une manière mécanique, en divisant les filets musculaires et les filets nerveux qu'elle rencontre sur son passage, et coupant de la sorte les communications de l'organe passif et de l'organe actif, de l'organe contractile et de l'organe dont l'influence électrique détermine la contraction?

456. Il faudrait, pour que ces inductions fussent entachées de fausseté, que la médecine fût une science sans aucun point de contact avec toutes les autres, rejetée hors du cadre de la nature actuelle, ayant des lois à part, un raisonnement à part, une vérité à part, et qu'en entrant sur le seuil du sanctuaire, le médecin dût abdiquer le caractère distinctif de l'homme, se dépouiller de sa manière de sentir et de raisonner, de voir et de prévoir, d'observer et de juger; il faudrait donc qu'il vidât son crâne de cet organe cérébral où s'élabore la pensée, où le raisonnement se jette au même moule. A-t-on jamais, en effet, raisonné, en chimie, en physique, en astronomie, etc., avec cette incohérence et cette duplicité de formules, qui caractérise le raisonnement médical?

457. Entourés de dangers, dans ce monde où tout s'agite comme nous, souvenons-nous bien que c'est des plus petits que nous som-

mes plus souvent victimes, par cela seul que c'est de ceux-là que nous nous garons le moins ; ce sont des *esprits*, puisqu'ils sont invisibles, mais des esprits qui nous torturent à la manière des corps naturels.

Si donc il est certain et démontré que tel corps agisse, en tranchant le fil de tout ce qui est mou, en ouvrant les canaux de tout ce qui circule ; toutes les fois que je surprendrai des filets coupés, des canaux éventrés de cette manière, je serai en droit de soupçonner l'action d'un corps étranger analogue par sa structure ou par son organisation.

DEUXIÈME CATÉGORIE.

Causes morbipares, organisées ou animées.

458. Nous venons de nous occuper des causes qui, alors même qu'elles appartiendraient au règne organisé, n'en agissent pas moins, à la manière des corps inertes, par l'effet automatique de leur structure spéciale et de leur présence dans le sein d'un organe. Il nous reste à examiner, dans cette catégorie, un mode d'action plus compliqué, plus durable, et qui, par conséquent, marche, pour ainsi dire, par progression multiple ; je veux parler des êtres organisés, qui sont susceptibles de se développer dans nos organes, et d'y vivre à nos dépens. Ces causes de maladies peuvent être rangées en deux embranchements principaux : l'un, comprenant les êtres organisés qui ne nuisent qu'en se développant, en augmentant de volume, usurpant la place, interceptant les communications, et distendant la cavité des organes ; l'autre, comprenant les êtres organisés qui non-seulement se développent, mais encore désorganisent nos tissus. Également intrus et parasites, la présence des uns n'est qu'un accident, celle des autres est une cause constante de désordres et de maladies.

PREMIER EMBRANCHEMENT. — *Causes morbipares, qui ne nuisent que par leur développement.*

459. Au premier rang de ces causes, et comme type du mode

d'action de toutes les autres, je place les graines végétales. Supposez, en effet, que, par suite d'un goût dépravé, on introduise dans l'estomac, des petits morceaux d'éponge secs, les accidents les plus graves ne tarderaient pas à être la conséquence immédiate de ce caprice ; la propriété du tissu de l'éponge étant d'augmenter de volume en s'imbibant d'humidité. Ce serait pire s'il arrivait que, par l'inspiration, il s'introduisît, dans les poumons, une poussière composée de détritus d'éponges marines; sans parler ici des cristaux siliceux qui entrelardent ces tissus, et qui, par leur action à part, sont dans le cas de déterminer dans nos organes tous les symptômes de désorganisation mécanique ; par l'action de l'intumescence seule, on comprend déjà combien nos poumons finiraient par en être affectés. Eh bien, la germination des graines réalise ce phénomène ; et nulle graine ne saurait pénétrer dans la cavité de l'un de nos organes, sans se trouver dans toutes les circonstances favorables à sa germination.

En effet, les graines y rencontrent de l'humidité et de l'obscurité ; deux circonstances qui leur suffisent dans le sein de la terre. Or chacun sait qu'en germant, la graine augmente de volume, et souvent dans des proportions considérables, ce qui suffirait pour occasionner les symptômes les plus graves, alors qu'à ce premier phénomène ne se joindrait pas celui du développement de la radicule et de la plumule, qui ne tardent pas à s'échapper au dehors.

460. Les fastes de la science sont riches en exemples de graines (fève, pois, haricots, etc.), qui ont germé dans le tuyau auditif où le hasard les avait introduites (*). De là des maux d'oreille qui auraient donné le change au médecin, sur la nature de la maladie, sur l'influence du tempérament et des humeurs, et qui n'auraient pas manqué de fournir matière à un fort long journal d'observations, si une révélation quelconque n'était venue indiquer la cause bien peu médicale et fort naturelle de l'affection. D'abord affaiblissement de l'ouïe, léger prurit dans le tuyau auditif ; bientôt perte de l'ouïe du côté affecté, fièvre de plus en plus intense, douleurs atroces telles qu'on en ressent, quand se trouve offensée une surface aussi sensible que celle où viennent s'épanouir, en papilles innombrables et vierges de tout contact habituel, les dichotomies superficielles du

(*) *Voyez* les notes des pages 289 et 290.

nerf auditif. Qu'on se rappelle quelle vive douleur y produit le mouvement d'un simple cure-oreille, aventuré un peu trop profondément, et l'on pourra d'avance se faire une idée des tortures cruelles que déterminerait un corps susceptible d'augmenter de volume indéfiniment, dans une cavité d'une aussi grande sensibilité. Quand une fois on a reconnu la cause mécanique de ce désordre, on a vite trouvé le moyen de guérir la maladie, au moyen de l'extraction du corps étranger. Mais telle est la direction imprimée aux études médicales, et nous en appelons, sur ce point, et sans crainte d'être démenti, à la pratique de tous les médecins de bonne foi : l'idée d'un corps étranger, dans un cas d'otite, est bien la dernière qui leur vienne dans l'esprit ; et c'est toujours par les révélations du malade qu'elle prend place dans le diagnostic du médecin. Or après la révélation, et dès que l'extraction du corps étranger a mis fin aux annotations de l'observateur et aux souffrances du malade, ce cas sort du domaine des théories médicales, pour entrer dans celui des accidents ; et l'analogie en reste là. Dans une science de conjectures et d'hypothèses, ce qui est simple n'est pas assez savant, pour y prendre place. Soyons moins savant, afin d'être plus vrai, et poursuivons l'analogie jusque dans ses dernières limites.

461. L'exemple dont nous venons de nous servir se présente avec des dimensions trop grandes, pour qu'il puisse échapper longtemps à l'observation et au souvenir. Mais il est des graines de tous les calibres ; il en est même qui affectent des dimensions si petites, que l'on ne saurait en déterminer la nature qu'à l'aide du microscope, et, avant leur germination, on serait exposé à les confondre avec les globules du pus ou du sang ; telles sont les graines du lycopode, des mousses, des champignons et des moisissures ; c'est pour les désigner, faute de pouvoir les disséquer, que les botanistes les ont appelées des noms de *sporules*, *sporidies*, etc. Quoique d'un plus grand calibre, les graines *d'orchis*, *d'orobanche*, de la *petite cuscute*, ce chancre de nos luzernes (*), ne sont pas cependant plus visibles sans le secours des verres grossissants. Que de graines des champs en outre sont susceptibles d'être soulevées par les vents, comme une

(*) Que serait-ce des graines visqueuses du gui (*Viscum album*), qui s'attachent aux surfaces par leur glutinosité, avant de le faire par leur germination même, et qui germent partout où elles ont pu s'attacher ?

fine poussière, et de s'introduire de la sorte, dans les cavités de tous nos organes qui communiquent avec l'air extérieur ! Or si cela arrive, et qu'elles y germent, en s'attachant aux parois de nos tissus, soit par leur viscosité, soit par la force d'adhérence de leurs empâtements radiculaires, que d'entités maladives ne sont-elles pas dans le cas d'engendrer, en donnant le change au diagnostic, qui, dans cette circonstance, sera abandonné à toute la latitude de son ignorance sur la véritable cause du mal ? Mais si une pareille récolte se répand sur un bassin géographique, et que les circonstances météorologiques deviennent, à point nommé, favorables à leur propagation et à leur dissémination dans nos organes béants, n'aurons-nous pas alors un cas assez bien caractérisé d'épidémie, dont la science ira chercher la cause bien haut, quand en réalité elle est si bas et si bien à notre portée ? Or qui n'admettra pas avec nous, maintenant qu'on en est averti, qui n'admettra pas que la réalisation de ces accidents soit plus fréquente que nous ne l'aurions cru, alors que cette idée ne s'était pas présentée à notre esprit ? Qu'on évalue maintenant quelle nuée de sporules de moisissures nous avalons et nous respirons, dans les lieux humides et bas, et combien de temps il faut à ces graines microscopiques pour germer et remplir le cadre de leur croissance et de leur fructification. Qu'on soumette au même calcul la dissémination des *spores* de *mousses* et de *lichens*, des *sporanges* de *fougères*, et l'on restera comme étourdi, la première fois, de trouver dans l'invisibilité de l'air tant de causes visibles de maladies, auxquelles l'on n'avait jamais songé jusqu'à ce jour. Eh quoi ! nous admettons que l'inspiration seule de la poussière de nos greniers, qui n'est composée que d'amidon, de son et de poils de céréales, puisse être la cause immédiate de l'inflammation de poitrine, et même de la phthisie pulmonaire ; et nous croirions que l'inspiration de ces nuées de sporules que les végétaux inférieurs lancent par bouffées dans les airs, puisse avoir lieu d'une manière inoffensive ! Ne prévoyons-nous pas de combien s'aggraveraient, chez le meunier, les désordres de l'inspiration amylacée, si chaque granule d'amidon était doué de la faculté germinative ; et ne suffit-il pas d'énoncer cette idée pour la démontrer ?

462. Mais, nous dira-t-on, ces granulations ne tarderont pas à être rejetées au dehors, par l'acte de l'expectoration, chez le poumon, et de l'excrétion, chez tous les autres organes. Sans aucun

doute, il est des graines et sporules qui se prêteront à ce genre d'expulsion ; mais il en est d'autres qui s'y refuseront et tiendront bon en place ; telles sont les graines des plantes que nous nommons parasites, parce qu'au lieu de s'attacher au sol, elles s'attachent de préférence aux êtres organisés. Ces graines adhèrent au milieu sur lequel elles tombent ; la première radicule qu'elles poussent est un suçoir, une ventouse qui se fixe irrévocablement. Si le hasard les introduit dans l'un de nos organes, ne s'attacheront-elles pas à ses parois, à la manière des sangsues? Or qu'arrivera-t-il de cet accident? chaque petit suçoir ne fera-t-il pas l'office d'une ventouse, qui appelle la circulation dans des régions nouvelles, lui ouvre de nouveaux canaux, pour la dépouiller de ses principes, sans rien lui rendre en échange? De là inflammation des surfaces d'application, développement anormal des tissus, rupture des capillaires, petits anévrismes où le sang en stagnation, se dépouillant de sa vitalité, prendra tout à coup une tendance à la fermentation purulente. Quelle porte ouverte à la fièvre et à la désorganisation !

465. Nous avouerons que ces causes de maladies trouveront moins de facilité à se développer sur les parois intestinales, à cause de l'action défavorable à la marche de la germination (*) des liquides acides et alcalins de la digestion. Mais la possibilité du fait doit être admise pour tous les autres organes, où l'introduction et le développement de ces corps étrangers peuvent donner lieu à une foule de maux susceptibles d'être caractérisés par tout autant de symptômes et de dénominations diverses :

(*) *Voyez* un cas de grains d'avoine germés dans l'estomac, ayant des jets de plusieurs pouces, et qui furent expulsés par le vomissement ; dans le *Journal de Médecine, Chirurgie et Pharmacie*, tome 15, 1761, p. 52. — En 1685, le docteur Buissière de Copenhague rapporte de la manière suivante un cas de ce genre : « Un soldat du régiment de Zélande ayant mangé quelques grains d'avoine l'hiver dernier, ils sont restés dans son estomac jusque sur la fin de juillet ; pendant ce temps, il a été fort incommodé de la fièvre et d'envies de vomir. On lui administra un vomitif, qui lui fit rejeter des grains d'avoine, avec plusieurs autres matières assez mauvaises... Ces grains avaient poussé racine et avaient germé dans l'estomac, comme s'ils eussent été semés en terre ;... la paille qu'ils avaient produite était assez faible, et semblable à la barbe qui croît sur les épis de froment, mais moins rude et plus longue, y ayant tel grain qui en avait produit jusqu'à la longueur de sept à huit pouces, non pas d'un seul jet, mais entrecoupée de trois ou quatre petits nœuds, ressemblant à de petits grains d'avoine. » (C'étaient des chaumes traçants dans ce milieu obscur et convenable seulement au développement radiculaire.) Le rédacteur ajoute qu'à la suite de ce vomissement, cet homme se trouva complétement guéri. (*Nouvelles de la république des lettres*, juillet 1685, art. 6 ; extrait dans la *Collection académique*, t. 7, p. 402.)

Dans les cavités du nez (*), coryza, excroissances polypiformes, épistaxis ; dans les fosses nasales, migraine violente ; sur la conjonctive, ophthalmie, fistule lacrymale, si les grains s'engagent dans le canal nasal ;

Dans les voies respiratoires, rhume, bronchite, péripneumonie, phthisie, selon que ces corps étrangers s'attacheront plus haut ou plus bas, et résisteront davantage à la force d'expulsion et d'expectoration (**) ;

Dans le tuyau auditif (***), toutes les formes de l'inflammation et de la suppuration qui caractérisent les diverses espèces d'*otites*.

Nous nous arrêterons à ces cas, qui peuvent servir de types à tous les autres, et dont on ne pourra plus désormais révoquer en doute la fréquence, et encore moins la possibilité ; car, si l'on admet la possibilité de l'introduction, il faut nécessairement admettre la réalité de ses conséquences.

464. Mais, dans tout ce qui précède, il ne faut pas manquer d'établir une grande différence entre la germination et la végétation. Pour qu'une graine germe, il ne lui faut que de l'humidité et de l'obscurité. Pour qu'elle continue, au contraire, son développement et qu'elle puisse parcourir les premières phases même de la végétation, il faut que la radicule rencontre une surface de prédilection pour s'y empâter, et que la plumule arrive à la lumière solaire et s'y colore en vert herbacé. Si le concours de ces deux circonstances opposées lui manque, le développement s'arrête et est étouffé, pour ainsi dire, dans ses langes ; et la graine pourrit, après avoir germé. Les graines parasites du sol ne végètent pas dans toutes les terres ;

(*) On lit dans le *Journ. de Méd.*, tom. 15, pag. 525, qu'une consultation de médecins décide qu'une tumeur dans le nez d'un enfant est un polype. On procède à l'extraction ; et l'on retire un pois qui avait germé dans le nez.

(**) Le *Provincial medical Journal*, mai 1844, rapporte qu'une jeune fille ayant avalé, à l'âge de six ans, une graine de hêtre, rendit ce fruit au bout de dix ans, au milieu d'un accès de toux. Pendant tout cet intervalle, la jeune fille était restée sujette à une expectoration de pus qui se renouvelait tous les huit jours. La présence de ce fétu dans les poumons avait suffi pour arrêter l'accroissement de la jeune fille ; elle commença à se développer dès que ce corps étranger eut été expulsé.

(***) *Voyez*, sur une otite et des douleurs peu intenses dans le côté droit de la tête, occasionnées par la présence, depuis cinquante-deux ans, d'un haricot dans le tuyau de l'oreille, le *Journal général de Médecine* de Sédillot, 1812, tome 43, page 28. Le haricot s'était bituminisé et comme embaumé par l'action antiseptique du *cerumen* ; c'est au moyen d'une injection qu'on le fit sortir.

les graines parasites des plantes ne poussent pas sur tous les végétaux, ni même sur tous les organes indistinctement du végétal qu'elles affectionnent plus spécialement. La graine d'*orobanche* a besoin, pour prospérer, des racines du chanvre; celle du *monotropa*, des racines du chêne; celle du gui ne vient que sur les rameaux verts des pommiers, peupliers et autres arbres de ce genre, plus rarement sur ceux du chêne, ce qui l'y faisait rechercher par les druides comme un cas phénoménal.

465. Il est donc évident qu'en tombant dans nos organes béants, toutes les graines s'arrêteront en général à la première phase, et pourriront avant de toucher à la seconde, et que nous n'aurons pas à craindre que ce soit là que la graine de sénevé se développe en un grand arbre. Mais il n'en est pas moins vrai que, même en s'arrêtant à ce premier développement, leur germination doit être la cause immédiate d'une foule de désordres graves, par le mécanisme que nous avons expliqué plus haut.

466. Qu'on juge, en effet, de leur action sur nos organes internes, par leur action sur les surfaces externes des végétaux auxquels elles s'attachent. Voyez cette luzerne verdoyante se faner, jaunir et dessécher sur place sans fleurir, sous les étreintes de cette petite cuscute volubile qui l'enlace des embrassements de ses tiges si grêles, et l'épuise de ses baisers de mort. Voyez ces branches vigoureuses étouffer, comme asphyxiées, sous l'affluence de ces croûtes de lichen, de ces coussinets de mousse, qui semblent n'y chercher qu'un point d'appui.

467. Chacun des suçoirs radiculaires de la plante parasite est une sangsue qui épuise à son profit une cellule élaborante du sujet, qui la vide et la frappe de mort, si volumineuse qu'elle soit; et quand au premier suçoir il en succède un autre, c'est une nouvelle cellule qui va être encore frappée de mort; en sorte que la contagion, pour le sujet, s'étend de proche en proche, en raison directe du développement du parasite, et le développement du parasite, en raison des conditions favorables que lui offre l'élaboration du sujet.

468. Et c'est là une circonstance dont il faut encore tenir compte dans l'étude des causes morbipares qui s'attachent aux végétaux; c'est qu'il ne suffit pas toujours, à la graine parasite, que le sujet occupe tel rang dans le catalogue, pour qu'elle se plaise à vivre à ses dépens; il faut encore que l'élaboration de ses sucs s'opère d'une

certaine manière : qu'il offre, dans les lenteurs ou les déviations de son développement, certaines prédispositions que nous nous plaisons, par analogie, à considérer comme maladives ; il faut qu'il languisse, pour qu'il se trouve enfin envahi, de préférence à l'individu qui prospère près de lui, et qui brave la contagion par la rapidité de son développement même. La pauvreté prête le flanc à tous les maux dont la richesse se débarrasse bien vite ; le mal est un champ propice où peuvent germer tous les autres maux. Nous expliquerons l'allégorie dans l'embranchement qui suit.

DEUXIÈME EMBRANCHEMENT. — *Causes morbipares animées, et qui agissent, non seulement par leur développement, mais encore par l'action mécanique et destructive de leur nutrition.*

469. Lorsque nous voulons sortir de nos habitudes d'intérieur et du cercle de nos idées d'économie domestique, pour nous rendre compte de ce qui se passe dans ce monde qui se meut autour de nous, cette application de notre esprit à un nouvel ordre d'intérêts et de raisonnement ne saurait avoir lieu sans une de ces révolutions qui portent avec elles la confusion et le désordre. Car il y a tout un abîme à franchir entre nos anciennes et nos nouvelles idées ; et, pour ne pas reculer dès le premier abord, il faut bien de l'audace, et encore de l'audace. C'est surtout quand on cherche à supputer ce que la nature a dû faire pour nous exclusivement, et non pas pour un tout autre usage ; c'est quand nous nous demandons si c'est bien en pensant à nous qu'elle a créé toutes ces provisions dont nous nous servons tous, c'est alors qu'à force de trouver partout la preuve du contraire, nous sentons notre orgueil comme se résoudre en fumée, et notre suffisance s'abîmer dans le néant. Nous qui semblions avoir un certain poids dans la balance de la société, que devenons-nous dans la balance où se pèse toute chose ? Qu'a fait pour nous la nature, de plus que pour les autres ? Où sont nos priviléges du droit d'aînesse, nous qui nous prétendons les fils aînés de la création ? Où sont renfermées nos provisions, à nous qui avons besoin de vivre et de dévorer les fruits de la terre, même alors que la terre n'en produit plus ? Où sont les greniers d'abondance de la nature, les silos qu'elle a approvisionnés tout exprès pour nous ? Sans le bienfait de la supé-

riorité de notre intelligence, que deviendrions-nous? Nous serions les plus imparfaits, les moins bien partagés de tous les autres animaux. Car, si l'instinct de l'association, en nous rapprochant et nous soutenant les uns par les autres, ne centuplait nos forces, nous sommes si faibles et si vulnérables, depuis l'instant de notre naissance jusqu'à celui de notre mort, que depuis longtemps notre race se serait éteinte, faute d'aliments, ou serait tombée en ruines, sous les coups qu'on lui porte de toutes parts.

Eh quoi! me disais-je les premiers jours que, dans ma jeunesse, je voulus aborder les notions préliminaires de l'anatomie végétale et animale : cette chair dont je me repais, sous tant de formes culinaires, c'était un muscle qui servait aux mouvements d'un animal qu'on a assommé tout exprès pour moi; ce pain, qui à lui seul suffirait pour me sustenter, est pétri avec les molécules d'une farine qui, dans la graine, servait d'aliment à la germination de l'embryon et à la reproduction de l'espèce; c'est encore là un individu, que dis-je? des milliers d'individus vivants, que j'ai détruits pour fournir à mon existence! Je ne vis donc que par la destruction et par le ravage; les mets que l'on me sert sont une conquête, et la place que j'occupe au soleil est une usurpation. Roi de l'univers, ne puis-je donc régner qu'à la condition de dévorer mes sujets, qui eux-mêmes ne sauraient vivre qu'à la condition de se dévorer entre eux, et moi-même le premier, au premier instant où ils me trouveront sans défense? La vie n'est donc qu'une lutte acharnée, et qu'un combat à outrance et à mort! Vainqueurs ou victimes, telle est notre alternative, à tous les instants de notre développement. Nous nous défendons contre la force des colosses, pour succomber sous les ruses d'un ciron; la piqûre d'un atome venge sur nous le bœuf que notre massue assomme et terrasse. Avant de porter un coup, il faut en parer mille! Le monde est donc une grande arène où tout se heurte, se choque, s'acharne; où le vainqueur dévore le vaincu; où de la mort partielle naît la vie générale; où la combinaison résulte de la décomposition? Car rien ne venant de rien, pour que l'organisation continue ses phases, il faut bien que ce soit aux dépens de ce qui est : avec quoi aurait lieu la combinaison, si ce n'est avec les éléments de la décomposition? comment un nouvel être pourrait-il prendre rang parmi les autres, si ce n'est après en avoir déplacé quelques-uns? Grande et éternelle création, sans commencement et sans fin, comme un cercle, dont les limites s'étendent à mesure que nous changeons de point de vue, pour aller se perdre dans cet infini qui échappe à nos regards, mais que la pensée retrouve au bout de toutes ses séries et de ses progressions ! Vie générale, dont toutes les existences particulières ne sont que la pâture et les éléments ! où la vie est une mort continuelle, où la mort est une incessante résurrection ; où l'homme, enfin, celui de tous les êtres créés qui est le plus capable de refléter, par ses œuvres et par l'expression de ses pensées, la sublimité du spectacle de cet univers, l'homme, qui sacrifie tant de choses à sa dévorante faim, se voit à son tour forcé de disputer à chaque instant son existence, encore plus souvent à des ennemis infiniment petits qu'à des animaux de sa taille (*). Quand il jouit, c'est qu'il est vainqueur ; quand il souffre, c'est qu'il est victime ; le siége de sa défaite lui est indiqué par une douleur. Nous jouissons en détruisant ; nos souffrances résultent de la jouissance d'un destructeur parasite, toutes les fois qu'elles ne sont pas les effets d'un de ces accidents dont nous nous sommes occupé dans les chapitres qui précèdent.

Il nous reste à étudier, dans les suivants, la vie aux prises avec la vie, la nature animée en lutte avec elle-même ; et les êtres vivants se livrant, sur tous les points de la surface du globe, un de ces combats de caste à caste, qui semblerait devoir finir par l'extermination de l'une ou de l'autre, si la fécondité inépuisable de la nature n'était pas là pour réparer toutes les pertes, et remplacer à l'instant même tous ceux qui tombent dans les rangs. La voix de Dieu féconde de son souffle notre puissante mère, et compense ses larmes par ses joies, son veuvage par ses nouvelles amours, ses mille et mille deuils par mille et mille fêtes. Mère immortelle d'enfants voués, dès leur naissance, à une si éphémère viabilité, elle porte au front l'empreinte solennelle de la résignation, qui est la connaissance raisonnée des causes, et du dévouement, qui est le sacrifice raisonné des effets ; et quand ses enfants pleurent leurs frères morts, elle les console, en leur apprenant que la mort n'est que le prélude à une vie nouvelle.

(*) « Il me semble, dit Nic. Hartsocker, que tous les animaux ayant été faits pour se servir de nourriture les uns aux autres, les grands mangent les petits et en sont mangés. » (*Lettre à Audry : de la Génération des vers*, t. 2, p. 716, édition de 1741.) Cette phrase, brève, et jetée là comme une boutade, pressentait tout ce que nous développons ici.

470. En un mot, tous les êtres organisés sont tour à tour parasites et pâture ; ils ne vivent presque que des débris les uns des autres. Le végétal s'implante sur les détritus des tissus des animaux ; les animaux à leur tour se nourrissent, les uns de végétaux, et les autres de telle ou telle espèce animale, pour servir plus tard de proie et de nourriture à telle ou telle autre. Le vainqueur dévore le vaincu ; c'est son droit de nature, un droit que le besoin et la nécessité de vivre étendent même aux vaincus de la même espèce ; révoltante nécessité, que la civilisation, cette chaste fille de l'ordre et de la prévoyance, a fini par réduire déjà, pour la race humaine, au nombre des monstruosités historiques ou des cas horriblement exceptionnels.

471. Que de siècles, peut-être, n'a-t-il pas fallu à la philosophie humaine pour que les hommes ne se mangent plus entre eux ? Que de siècles ne faudrait-il pas encore pour les amener à ne plus s'entr'égorger, dans le but de se disputer quelques pouces de terrain, ou de se venger de quelques sons que le vent emporte ? Mais ces siècles, si longs à notre impatience, ne sont que des points imperceptibles dans le mouvement du grand œuvre de l'univers ; et les prévisions de la philosophie nous annoncent assez haut qu'ils vont bientôt faire place à un nouvel ordre de siècles (*), où l'homme, n'ayant plus rien à craindre du côté de l'homme, ne s'occupera plus que du soin de défendre sa race contre les atteintes des races grandes ou petites, qui, à chaque instant de la vie, conspirent contre lui.

472. La civilisation, en nous réunissant en société, nous a mis à l'abri de la gueule du tigre et du lion, de la griffe de l'ours, des étreintes du boa ; en nous armant d'un levier, nous multiplions notre force ; en maîtrisant le feu du ciel, nous suppléons par la foudre à notre faiblesse musculaire ; nous tenons l'ennemi à distance, par la terreur de nos appareils, ou nous le terrassons, s'il approche, par la précision de notre discipline ; nous savons écraser tout ce que notre œil distingue.

C'est à la philosophie, c'est à l'histoire de la nature, à nous apprendre à deviner l'ennemi qui échappe à notre vue, et à nous indiquer les moyens de le détruire, dans la profondeur de nos tissus

(*) *Novus sæclorum nascitur ordo*. Virg.

qu'il dévore, alors que nous ne pouvons pas l'y saisir. La médecine ne cessera d'être une science de mots et de conjectures, qu'en entrant hardiment dans cette veine d'études nouvelles, et en s'armant du flambeau qui porte la lumière sur les traces des infiniment petits.

473. C'est assez dire que, dans les chapitres qui vont suivre, nous n'avons pas à nous occuper des maux qui nous viennent par les coups des animaux de grande taille. Ce sont là des cas de médecine opératoire, qui se réparent à l'aide des mains, et qui entrent dans la catégorie des blessures (398). Notre tâche se borne à étudier ce qui s'infiltre dans nos tissus par voie chimique, ou ce qui s'y insinue par voie mécanique, mais à notre insu, et d'une manière inaccessible à notre vue.

474. Les êtres vivants qui nous infiltrent la maladie, et déposent dans nos tissus le germe de la désorganisation et de la mort, procèdent à cette œuvre, soit pour se défendre, et pour se venger, soit pour se repaître et pour se propager. L'abeille et la vipère ne nous blessent qu'afin de repousser nos attaques, et se venger de nos poursuites. La mite fouit nos chairs, dans le but de se repaître, et de déposer çà et là ses œufs à l'abri de toute atteinte. Nous pourrions adopter ce cadre de classification systématique, pour établir nos divisions ; mais nous serions exposé à réunir ainsi les êtres les plus disparates, et à séparer les êtres les plus ressemblants.

La nature de notre sujet étant de décrire les effets morbides d'une cause de désordres, il serait peut-être plus conforme à la méthode de classer ces causes par les caractères de leur mécanisme et de leur mode d'action ; car ce mode d'action varie, selon la structure de l'appareil, du jeu duquel résulte la maladie. Mais la structure de ces appareils échappe souvent à nos recherches les plus délicates, ce qui nous obligerait à recourir à l'arbitraire de la classification.

Diviserions-nous ces parasites par le règne qu'ils affectionnent ? nous nous exposerions à des déplacements et à des doubles emplois ; car tel parasite du végétal devient, si l'occasion en est favorable, parasite de l'animal ; ou bien les deux parasites sont de race et d'action entièrement congénères.

Mais comme, dans un ouvrage de cette nature et de cette nouveauté, il est utile de s'aider des connaissances que l'on possède déjà, pour arriver plus facilement à celles qui nous manquent, nous croyons devoir suivre, dans l'exposition de nos idées, la classification usitée en zoologie, et grouper les animaux morbipares par leurs caractères plutôt que par la nature de leurs effets. Nous admettrons donc, sous le rapport qui nous occupe, sept divisions principales de causes morbipares prises parmi les animaux : 1° les mammifères, les oiseaux et les poissons ; 2° les reptiles et batraciens ; 3° les mollusques ; 4° les crustacés ; 5° les arachnides ; 6° les insectes ; 7° les annélides et les helminthes.

L'ordre dans lequel nous les rangeons nous permettra de passer, par des transitions non interrompues, des causes moins fréquentes aux causes habituelles ; des accidents aux cas maladifs ; des êtres qui ne nous sont qu'hostiles à ceux qui sont nos parasites sans cesse renaissants, et qui, même en mourant, semblent, par leurs innombrables œufs, se survivre à eux-mêmes. Après avoir pris nos grandes coupes dans la nature des caractères zoologiques des causes morbipares, nous tirerons ensuite nos subdivisions de la différence des effets produits par le mécanisme de leur action. Dans notre classification, la zoologie nous conduira donc, comme par la main, à la nosologie, et lui servira, pour ainsi dire, de prolégomène et de *prooemium*.

PREMIÈRE CLASSE DE CAUSES MORBIPARES ANIMÉES.

MAMMIFÈRES, OISEAUX ET POISSONS.

475. La rage rend venimeuse la morsure de tout mammifère ; l'animal devient ainsi morbipare par infiltration, dans la plaie, du poison de sa bave. Le chien est l'espèce la plus sujette à cette terrible et étrange faculté de communiquer une contagion, dont l'incubation est souvent fort longue, et dont l'apparition subite semble ensuite être l'œuvre d'un simple souvenir. Nous nous occuperons, à l'article *Rage*, de cette étrange et terrible affection.

La dent de tout mammifère peut devenir venimeuse, quand elle s'est empoisonnée d'avance en broyant quelque viande suspecte ou corrompue. De là vient que la morsure des RATS est si souvent funeste, qu'il a fallu en arriver bien des fois à l'amputation du membre mordu ; car le rat vit en général de charognes et de viandes corrompues, quand il ne trouve pas mieux; il s'établit, comme dans un grenier d'abondance, jusque dans le corps des chevaux abattus à Montfaucon, dont il ne laisserait bientôt plus que la peau, si l'équarrisseur ne le troublait pas dans son gîte. Ces animaux, si chétifs en apparence, semblent avoir la conscience de leur terrible moyen de défense, tant ils se ruent avec acharnement sur les animaux de grande taille qui se mêlent de leur barrer le chemin ; ils ne redoutent ni les chiens, ni les chats, ni l'homme lui-même ; le chien et le chat reculent tout épouvantés, et leur cèdent la partie. Ils pullulent avec une telle puissance de fécondité, qu'ils ont souvent forcé l'homme à déserter les contrées qu'ils envahissent. C'est ce qui arriva aux peuples de la Troade et de l'île Gyare, d'après Théophraste et Pline (*). C'est ce qui arriverait infailliblement aux habitants de Paramaribo, chef-lieu de la colonie hollandaise à la Guyane, si chaque année une procession de fourmis (*Formica cephalotes* Linné) ne venait les débarrasser de ces hôtes homicides, ainsi que d'une foule d'autres insectes voraces ou venimeux. Il n'est pas de si gros rats qui soient capables de se soustraire à l'invasion de ces fourmis ; ils ont beau fuir, elles s'élancent sur eux au passage; en un instant l'animal est dévoré, et il n'en reste plus que le squelette. A l'approche de ces fourmis, les habitants sortent de leurs maisons, après avoir ouvert leurs armoires et laissé leurs confitures à la disposition de ces insectes libérateurs.

Ne serait-ce pas dans l'attente d'une aussi bienfaisante émigration, que les habitants de l'un de nos hameaux de la Beauce, dépendant de la commune de Fontaine-la-Guyon (Eure-et-Loir), sont dans l'usage de sortir de leurs maisons le 17 mars, en laissant sur leurs portes cette inscription : *C'est aujourd'hui Sainte-Gertrude, délogez.* Ces braves gens, dit-on, ont la ferme croyance que les rats délogeront avec eux. Mais il paraît que les rats et souris ne comprennent pas ces paroles magiques, et qu'ils restent gaiement au logis à la place des maîtres.

On prétend que les rats, en Amérique, ont la propriété d'émousser, par leur souffle, la sensibilité nerveuse de la plante des pieds

(*) Lib. 7, cap. 29 et 57 ; lib. 11, cap. 65.

des pauvres nègres, dont ils dévorent ainsi les chairs à l'insu du patient. Ce n'est pas un fait malheureusement rare que de trouver les petits enfants dévorés dans leur berceau. Les journaux du mois d'avril 1845 rapportent un cas de ce genre arrivé à Brouckerque (département du Nord), dans une habitation voisine d'un cours d'eau et infestée de rats; l'enfant fut trouvé rongé par les rats; il n'avait cessé de pousser toute la nuit des cris affreux que l'excellente mère avait fait semblant de ne pas entendre, pour le punir d'être si méchant. Nous entendions un jour un de nos enfants s'agiter tout endormi dans son berceau; nous en délogeâmes une souris qui heureusement n'avait pas encore eu le temps de faire d'autre mal. Avis aux mères qui laissent crier leurs pauvres enfants : l'enfant ne crie jamais que parce qu'il souffre.

La MUSARAIGNE (*Mus araneus* L.) n'a peut-être la dent si venimeuse qu'à la manière des rats, c'est-à-dire, en raison des matières qu'elle a pu mastiquer, avant de pratiquer une morsure; car, d'après Pline, leur morsure est à craindre dans l'Italie (*); et, d'après Matthiole (**), elle ne le serait pas dans la terre d'Otrante et dans les montagnes d'Ananie.

La CHAUVE-SOURIS, qui porte à la Guyane le nom de *spectre*, s'attache comme un vampire à la tempe de l'homme et des animaux endormis dont elle suce le sang et la vie.

476. La morsure d'un OISEAU DE PROIE ou d'un PETIT OISEAU CARNIVORE est dans le cas d'être dangereuse, quand l'oiseau s'est repu de cadavres en putréfaction. La piqûre de l'ergot de coq ne ressemble en rien à celle de toute autre pointe; aussi est-ce l'arme dont les coqs font le plus puissant usage, dans les combats qu'ils se livrent pour se disputer la prééminence dans leurs sérails. Il n'est pas rare de voir le vaincu mourir de ces coups de pointe, même sans lésion de gros vaisseaux; c'est là leur dard empoisonné. Leur second moyen de combat, c'est le coup de bec à la crête de l'adversaire; la crête en devient noire, et souvent, dès le premier coup, l'un ou l'autre des prétendants est mis hors de combat. Nous avons un petit coq chinois de la taille d'une perdrix, qui a la singulière manie de courir après les femmes pour leur mordre le talon et les mollets; d'autres fois il vient se percher sur leurs bras.

(*) Lib. 8, cap. 58.
(**) Sur Dioscoride, lib. 2, ch. 62.

477. POISSONS. Les pêcheurs des bords de la Manche connaissent bien un petit poisson (*Gasterosteus pungitius* ou *aculeatus*) dont la piqûre leur laisse une vive douleur pour tout le reste du jour : cela vient, et de la forme du piquant qui constitue l'une des arêtes de ce poisson, piquant couvert d'aspérités qui déchirent, et de l'introduction dans la plaie de l'eau de mer avec ses impuretés. Le dard de la raie produit un effet aussi violent et souvent, dit-on, meurtrier (*Raia pastinaca*). On cite des poissons venimeux, empoisonnés qu'ils sont eux-mêmes par leur propre nutrition. Les œufs de barbeaux partagent, avec les moules et les médusaires, l'inexplicable propriété de produire, en certains temps, une urtication de la peau qui atteint tout à coup le malade, une demi-heure et même moins après leur ingestion, et envahit tout le corps avec la rapidité de l'éclair, même lorsque le poisson a été cuit dans la friture à l'huile. Seraient-ils redevables de cette propriété aux médusaires qu'ils dévorent en certaines saisons plus fréquemment qu'en certaines autres ? car les médusaires disparaissent à une époque de l'année de certains parages. J'ai été consulté dernièrement par un ancien secrétaire du préfet de police Delaveau, à qui toute espèce de poisson occasionne une urtication semblable ; ce malade a été atteint, à une époque déjà ancienne, d'une maladie de la peau classée parmi les *herpès*, dont il conserve encore quelques traces sans caractère bien arrêté.

DEUXIÈME CLASSE DE CAUSES MORBIPARES ANIMÉES.

REPTILES ET BATRACIENS.

478. Parmi les vertébrés, les reptiles et batraciens, c'est-à-dire, les batraciens apodes, et les reptiles pédiculés ou quadrupèdes, sont la principale classe qui fournisse des espèces ou genres capables, non-seulement de nous faire des blessures, mais encore de nous infiltrer un poison, et de nous causer des maladies, moins encore par leurs attaques violentes que par la contagion de leur venin. Les autres animaux nous blessent, ceux-ci nous empoisonnent ; les autres nous dévorent, ceux-ci nous fascinent et nous asphyxient. Le venin des poissons est encore fort problématique ; quand il se présente à notre observation, il ne prend jamais que les caractères d'un em-

poisonnement que l'animal a reçu, et qu'il nous transmet; le poisson, en un mot, n'est venimeux que parce qu'il est empoisonné: de même que pourrait l'être, dans les mêmes circonstances, le lait de la vache ou de la chèvre; et cette observation s'applique aux chiens enragés, du venin desquels nous aurons à nous occuper en son lieu, d'une manière toute spéciale. Mais chez les reptiles, le poison est élaboré par l'animal lui-même; il est une de ses sécrétions et de ses excrétions ; ils ont des glandes pour le produire, des appareils pour le transmettre ; c'est pour eux un moyen d'attaque ou un moyen de défense: c'est l'arme du lâche, avec laquelle le faible dompte, sans danger, l'ennemi le plus robuste, en le plongeant d'abord dans l'apathie et le sommeil ; ou bien c'est une ruse de guerre, pour protéger la retraite, par le dégoût que le fuyard inspire à son persécuteur. Race hideuse à voir, et que redoutent toutes les autres races; emblème, aussi antique que le monde, de la bassesse et de la trahison; les uns rampent pour mieux vous enlacer; les autres glissent, masses informes et disproportionnées, sous l'herbe qu'ils infectent de leur bave; et si l'une de leurs espèces devient hardie et noblement conquérante, c'est en prenant des proportions qui la rapprochent des formes supérieures, et lui communiquent la conscience de sa force, par l'harmonie des mouvements. Le crocodile est le lion de cette race, dont la vipère est le scorpion, et le crapaud le spectre.

1° Vipère (*Coluber berus* L.) et autres serpents à morsures venimeuses.

479. Les serpents se divisent en deux grandes classes : les uns qui mordent sans empoisonner la blessure, et les autres dont la morsure est venimeuse. La couleuvre, le boa, etc., appartiennent à la première catégorie. La vipère, le serpent à sonnettes, etc., sont dans la seconde; et ces espèces, terribles par les accidents consécutifs de leur morsure, doivent cette propriété à deux dents de la mâchoire supérieure, mobiles, crochues, perforées d'un canal qui communique à un réservoir glandulaire, où s'élabore le poison. Quand l'animal rapproche ses mâchoires, ces deux dents sont couchées contre le palais; quand, au contraire, l'animal ouvre la gueule, ces deux dents se redressent, et le jeu des muscles, en pressant l'organe sécréteur du poison, en fait passer le liquide dans le canal de la dent, qui le dépose ainsi dans la blessure. Chez les couleuvres et autres

serpents non venimeux, cet appareil est remplacé par une seconde rangée de dents ordinaires. Cependant, comme rien n'est tranché dans la nature, il peut arriver que l'on rencontre des passages de l'un à l'autre de ces caractères, qui laissent le classificateur indécis et embarrassé ; nous n'avons d'ailleurs aucune expérience directe, qui démontre que, par suite des influences diverses qui président aux transformations spécifiques et au croisement des races, l'une des espèces ne puisse revêtir, en naissant, les caractères de l'autre, ou bien les modifier les uns par les autres. On voit, en effet, des couleuvres qui ont exactement les dimensions et la livrée des vipères ; or, quand la nature rapproche deux formes par tant de caractères essentiels, elle n'a pas la prétention scolastique d'établir entre elles une ligne de démarcation infranchissable, par la présence ou l'absence d'un appareil accessoire.

480. Les serpents venimeux le sont d'autant plus que la température est plus élevée. La vipère de nos climats est beaucoup plus à craindre vers la canicule qu'au premier printemps, dans nos plages sablonneuses et brûlantes que dans nos lieux ombragés ; c'est assez dire que le serpent à sonnettes et le serpent à lunettes des Indes sont plus venimeux que nos vipères du nord de l'Europe. L'irritation de l'animal peut rendre la blessure plus dangereuse, en infiltrant le poison plus profondément ; c'est dans ce cas que la vipère, mordant deux fois et laissant ainsi quatre traces de sa morsure, a fait croire, à certains auteurs anciens, que les femelles ont quatre dents venimeuses, et les mâles deux seulement ; les femelles des serpents, en effet, dans le temps de la ponte ou de l'incubation, sont plus irritables que les mâles. J'ai vu souvent, dans ma jeunesse, des exemples de cette susceptibilité maternelle, chez les longues couleuvres que les paysans provençaux désignent sous le nom de *rassades :* ces reptiles ont l'habitude de déposer leurs œufs dans les trous des vieux murs de clôture exposés au soleil ardent de ces climats ; si, pendant qu'elles les couvent de leurs replis (*), on leur fait ombrage en passant, elles poussent un sifflement, indice d'une première impatience ; il ne faudrait pas recommencer souvent ; car, lassée enfin de ce trouble apporté dans la jouissance de sa propriété, la couleuvre s'élance

(*) L'incubation des couleuvres est un fait connu de tous les habitants de la campagne, et que nos Académies, par leurs habitudes de salon, n'ont commencé à comprendre que depuis quelques jours.

comme un trait de son nid, se roule en spirale sur elle-même, la tête au sommet, pour mesurer l'espace et la ligne de tir; elle se débande ensuite comme un ressort, et fend l'air, par une trajectoire qui l'amène juste sur la tête de l'imprudent qui fuit. La vipère, en général vivipare (*), est à l'abri de ces colères inspirées par l'instinct maternel; mais elle en a d'autres plus terribles, inspirées par le besoin de se défendre et par sa voracité.

481. Les anciens savaient déjà que le poison de la vipère, si subtil par la piqûre, est inoffensif dans l'estomac; ils connaissaient des peuples ophiophages; ils faisaient entrer la vipère, souvent tête et queue, dans la thériaque (**). Mais c'est surtout par les expériences de Redi, Fontana et Charras, que cette tradition, jusque-là populaire, a passé dans le domaine des faits exactement observés. Il est bien d'autres substances que nous digérons, et qui deviendraient tout autant de causes d'empoisonnement, si on se les infiltrait dans le sang, par une piqûre; le pus, de bonne nature même, n'est-il pas dans ce cas?

482. Dans les divers symptômes de ce genre d'empoisonnement, et dans les moyens qui servent d'antidotes, tout semble indiquer que le venin de la vipère agit par une qualité acide, et en coagulant, à la manière des acides, l'albumine du sang; car, depuis Fontana, il est généralement admis que le meilleur des antidotes, c'est l'ammoniaque appliqué à l'extérieur et pris à l'intérieur. La plaie enfle, elle est rouge et ecchymosée; quelquefois elle s'entoure de petites phlyctènes et de bulles aqueuses; tout se congestionne (269), la tête et les poumons; le ventre enfle, les membres se tuméfient, la face se bouffit; le vertige et la stupeur préludent au désordre des idées, au délire et au coma; le pouls baisse; la circulation, d'abord saccadée, se ralentit sur tous les points; car, sur tous les points, elle est interrompue par les obstacles de la coagulation. C'est un poison froid (***); l'estomac engourdi repousse la nourriture qui lui pèse, le malade commence souvent par vomir, et il finit par s'assoupir; son

(*) *Vipera*, de *vivipara*.

(**) *Venenum serpentis, non gustu, sed in vulnere nocet*, disait Celse, le plus moderne de ces auteurs. Galien cite le cas d'un homme que sa servante voulut empoisonner, en lui faisant boire du vin dans lequel était tombée une vipère, et qui guérit, au contraire, de sa maladie, à l'aide de ce médicament.

(***) *Frigidus latet anguis in herbâ*. Virg.

agonie, c'est le sommeil. La cautérisation actuelle ou potentielle faite sur place, immédiatement après l'accident, prévient tous ces désordres ; l'ammoniaque à l'intérieur et les frictions ammoniacales les dissipent à une époque plus avancée. Abandonnée à elle-même, la maladie ne guérit spontanément que dans le cas où la dose du poison a été infiniment faible.

483. Les serpents, causes fréquentes de graves maladies, sont souvent aussi des causes fortuites de plus graves accidents. Les livres sont pleins de cas d'introduction de ces reptiles dans les diverses cavités de nos muqueuses, et la science a tort de reléguer à chaque fois ces cas au rang des fables populaires ; elle ferait beaucoup mieux de les discuter et de les expliquer. Qu'y a-t-il d'extraordinaire qu'un reptile, qui aime à se cacher dans les cavités, et qui, par la souplesse de ses replis, a la faculté de s'introduire dans les plus tortueuses, vienne un jour, soit par méprise, soit attiré par l'appât des liquides et surtout des sucs laiteux, s'introduire dans l'œsophage, dans les voies aériennes d'un enfant au berceau ou d'un homme endormi, dans l'anus ou dans les organes sexuels de la femme? Et, si cette hypothèse se réalise, il est facile d'en prévoir les résultats : l'asphyxie sera la conséquence du premier cas; la dyssenterie celle du second; et les symptômes les plus effrayants de l'hystérie, et même d'une fausse grossesse, seraient celle du troisième. Si le serpent est d'une certaine taille, il ne restera pas longtemps ignoré dans son repaire ; mais que de méprises, s'il se réfugie dans ces repaires organisés, lorsqu'il vient à peine de sortir de sa coquille ! En médecine, nous ne devinons, parmi ces accidents, que ceux qui viennent frapper notre vue; tous les autres sont, pour nous, tout autant de mystères que chacun explique ensuite à sa façon. Les serpents recherchent le laitage, et ils sont friands du vin qui les étourdit ; on en a vu traire les vaches et les chèvres (*); on en trouve noyés au fond des cuves ; ils peuvent glisser dans un organe, sans occasionner sur leur passage la moindre douleur. Pourquoi ne viendraient-ils pas s'abreuver de laitage dans l'estomac d'un enfant, et de vin dans celui d'un ivrogne, comme ils viennent le faire dans la laiterie ou dans un tonneau? La nature, qui leur a donné l'instinct de l'un, leur aurait-elle interdit l'instinct de l'autre? L'un et

(*) Voyez *Comptes rendus de l'Académie des sciences*, tom. 14, pag. 625, 1842.

l'autre ne sont-ils pas implicitement dans le libre arbitre de leur appétit? Imaginez-vous donc, à l'époque de la saison avancée, un petit serpent cherchant un gîte, pour s'y tapir et s'y réchauffer, et s'introduisant sous les jupes d'une paysanne endormie; le besoin de l'hibernation ne pourra-t-il pas le porter à se glisser, par le vagin, jusque dans la cavité utérine, et à s'y tapir tout engourdi? Pourquoi pas, puisqu'on en trouve qui pénètrent dans les bottes de paille les plus serrées, et dans les paquets de linge les plus compactes? Pour eux, un organe est un milieu bien plus favorable. Or, dans ce cas, sa présence, même inerte, va déterminer, à la manière des corps étrangers, la série des symptômes des maladies utérines, et donner le change à l'observateur sur la nature variable de l'indisposition. Nous sommes, en général, très-portés à nier, comme extraordinaires, les cas que le hasard n'a pas soumis à notre observation: les esprits forts nient tout, les esprits faibles admettent tout; les uns sont exclusifs et tranchants, les autres sont dupes et crédules. Les esprits sages discutent tout, et, s'éclairant au flambeau de l'analogie, ils arrivent par la démonstration à évaluer les observations d'autrui; ils ne s'exposent pas alors à rejeter comme faux certains cas, par cela seul qu'il peut être prouvé que l'un d'entre eux était une imposture. Méfions-nous de notre incrédulité d'hommes de plume : les illettrés sont quelquefois plus à portée d'être observateurs que nous.

484. Hippocrate (*) rapporte le cas d'un jeune homme qui, dans un état complet d'ivresse, s'étendit sur le dos dans son habitation; un serpent, de l'espèce qu'il désigne sous le nom d'*argis*, s'introduisit dans l'œsophage. Lorsque le malade s'en aperçut, perclus de la voix, il serra les dents, et ne fit par là qu'introduire plus avant le reptile; dès ce moment il roidissait les bras comme un homme qui s'étrangle, et il mourut dans les convulsions. Dans ce cas, c'est l'odeur du vin qui attirait le serpent; chez les enfants, c'est l'odeur du laitage.

Les *Éphémérides des curieux de la nature* (**) décrivent la maladie d'une jeune fille de six ans, tourmentée de douleurs lancinantes

(*) *Épidémiques*, lib. 5, 32, édit. de Vander Linden. — Tragus, liv. 5; Olaüs Magnus, liv. 13; Horstius, *Epist. med.*, sect. 6, rapportent des cas semblables d'introduction de serpents.

(**) Cent. 6, obs. 72, ann. 1717.

dans l'estomac, d'une conjonctivite qui lui faisait perdre la vue, et d'une insomnie continuelle : elle se trouva débarrassée de toutes ses tortures, en vomissant un serpent.

Le *Times* du mois de mai 1844 rapporte un fait absolument semblable (*).

485. Pline (**) dit qu'au commencement de la guerre marsique, une servante accoucha d'un serpent. Ce fait, qu'il range parmi les prodiges (*inter ostenta*), n'a plus rien de si merveilleux, si l'on s'imagine que ce petit serpent était entré, à la faveur du spasme des rêves, dans le vagin de la servante endormie, qu'il en était sorti plus indocile, comme étant plus tourmenté, et avait reproduit ainsi toutes les douleurs de l'avortement.

486. « Lycosthènes, dit Ambroise Paré (***), escrit que l'an 1494, une femme de Cracovie enfanta un enfant mort, qui avoit un serpent vif attaché à son dos, qui rongeoit cette petite créature morte, comme tu vois par ceste figure. » On concevrait difficilement qu'un serpent pût s'introduire dans les membranes de l'œuf, sans y laisser béantes les traces de la perforation, ce qui, par l'écoulement des liquides, ne pourrait manquer de produire un avortement. Mais on doit concevoir qu'un accouchement prématuré puisse être le résultat de l'introduction d'une pareille cause vivante ; et qu'en peu de temps, ce monstre ait pu faire assez de ravages, pour corroder le fœtus, et avoir l'air d'avoir vécu et de s'être depuis longtemps niché dans son ventre ou dans son dos.

487. Peut-être faudrait-il rapporter à une salamandre terrestre la figure hideusement inexacte qu'Ambroise Paré (****) a copiée sur Levinius, et qui représenterait, d'après ce dernier auteur, un monstre sorti de la matrice d'une femme enceinte depuis neuf mois. Quant à celle qu'il copie sur Cornélius Gemma, comme étant la figure d'une espèce d'anguille rendue par les excréments, chez une jeune fille, on la prendrait volontiers pour la figure inexacte d'un têtard de salamandre aquatique ; et nous rapporterions encore volontiers à la salaman-

(*) *Estafette*, n° du 5 mai 1844.

(**) Lib. 7. cap. 3. *Voyez* aussi, sur le même sujet, *Éphémérid. des cur. de la nature*, déc. 1, ann 6 et 7, 1675, obs. 190, quoique ce dernier fait puisse se rapporter à la sortie de quelque gros lombric.

(***) *De la petite Vérole et de la Lèpre*. liv. 20. pag. 753, éd. de 1628.

(****) *Ibidem*, pag. 753 et 754.

dre des caves la figure qui suit, dans le texte d'Ambroise Paré, *d'un ver jeté par vomissement*. Tous ces cas n'ont de merveilleux que la paresse de l'observateur, qui a dessiné souvent d'idée, de souvenir et sans aucune connaissance des règles du dessin, des cas trop extraordinaires à ses yeux, pour qu'en les voyant même, il ne les reléguât pas au rang des prodiges de mauvais augure. Lorsque l'histoire naturelle sera définitivement acceptée comme la clef de la nosologie, on s'éloignera autant des explications naïves du docteur Andry (*) que de l'incrédulité absolue que nous professons aujourd'hui ; et l'on parviendra à expliquer, d'une manière naturelle, les cas de ce genre rapportés, avec plus ou moins de superstition, par Wierus (lib. 4, c. 16, *de Præstig. dæmon.*) ; Monardus (lib. 3, *de Simplic. med. ex nov. orbe delatis*) ; Benivenius (*de Abditis*, c. 2) ; Rhodius (cent. 3. obs. 19) ; Panarolus (*Pentecost*. 5, obs. 13) ; Marc. Donatus (*Hist. univ.*, lib. 4, c. 16) ; Gesner (lib. 8 *Ep.*, p. 94) ; Dodonæus (*Annot. ad cap.* 58) ; Hollier (lib. 1, *de Morb.*, sect. 1) ; Aldrovande (p. 764, *sur les Insectes*) ; Borelli ; le docteur Lister d'York (*Collect. philosoph.*, n° 6, art. 1, mars 1682) ; etc.

488. On ne saurait donc révoquer en doute que les reptiles, dans le plus grand nombre de cas, et, d'une manière plus rare, les sauriens, puissent s'introduire dans les diverses cavités des muqueuses, à la faveur du sommeil ou de l'inertie de l'individu ; on ne saurait le révoquer en doute, sans récuser les témoignages les plus authentiques des auteurs et des paysans, qui sont, pour ces sortes de cas, plus près que nous du théâtre de l'observation. Les reptiles de gros calibre n'occasionnent que des accidents plus ou moins formidables ; mais les plus jeunes et les plus petits, les jeunes orvets (**), enfin, sont dans le cas, en s'introduisant dans nos organes, de multiplier

(*) « Les vers qui s'engendrent dans le corps de l'homme, dit Andry, prennent souvent, en vieillissant, des figures extraordinaires ; les uns deviennent comme des grenouilles, les autres comme des scorpions, les autres comme des lézards. » (Andry, *de la Génér. des vers dans le corps de l'homme*, tome 1, page 281, édit. de 1741.) Ce sont de pareilles explications qui ont retardé l'introduction de ce genre d'étude dans la science médicale.

(**) *Orvet*, de *oculis orbatus* ; petit reptile non venimeux, et dont le peuple a autant de peur que de la vipère ; en vertu de cet instinct inné, que les serpents ne sont pas seulement nuisibles par le venin qu'ils distillent. On a cru de cette espèce ce qu'on a cru de la taupe : *Talpæ oculis captæ*. « Si l'orvet voyait ! » dit le paysan dans sa superstition. De là est venue, sans doute encore, la fable du basilic, qui donne la mort s'il vous voit le premier : plaisanterie qui s'est changée en croyance.

les formes de la maladie ; car la maladie, dans nos idées actuelles, est un trouble dont la cause nous échappe et que nous ne devinons pas. La présence momentanée de ces corps vivants se concilie, en effet, très-bien avec toutes leurs habitudes ; sans doute, ils ne séjournent pas longtemps dans nos organes ; mais dans le peu de temps qu'ils y passent, leur présence peut devenir la source des plus graves désordres.

489. J'ai acquis, par suite d'une enquête poursuivie avec persévérance, j'ai acquis, dis-je, la conviction que la puissance de fascination que l'on a attribuée aux serpents, vipères ou couleuvres, n'est pas une fable et un conte du vulgaire. Rien ne se présente plus fréquemment à l'observation des personnes qui voyagent dans les bois, que de voir de pauvres petits oiseaux descendre en piaulant de branche en branche, comme attirés par une puissance occulte, et se rendre dans la gueule d'un serpent caché dans les branchages, comme des victimes dociles au geste de leur bourreau. On coupe le fil de ce charme, avec une simple baguette que l'on fouette à travers l'air ; sans doute, parce que le sifflement de l'air épouvante le serpent et paralyse ainsi son effluve magnétique. Quel est le mécanisme de cette incroyable fascination, qui nous rappelle si bien la fable des sirènes ? Il y a certainement là une cause physique, une émanation qui enveloppe l'oiseau d'un réseau de gaz asphyxiant, comme l'araignée enveloppe la mouche de son réseau de gaze. Pour se rendre compte du phénomène d'une manière graphique, admettons que le serpent ait la propriété de lancer, un de chaque côté de la bouche, deux jets de gaz vénéneux et narcotique, qui viennent se réunir au-dessus de la tête de l'oiseau. Si l'oiseau se met à fuir le danger, il ne pourra le faire qu'en descendant ; car c'est là seulement qu'il trouvera l'espace libre ; à mesure qu'il descendra, les deux jets continueront à se rapprocher et à le suivre ; et c'est ainsi que, pour échapper à l'asphyxie, le pauvre oiseau tombera dans la gueule du serpent : pour éviter Charybde, il tombera dans Scylla.

Rappelons-nous, en outre, avec quelle puissance d'aspiration s'opère la déglutition chez les serpents ; ils ne mâchent pas, ils avalent, et souvent des animaux entiers, tels que lièvres, lapins, grenouilles. Les parois de l'œsophage attirent la nourriture, comme les parois des poumons attirent l'air ; une pareille déglutition doit s'exercer même à distance, espèce de gouffre qui attire la victime par le vide, et la fascine en l'asphyxiant. Castelnau rapporte (*) que voyageant dans l'Amérique du Nord, sur les frontières de la Georgie, en automne 1836, il fut attiré par le caquetage d'un grand nombre d'oiseaux qui se groupaient autour d'un écureuil perché sur une branche à environ vingt pieds de terre, lequel semblait immobile, tenant sa queue redressée sur sa tête. Il le vit bientôt sauter en descendant de branche en branche, suivi de son escorte d'oiseaux qui l'accompagnaient de leurs chants plaintifs. Castelnau, étonné de cette singulière manœuvre, s'approcha sans bruit du lieu de la scène; et y distingua un serpent noir (*Coluber constrictor*) roulé en spirale, la tête droite dans la direction de sa victime, laquelle ne tarda pas à tomber aux pieds de son immobile bourreau ; Castelnau déchargea son fusil et le mit en pièces : les oiseaux s'envolèrent ; l'écureuil était mort de frayeur; mais, revenu à lui en dix minutes, il s'élança dans les branches. Ce serpent n'est pas venimeux, il n'attaque l'homme que quand il en est agacé ; par sa force musculaire il étouffe le serpent à sonnettes.

Cette observation achève de démontrer combien est fausse l'opinion de ceux qui expliquaient le mécanisme de la fascination des serpents, par la ressemblance de sa langue vibrante avec un ver qui aurait attiré la convoitise des oiseaux. Car l'écureuil ne recherche pas les vers, et le serpent fascine encore plus les oiseaux granivores que les oiseaux carnivores.

490. Cette propriété de fascination étant commune aux vipères et aux couleuvres, il est évident que celles-ci ont la faculté de recouvrer, dans certains cas, le caractère qui fait seul la différence des deux espèces.

491. Le poison des serpents participe de la nature de tous les virus organiques : il ne perd point ses qualités vénéneuses en séchant ; et les naturalistes empailleurs redoutent autant la piqûre des dents d'une dépouille de vipère ou de serpent à sonnettes, que celle de l'animal vivant.

2°. Salamandre terrestre (*Salamandra lutea*). Crapaud (*Rana rubetta* Plin.)

492. La SALAMANDRE terrestre est un lézard sans écailles, dont la

(*) *Comptes rendus de l'Acad. des sciences*, tom. 14, 1842, pag. 492.

peau, tigrée de jaune, suinte une bave que quelques personnes ont regardée comme un poison. On cite des empoisonnements produits par du vin dans lequel était tombée une salamandre des caves ; car c'est dans ces lieux, ainsi que dans les décombres les plus obscurs, qu'habitent ces reptiles. Ce fait mérite confirmation : mais il n'est pas tout à fait dénué de fondement, si l'on raisonne *à priori;* il paraît conforme à toutes les idées que nous avons de la fermentation, que cette bave, qui séjourne sur la peau du reptile, puisse acquérir, dans l'ombre des souterrains, les qualités malfaisantes de la fermentation putride et pestilentielle : ce qui expliquerait, et le cas d'empoisonnement ci-dessus, et les cas de morsure venimeuse que l'on a attribués à ces animaux. Supposez, en effet, que l'animal poursuivi vous imprime les dents sur la place qu'aura frôlée son corps, l'empoisonnement aura lieu alors par inoculation ; il ne faut pas une si grande quantité de liquide purulent pour que la piqûre du scalpel empoisonne.

La salamandre terrestre est devenue rare aux environs de Paris; je n'y en ai jamais rencontré, même dans les caves et les décombres : elle commence à paraître à huit lieues de distance. A la Chapelle et dans tous les villages de cette partie de la Normandie, on la voit traverser lentement les chemins, les jours de pluie au printemps et en automne, pour cheminer d'un fossé à un autre : elle ne semble pas s'occuper des passants.

« On trouve à force les salamandres, dit Matthiole, autour de Trente et au val d'Ananie, ès lieux ombrageux et fangeux, auprès des sentiers. Elles commencent à mettre le nez hors au printemps et en automne, principalement quand il pleut : en hiver et au cœur de l'été, elles ne sortent pas de leur trou, car elles craignent le chaud et le froid..... Leurs morsures sont venimeuses, comme celle des serpents ; même elles empoisonnent de leur salive et bave les herbes et les fruits ; et ce, au dommage de ceux qui en mangent, dont se sont trouvés plusieurs qui en sont morts (*). » On sait que les reptiles ont la faculté de vivre longtemps sans nourriture dans les endroits frais, et surtout par les temps froids.

La salamandre aquatique ou petite salamandre, si commune dans toutes les mares et étangs, n'est nullement venimeuse ; elle ne sau-

(*) Sur Dioscor., trad. de Pinet, liv. II, pag. 164.

rait être morbipare que par l'ingestion de ses œufs. En général les batraciens aquatiques ne sont jamais venimeux; l'eau les dépouillant à chaque instant de leur bave.

C'est à la salamandre aquatique qu'il faut rapporter le cas dont parle André Fackhius (*). Un paysan, occupé à curer les fossés et étangs au printemps, eut l'imprudence de se désaltérer à une source pleine de frai et œufs d'insectes. Au bout de quelque temps, il se sentit déchirer les entrailles par un corps étranger qu'il sentait ramper comme sous la peau du ventre, et qu'il n'apaisait qu'à force de prendre de la nourriture; les anthelminthiques à haute dose finirent par lui faire rendre vivant, et cela en présence de nombreux témoins, un animal qui, d'après la description donnée par l'auteur, ne saurait être que la petite salamandre.

495. Le CRAPAUD, cette grenouille dégénérée des décombres et de la fange, suinte de tout son corps, ainsi que la salamandre, une bave gluante : mais ce n'est pas là qu'est son véritable venin. Tous les habitants de la campagne savent que lorsqu'on poursuit le crapaud, il éjacule, en fuyant, un liquide âcre et corrosif, comme pour retarder les poursuites. La qualité vénéneuse de ce liquide a été bien souvent révoquée en doute par les observateurs de cabinet : mais ce point est appuyé sur tant de témoignages, qu'il y aurait outrecuidance à ne pas l'admettre comme un fait démontré. Pline, Dioscoride, Galien, Avicenne, Ambroise Paré, etc., sont tous d'accord sur ces effets d'empoisonnement produits, non-seulement par le liquide éjaculé, mais encore par la bave qui suinte des pores du crapaud. D'après Dioscoride, les crapauds, pris par la bouche, font enfler la personne ; le malade exhale une odeur fétide et qui se rapproche un peu de celle du buis ; il éprouve une dyspnée pénible, a le hoquet et tous les symptômes d'un empoisonnement d'un genre particulier.

Un paysan, d'après Ern. Goth. Struvius (**), s'étant endormi sur une meule de foin encore vert, s'éveilla étranglant, comme s'il avait une boule dans le gosier, ce qui cessa par les efforts de la déglutition. Mais aussitôt douleurs atroces de ventre; suppression

(*) *Ephem. cur. nat.*, centur. 5. ann. 1717, obs. 75.
(**) *Ibid.*, centur. 7 et 8, obs. 84.

totale des urines : cet homme se croyait atteint de calcul. Struvius lui prescrivit quelques poudres pour provoquer des vomissements violents, à l'aide desquels le malade rejeta un crapaud vivant d'une assez grande taille, qui s'était glissé dans son gosier pendant son sommeil.

Matthiole attribue au venin des crapauds la mort subite des personnes qui ont mangé les fraises, champignons ou autres légumes sur lesquels le crapaud a glissé son venin. Ambroise Paré (*) cite, entre autres faits, celui d'un empoisonnement légalement constaté, et qui avait été produit par des tiges de sauge, sur laquelle avait dû passer un crapaud.

Gunther-Christophe Schlammer (**) mentionne aussi l'action toxique des feuilles de sauge tachées par le venin des crapauds, et qui reprennent leur innocuité quand on les lave. Il rapporte le cas d'un enfant à qui on joua le mauvais tour de lui placer un crapaud près de la bouche pendant qu'il criait ; le lendemain il se manifesta sur tout son corps une éruption de boutons analogues à ceux de la gale, que l'on dissipa par des lotions avec des eaux aromatiques.

D'après Christ.-Franc. Paullini, un homme, poursuivant un gros crapaud à coups de pierres, en saisit une que le crapaud avait arrosée de son venin. Sa main enfla avec des douleurs atroces ; elle se couvrit de phlyctènes et de vésicules pleines d'une sanie ichoreuse ; l'enflure gagna le bras, et lui causa les plus vives tortures pendant quatorze jours. Au bout de trois ans, et à l'époque juste de l'anniversaire du jour où il avait poursuivi le crapaud, la maladie le reprit avec tous ses premiers symptômes, et on eut encore toutes les peines à l'en guérir (***).

Le même auteur cite, d'après la pratique de Leonelli Faventini, le cas d'un malade qui fut pris d'ardeur d'urine, pour avoir mangé du crapaud mêlé à des grenouilles. Était-ce par anticipation, et par prévision de l'homœopathie, que la vieille médecine administrait comme diurétique la poudre de crapaud séché au feu et brûlé ?

Leeuwenhoek (****) parle d'un amateur de pêche à la ligne qui, ayant l'habitude d'amorcer son hameçon avec des crapauds et des

(*) *Traité des venins*, liv. 21, ch. 31.

(**) *Éphém. des cur. de la nat.*, déc. 2, ann. 6, 1687, pag. 113.

(***) *Ibid.*, déc. 2, ann. 1686, append., pag. 29, obs. 47.

(****) *Epist. phys. Delphis*, 1719 (epist. 9, 24 oct. 1713, pag. 90).

grenouilles, reçut dans l'œil le liquide éjaculé par l'un de ces batraciens, et en gagna une cruelle ophthalmie. Il parle encore d'un chien qui ne pouvait pas attraper un crapaud, sans tomber ensuite dans des accès de fureur et de rage.

Quant à moi, j'ai vu souvent éjaculer certains crapauds que je poursuivais ; le jet arrivait jusqu'à quatre-vingts centimètres ; la couleur en était verdâtre, l'odeur nauséabonde ; mais je n'avais rien sous la main pour expérimenter sur ces animaux.

Alors même que nous n'aurions pas à l'appui un aussi grand nombre de témoignages, l'analogie indiquerait encore suffisamment que ce liquide, éjaculé comme moyen de défense, ne saurait être que de la nature du liquide que la vipère inocule, pour le même but, dans la chair de son agresseur.

494. On doit donc admettre que ce venin joue un grand rôle dans les cas d'empoisonnement dont la cause est équivoque, et qui surviennent après qu'on a mangé sans précaution des fruits ou des feuilles rampantes, et même des champignons que l'ensemble de leurs caractères classe parmi les plus inoffensifs. Que d'accidents dont la cause est inconnue, et qui se rapportent peut-être à ce genre d'infection ! Que de gens, qui se réveillent, malades et stupéfaits, du somme qu'ils ont fait sur l'herbe, en sont redevables à ce genre de hasards !

5° Ingestion des œufs des animaux aquatiques, et spécialement de ceux des salamandres, grenouilles, crapauds, sangsues, etc.

495. Il y a, dans la classe des accidents, des faits si simples à concevoir, qu'on n'a nul besoin de les voir de ses yeux pour les admettre : on les sait par cœur d'avance, comme si on les avait vus fort souvent. De ce genre est évidemment l'introduction des œufs d'animaux aquatiques dans l'estomac des animaux terrestres qui s'abreuvent aux mares, marais et eaux dormantes. Sans parler ici des innombrables œufs d'helminthes que rendent les poissons et autres vertébrés aquatiques, et que l'on est exposé à avaler en s'abreuvant à ces eaux (nous reviendrons, dans un chapitre à part, sur cette face de la question), n'est-il pas très-concevable que, par méprise, et faute d'y regarder de si près, on avale les œufs des sangsues, et une certaine quantité de frai de grenouilles, de crapauds et

de salamandres? On ne saurait nier, sans arbitraire, la possibilité de ces cas; déduisons-en les conséquences nosologiques.

496. Et d'abord, peut-on supposer que ces œufs soient dans le cas d'éclore et de supporter un premier développement par l'incubation stomacale? Pourquoi pas, puisque ces œufs pourront trouver là, outre une chaleur plus élevée et propre à rendre l'éclosion plus précoce, un liquide aussi propice que celui du milieu d'où ils ont été tirés? En s'attachant aux parois stomacales sur une plus grande surface, leur présence seule va déjà occasionner un malaise qui provoquera un traitement médical, lequel, si le médecin ne se doute pas encore de la cause du mal, débutera par la méthode antiphlogistique, par la diète humide et édulcorée. Or, dès ce moment, l'estomac ne cessera plus de représenter, pour l'incubation de ces œufs, les conditions du milieu dans lequel ils avaient été pondus; et il renfermera toujours assez de liquide pour que la dessiccation, même la plus passagère, ne puisse jamais exposer leur albumen à se flétrir et à s'épuiser.

497. Mais dès que l'éclosion aura eu lieu, les accidents, jusque-là uniformes, se mettront à varier d'intensité et de symptômes, selon les habitudes, c'est-à-dire, selon les caractères spécifiques du petit qui en sera sorti. Ce n'était d'abord qu'inappétence, petites nausées, crudités d'estomac, lourdeur de tête, affadissement, marqué par la faiblesse du pouls ou bien par un petit désordre fébrile. Dès le moment de l'éclosion, les symptômes seront dans le cas de devenir effrayants, selon les espèces. Les petits têtards des salamandres et des crapauds, par suite du frôlement de leur queue, et en s'appliquant contre les parois de l'estomac, ne manqueront pas d'y déterminer une inflammation de surfaces, et un spasme nerveux qui provoquera des nausées et des haut-le-corps. Le malade éprouvera une sensation déchirante de reptation, dont il sera en état d'indiquer du doigt la trace et la marche. Si ce sont des petites sangsues qui soient écloses, à ces symptômes se joindra l'hématémèse (vomissement de sang), les lipothymies, les convulsions les plus atroces, des accès épileptiformes; et si le nombre de ces vampires est trop grand, la mort ne tardera pas à résulter d'une cause de désordres qui agit avec cette puissance d'action, et sur une aussi vaste échelle.

498. Heureux si le hasard, ou la révolte contre les théories médicales, vient substituer à nos traitements, homicides à force d'être

rationnels, un traitement incendiaire : le vin, l'aloès, l'ail, le poivre, l'*Assa fœtida*, le sel marin, en quantité suffisante, etc., à la fadeur des ordinaires médicaments ! car alors la cause du mal, expulsée avec irritation et avec violence, débarrassera l'organe des auteurs acharnés de ce déchirement incessant ; et cet événement, en donnant le mot de l'énigme, mettra le médecin sur la voie de la théorie, et le malade sur celle de la guérison.

499. Après ces explications présentées sans artifice, et dans toute la simplicité du sujet, on concevra sans peine combien ces cas doivent être fréquents, autant pour l'homme que pour les animaux, dans les campagnes éloignées de nos courants d'eau limpide et de fontaine, et où l'on n'a, pour étancher sa soif, que des amas artificiels d'une eau croupissante, saumâtre, et qui ne s'alimentent que des pluies du ciel. La cause de ces cas divers passe sans doute bien des fois inaperçue, parce que la mort arrive avant la révélation, et que les autopsies ne se font jamais au village : mais l'histoire en a enregistré un assez grand nombre, pour que notre hypothèse n'ait plus l'air d'être une simple fiction émanée de l'envie de systématiser.

500. Hippocrate (*) rappelle à ses lecteurs que l'hématémèse subite, et sans aucun symptôme précurseur, peut avoir pour cause, ou un ulcère dans l'estomac, ou la présence de la sangsue (ἕλκος ἢ βδέλλαν).

Les anciens hippiatres, Absyrte, Anatolius, Pelagonius, etc., font mention des sangsues que les chevaux et les bestiaux avalent en s'abreuvant aux eaux dormantes et marécageuses.

Pline rapporte le même fait pour l'éléphant (**), et Hérodote pour le crocodile, au palais duquel s'attache la sangsue, dont le débarrasse l'oiseau que Buffon appelle le cure-dent du crocodile. Dioscoride et Matthiole (***) avertissent de prendre garde au même acci-

(*) *Prædict.*, lib. 2. 27. édit. Vander Linden.

(**) Lib. 7, ch. 10. *Cruciatum in potu maximum sentiunt, haustâ hirudine.*

(***) Liv. 6, ch. 22. *Voyez*, pour un plus grand nombre de cas de ce genre, Galien (*de Loc. affect.*, lib. 4, c. 5) ; — Bartholin (*Hist. anatom.*, cent. 11, hist. 25) ; — Rhodius (*Obs.*, cent. 11, obs. 72) ; — Rivière (*Obs.*, cent. 4, n° 26) : — Dana (*Mém. de la soc. roy. de Turin*, 1762-1765) ; — Timœus (*Casus medicinales*, p. 324) ; — Zacutus Lusitanus, Borelli, Etmuller ; — Larrey (*Relat. chir. de l'arm. d'Orient*) ; — Double (*Journal général de Médecine*, tome 25, page 377, 1806 ; tome 26, pages 242, 247) : — Fortassin (*Thèse sur les vers du corps de l'homme*, 1804, pag. 61) ; — Guyon (*Journ. des Connaissances médicales*,

dent, lorsqu'on se sent pressé de boire sur le bord des eaux saumâtres.

501. On aurait tort de nous objecter que, dans les cas divers que nous nous contentons d'indiquer par la note ci-dessous, les auteurs ne font mention que de sangsues à l'état parfait, et non d'œufs : car les accidents n'étant produits que par le ver éclos, et non par l'œuf, et la révélation n'ayant lieu que par l'expulsion de la sangsue, le médecin ne s'est occupé de l'introduction de l'annélide que sous cette forme, et il n'a pas cru avoir besoin de remonter plus haut. Mais, puisque les bestiaux et les hommes sont exposés à avaler des sangsues d'un assez gros calibre, comment argumenterait-on pour refuser d'admettre qu'on puisse avaler, d'une même gorgée, les sangsues qui viennent d'éclore, et principalement leurs œufs, quand le piaffement, les éboulements des terrains et autres circonstances les auront exhumés de la vase dans laquelle les sangsues ont fait leurs nids ? Ce serait se condamner à n'admettre que le plus, et à nier le moins. Or, si ce cas se réalise de cette dernière manière, la cause du mal échappera d'autant plus aux soupçons du médecin, que l'époque de l'éclosion stomacale des œufs sera plus éloignée de la circonstance inaperçue, et si vite oubliée, de l'introduction de ces œufs, par quelques gorgées d'eau prises en passant près du bord d'un marais. Qui pensera à l'ingestion d'une sangsue, si le mal ne se déclare que quelques jours après, et à quelques lieues de là ? Dès ce moment la médecine épuisera toutes ses théories, et la thérapeutique toute sa pharmacopée antiphlogistique, pour classer et soulager un mal dont la cause, qui procède par un mécanisme si simplement destructeur, se dérobera à tous les regards et à toutes les prévoyances.

502. Qu'on n'objecte pas non plus, à l'autorité irrécusable des faits observés, que l'hypothèse du développement de ces œufs dans l'estomac, et du séjour de l'annélide éclose dans le même organe, se concilie mal avec le défaut d'air de l'organe digestif ; car il s'agit ici de vers et animaux qui vivent dans l'eau et dont la respiration est amphibie ; d'un autre côté, la déglutition donne entrée à l'air dans

tome 6, Ire partie, page 143). C'est dans l'Arabie, les pays plats de Ceylan, l'Égypte, l'Algérie, et dans les Alpes surtout, que ces accidents se reproduisent avec le plus de fréquence, à cause de la stagnation des eaux potables.

l'estomac; les liquides froids, et partant imprégnés de leur dose habituelle d'air, apportent à chaque instant à ces vers les conditions dans lesquelles ils se plaisent. Les expériences de Bibiena, Sorg (*), Thomas, etc., ont suffisamment démontré que les sangsues peuvent vivre plus ou moins longtemps dans un air privé d'oxygène, qu'elles ont la faculté de vivre, et même de sucer le sang, dans le vide plus ou moins imparfait de la machine pneumatique; et ceci s'applique également aux têtards des salamandres et des crapauds, et à tous les genres d'insectes.

Boyle a publié (**) une foule d'expériences analogues, notamment: 1° sur des fourmis qui restèrent mortes en apparence, sept heures dans le vide, et qui reprirent la vie quelques heures après; 2° sur des mites du fromage qui perdirent le mouvement dans le vide, et reprirent, quoique lentement, la vie au contact de l'air; 3° sur des mites qui reprirent à l'air le mouvement, après être restées trois jours entiers dans le vide.

Hughens et Papin (***) ont ramené à la vie, des scarabées et des papillons, après les avoir vus comme morts sous le récipient de la machine pneumatique; y ayant été remis une heure, il leur a fallu un peu plus de temps pour se rétablir; ayant été laissés deux jours dans le vide, ils ne reprirent le mouvement qu'au bout de dix heures; mais après huit jours de séjour dans le vide, ils ne ressuscitèrent plus; le ventre des papillons s'était considérablement enflé.

J'ai tenu moi-même des cantharides, des éméraudines, des *Trombidium sericeum* (petits acaridiens soyeux et pourpres), sous la cloche de ma machine pneumatique, par un vide de quatre millimètres et même de deux; et ces insectes avaient l'air de ne pas comprendre la différence de leur milieu aérien; ils étaient encore en vie, lorsque je leur rendis l'air libre.

503. L'ingestion des œufs de salamandres, grenouilles, crapauds, et de ceux des mollusques aquatiques, doit être plus fréquente que celle des œufs de sangsues, parce que les premiers flottent dans les eaux, en longs chapelets gluants, que la dent des poissons divise et subdivise en fragments de toutes les dimensions. Et c'est ce qui explique tout naturellement le vomissement de petits crapauds ou salaman-

(*) F. L. A. W. Sorg: *Disquis. phys. circa respiration. insect. vermium.*

(**) *Trans. philos.*, ann. 1670, n° 63, art. 1er, titre 20.

(***) *Ibid.*, ann. 1675 et 1676, n° 122, art. 3.

dres, dont les fastes de la science ont recueilli d'assez fréquents exemples, si peu croyables au premier abord (*).

On trouve dans les *Annali universali di medicina* de 1840 un cas de ce genre qui offre tous les caractères de la moins récusable authenticité, quant au fait en lui-même ; nos journaux français l'ont reproduit en janvier 1841. Dans cet article, Cantu de Carignano raconte qu'en 1801, une femme du nom de Marie Malacorne, habitant un bourg du Piémont, et âgée de vingt-cinq ans, d'un tempérament sanguin, bien réglée du reste, était en proie à une dyspepsie et à des vomissements continuels ; elle appela le docteur Cantu, qui la trouva dans les angoisses du vomissement. Quel ne fut pas son étonnement, en voyant des petits *lézards* (**) s'échapper avec la plus grande agilité des matières vomies ! la gravité du docteur s'effaroucha, et il se crut l'objet d'une mystification. Croyant convaincre la malade d'imposture, il la fit vomir devant lui, dans un vase profond à parois polies ; et bientôt ce vase contint cinq lézards vivants et robustes, qu'il examina avec toute l'attention d'un homme qui est frappé d'étonnement. En conséquence, il n'était plus permis d'en douter, cette femme vomissait des *lézards !* Les matières vomies, soumises à un examen minutieux, offrirent une grande quantité d'œufs de lézards. La pauvre Marie passait pour ensorcelée, et voyait fuir devant elle tous ses voisins. Beaucoup de chirurgiens, de médecins et d'hommes instruits vinrent observer ce prodige ; l'autorité avertie fit dresser une enquête qui confirma la réalité du fait ; on apprit que cette femme faisait habituellement usage depuis longtemps, pour sa boisson, de l'eau d'une citerne voisine : et cette eau, examinée par les gens de l'art, contenait une quantité considérable de *lézards* (***) ! On chercha donc à débarrasser cette brave femme de ses hôtes incommodes, au moyen de l'infusion de tabac, dont on lui fit prendre, dans la journée, près de cent vingt grammes par la bouche, et la même quantité en lavement. Des vomissements abondants,

(*) *Voyez*, sur le vomissement de crapauds, la lettre de Georges Segerus, médecin du roi de Pologne, insérée dans les *Éphémérides des curieux de la nature*, ann. 2, déc. 1, 1671, obs. 56.

(**) Nous transcrivons ce fait d'après la traduction des journaux français ; nous expliquerons ci-après la méprise sur cette expression.

(***) Citernas medici confitentur inutiles, alvo duritias facientes, faucibusque ; etiam limi non aliis plus messe, aut animalium quæ faciunt tædiosa, contitendum habent. Plin., lib. 31, cap. 5.

provoqués par cette médication, débarrassèrent entièrement la malade de ses reptiles.

504. Il est évident que, par le mot lézards, il faut entendre les salamandres aquatiques, petits lézards d'eau, que les Italiens désignent, comme les autres, sous le nom de *lacertole* : nos traducteurs français n'auront pas compris la différence ; les lézards, proprement dits, ne déposent pas leurs œufs dans l'eau. Avec cette rectification, ce fait présente tous les caractères que serait en droit d'exiger la critique la plus sévère.

505. Il y a plus de cent soixante ans que Thomas Reinesius a décrit le cas d'une fille, âgée de trente ans, qui, buvant d'habitude des eaux d'une mare, rendit pendant cinq ans des grenouilles, des crapauds et des salamandres (*).

Chr.-Franc. Paullini (**) a vu le fou d'un prince, qui s'amusait à avaler des œufs de poule crus et sans en briser la coquille, être pris, au bout de quelques jours, de douleurs d'entrailles. On lui donna à prendre une infusion de tabac, qui lui fit rendre, par le vomissement, un poulet sans plumes et mort, mais fort bien développé. On était alors au printemps ; et il est probable que l'œuf avait été déjà couvé par la poule, et que l'incubation s'acheva dans l'estomac. Un cas analogue se présenta à son observation, chez une jeune fille qui, pour s'opposer au rapprochement ulcéreux des lèvres du vagin, y avait introduit un œuf de poule, lequel acheva dans ce milieu toutes les phases de l'incubation, en sorte qu'elle sembla accoucher d'un poulet vivant. Ces deux exemples singuliers ne serviront que mieux, par leur grossièreté même, à familiariser l'esprit avec la possibilité de ceux qui précèdent.

506. Résumons, sous une formule pratique, les divers cas énumérés dans ce troisième paragraphe, pour nous faire une idée de la manière dont la théorie les expliquera. Il se présente un enfant qui, tout à coup et sans cause connue, est pris d'inappétence, de somnolence, de mouvements fébriles désordonnés, et tombe, de cet état apathique, dans une série croissante de convulsions, dont le paroxysme peut même aller jusqu'aux formes de l'épilepsie. Au lieu d'en recevoir quelque amélioration, son état ne fait qu'empirer, sous l'in-

(*) *Actes de Copenhague*, ann. 1675, obs. 59.

(**) *Ephem. curios. nat. Appendix ad annum 5, decad.* 2, 1687, pag. 34.

fluence de la saignée, des sangsues, de la diète et de la tisane. Les nausées surviennent, et n'amènent au dehors que des glaires sanguinolentes et puis des caillots de sang ; le ventre se ballonne, la respiration devient stertoreuse ; et une dernière convulsion emporte, au bout de deux ou trois jours, le pauvre petit malade. Comment le mé decin caractérisera-t-il la maladie ? Ce sera un cas d'hématémèse, compliqué de convulsions et même d'épilepsie ; si l'enfant est à l'époque de la dentition, cette circonstance prêtera main-forte à la théorie et lui aidera à garnir le cadre de ses explications. Après la description des symptômes, on aura recours à l'autopsie, ce *refugium* de tous les insuccès : on trouvera les parois stomacales enflammées, ecchymosées de distance en distance ; on apercevra même la place et le siége de l'hémorragie ; les méninges injectées, le cerveau congestionné, les poumons et le cœur engorgés d'un sang écumeux (complications de péripneumonie et de fièvre cérébrale) ; et si l'isthme du gosier offre, sur ses tissus, une coloration anormale, l'idée du croup et de la coqueluche ne manquera pas de se présenter à l'esprit. Ce sera là un cas médical, un cas pathologique d'un grand intérêt, et qui fournira matière à une belle observation de clinique, et à une longue page dans nos recueils périodiques de faits.

507. Mais comme tout changera, si les révélations du hasard, ou les soupçons du naturaliste viennent mettre à nu la cause de tant de maux, et démêler, dans les matières du vomissement, les auteurs de ces désordres, infiniment trop petits pour qu'ils n'échappent pas à l'observation qui se fait à distance, et à l'autopsie qui ne s'attache qu'aux effets ! Dès ce moment, ce cas sortira du cadre de la nosologie et de la pathologie, pour entrer dans le domaine des accidents et de l'histoire naturelle. Où est pourtant la différence des deux classifications, si ce n'est dans la différence de l'observation ? Et où est la différence de l'observation, si ce n'est dans celle du point de vue du haut duquel chacun de nous observe ? Et voyez comme tout concourt à donner le change à l'interprétation médicale ! Si les annélides sont trop jeunes, elles passeront inaperçues même dans la matière du vomissement, que si peu de gens analysent. Si elles restent attachées, et sans vouloir en démordre, à leur œuvre de mort, qui les retrouvera à l'autopsie, mortes elles-mêmes, empoisonnées et peut-être décomposées par le progrès de la putréfaction cadavérique ? Le scalpel les enlèvera en raclant, confondues avec la saburre. Rien de

cette manière ne les révélera aux regards; et Paracelse classera la cause inconnue de ces déplorables effets, dans les entités maladives venant de Dieu, des esprits, de la nature ou des astres; comme Galien l'aurait classée dans l'une de ses quatre humeurs.

Nous ne nous occuperons pas plus longuement de l'introduction fortuite des œufs des sauriens ou autres insectes dans les autres cavités du corps humain, dans les voies aériennes, dans l'anus, la verge et le vagin, par suite de bains pris imprudemment dans les eaux où pullulent ces animaux. Chacun conçoit que, dans ces cas, la cause morbipare est capable de donner lieu à une hémorragie utérine, à une hématurie, à la dyssenterie, à la péripneumonie, et à toutes les variétés d'affections locales, qui changeront de caractères et de nom, selon que les auteurs animés du mal changeront de place. Le médecin observateur ne devra plus manquer désormais de faire entrer ces considérations dans les combinaisons de l'observation et du raisonnement, par lesquelles il procède à la divination des causes occultes, qui le guide dans son traitement.

TROISIÈME CLASSE DE CAUSES MORBIPARES ANIMÉES.

MOLLUSQUES.

508. Nous comprendrons ici, d'une manière très-large, sous le nom de mollusques, une foule d'animaux mous avec ou sans coquille, terrestres ou fluviatiles, qui, sous le rapport de la classification exacte, ont à nos yeux aussi peu de rapports immédiats que pourraient en avoir les poissons et les oiseaux. Car il existe tout aussi peu de rapports entre les mollusques bivalves et les univalves, qu'entre les deux classes ci-dessus; en effet, rien ne ressemble moins à l'animal d'un escargot, d'un buccin, d'une cyprée, que l'animal de l'huître, de la moule, etc. ; il y a tout un monde entre ces deux types d'organisation. Mais pour l'objet qui nous occupe, nous n'avons que faire de ces sortes de distinctions de haute philosophie.

Sous le rapport nosologique, nous pouvons appliquer aux mollusques tout ce que nous avons dit de l'ingestion des œufs des batraciens (495), ingestion dont les effets varieront en raison de la grosseur, de la structure spéciale et des habitudes de ce genre d'animaux, qui, ainsi que tous les autres, peuvent être carnivores ou herbivores, et partant s'attacher aux parois de l'estomac ou seulement aux aliments herbacés dont se compose le bol alimentaire.

Au rapport de Jean Georges Hoyer (*), un enfant de trois ans, pris de douleurs atroces de ventre, n'en fut débarrassé qu'en rendant par l'anus une univalve (sans doute d'eau douce) : *cochlea*, dit-il, *domiporta*), et ensuite deux autres, avec force matière analogue au frai des grenouilles, qu'il avait sans doute avalée en se désaltérant à l'eau d'une mare.

Le docteur Pierre Bath (**) trouva, dans l'un des reins d'une femme morte presque subitement à l'âge de vingt-huit ans, à la suite d'une fièvre des plus violentes, une petite coquille turbinée, dont l'intérieur était rempli d'un corps mou, peu différent de celui du limaçon, quant à la consistance, mais qui avait la couleur du sang. Elle faisait cinq ou six tours de spirale ; la surface en était travaillée en échiquier, dont les cases alternativement saillantes et enfoncées. Les deux figures qu'il en donne, l'une de grandeur naturelle, et l'autre grossie, me paraissent parfaitement bien se rapporter aux petites coquilles que les modernes ont classées dans le genre *rissoa*, et spécialement au *Rissoa montagui* Payraud. ; espèces qui, d'après l'étude comparative que j'en ai faite avec soin, ne me paraissent être que le très-jeune âge du *Buccinum reticulatum* Lamk., et de quelques pleurotomes. La conchyliologie est féconde en doubles emplois de ce genre ; ce qui devrait la rendre un peu plus sobre de créations spécifiques. Quoi qu'il en soit, tout porte à croire que cette jeune femme aura par accident avalé cette coquille, qui ensuite aura pénétré dans les reins par le travail, soit de l'érosion de l'animal, soit du taraudage de cette coquille en spirales armées de dents de scie.

Tout le monde connaît les ravages que nos limaçons et limaces de terre produisent dans nos champs et nos jardins, en rongeant les feuilles, suçant nos raisins, labourant nos cucurbitacées et nos fruits à couteau, de sillons larges et profonds, analogues à ces vermiculations dont les chenilles lignivores laissent des traces sur les troncs d'arbres. Rien ne favorise leurs ravages comme les temps humides et pluvieux. Dès que la chaleur survient, chaque colimaçon se colle contre une surface, au moyen de ses sels calcaires dont il plâtre

(*) *Ephem. cur. nat.*, centur. 7 et 8, 1719, obs. 77.
(**) *Trans. philos.*, ann. 1685, n° 171, art. 8.

son orifice, afin de conserver, dans ce vase fermé de toutes parts, les sucs aqueux sans lesquels il ne saurait vivre, et dont sa démarche lente et traînante ne lui permet pas d'aller réparer au loin l'évaporation et la transpiration, en s'abreuvant aux cours d'eau. Faute de coquille propre à les abriter, les limaces s'enfoncent dans la terre humide, et y restent jusqu'au retour des temps pluvieux.

En certaines saisons, les moules préparées au feu avec le plus grand soin déterminent un empoisonnement suivi de fièvre et d'une éruption cutanée, entièrement semblable à celle que produisent les œufs de barbeaux (477). On a attribué ces effets à la présence d'un petit crabe, qu'on trouve souvent emprisonné entre leurs deux valves; mais on n'en est pas quitte pour avoir enlevé avec beaucoup d'attention le crabe de ces coquilles; il s'y trouve, du reste, assez rarement. Il me paraît probable, au contraire, que cette propriété toxique provient aux moules des médusaires qu'elles dévorent, et dont elles contractent ainsi le virus; de là vient que les moules ne sont plus malfaisantes à l'époque où ces médusaires disparaissent de nos côtes. Car le seul contact des médusaires occasionne des démangeaisons insupportables aux mains, ce qui les a fait nommer *orties de mer vagabondes*. Cependant les matelots mangent impunément l'une de ces espèces, qu'ils font frire, les *velelles* (*Medusa velella*). « La mer a aussi ses poisons, dit Pline (*); témoin le lièvre marin des Indes, dont le contact seul produit sur-le-champ le vomissement et la diarrhée; la médusaire informe que nous nommons *offa*, qui ne ressemble au lièvre marin que par la couleur, et qu'on n'ose jamais prendre vivante; l'araignée de mer, qui porte sur le dos un aiguillon envenimé. Mais rien n'égale, sous ce rapport, l'aiguillon exécrable qui se redresse sur la queue de la raie que nous nommons *pastinaca* (*pastenague*), lequel a cinq pouces de long. Elle n'a qu'à l'implanter dans une racine pour tuer l'arbre; cet aiguillon traverse un bouclier, comme un trait, avec la force du fer et la puissance du poison le plus subtil. »

D'après Lister (**), l'oscabrion (*chiton*) s'attache, comme un pou, aux poissons et les incommode beaucoup; il doit les incommoder

(*) Livre 9, ch. 48, sur les poisons marins.

(**) *Théol. des insect.* p. 229, not. 62. — *Actes de Copenhague*, ann. 1674, 1675, 1676 obs. 88.

davantage, s'ils ont le malheur de l'avaler vivant. Les patelles, et autres coquilles qui s'attachent si fortement aux rochers, quand la mer les y abandonne, peuvent participer des goûts de l'oscabrion, d'autant plus dangereuses, qu'elles sont plus petites et moins visibles. Si les œufs de ces pous de mer s'attachaient aux muqueuses et aux parois buccales de l'homme, de quel épouvantable scorbut ne serait-on pas atteint?

QUATRIÈME CLASSE DE CAUSES MORBIPARES ANIMÉES.

ENTOMOSTRACÉS ET CRUSTACÉS.

509. Ces insectes se rapprochent des arachnides, par le nombre et la forme quelquefois indéfinie de leurs pattes, par leurs yeux simples, par leurs organes branchiaux; et des insectes proprement dits, par leurs longues antennes: la crevette et l'écrevisse en sont les types les plus familiers pour nous. Ces animaux sont tous carnassiers; or tout animal carnassier est féroce ou parasite; cela dépend uniquement de la taille des animaux, de la chair desquels il est friand; qu'on me passe cette similitude hypothétique, l'homme serait le parasite du bœuf, s'il n'avait, par rapport au bœuf, que les proportions d'un taon ou d'une puce. De même, les crustacés qui vivent de coquillages ne sont que carnassiers, et ce sont ceux de la plus grande taille : ceux, au contraire, qui ont un goût prononcé pour la chair du gros poisson, ou pour celle de la baleine, et ce sont les plus petits, sont forcés de s'attacher à leur proie en parasites; on les trouve, comme des pous, sur la chair de la baleine, ou cramponnés après les branchies des poissons, le seul organe où le poisson n'offre point de boucliers qui le rendent invulnérable.

510. Les uns vivent dans les eaux douces (*écrevisse*, etc.); les autres dans la mer (*langouste*, *homard*, etc.); un de leurs derniers embranchements est terrestre (*cloporte*, etc.), mais il se rapproche des habitudes des deux autres, par l'humidité des milieux où il s'abrite.

511. Ils sont tous ovipares, comme les arachnides; ils sortent de leurs œufs à l'état parfait, et sans passer par la double métamorphose des insectes; ils grandissent enfin sans rien perdre de leurs formes primitives.

512. Leurs pieds, à l'approche de l'orifice buccal, prennent successivement la forme et la destination de branchies et puis de mâchoires, organes d'appréhension labiale, qui amènent la proie sous la serre de deux mandibules cornées, où elle se broie ; chez les espèces parasites, ces appareils sont moins distincts et plus rudimentaires. Chez les uns (*crabes*, etc.), la queue (ou nageoire caudale) est si peu apparente, que l'espèce semble n'être composée que d'un test dorsal ou carapace, et d'un plastron ventral, autour duquel s'insèrent les pattes. Chez les autres (*écrevisse*, *homard*, *langouste*, etc.), la queue prend autant de développement que le corps. Chez l'embranchement terrestre enfin (*cloporte*, etc.), le corps en est réduit à des dimensions si petites, que la queue semble, à elle seule, former tout le corps.

PREMIER ORDRE. — Entomostracés.

513. Les entomostracés sont des crustacés microscopiques ; c'est là l'unique caractère qui les distingue à nos yeux des crustacés proprement dits. Les autres caractères sont tirés, en général, de doubles emplois et de certaines méprises que nous allons évaluer. J'ai déjà fixé l'attention des naturalistes sur le danger que l'on courait, au microscope, de prendre l'œuf pour un animal d'une autre espèce que l'adulte (*) ; je démontrerai plus bas que la même méprise a été commise à l'égard d'une espèce d'acaridiens (**). Quant aux entomostracés, tout me porte à croire que leur œuf a fourni trois ou quatre genres, par ses différentes phases d'éclosion. En effet, l'éclosion des animaux aquatiques, ayant lieu sous l'influence de la seule incubation de la température des eaux, ne s'opère pas avec la précision et l'instantanéité de l'éclosion des œufs mûris par l'incubation aérienne ; le fœtus vit longtemps, comme attaché à sa coquille béante et mobile, et semble se débattre contre un obstacle, en ouvrant et fermant brusquement les valves presque articulées de son œuf. Or, supposez une écrevisse microscopique, observée à cet état de son développement, rentrant et sortant tout à coup ses antennes et sa queue dans sa coquille, et les repliant sous son ventre, afin de les mieux protéger ; n'aurez-vous pas là, avant tout autre avertissement, le type d'un nouveau genre ?

(*) *Nouv. Syst. de chim. organ.*, tome 2, § 3085, éd. de 1838.
(**) *Voyez* pl. 3, fig. 5 et 8.

C'est précisément ce qui est arrivé à l'égard des entomostracés microscopiques, à l'aide de la transparence et de l'homogénéité apparente des tissus de la coquille et du fœtus; et nous sommes porté à croire que les *cypris*, les *cythérines*, les *daphnies*, les *lyncées*, ne sont que les divers âges de l'incubation des œufs des cyclopes, céphalocles, etc., qui peuplent nos étangs ; que les cyclopes, enfin, ne sont que des *cypris*, etc., débarrassés des deux valves de la coquille de leur œuf. Représentez-vous une très-petite écrevisse, emprisonnée dans une coquille bivalve, dont elle pourrait faire sortir à volonté ses longues antennes et sa queue natatoire; rentrant ces organes dans sa coquille, par des mouvements brusques et saccadés, ensuite les repliant à chaque fois sous le ventre, et s'empaquetant en boule, pour s'y loger tout à la fois ; vous aurez, de la sorte, l'image la plus pittoresque de nos œufs à demi éclos et mobiles des crustacés microscopiques. Jamais je n'ai rien vu qui ressemble, soit à une copulation, soit à une gestation, chez nos *cypris* et nos *daphnies*. Ce n'est pas une circonstance particulière à cette classe, que la structure articulée et bivalve de l'œuf; l'œuf de la punaise (pl. 9, fig. 6) offre au sommet un opercule articulé, et qui permet à l'insecte d'établir, avec le milieu ambiant, une communication immédiate, avant même sa complète éclosion.

514. La femelle de ces insectes porte ses ovaires comme deux testicules, pendants de chaque côté de la commissure du test et de la queue ; elle pond avant la conception, et ses œufs se développent par une première incubation extérieure. Le mâle les imprègne du fluide spermatique, à peu près comme chez les poissons et les batraciens, avec la différence que, chez les entomostracés, le frai reste recouvert des parois utérines et ne se sépare pas du corps.

515. Applications pathologiques. Les eaux de nos fleuves, marais et étangs sont peuplées de ces insectes ; on ne peut en déposer une goutte sous le porte-objet du microscope, sans y en voir deux ou trois s'agiter. Nous devons donc être exposés à les avaler par myriades, toutes les fois que nous nous désaltérons à ces sources. Que d'œufs nous devons alors avaler à notre insu ! que de parasites nous devons réchauffer et faire éclore dans nos organes ! Qu'on n'objecte pas que ces petits animaux ne sauraient vivre dans les liquides de la digestion ; car ils vivent dans les eaux saumâtres et bien autrement chargées de principes impurs que les produits de la digestion et de la

défécation ; et il leur faut très-peu d'eau pour vivre : un peu d'humidité leur suffit. D'un autre côté, nous avons fait observer plus haut (506) que leur présence, en déterminant l'apparition de nouveaux désordres, appelle l'emploi d'une médication antiphlogistique, toujours favorable à l'éclosion des œufs et à la vie de l'insecte.

516. Il est facile, dès que l'on admet l'introduction de ces insectes dans la capacité de nos organes, il est facile, dis-je, de prévoir et de décrire d'avance tous les genres d'accidents morbides et d'entités médicinales auxquelles leur développement peut donner lieu. Carnassiers et parasites, s'attachant aux grandes surfaces charnues, ils y produiront, par leur succion, ainsi que par leurs mouvements brusques et saccadés, avec leurs queues et leurs antennes épineuses qu'ils agitent en fouettant, des irritations inflammatoires et nerveuses, qui changeront de nom et de symptômes selon le siége et le nom des organes envahis : BRONCHITE, toux, rhumes, s'ils s'arrêtent à la base de la trachée et aux bronches ; — INFLAMMATION DE POITRINE, s'ils pénètrent plus avant ; quintes violentes, si, par leurs épines, ils adhèrent trop fortement aux tissus ; aggravation des symptômes, petites ulcérations, et par conséquent tuberculisations, s'ils y séjournent et s'y propagent ; — GASTRITE, s'ils pullulent dans l'estomac ; — VAGINITE, *métrite, urétrite, inflammation de la vessie*, etc., s'ils se glissent dans l'intérieur des organes sexuels et de l'appareil urinaire ; prurits incommodes à l'anus, hémorroïdes, coryza, otite, etc., s'ils s'introduisent dans l'anus et le *rectum*, dans les sinus frontaux, dans le canal nasal, dans la trompe d'Eustache et dans le canal auditif, etc. On ne peut nier et révoquer en doute ces conséquences, une fois qu'on est amené à admettre la possibilité de l'introduction de ces petits insectes dans les diverses cavités du corps humain : si l'on admet la cause, il faut en admettre les effets.

517. On nous demandera peut-être comment les poissons pourraient résister à cette peste, à l'envahissement continu de ces myriades de crustacés microscopiques qu'ils doivent avaler à chaque gorgée, si les hommes sont exposés à en être si gravement victimes par un simple accident. Nous répondrons que, dans chaque milieu qu'il habite, l'animal trouve ses remèdes, ainsi que ses aliments ; qu'à côté du poison, la nature a su placer pour eux l'antidote ; et que l'instinct des animaux est plus sagace, à cet égard, que toute notre

science : le nôtre s'est émoussé dans les raffinements de la civilisation. D'où il arrive que les animaux, surtout les aquatiques, se préservent plus vite et plus sûrement que nous, des atteintes de leurs parasites.

DEUXIÈME ORDRE. — Crustacés fluviatiles et marins.

518. Les auteurs ont beaucoup étudié les crustacés à l'état adulte; ils se sont fort peu occupés de l'histoire de leur croissance, de leur développement, à dater de leur éclosion et de leur incubation, des modifications enfin qu'ils doivent subir, dans leur forme générale, en grandissant; et ce que nous avons dit des *cypris* et des *daphnies*, qui ne sont que l'œuf, plus ou moins éclos, des *cyclopes*, etc., me paraît devoir s'appliquer, avec une égale vérité, aux crustacés qui, par rapport aux premiers, atteignent une taille gigantesque; en sorte que, dans cet ordre comme dans l'autre, on a dû faire beaucoup de doubles emplois, surtout aux deux extrémités de leur vie.

519. On connaît beaucoup de ces espèces qui ne vivent que de parasitisme; les *argules* ou *aselles* de nos ruisseaux s'attachent aux branchies du gastéroste, des têtards de grenouilles; les *caliges* aux branchies des poissons de mer; les *cyames* sont les *poux* des baleines; les *idotées* sont à la fois chasseurs contre les petits animaux, et parasites pour les grands; les *bopyres* habitent sous l'écaille thoracique des autres palémons, crustacés comme eux; le *pagure* (ermite Bernard) se loge dans la coquille des univalves, dont il dévore le mollusque; le *pinnothère* des moules s'introduit dans leur coquille, pour s'en nourrir et les tuer (508). Qui sait, enfin, si tous ces crustacés, même les géants, comme les homards et les crabes, ne commencent pas leur existence par être les parasites des poissons ou des crustacés de grande taille?

520. Quoi qu'il en soit, et en arrivant aux applications pathologiques, n'est-il pas évident que la présence de ces parasites ne doit pas être inoffensive pour l'animal qui en est atteint? N'est-il pas encore évident que la présence en trop grand nombre de ces parasites déterminerait, chez le sujet, l'apparition de désordres assez graves pour constituer une maladie *sui generis*, s'il ne s'en débarrasse au plus vite? Tout parasite, en effet, absorbe, à son profit et à notre détriment, les produits élaborés par la vie, pour entretenir la

vie. Ils appauvriront donc d'autant la puissance d'une ultérieure élaboration; en outre, comme tout autant de sangsues, ils détourneront la circulation de son cours ordinaire, et ils seront dans le cas de produire tous les désordres qui se caractérisent par les irrégularités du pouls.

521. Demandons-nous maintenant si ces parasites des animaux fluviatiles et marins ne pourraient pas devenir également parasites des animaux terrestres et de l'homme, quand ces animaux et l'homme se rencontrent dans les conditions favorables à ce parasitisme, qu'ils vivent habituellement sur les bords des fleuves et sur la surface de l'Océan? Qui empêcherait les *caliges*, qui s'attachent aux branchies des poissons, de s'attacher également à nos parois buccales, à nos gencives, à nos poumons, alors que nos tissus, imprégnés de l'atmosphère salée et humide de la surface des mers, semblent se rapprocher, sous ce rapport, de la nature de la chair salée? Il suffit d'exprimer cette induction pour la rendre acceptable. Dès ce moment, si l'hypothèse de cette invasion se renouvelle, et que, grâce au milieu favorable, ces parasites se propagent, quels seront les caractères principaux du désordre apporté par leur présence à la santé générale, si ce n'est ceux du scorbut, dont les symptômes deviendront de plus en plus graves, en raison de l'accroissement des effets par la multiplication de la cause? Chez les poissons, ces effets seront moins morbides, parce que l'eau de la mer est toujours là, pour laver la blessure et la débarrasser de ses produits purulents et baveux : pour fournir enfin, d'un côté, par une incessante absorption, aux tissus attaqués, le liquide dont les parasites le dépouillent. Chez l'homme et chez l'animal aérien, au contraire, les effets séjournant sur les effets et se décomposant à mesure, ne pourront qu'empoisonner la place, et ajouter un désordre de plus au désordre causé par la désorganisation du parasitisme; on verra les gencives enfler et s'ulcérer de plus en plus, les dents se déchausser ensuite, toute la cavité buccale se couvrir peu à peu d'ulcérations qui s'étendront vers les voies aériennes; à la suite de ces désordres apparents, viendra le cortége des conséquences moins évidentes, la dyspnée, la toux sèche, puis humide, les tuberculisations du poumon la fièvre la plus brûlante, les transports au cerveau, puis la mort, si un changement de nourriture ou de milieu ne vient pas débarrasser le patient des parasites marins qui le dévorent. Donnez au malade des

légumes frais et non salés: déposez-le sur le rivage, pour qu'il se réfugie dans les terres: plus il s'éloignera des bords de la mer, plus la guérison fera des progrès rapides; il semblera que l'air des terres est le seul remède contre tant de maux inhérents à l'atmosphère de la mer; et pourquoi les parasites marins ne périraient-ils pas dans l'atmosphère de la terre ferme, comme les poissons marins périssent dans les eaux douces? Le malade les empoisonnera donc, par cela seul qu'il respirera un air doux et non chargé de particules salines; et il se sauvera en revenant à ses habitudes terrestres, si toutefois les ravages qu'il a éprouvés, dans son exil maritime, ne sont pas devenus irréparables par le retard.

Or, que de fois n'a-t-on pas vu le scorbut guérir spontanément de cette manière? c'est même là la règle générale. La mort des malades, quand elle arrive, en dépit de ce favorable déplacement, date, non de cette époque et de cette transition, mais du séjour antérieur sur le vaisseau même: le malade était déjà à l'agonie, en mettant le pied sur le continent.

522. Comment ces œufs de crustacés parasites seront-ils arrivés à l'homme, qui vit à bord, et n'y boit que des eaux douces? Il y a mille voies à bord pour qu'ils puissent arriver à lui. Les vagues, en déferlant, doivent en imprégner tous les agrès qu'on manie, tous les appuis sur lesquels on applique la main; et à chaque instant, de la main on peut en porter à la bouche. D'un autre côté, l'atmosphère marine, toujours agitée par les vents, toujours imprégnée par les vagues, a aussi sa poussière, comme l'atmosphère terrestre; poussière humide, d'une densité bien plus élevée que la nôtre, et qui, par conséquent, est en état de rester plus longtemps dépositaire de ces œufs de crustacés et autres, que notre atmosphère ne l'est de porter çà et là, confondus avec la plus fine poussière, les œufs des ascarides vermiculaires, que les vents propagent ensuite sous forme de contagion. Sur la mer, on sera donc exposé à avaler ce poison organisé, en respirant l'air, et même par le véhicule de tous les comestibles, surtout des comestibles crus, et non purifiés par le feu.

523. On comprend facilement à combien d'indispositions passagères cette cause de mal peut donner lieu. Si l'on ne fait que passer un instant dans l'atmosphère contagieuse et infestée d'œufs de parasites, on emportera le germe, qui, par le déplacement, avortera ou ne poussera pas très-loin les diverses phases de l'incubation et du

développement; l'éloignement du foyer d'infection deviendra l'antidote du poison qu'on y aura puisé; et l'on dira alors que l'indisposition était légère, et n'avait pas eu de suite. La gravité du mal et sa chronicité dépendront donc uniquement du séjour trop prolongé du malade. Remarquez bien que nous ne soutenons nullement ici que ces insectes soient dans le cas de prendre un complet développement dans nos organes; arrivés à une dimension qui les rendrait visibles, on parviendrait vite à s'en débarrasser; et, arrivés à cette dimension, ils n'attendent pas qu'on s'en débarrasse; l'instinct de leurs besoins et de leur conservation fait qu'ils savent se délivrer bien vite eux-mêmes, en se hâtant de se réfugier dans les milieux plus favorables à leur nutrition et à leur croissance. Mais il nous suffit d'admettre qu'ils puissent parvenir, à l'état d'œufs, dans nos organes, et y éclore, pour que nous soyons en droit de les ranger au nombre des causes de nos divers cas maladifs.

TROISIÈME ORDRE. — Les cloportides (*Aselli, Onisci*).

524. Les cloportides sont de petits crustacés terrestres que chacun connaît très-bien, sous les noms vulgaires de *cloportes* (*), *mille-pieds*, ou *pourceaux* et *porcelets de Saint-Antoine*. Ces crustacés recherchent les lieux humides, les fentes et crevasses des vieux murs, le dessous des pierres, les solutions de continuité de l'écorce des arbres, tous les endroits enfin qui sont dans le cas de leur offrir une humidité propice à leurs appareils respiratoires, et un asile pour se préserver des poursuites de leurs ennemis, et tendre impunément des piéges aux petits insectes dont ils sont très-friands. Ils pénètrent partout où leur corps peut être contenu et se glisser sans beaucoup d'effort; en sorte qu'il est telle cavité où on les trouve jeunes, et telle autre où ils s'abritent vieux; ils s'aplatissent pour y mieux pénétrer; et leurs anneaux se prêtent avec élasticité à cette introduction forcée. Nous ne faisons bien attention à eux qu'à leur âge adulte; il est bien des personnes qui n'ont peut-être jamais eu occasion de les observer au premier âge de leur développement, et peut-être, à cet âge, les a-t-on souvent pris pour de petites punaises.

(*) Anciennement *clouportes*, c'est-à-dire, *clous des portes*, à cause de la ressemblance qu'ils offrent, quand ils sont immobiles et tapis contre la lisière de la porte qui se trouve dans l'obscurité, avec des têtes de clous qui seraient enfoncés dans le bois.

525. Qu'à cet âge ils soient en état de se glisser dans la plupart de nos organes, dans l'oreille, dans le nez, dans l'anus, dans l'urètre, dans la bouche, et de parvenir de la sorte soit dans la vessie et dans l'utérus, soit dans l'estomac et les poumons, cette hypothèse n'a rien que de conforme à leurs habitudes. Si leurs mœurs les portent à faire élection de domicile dans toutes les cavités étroites et humides, pour y vivre en carnivores, qui les empêcherait de pénétrer dans les cavités des animaux, qui peuvent leur servir en même temps et d'asile et de pâture, surtout si l'animal, endormi ou engourdi par suite d'un accident pathologique, est hors d'état d'avoir la sensation de l'invasion, et de s'en défendre? La logique ne nous permet pas de tracer ainsi des limites infranchissables entre ce que nous avons observé et ce qui n'est pas encore tombé sous nos sens.

526. Or, si cela arrive, chacun est en état de pronostiquer ce qui peut résulter de leur présence, même passagère, dans nos organes : prurit d'abord, douleurs lancinantes après, dont l'intensité croîtra avec le nombre des insectes; ulcérations des muqueuses, tuberculisations des poumons, exfoliations des surfaces aériennes de la trachée et des bronches, fausses membranes et expectorations striées de sang, vomissements fréquents; gastrite, vaginite, métrite, dégénérescence des tissus de l'utérus sous formes d'ulcères et de développements polypiformes ou cancéreux; dysurie et dyssenterie; formation de calculs urinaires, dont l'insecte deviendra le centre et le noyau, par une espèce de puissance analogue à celle que les animaux mous ont exercée sur la fossilisation en géologie, etc. : toutes maladies qui offriront, à l'observateur, des périodes progressives, pour jalonner la marche de ses observations, un début, un progrès et une crise, surtout si l'insecte laisse sur son passage le produit de sa ponte et le fruit de ses amours. S'il sort de son repaire après avoir pondu, la maladie présentera une espèce de rémittence, et puis une récidive ou une recrudescence à l'époque de l'éclosion. Quand on soupçonne ainsi la nature de la cause dans le siége de la douleur, quand, à la place d'une entité sans forme appréciable, d'une entité verbale encore plus qu'idéale, on est en état de mettre un être dont la réalité est incontestable, on tient, en décrivant, l'explication de tout ce qui, sans cette révélation, eût été une anomalie dans les notes de l'observateur.

527. Les cas de ce genre ne sont pas rares, et nous allons en énumérer quelques-uns.

Claude Binninger (*) rapporte qu'un malade cachectique en a rejeté par le vomissement.

Ambroise Paré (**) donne la figure ci-jointe du cloporte que M. Duret lui a affirmé avoir rejeté par la verge, après une longue maladie. « Beste vivante, dit-il, semblable à une clouporte que les Italiens appellent *porcelleti*, qui estoit de couleur rouge, comme tu vois par ce pourtrait. » La couleur rouge provenait sans doute, par transparence, du sang dont ce cloporte s'était repu : à moins que Duret n'ait vu une couleur rouge dans la teinte légèrement purpurine que prennent souvent ces crustacés.

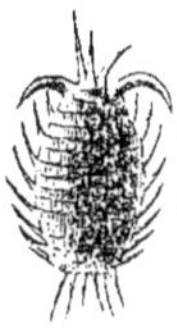

Ce serait confondre, en logique, le talent du dessinateur avec celui de l'observateur, que de vouloir rejeter un fait observé par un témoin digne de foi, par cela seul que le dessin qui accompagne l'observation manque de ce fini que l'on recherche aujourd'hui en iconographie. Sans aucun doute, cette figure et les suivantes pèchent contre toutes les règles de l'art, et n'offrent en saillie aucun des détails qui serviraient à caractériser l'espèce, et c'est sous ce dernier rapport qu'il est permis de les discuter ; mais l'observation au fond ne doit pas être compromise par ce doute. Si Dupuytren n'avait eu à sa disposition d'autre dessinateur que lui même, l'iconographie chirurgicale de sa clinique ne manquerait certainement pas de semblables monstruosités ; et l'on en aurait tenu compte.

Tulpius (***) cite le cas d'un médecin d'Amsterdam, qui, dans l'espace de huit jours, en rendit en urinant jusqu'à dix-neuf, et cela après avoir été guéri d'une fièvre tierce ; il les rendit, au reste, sans douleur La figure ci-jointe qu'il en donne semble pourtant se rapporter plutôt à une sauterelle.

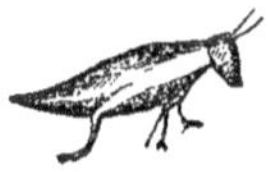

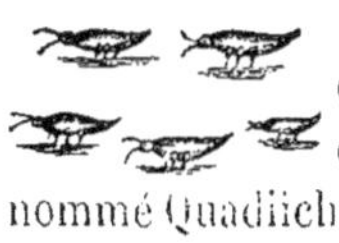

Les figures suivantes sont copiées sur celle qu'a donnée Andry, d'après Kerckring, de cinq vers qu'un homme rendit, en 1665, dans un bourg nommé Quadiich, lesquels étaient faits comme des cloportes ; si ce

(*) Cent. 4, obs. 3.

(**) Liv. 20, *de la petite Vérole et de la Peste*, page 732, édit de 1628.

(***) *Observ*, lib. 2, cap. 50.

n'est, ajoute-t-il, qu'ils n'avaient que dix pieds. Nous transcrivons ce fait, en nous appuyant sur le texte plutôt que sur ces mauvaises figures, qui pourraient bien se rapporter aux mites plutôt qu'aux cloportes; cependant les cloportes peuvent se présenter, en quelque sorte, sous une forme analogue, si on les dessine en les regardant, non pas par le dos, mais horizontalement et par la rangée des pattes.

A une époque un peu plus avancée sous le rapport de l'application de l'art du dessin et de la fine observation aux études d'histoire naturelle, Paullini (*) dit avoir connu une femme en couche qui rendit, sans difficulté et sans douleur, avec ses lochies, une centaine environ de cloportes vivants, quoiqu'elle n'eût éprouvé aucune douleur de ventre pendant tout le cours de sa grossesse.

528. Il est possible que la figure ci-contre, qui est jointe aux précédentes par Ambroise Paré, se rapporte plutôt à la jolie larve de l'*Anthrenus verbasci* Lamk., *Byrrhus verbasci* Lin., larve qui, par un double emploi, a pris successivement les noms de *Iulus penicillatus* (de Geer, tome 7, page 56, fig. 1-5); *Scolopendra lagura* Lin., (scolopendre à pinceau de Geoffroy). Cette larve, que j'ai souvent rencontrée sur les tablettes de mes livres en 1838, et qui ravage surtout les collections d'insectes, ne dépasse pas deux millimètres de long. Elle a l'air, au premier coup d'œil, d'un très-petit cloporte; mais à la loupe rien n'est plus joli à voir, à cause des deux fraises de poils blancs et en entonnoir qui ornent latéralement chacun de ses douze anneaux, dont le pourtour supérieur est en outre bordé d'une rangée des mêmes poils blancs. Cet insecte a deux pattes simples à chaque anneau, comme les iules ; ce qui a donné le change aux auteurs. Quoi qu'il en soit, je suis porté à croire que c'est encore cet insecte qui est le coupable du cas maladif suivant, que l'on trouve consigné dans le *Recueil des observations de médecine, chirurgie, pharmacie*, de Vandermonde, tome 9, page 251, 1758. Un malade avait été pris d'une fièvre double-tierce, pour laquelle on lui avait administré un vomitif; ce qui lui fit rendre des milliers de vers de deux lignes de longueur sur une de largeur, analogues à des cloportes, ayant le dos plat, la forme d'un carré long, le ventre garni de petites pattes courtes d'une seule articulation, n'ayant ni queue ni tête distinctes, et d'une couleur grise-

(*) *Ephém. des cur. de la nat. Appendice à l'ann.* 5 : déc. 2, 1686, pag. 24.

blanche. Ces déjections débarrassèrent le malade de la fièvre ; car elles le débarrassèrent de l'auteur de ces intermittences.

529. Nous nous attendons bien à ce qu'on rejette de prime abord dans les fables ces faits revêtus néanmoins de la même authenticité que tous ceux que l'on admet dans la science. Cependant, si l'on veut y réfléchir plus mûrement, on ne tardera pas à voir qu'une telle incrédulité n'est nullement fondée en raison : car, lorsqu'une chose est démontrée possible, et que des témoins dignes de foi attestent l'avoir vue se réaliser sous leurs yeux, leur donner un démenti, c'est blesser toutes les règles établies dans le but d'évaluer un témoignage. On nous objectera que des figures aussi mauvaises ne méritent pas une grande confiance. Sans doute nous accepterions l'objection, si l'objet figuré était moins connu et moins vulgaire ; mais qui se trompe jamais sur la détermination d'un cloporte ? Qu'importe qu'on le figure mal, si on le désigne bien ? Parmi les dénégateurs de ce fait, il en est plus d'un qui ne dessineraient pas mieux un cloporte, si ce crustacé s'offrait jamais à leur observation médicale, et qu'ils n'eussent pas là de dessinateur sous la main ; croiraient-ils pour cela avoir démérité de la confiance de leurs lecteurs ? Qu'on se rappelle que l'insecte de la gale n'a jamais été mieux défiguré, et rendu méconnaissable, que par ceux qui l'ont les premiers et le mieux observé. Les hommes qui écrivent le résultat de leurs observations quotidiennes sont trop riches de faits pour aller s'amuser à en créer et à en dessiner d'imaginaires ; on n'est pas en droit de les accuser de menterie ou de duperie, sur un cas qui ne se rattache nullement à une idée préconçue, à un parti pris d'avance, quand, sur tous les autres qu'ils décrivent, ils se montrent aussi sévères dans la discussion que consciencieux dans l'historique. Qu'y a-t-il donc de si extraordinaire à admettre que ces *asellides*, qui recherchent toutes les cavités humides, soient parvenus à se réfugier, par le *museau de tanche*, dans la cavité de l'utérus, s'insinuant entre le chorion et la surface utérine, jusqu'autour du gâteau placentaire, où ils auraient chaque jour dévoré, pour s'alimenter, quelques-unes des fibrilles dont le placenta se compose, et dont il peut se passer, en les régénérant chaque jour ? Quelle douleur aurait éprouvée la femme enceinte, de la perte de ces infiniment petits filaments vasculaires, de quelques-unes de ces branchies utérines, qui pullulent par millions et se ramifient à l'infini ? Tout ce qui aurait pu s'ensuivre, ce seraient de

légères hémorragies, qui, en mélangeant leurs produits, auraient passé sur le compte de ces pertes journalières auxquelles la femme enceinte fait si peu d'attention.

CINQUIÈME CLASSE DE CAUSES MORBIPARES ANIMÉES.

SCORPIONIDES.

550. Les scorpionides, dont le scorpion des régions chaudes est le type, forment le passage entre les crustacés dont nous venons de nous occuper, et les arachnides qui feront le sujet de la cinquième classe. Par leur queue et leurs bras chélifères, ils se rapprochent des premiers ; par leurs yeux et la structure de leurs poches branchiales, mais surtout par leurs propriétés venimeuses, ils ont encore plus de rapports avec les seconds.

551. Le scorpion, cet insecte si connu et si redouté dans les zones méridionales de l'Europe, y est fréquent sous les pierres, dans les lieux bas et humides, dans les fentes des vieux murs. On en ferait volontiers plusieurs espèces, si l'on s'arrêtait aux modifications que l'âge apporte à sa taille, et l'*habitat* à sa coloration. A l'époque de ses amours, cet insecte paraît rechercher le lit de l'homme ; le mâle et la femelle se glissent entre les deux draps ; et ce n'est pas sans une certaine impression de terreur, que, dans mon enfance, je les ai rencontrés fort souvent tapis ensemble, en soulevant ma couverture pour me coucher ; cela arrivait surtout dans les temps humides. Le scorpion a son venin au bout de l'organe triangulaire qui termine sa queue ; et ce venin paraît être du genre de celui des serpents, car l'alcali volatil en est l'antidote ; s'il ne produit pas des effets aussi désastreux, c'est que la dose de chaque piqûre est trop petite ; car je n'ai jamais été témoin d'un cas mortel, du moins dans la lisière maritime de la Provence. Il en est peut-être autrement dans la Calabre, dans l'Afrique et sous les tropiques, le venin des animaux perdant de son intensité, à mesure qu'on s'éloigne davantage de l'équateur. Tous les voyageurs rapportent que les scorpions africains tuent d'une seule piqûre le lion et le léopard. Le docteur Pagni avait envoyé à Redi (Voyez *Génér. des insectes*) de gros scorpions vivants de Barbarie, dont la piqûre, d'après ce médecin qui en était témoin

oculaire, faisait périr tous les ans une foule de personnes chez les Bébères; ce qui fournit à Redi l'occasion d'une série d'expériences qui le convainquirent que le scorpion s'engourdit en hiver; qu'il peut passer l'hiver sans manger, et qu'alors il est inoffensif et que sa piqûre a peu de gravité ; mais qu'au printemps, et surtout à la canicule, ses piqûres deviennent mortelles ; que pourtant, à force de piquer, son venin s'épuise, et que le scorpion met beaucoup de temps à s'en approvisionner. Aussitôt après en avoir subi la piqûre, les pigeons vacillent, étouffent, frissonnent, et tournoient, comme s'ils avaient des vertiges ; ils tombent ensuite, et éprouvent des convulsions pendant trois heures avant de mourir. Redi confirme en même temps l'opinion de Pline qui les dit inoffensifs en Italie, où il les croyait à tort assez rares. « J'ai vu souvent, en effet, ajoute-t-il, les paysans qui les apportent en grande quantité à Florence, au temps de la canicule, pour la confection de l'huile contre les venins, les manier impunément, et s'en laisser piquer sans aucune crainte et sans accident. » Les scorpions que l'on a trouvés tapis sous la face inférieure de l'obélisque de Louqsor, le jour qu'on a tiré ce monolithe de la cale, ne pensaient guère à faire usage de leur dard, quand ils se sont vus surpris ; et s'ils l'avaient fait, la blessure n'aurait certainement pas été aussi grave à Paris qu'en Egypte, leur pays natal, où ils s'étaient embarqués avec le monument (*).

332. Dans le Nord, nous avons des scorpionides, qui n'en sont pas moins venimeux, pour être moins appréciables à la vue : 1° la pince cancroïde (*Chelifer cancroides*, Lamk.), qui se montre si souvent courant à reculons, dans les feuillets de nos vieux livres, de nos vieux amas de papiers, et dont le cheylète des livres (*Cheyletes eruditus* Lamk.), que Lamarck, d'après Latreille, a conservé parmi les *acarus*, n'est peut-être que l'âge le plus jeune ; 2° la pince cimicoïde (*Chel. cimicoides* Lamk.), etc., qui habite sous les écorces de l'Europe : 3° les *nymphon* et *pycnogonum* des baleines, qui ont pour parage les mers glaciales, et qui s'attachent en parasites aux poissons

(*) On m'a souvent rapporté, dans le midi de la France, que, lorsqu'on place un scorpion au centre d'un cercle composé de charbons incandescents, l'insecte cherche d'abord à trouver une issue, pour se sauver et se soustraire à la chaleur de cette couronne de feu, et que, désespéré de ne pas en rencontrer, et ne pouvant plus supporter cette chaleur qui le dessèche, il retrousse sa queue, et s'en implante le dard dans la tête, pour se suicider. J'ai répété cette expérience, sans obtenir ce résultat.

et aux baleines; 4° la galéode aranéoïde (*Galeodes araneoides* Lamk.), si venimeuse au Cap et dans le Levant; 5° la *galéode fatale* du Bengale, etc., sont des êtres d'autant plus à craindre, qu'ils sont plus petits, parce qu'en se glissant plus facilement, à cause de leur taille, dans les orifices les plus étroits de nos organes, ils peuvent nous donner plus de fois, et plus longtemps, le change sur la cause présumée de la maladie. Imaginez-vous un petit chélifère des livres, ou bien les jeunes petits des autres scorpionides, qui, pendant le sommeil, viennent s'introduire et se réfugier dans les fosses nasales, et portant çà et là, dans ces repaires impénétrables, le poison de leurs petites piqûres, qu'ils pénètrent dans les intestins, dans les voies urinaires ; et la maladie, changeant de nom en changeant de place, prendra des caractères d'autant plus graves, que l'organe envahi sera plus noble, et que le nombre des parasites sera plus grand. Sentiment de reptation indéfinissable, et laissant partout, sur son passage, des traces de la plus vive douleur ; douleurs ostéocopes, quand le parasite envahira une cavité osseuse ; névralgies, quand sa piqûre intéressera une papille de la sensibilité ; inflammation se propageant à la ronde : infection rapide ; symptômes qui accompagnent les congestions au cerveau : stupeur, vertiges, somnolence, ensuite délire, fièvre cérébrale enfin, et puis mort peut-être ; sans que l'autopsie, telle qu'elle se pratique, avec nos méthodes superficielles et expéditives d'observation, puisse surprendre autre chose çà et là que des effets insignifiants en apparence, et qui, à eux seuls, ne sauraient rendre compte d'aussi graves désordres. Quelquefois, cependant, il se présentera à l'observation des escarres gangréneuses, répandues çà et là et de distance en distance.

535. « M. Houlier, dit Ambroise Paré (*), escrit en sa prastique qu'il traitoit un Italien tourmenté d'une extrême douleur de teste, dont il mourut. Et l'ayant fait ouvrir, luy fut trouvé, en la substance du cerveau, un animal semblable à un scorpion, comme tu vois par cette figure. » Et la figure est véritablement celle d'un petit scorpion grossi sans doute à la loupe.

On sera peut-être porté à nier le fait, en se fondant sur ce que la région du cerveau n'est pas ouverte au premier insecte venu ; et l'on nous demandera comment l'insecte aurait pu se frayer une route

(*) Livre 20, page 751, édition de Biron, 1628.

jusqu'à un organe si bien protégé, par la contiguïté des pièces de la boîte cranienne, contre toute invasion de ce genre. Nous répondrons que les larves des mouches peuvent y pénétrer et s'y frayer une voie, et que ces larves ont des organes moins propres à fouir les chairs que les scorpionides. Je conçois avec quelle facilité ces insectes de petite taille, et à l'état jeune, sont dans le cas de cheminer, en rongeant les chairs et les membranes, à travers les sutures du crâne, et par les divers trous de l'os ethmoïde et de l'os sphénoïde, qui donnent passage aux nerfs et aux vaisseaux sanguins. Le fait ne présente donc aucune impossibilité par lui-même, et il est appuyé sur le témoignage d'un auteur qui appartient à un siècle où l'on observait, en anatomie, avec autant d'exactitude que nous pouvons observer aujourd'hui (*). Nous aurons, du reste, plus d'une occasion, dans le courant de cet ouvrage, de citer des traits d'invasion du cerveau incontestables, par des insectes de plus d'un genre : et, pour n'en prendre qu'un par anticipation, nous rapprocherons de ce fait celui qu'Hermann et Lauth ont observé à l'égard d'un acaridien, qu'ils ont trouvé errant dans le voisinage de la glande pinéale ; nous le discuterons plus bas. Rappelons-nous seulement que les scorpionides, quand ils sortent de l'œuf, ne sont pas plus gros que des mites, et que ces insectes n'ont pas besoin, pour vivre, d'être en contact immédiat avec l'air extérieur.

SIXIÈME CLASSE DE CAUSES MORBIPARES ANIMÉES.

MYRIAPODES.

534. La classe des myriapodes se rapproche des cloportes par le nombre considérable de leurs pieds, et par la forme allongée et homogène de leur corps, qui ne semble presque être qu'un long appen-

(*) L'absurdité de quelques-unes de leurs explications théoriques se concilie très-bien avec l'exactitude et la bonne foi de leurs observations pratiques. Que nous importe, en effet, qu'Ambroise Paré ajoute les paroles suivantes : « Lequel (scorpion), comme pense ledit Houlier, s'estoit engendré, pour avoir continuellement senti du basilic, ce qui est fort vray-semblable, veu que Chrysippus, Diophane et Pline ont escrit que, si le basilic est broyé entre deux pierres, et exposé au soleil, d'iceluy naistra un scorpion ? » C'est ici une aberration de l'érudition crédule d'alors, et non un écart de l'observation directe. Redi n'avait pas encore fait justice de semblables opinions.

dice caudal, divisé en autant d'anneaux qu'ils ont de paires de pattes : ce sont des vers à mille pieds, qui, ainsi que les crustacés, n'ont à subir aucune métamorphose, et sortent de l'œuf à l'état parfait. Les scolopendres offrent le type de cette classe.

555. Les scolopendres ont la morsure venimeuse ; mais, de même que nous l'avons fait observer à l'égard du scorpion, l'intensité de l'empoisonnement est en raison de l'élévation de la température ; les scolopendres les plus à craindre sont celles des pays chauds. On les a appelées anciennement *ophioctones*, parce qu'avec leur morsure elles sont dans le cas de tuer les serpents. Pline (*) rapporte, d'après Théophraste, que la multiplication des scolopendres obligea les Trieriens d'abandonner leur pays ; comme celle des rats avait fait déserter une des îles Cyclades. Ces insectes semblent avoir un centre de vitalité dans chacun de leurs anneaux ; car, lorsqu'on les coupe par morceaux, chaque morceau se meut sur ses deux pattes, comme pour son propre compte ; et ce qui paraissait le plus surprenant aux anciens auteurs, quand ils coupaient une scolopendre par le milieu, c'était de voir que les deux moitiés marchaient en sens contraire l'une de l'autre, la moitié postérieure allant à reculons, pendant que la moitié antérieure continuait d'avancer, en sorte que l'animal semblait ainsi avoir deux têtes. Les naturalistes modernes, dit Lamarck (**), ont prétendu que certaines espèces répandent une lumière phosphorique ; et Linné et Fabricius ont dénommé une de ces espèces, *Scolopendra electrica*. Voici ce que le hasard m'a mis à même d'observer à cet égard :

Le 27 avril 1842, à dix heures et demie du soir, je me promenais sous un berceau de treilles, lorsque j'aperçus des traces lumineuses ondoyantes qui se dessinaient sur la terre comme des traits mobiles et phosphorescents ; je m'empressai de saisir avec les mains cette poignée de terre phosphorique, et je plaçai le tout sous un verre, où je reconnus que la lumière provenait d'un certain nombre d'iules terrestres gris, et de la taille des iules des fraisiers. Quelques instants après, ces iules avaient perdu tout leur éclat, et ils ne le reprirent plus dans la nuit, ni le lendemain. Mais j'avais remarqué que, sous la tonnelle, mes traînées de feu laissaient souvent, sur leurs traces,

(*) Lib. 8, cap. 29.

(**) *Anim. sans vert.*, tom. 5, pag. 31.

surtout quand je les poursuivais du doigt, des petites boules également phosphorescentes, et je découvris, en y retournant, que ces boules n'étaient autres que des femelles de ver luisant (*Lampyris noctiluca* Lin.), qui se pelotonnaient quand un de ces iules les mordait et cherchait à les dévorer. Il fut donc évident, à mes yeux, que la phosphorescence de ces iules était tout empruntée, et que la victime avait momentanément communiqué son auréole lumineuse à son bourreau. C'est, je crois, un cas analogue qui se sera présenté à l'observation des naturalistes nos prédécesseurs.

556. Nous possédons, dans le Nord, une scolopendre qui a bien la taille de l'*Iulus giganteus* de l'Amérique méridionale, et qui atteint au moins, si j'ai bien observé, jusqu'à dix centimètres de long : elle habite les décombres, et entre la nuit dans nos habitations. C'est l'espèce dont la morsure est, pour nous, le plus à craindre ; mais, sous le même rapport, nous ne devons pas laisser que de nous méfier des autres espèces plus communes et plus petites, surtout de celles qui se plaisent à ronger les fruits, et à se tapir dans leur cavité, telle que l'iule des fraisiers (*Iulus fragarum*), qui est très-friand des fraises mûres de nos jardins. En mangeant imprudemment de ces fruits, on s'expose à enfermer le loup dans la bergerie ; car, alors même qu'on tuerait l'insecte sous la dent, on n'en avalerait pas moins les œufs, qui ne manqueraient pas d'éclore dans l'estomac et dans les autres cavités de nos organes.

557. Nous croyons superflu de rappeler que ces insectes peuvent se glisser à notre insu dans le conduit auditif, dans la cavité du nez, dans l'anus, etc., et que même, si nous dormions assez pour ne pas trop les déranger dans leur œuvre, ces insectes parviendraient facilement à se ménager, dans nos chairs, le repaire qu'ils savent si bien se ménager dans la substance des fraises et des fruits. Qui n'a appris à connaître ce dont ils sont capables (*), par l'histoire de cette pauvre négresse condamnée, par son maître, à vivre attachée contre le mur d'un ignoble cachot, et qui se sentait les pieds rongés par ces horribles bêtes, sans pouvoir se défendre et se garantir de leurs morsures ? Or les petites espèces possèdent les mœurs et les habitudes des grandes.

(*) Affaire Douillard de la Guadeloupe, devant le tribunal de la Pointe-à-Pitre. (*Gazette des Tribunaux*, mars 1841.)

Mais qu'arriverait-il si l'un de ces individus parvenait à se nicher dans nos chairs, comme ils se nichent dans la chair de nos fruits? N'aurions-nous pas devant les yeux, avant tout autre avertissement, le cas d'une tumeur, d'un apostème avec fistule, suppuration, et que sais-je? à la suite, peut-être des douleurs ostéocopes et la carie des os? En tout cela, nous ne sommes jamais si bien trompés que lorsque le parasite est de petite taille.

538. Plutarque parle d'un citoyen d'Athènes qui rendit par les urines un insecte velu et armé d'une foule de pieds (*Sympos.*, lib. 8, quæst. 9); Tulpius (*Obs.*, lib. 2, obs. 49), Bartholin (*Hist. anat.*, cent. 4), Riverius (obs., 40) rapportent des cas analogues. *Voyez* aussi les *Actes de Copenhague*, vol. 5, obs. 21, p. 83. Rhodius en a vu rendre plus de cinquante à un noble polonais.

539. Ambroise Paré (*) a publié la figure ci-jointe d'un insecte

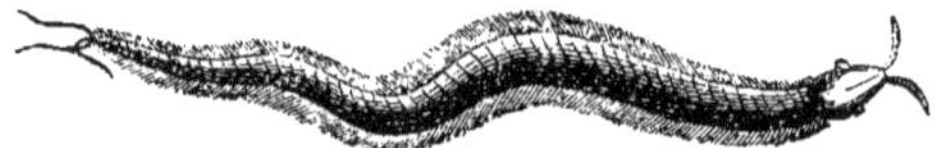

que Jacques Guillemeau, chirurgien du roi, lui donna, comme l'ayant tiré lui-même d'un *apostème* venu à la cuisse (partie externe) d'un jeune homme; Ambroise Paré le conserva, dans une fiole de verre, plus d'un mois sans manger. Cette figure se rapporte très-bien au *Iulus complanatus* de Fabr., quoique Fabricius n'attribue à son espèce que trente paires de pattes; peut-être aussi que les scolopendres acquièrent de nouveaux anneaux, et par conséquent de nouvelles paires de pattes, en grandissant.

Fernel (**) raconte qu'un soldat étant tombé malade, mourut le vingtième jour de sa maladie, après être devenu furieux; on lui trouva dans le nez deux vers velus et cornus, dit-il, dont il a donné la figure ci-jointe, qu'Aldrovande, Ambroise Paré, dans ses premières éditions, et Andry (***) lui ont empruntée. Evidemment encore ici, ce sont deux individus, de différents âges, de l'*Iulus sabulosus* Fabr., ou de l'*Iulus terrestris* Fabr.; l'individu *a* étant plus jeune que l'individu *b*.

(*) Liv. 20, pag. 732, édit. de 1628.

(**) *Pathol.*, lib. 5, cap. 7.

(***) Andry, *de la Génér. des vers*, édit. de 1741, tom. 1, pag. 75.

On pourrait objecter que les dissections nécroscopiques n'ayant lieu que quelque temps après la mort, ces deux iules ont pu s'introduire, depuis l'instant de la mort, dans les cavités nasales. Nous répondrons que ces insectes vivent de chair fraîche, et ne sont pas friands de chairs corrompues; qu'en conséquence, pour qu'on les ait trouvés dans le nez du cadavre, il faut que, ainsi qu'on en avait la permission alors, Fernel ait fait la dissection à une époque très-rapprochée de l'instant de la mort du monomane; du reste, la présence de ces insectes explique si naturellement la furie accidentelle du malade, qu'on a de la peine à repousser cette explication. En un mot, quand des auteurs graves, et de ce bon temps de la probité littéraire, se hasardent à publier des faits qui s'écartent de la route vulgaire, il faut penser qu'ils ont pris d'avance toutes leurs précautions pour n'être pas dupes d'une illusion.

On reconnaît encore le fait des scolopendres dans ce que rapporte le *Journal des Savants* du lundi 17 mai 1666, d'après une lettre écrite de Chartres. Une jeune femme, accouchée depuis trois semaines, et qui nourrissait son enfant, était obligée, à cause de l'abondance de son lait, de se faire teter par son mari. Cet homme ayant un jour senti, dans sa bouche, quelque chose de solide, quitta le sein, et reconnut un ver qui sortait et qu'il tira avec les doigts. Cet insecte avait les mouvements ondulatoires du serpent; il était long environ de quatre pouces, et de la grosseur d'un ver à soie médiocre; la couleur en était bistre; il avait un double rang de pieds sous le ventre. Le corps paraissait composé de petits anneaux contigus, depuis la tête jusqu'à la queue, qu'il portait relevée et fourchue à l'extrémité. Il avait sur la tête deux cornes aussi fourchues, et faites comme les petites pattes d'une écrevisse. Il s'agitait extrêmement quand on le touchait, et quoiqu'il eût un très-grand nombre de pieds, il ne marchait qu'en serpentant. Avant que le ver sortît, cette femme sentait des picotements qu'elle attribuait à la trop grande abondance de son lait.

540. Depuis que nous avons donné l'éveil sur l'importance de ces observations en médecine, les praticiens ont pris soin de faire enregistrer celles que leur pratique les met à même de recueillir. Le 28 octobre 1844, Decerfz, médecin à la Châtre, écrit à l'Académie des sciences une note sur une scolopendre qui a été rendue vivante par les fosses nasales d'une jeune femme. Cette personne, âgée de

dix-neuf ans, douée d'une forte constitution, était en proie depuis deux ans à une céphalalgie sus-orbitaire de l'œil gauche qui, supportable d'abord, acquérait de jour en jour une plus grande intensité, et qui aurait fini, disait-elle, par la rendre folle, si une circonstance inattendue ne l'eût guérie. Après un violent éternument, provoqué sans doute par une prise de tabac, elle sentit remuer quelque chose dans la narine gauche, et bientôt un insecte en sortit précipitamment : c'était une scolopendre ayant 70 anneaux, et partant 140 pattes; couleur fauve, avec une ligne brune sur le dos; longueur 6 centimètres, largeur 3 millimètres. C'est la *Scolopendra electrica* ci-dessus. Une simple prise de tabac, comme on le voit, fut plus puissante que tout l'arsenal de la médecine.

SEPTIÈME CLASSE DE CAUSES MORBIPARES ANIMÉES.

ARACHNIDES.

541. Les arachnides rappellent l'organisation des crustacés brachiures, dont ils diffèrent principalement par le nombre de leurs yeux et celui de leurs pattes, qui sont toujours, à l'âge adulte, au nombre de huit; chez certaines espèces, les jeunes n'en ont que six. Ces insectes sortent de l'œuf, pour tout le reste, à l'état parfait. Leurs palpes sont les analogues des antennes des crustacés; elles ont, comme ces derniers, des mâchoires et deux grosses mandibules, qui sont, en général, munies à leur sommet d'un onglet mobile et perforé, pour donner passage au venin qu'elles distillent dans la plaie entamée par ces deux pinces. C'est avec cet appareil que ces insectes carnassiers saisissent leur proie, comme entre un étau; qu'ils lui font les premières piqûres, destinées à introduire le venin qu'ils distillent dans la plaie. Car toutes les espèces de ce genre ont à leur disposition un venin, pour assoupir leur proie et la maintenir sans défense; quelques-unes ont de plus l'art de tirer, de la partie postérieure de leur corps, une soie, pour envelopper leur victime comme dans un filet.

542. Les arachnides se divisent en deux groupes bien caracté-

risés par leurs habitudes et par leur taille : les *araignées* proprement dites, et les *acaridiens*.

PREMIER ORDRE. — Araignée (*Aranea*).

543. L'araignée inspire une terreur involontaire, dont l'éducation a bien de la peine à nous débarrasser. C'est une terreur instinctive, une terreur innée et de prévoyance ; tout animal apporte en naissant l'horreur de ce qui peut lui nuire. On a vu de braves officiers pâlir à la vue de l'effigie en cire d'une araignée ; et quand Lalande en avalait par une rodomontade d'esprit fort (*), il savait bien que l'araignée n'est funeste que par sa piqûre, et il avait hâte de l'écraser sous la dent. Quant à sa nièce, à qui l'astronome imposait de pareils passe-temps, sa déférence aveugle entre dans le domaine des actes de foi, c'est-à-dire, des exceptions à la règle ; bien des gens prétendent qu'elle en escamotait plus qu'elle n'en avalait.

544. L'araignée, cet être solitaire, rusé, lâche et féroce, qui ne tombe sur son ennemi que lorsqu'elle est sûre de le trouver sans défense, qui fuit à notre approche, et se tient en embuscade dans l'ombre, l'œil ouvert, et toujours prête à fondre sur qui s'endort ou se laisse prendre à ses filets ; l'araignée porte l'empreinte de tous ses goûts dans sa démarche rapide, effrayée et rampante, dans sa tête qui se cache tout en observant, et dans cette vaste capacité abdominale qui semble former la totalité de son corps. Insecte maudit de la nature, elle peut, ainsi que le scorpion (531), vivre six mois sans manger ; elle n'aime pas même sans effroi : elle vole à ses amours, en tâtonnant de méfiance ; elle prévoit un bourreau dans son amant. Elle recule de frayeur plus d'une fois, avant de céder à l'aiguillon de la volupté qui l'entraîne hors de son gîte ; elle ne s'accouple enfin que quand le besoin qui la dévore est devenu une fureur. Son mariage est un acte de démence, et sa copulation un acte imprévoyant ; elle redoute la puissance de sa morsure, jusque dans le

(*) *Voyez* plusieurs exemples d'individus qui se plaisaient à manger des araignées, dans les *Éphémérides des curieux de la nature*, déc. 2, ann. 5. 1686, observation 116, page 251. M. Vallot nous écrit qu'à Dijon, on a connu un homme qui prenait plaisir à manger l'araignée de jardin (*Aranea diadema* Lin.), et lui trouvait le goût des noisettes. Nos poules sont plus friandes de cette espèce que de toute autre, et se la disputent avec avidité.

spasme d'un baiser. Qui n'aurait peur d'un être qui se fait peur à lui-même (*)?

Cependant cet insecte féroce et hideux à voir s'apprivoise au son d'une voix de femme, aux accords d'une douce harmonie. La harpe de David ne calmait-elle pas la fureur de Saül? la lyre d'Orphée n'apaisait-elle pas la rage du tigre? la musique militaire ne ramène-t-elle pas à des sentiments d'humanité le soldat encore ivre de la victoire? J'ai vu l'araignée des jardins, qui avait filé sa toile contre la vitre d'une fenêtre, accourir chaque fois à l'appel d'une fleuriste qui travaillait à cet endroit. Beethoven s'était pris d'une touchante amitié pour une araignée qui ne manquait jamais de se suspendre au-dessus de son violon, toutes les fois qu'il se livrait à ses improvisations, au milieu de sa chambre; tellement qu'il brisa son violon de désespoir, le jour que sa mère, ignorant ses rapports d'amitié, et étant survenue derrière lui à pas de loup, de peur de lui faire perdre le fil de ses idées, enleva cet insecte pour l'écraser sur-le-champ. Madame de la Villegonthier me parlait un jour, avec le plus tendre intérêt, d'une araignée qui venait se suspendre au-dessus de ses doigts, dès le moment que cette dame se mettait à son piano, et surtout quand la réminiscence ou l'improvisation ramenait un motif un peu plus suave que les autres. Tout le monde connaît l'histoire de l'araignée de Pélisson à la Bastille; l'araignée des cachots lui rendait, à sa manière, les soins affectueux de la fidélité dont il était martyr.

545. L'araignée se distingue des *acarus*, parce que le crochet mobile qui termine ses mandibules joue sur la surface interne de la mandibule, tandis que, chez les *acarus*, il joue sur la partie dorsale du même organe. (Cette dernière distinction était inconnue avant cette publication; nous la décrirons en son lieu.) Elle s'en distingue encore par quatre à six mamelons qu'elle porte à l'anus, comme tout autant de filières par où elle file la soie avec laquelle elle ourdit ses toiles, ses coques, ou bien dont elle se sert comme d'un suspensoire, pour monter et descendre à travers les airs.

546. Le venin de l'araignée est d'autant plus malfaisant, que son habitation est plus obscure et plus humide. Les araignées des caves,

(*) *Araneæ*, dit Scopoli, *meditabundæ, solitariæ, vigiles, famelicæ, exosæ, fecunditate summâ, plurium calamitatum causæ.* (Entomol. carniolica, 1763, pag. 392.)

souterrains et lieux d'aisance, sont célèbres dans les fastes de la toxicologie. L'humidité du lieu, autant que le jeûne de l'araignée, prête à l'élaboration de son poison une énergie nouvelle ; les espèces qui vivent au soleil, moins affamées et d'une nature plus sèche, s'épuisent sur les insectes, et ont sans doute moins de poison liquide à dépenser. Le climat exerce sur la qualité du venin et les caractères de ses effets morbides la même influence que nous avons eu déjà l'occasion de faire remarquer à l'égard du venin du scorpion et de celui des vipères (480, 531).

Les effets de la morsure d'une araignée, toutes choses égales d'ailleurs, seraient bien plus à craindre sous le ciel de l'Amérique centrale, de la Calabre ou de la Provence, que sous les climats du Nord.

547. Latreille avait divisé le genre araignée en une foule de coupes, qu'il érigeait ensuite en genres, décorés de tout autant de noms nouveaux. Ce procédé, dont Latreille n'était pas avare, n'est propre qu'à jeter le désordre dans la mémoire et dans les idées, et ne peut servir qu'à donner au pédantisme un moyen facile et à bon marché de faire de l'érudition. Ces coupes génériques n'étant fondées que sur des différences spécifiques, on ne doit jamais se permettre d'adopter de pareilles innovations ; le genre araignée est un des plus naturels et des mieux circonscrits que nous ayons, et se prête autant aux espèces exotiques qu'aux espèces indigènes.

548. L'ARAIGNÉE DES CAVES (*Aranea cellaria* Lin.) est une des espèces les plus grosses et les plus hideuses que nous possédions dans le Nord. A l'âge adulte, elle a le corps gros comme un grain de raisin, brun noirâtre, et velu en dessus, grisâtre et lisse en dessous ; de longues pattes noires, velues, grisâtres vers l'extrémité ; les mandibules vertes. Cette grosse araignée, il ne faut pas le perdre de vue, a commencé par être fort petite ; en sorte qu'on peut la rencontrer sous toutes les dimensions intermédiaires, et qu'il serait imprudent de s'y fier, parce qu'elle n'aurait pas la taille de la description qu'ont l'habitude d'en donner les toxicographes ; car elle est malfaisante à tous les âges. Elle habite les caves, les fentes des vieux murs, et partant les lieux bas et humides, les lieux d'aisance, etc. Je la trouve tous les ans dans le tuyau de ma cheminée, d'où ma fumée la fait tomber. On ne la rencontre jamais seule ; le mâle cohabite avec la femelle. J'en ai surpris deux énormes derrière un herbier que j'avais aban-

donné sous les tuiles d'un grenier obscur. En décembre 1844, les murailles de nos communs, au fond du jardin, étaient tapissées de jeunes araignées des caves, qui s'y étaient réfugiées pour se garantir du froid extraordinaire d'alors.

549. Les symptômes de sa piqûre varient d'aspect, selon la taille de l'insecte, la constitution de l'individu qui en a été mordu, et le lieu d'élection, selon que le crochet aura intéressé plus ou moins les anastomoses nerveuses, en infiltrant son poison dans le sang; enfin, selon que le venin aura atteint ou les capillaires, ou de plus gros vaisseaux. La plaie prend quelquefois une couleur livide; d'autres fois elle ne laisse presque pas de traces apparentes : cela dépend de la manière dont le crochet mobile est entré dans les chairs, en piquant en pointe ou en déchirant circulairement. Le malade éprouve bientôt du frisson, une certaine horripilation : il est agité, puis assoupi; et il présente ensuite tous les symptômes de l'infection qui découle d'une piqûre; avec la différence qu'il n'enfle pas comme par la piqûre de la vipère, quoique le venin de l'araignée paraisse être de la même nature que celui des serpents, puisqu'il cède aux mêmes antidotes.

550. Les *Éphémérides des curieux de la nature* (cent. 1 et 2, append., obs. 55) rapportent qu'en Sardaigne, on trouvait une araignée des caves (*solifuga*), qu'on y appelait *bargia* ou *vargia*, dont la piqûre faisait enfler tout le corps, avec inquiétude et convulsions, suivies de mort en peu de temps. On s'en guérissait, en s'enfouissant dans le fumier le plus chaud, ou dans un four dont on pouvait supporter la chaleur. Stalpart van der Wiel, (*Obs.*, cent. posth., part. 1, obs. 2), parle d'araignées qui, s'étant introduites dans le tuyau auditif, y produisirent les symptômes généraux les plus graves.

On lit dans un journal américain (*) un cas de morsure de ce genre, qui présente une particularité intéressante, sous le rapport du lieu d'élection. Un habitant de Pensacola, étant aux privés le 7 août 1859, se sentit piquer au gland, par une araignée. D'abord la douleur parut faible et insignifiante; mais elle ne tarda pas à prendre un caractère plus alarmant. Une heure après l'événement, le malade se tordait dans les convulsions les plus fortes, quoique la piqûre n'offrît ni inflammation ni enflure. Le malade vomissait avec de grands efforts, et sentait une douleur profonde dans l'abdomen; il étranglait.

(*) *The American journal of the medical sciences*, 1859.

la suffocation lui injectait tous les vaisseaux de la gorge. Il survint des douleurs dans tous les muscles du dos, dans les jambes. Mais l'antidote ammoniacal ayant été appliqué de bonne heure, ainsi que les liniments au camphre et à l'essence de térébenthine, les douleurs se calmèrent, et le surlendemain le malade se leva presque guéri.

Il n'en a pas été de même d'une dame qu'a eu à soigner le docteur Antigone à Milan, et laquelle fut mordue par une araignée des caves, qui lui était tombée dans le sein. Comme on ne la traita que par la thériaque à l'intérieur, et par les scarifications à l'extérieur, l'endroit piqué grossit comme un œuf, il y eut escarre gangréneuse; et la dame n'en fut quitte qu'au bout de deux mois de souffrances de toute façon (*).

E. de Montmahon (**) dit avoir vu un homme piqué, à la paupière supérieure, par cette araignée, éprouver des accidents graves, et mourir en moins de vingt-quatre heures; sans doute parce que les soins lui furent mal administrés.

551. Les cas de morsure de cette araignée sont plus fréquents qu'on ne se l'imagine; car on ne se l'imagine jamais, quand on ne s'est pas aperçu de l'effet de la piqûre. Or que de fois peut-elle avoir lieu et passer inaperçue, surtout quand l'araignée nous pique endormis! J'ai rencontré souvent des phlegmons ayant au centre un bouton purulent, qui n'étaient à mes yeux que l'effet de piqûres de petites araignées, et qui en offraient tous les accidents; engourdissement et enflure de tout le membre, fièvre brûlante, angoisses, stupeur, inappétence, etc., symptômes assez persistants et qui ne cédaient que difficilement aux soins, toujours trop tardifs, que, dans ce cas de piqûre inaperçue, le malade réclame.

552. Les habitants de la campagne se gardent bien d'araigner leurs écuries, et d'enlever les toiles d'araignées. Cela vient de deux manières de voir: la première, qui est que les araignées, en dévorant les mouches, taons, etc., délivrent les bestiaux des ennemis qui les fatiguent le plus par leurs piqûres; la seconde, qui est la crainte de les faire tomber dans le foin, ce qui exposerait les bestiaux à les avaler en vie.

(*) *Annali medico-chirurgici;* extrait dans l'expérience, 1er août 1844, tom. 14, pag. 76.

(**) *Manuel des poisons*, page 225.

Or on conçoit combien la piqûre de l'araignée serait plus dangereuse, si l'insecte la pratiquait dans les cavités buccales, dans l'arrière-gorge, dans l'œsophage ou la trachée ! Et ce dernier cas n'est pas rare, en dépit de toutes les précautions. Nous sommes donc persuadé que la présence des araignées dans les écuries, utile sous le premier rapport, est trop dangereuse sous l'autre, pour que le premier cas serve de compensation. Donc, quand on aura à sa disposition deux écuries, on fera bien de parfaitement nettoyer l'une, de l'araigner et de la blanchir sur les murs, de la laver au chlorure sur le pavé, pendant qu'on tiendra les bestiaux dans l'autre : on aura tout à gagner à ces soins de propreté. Que de cas de maladies indéfinissables, et dont la cause est ignorée, ne proviennent que de la piqûre de l'araignée des caves de grosse taille, ou des piqûres des jeunes individus, qui ont dû s'introduire dans les cavités nasales ou buccales ! Nous ne saurions trop inviter les médecins des pauvres habitants des masures, et les vétérinaires, à ne jamais perdre de vue cette cause-là ; ils se rendront compte, de cette manière, de bien des anomalies, et trouveront bien plus vite la médication. Qu'ils n'oublient pas que les auteurs de toxicologie n'enregistrent les cas de morsure d'araignée que quand le malade s'est senti mordu; s'il ne s'en est pas aperçu, son indisposition prend, aux yeux du médecin, un autre nom, et devient une entité savante et médicale ; dans le premier cas, ce n'est qu'un renseignement d'histoire naturelle. Quant à nous, nous ne cesserons de poser en principe que, lorsqu'on a eu l'occasion d'étudier une cause et ses effets, et qu'on rencontre les mêmes effets, cela doit suffire pour deviner la cause. Cet axiome est si simple et si logique, qu'il n'a presque pas besoin d'être démontré.

553. L'ARAIGNÉE TARENTULE, ou la tarentule (*Aranea tarentula* Lin.), qui tire son nom de Tarente, ville de la Pouille, aux environs de laquelle il paraît que les cas de morsure de cet insecte ont été plus fréquents à une certaine époque, est l'espèce qui présente le plus d'intérêt, sous le rapport qui nous occupe. La tarentule est commune dans la Calabre, dans les environs de Sienne, dans la Romagne, etc., d'après Matthiole (*), ce qui permet d'établir qu'elle est commune dans toute l'Italie. C'est une grosse araignée qui habite sous terre, dans les trous profonds, sous les pierres, et se jette de là sur sa proie

(*) Sur *Dioscoride*, page 165, trad. franç. de 1655.

ou sur les jambes des moissonneurs. Son corps est gris cendré en dessus, noir en dessous, avec des taches noires et triangulaires sur le dos; les pattes sont maculées de noir.

554. On a souvent révoqué en doute certaines circonstances consécutives de la morsure de la tarentule. « Quant à la tarentule, dit Swammerdan (*), dont la piqûre se guérit, dit-on, par la musique, un homme très-curieux, qui a voyagé en Italie, m'assura, il y a quelque temps, que ce fait passait pour fabuleux, même dans la Pouille, et qu'il n'y avait que les gens de la lie du peuple, des vagabonds, qui, se disant piqués de cet insecte, paraissaient guérir par la danse et la musique, et gagnaient leur vie par cette charlatanerie. »

Madame Lucien Bonaparte (princesse de Canino) m'a dit avoir été souvent témoin des effets de la tarentule, dans ses terres de Canino. On en meurt quelquefois, on éprouve des convulsions; mais à Canino on n'a pas d'exemple de ce qu'on dit de la danse du malade et de sa guérison sous l'influence de la musique (**). Ce que nous avons dit plus haut sur le goût qu'ont les araignées, pour l'harmonie, n'aurait-il pas donné lieu à cette opinion populaire? N'aurait-on pas été porté à croire, *à priori*, que ce qui apaise sa colère et assoupit ses instincts de férocité, devrait en même temps paralyser les effets de sa piqûre?

Quoi qu'il en soit, bien des observateurs dignes de foi assurent en avoir été témoins, et de ce nombre est Matthiole. Entre les nombreuses dénégations et la dernière affirmation, on n'hésite pas à se décider, et nous ne saurions mieux faire que de transcrire à ce sujet Matthiole, dont la description concilie suffisamment les diverses opinions. « Ceux qui en sont piqués, dit-il, sont diversement tourmentés; car les uns chantent, les autres rient; les autres pleurent, les autres crient sans cesse; les autres dorment, les autres sont frappés d'insomnie. Les uns vomissent, les autres sautent et dansent, les autres ont d'abondantes sueurs, les autres sont en proie à de continuelles frayeurs; les autres entrent dans des fureurs et éprouvent des accès de rage. Diversité de passions, qui ne proviennent que de la diver-

(*) *Hist. des insect.*, trad. dans la coll. académ., tom. 11, pag. 51.

(**) Linné ne doutait nullement des effets que l'on attribue à la piqûre de la tarentule : *Quàm multos homines*, dit-il, *araneæ et scorpiones necarint, et tarentulæ* INSANIA *affecerint, observationes medicorum testantur.* (Syst. nat., ed. paris., 1744, p. 105.)

sité du venin de l'insecte, et de la diversité de la constitution et du caractère jovial ou mélancolique du patient.....

« J'ai vu plusieurs moissonneurs, qui avaient été mordus de ces araignées, et qui étaient tourmentés, comme je viens de le dire, et cela, tant dans les hôpitaux qu'en d'autres lieux. Mais ce qu'offre de plus curieux ce cas, c'est que les patients sont soudain soulagés par la musique. Je puis assurer que ceux qui sont atteints de cette affection semblent oublier leurs douleurs, dès qu'ils entendent les sons d'un instrument de musique, et qu'ils se mettent à sauter et à danser aussi gaiement que s'ils n'avaient point de mal. Aussi, dès que l'instrument cesse de se faire entendre, ils tombent à terre, sans pouvoir se soutenir, et en reviennent à leurs premières douleurs. Et pour cette cause, on leur tient des instruments à gage, dont les joueurs se remplacent à mesure que l'un se fatigue, de sorte que le malade, à force de sauter, danser et prendre ses ébats, fasse sortir tout le venin de son corps par la sueur et la transpiration forcée. Ce qui n'empêche pas qu'on ne leur administre parfois la thériaque, le mithridate, et autres remèdes indiqués contre la morsure des animaux venimeux (*). »

553. N'est-ce pas que la description des accidents variés de la morsure de la tarentule, telle que la donne Matthiole, s'accorde, dans les points principaux, avec la plupart des cas de chorée ou danse de Saint-Guy (*chorea Sancti-Witi*), que l'on rencontre çà et là dans les auteurs, cas si variables à leur tour, dans leur durée, leur intensité et leurs symptômes ? Nous nous garderons bien de comprendre dans ce genre les cas des *tics nerveux et chroniques*, qui ne proviennent que d'une altération durable dans la symétrie des nerfs, et qui appartiennent plutôt aux groupes des paralysies imparfaites.

En confrontant les uns et les autres, en bonne logique, on arrive à établir que nos araignées de la France peuvent produire les mêmes effets principaux que la tarentule de la Calabre, lorsqu'elles mordent dans les mêmes circonstances et dans les mêmes centres nerveux ; et que si ces cas ne sont pas plus fréquents parmi nous, nous n'en sommes redevables qu'à l'habitude qu'ont nos moissonneurs et nos laboureurs de porter toujours aux pieds de solides chaussures, et des guêtres par-dessus leurs souliers, quand ils ne vont pas jusqu'au luxe des bottes.

(*) Matthiole, sur *Dioscoride*, liv. II, ch. 57.

556. Nous avons parlé plus haut (489) du pouvoir de fascination qu'exercent les serpents sur les pauvres petits oiseaux; l'araignée semble posséder une puissance semblable sur les insectes même les plus forts. Le 8 août 1840, j'ai eu l'occasion d'en observer un exemple qui me parut très-curieux, chez une araignée domestique : elle venait de prendre dans sa toile horizontale un assez gros taupin (*Elater aterrimus* Fabr.), et elle se tenait comme cramponnée du bout de ses pattes à sa proie, un peu au-dessous de l'abdomen. Je ne la voyais pas appliquer sa bouche contre l'insecte, ni lui faire aucune piqûre; mais seulement s'approcher et s'éloigner alternativement, sans jamais aller jusqu'à le toucher, en exécutant, pour ainsi dire, des passes magnétiques. Or le pauvre taupin, encore plein de vie, était incapable de se débarrasser d'un filet qu'en temps ordinaire il aurait pu mettre en pièces, d'un seul mouvement de ses tarses ; lui qui s'échappe si vigoureusement de la pression de nos doigts, il restait là paralysé entre le bout des pattes d'une faible araignée.

557. Nous terminerons ce sujet en faisant, à l'égard des araignées aquatiques, et qui ourdissent leurs toiles à la surface des eaux, les mêmes observations que nous ont déjà suggérées les animaux aquatiques d'un autre genre (495, 515). C'est que nous pouvons avaler leurs œufs tout aussi bien que les œufs des salamandres, grenouilles, crustacés, etc., soit en bloc et dans leurs coques de soie, soit en détail et disséminés dans l'eau, en lambeaux déchirés et mis en pièces par la dent de quelque animal ou par un accident quelconque. Ces œufs, qui sont très-nombreux dans la même coque, sont susceptibles d'éclore dans l'estomac, et d'y prendre un certain développement, dont les diverses phases sont dans le cas de produire, sur l'économie, les désordres les plus variés et les influences les plus désastreuses. Qu'on s'imagine deux ou trois cents de ces petits parasites vagabonds, errant sur les parois stomacales, quand ce ne serait que pour s'échapper au dehors, grattant et mordant çà et là par besoin ou par caprice, et qu'on évalue par analogie les effets morbides d'un pareil accident, d'un empoisonnement sur une aussi large surface, d'une inflammation qui propage, avec une telle célérité, le phlegmon, l'escarre et la désorganisation ; qui devinerait la cause, sous le voile de ces symptômes alarmants et de ces effets si prompts et si rapides ?

A combien peu de signes se réduirait ce cas, si l'on en découvrait la cause ? Quel magnifique cas d'observation, si l'on est condamné à ne pouvoir l'observer et à ne le décrire que par ses effets ! C'est toujours là le même dilemme médical.

FIN DU PREMIER VOLUME.

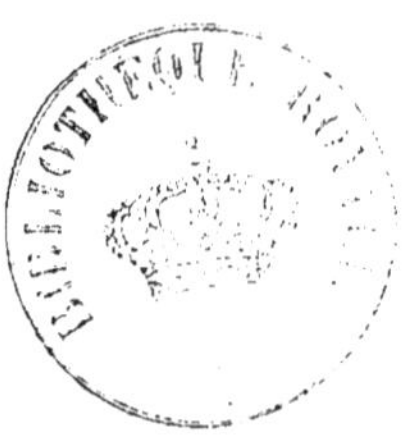

Paris. — Imprimerie de SCHNEIDER et LANGRAND, rue d'Erfurth, 1.

NOTE

SUR LA DISTRIBUTION ET LA MANIÈRE DE SE SERVIR DES 18 PLANCHES SUR ACIER.

Ces planches, renfermant des figures dont l'explication se trouve indistinctement dans l'un ou l'autre des trois volumes dont se compose cet ouvrage, ont été réunies de préférence à la fin du 1er volume, le moins volumineux des trois. Les personnes qui désireraient les avoir séparément en double, afin de les relier sous forme d'un atlas distinct, pourront se les procurer chez l'éditeur, en traitant de gré à gré pour le mode de tirage.

Les figures numérotées en chiffres arabes, sont indiquées, dans le texte de l'ouvrage, par leur numéro, précédé du mot *fig.*, et la planche, par son numéro, précédé de *pl.* Ainsi pl. 3, fig. 3, renvoie à la figure numérotée du chiffre 3, sur la planche numérotée pl. 3.

On trouve, au bas de chaque planche, l'explication des figures qui la couvrent. Les chiffres entre parenthèses renvoient, non à la page, mais à l'alinéa de l'ouvrage, en tête duquel est inscrit ce chiffre. L'ouvrage compte 1350 alinéa : le deuxième volume commence à l'alinéa 338, et le troisième volume à l'alinéa 1111.

Ne confondez donc pas les chiffres entre deux parenthèses avec ceux des pages auxquelles nous ne renvoyons en général que dans la table générale des matières, et sur les planches 1 et 2, lesquelles se rapportent à la note complémentaire de l'introduction, pag. xc, de ce premier volume; mais alors le chiffre entre deux parenthèses est précédé du mot *page*.

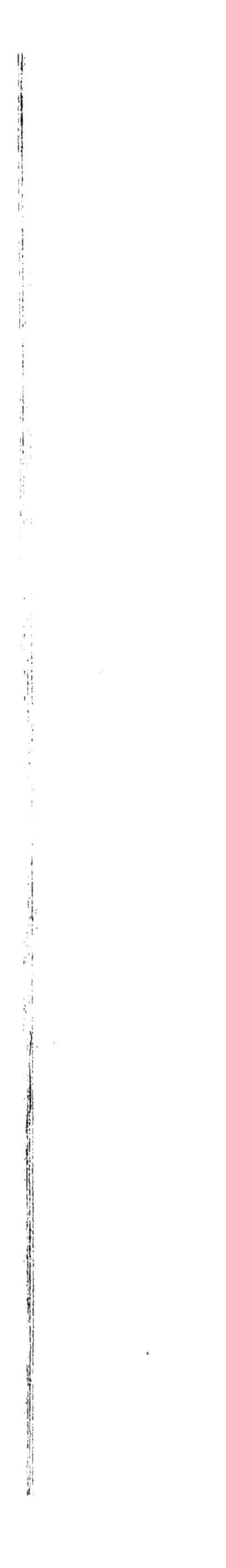

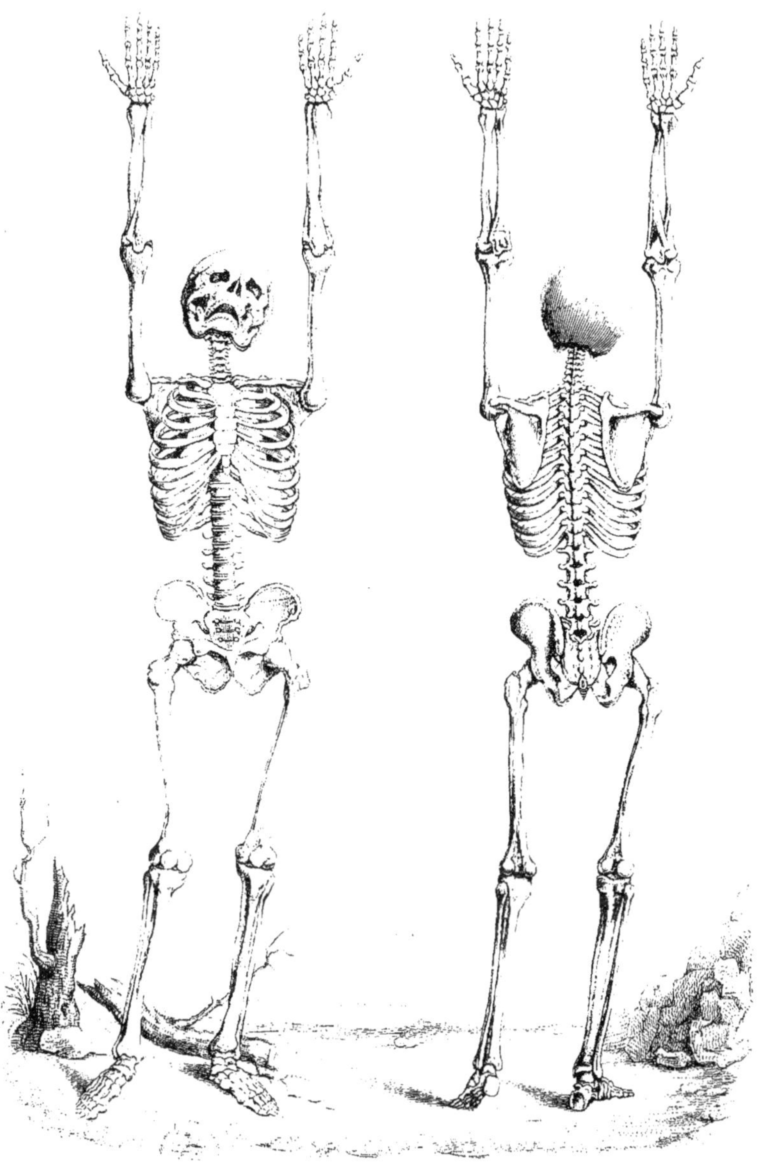

ESQUISSE D'UNE THÉORIE ET D'UNE NOMENCLATURE ANATOMIQUE.

Rapports homotypiques des trains supérieur et inférieur de la charpente osseuse. page 371

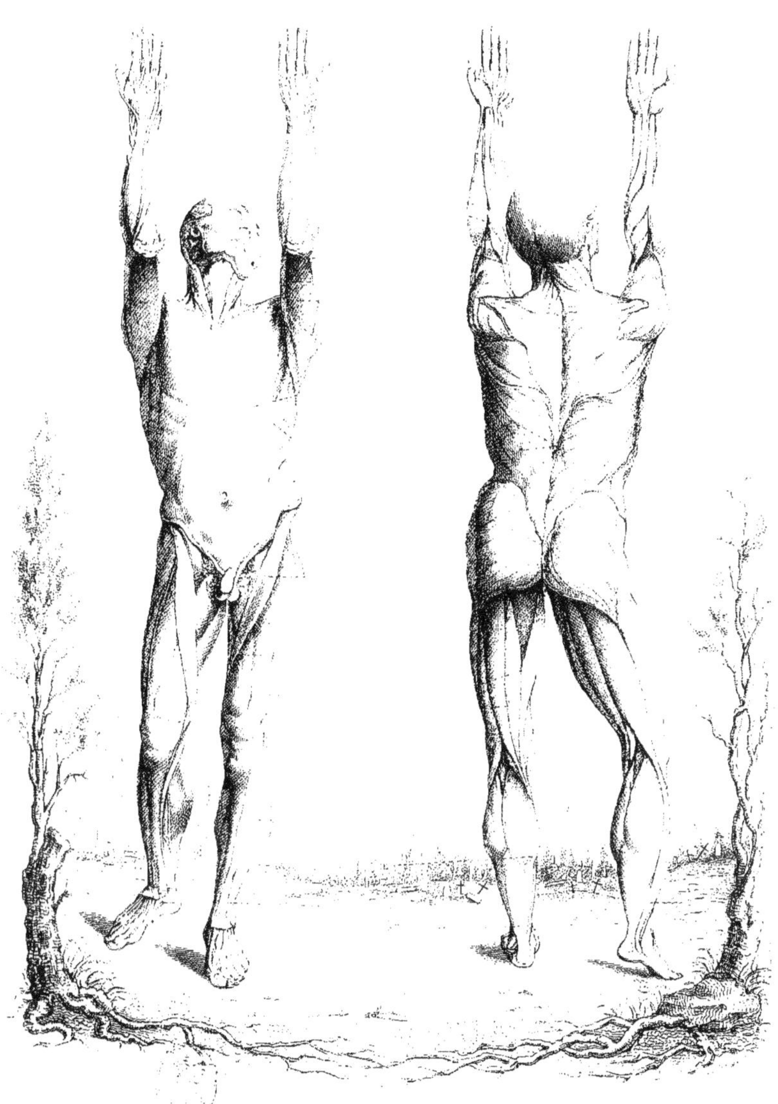

ESQUISSE D'UNE THÉORIE ET D'UNE NOMENCLATURE ANATOMIQUE.

Rapports homotypiques des muscles des trains supérieur et inférieur du corps humain. page 41

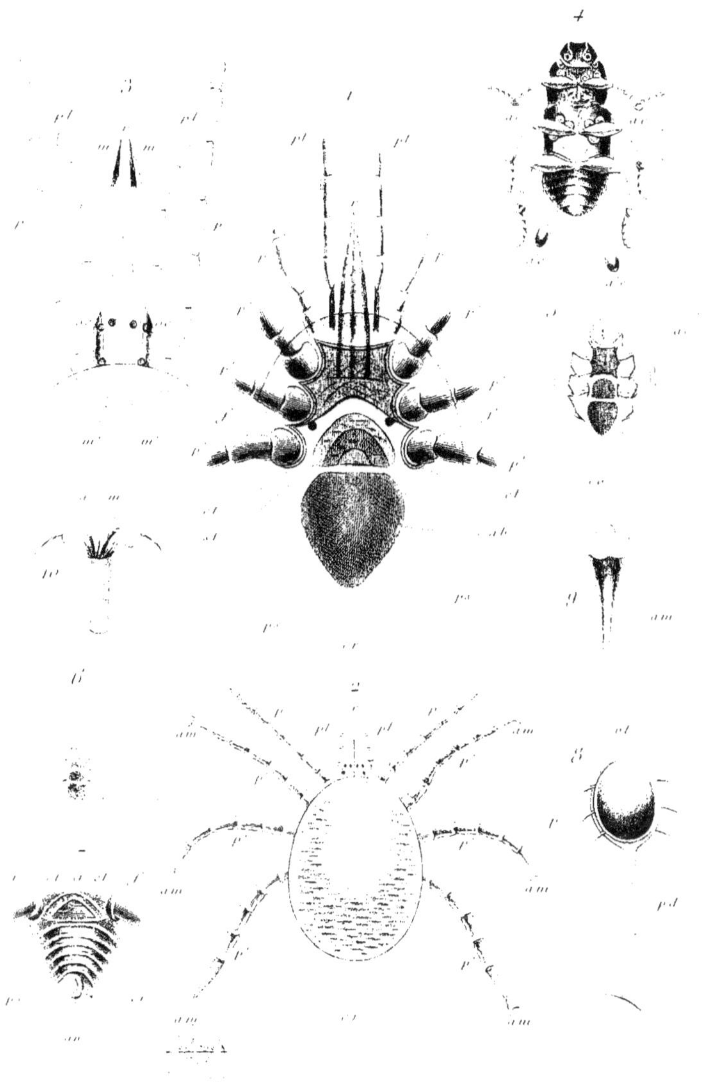

1, 2, 3, 6, 7. Analyse des organes des acares (ibi et suiv.) — p. ambulacre des pattes (ibid.) — ... analogue avec les pelottes des pattes de mouches (ibid.) — 4. Mister dévoré par les mites végétatives (ibid.) — 5. mite végétative se dégageant de son œuf (ibid.) — 8. la même encore dans son œuf (ibid.)

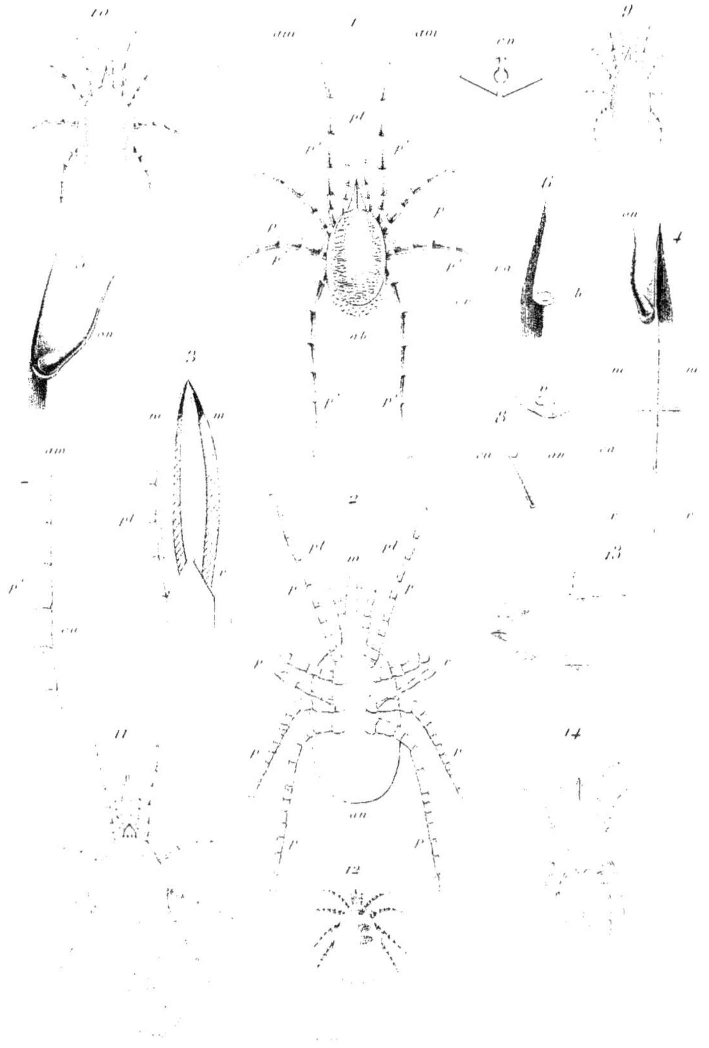

1. Tique commençant à grossir 565. — 2. Tique trouvée sur la tête d'un enfant et ou par l'abdomen 606. — 3, 4, 5, 6. étude des mandibules des acares 567. — 7. 8. ambulacre des acares 567. — 9. 10. jeunes [illegible] des feuilles 583. — 11. acare de la taupe 665. — 12. acare des feuilles du prunier sauvage 591. — 13. 14. mite du fromage 684.

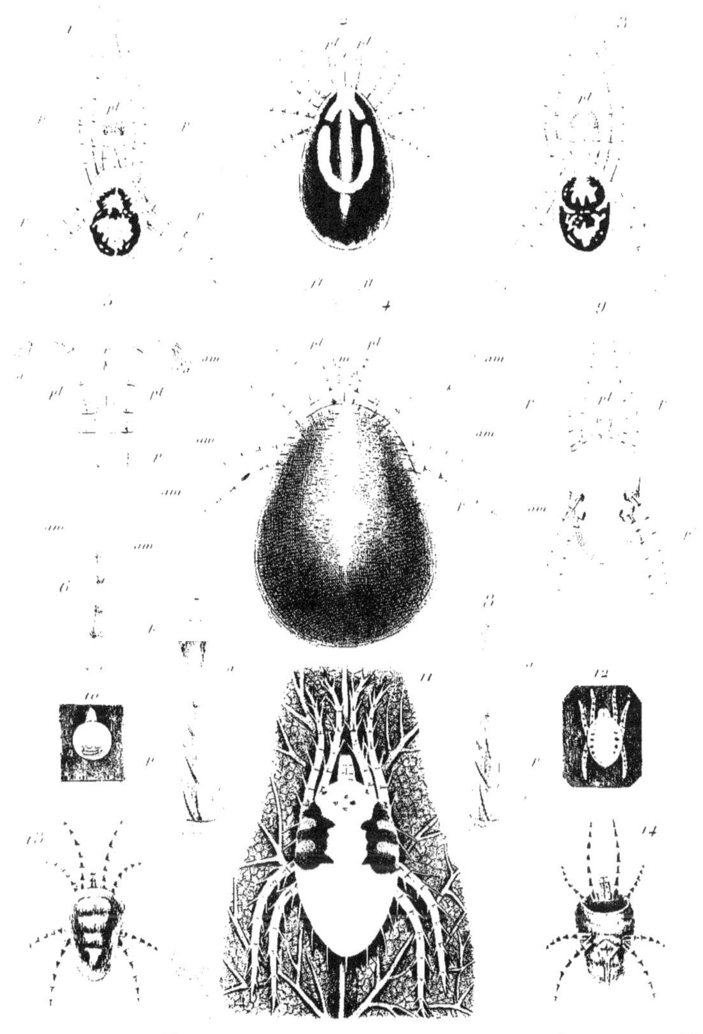

1, 3. tique jeune des poissons 207 — 2. même tique adulte ibid. — 4, 5, 7, 8. tique des oiseaux [illegible] 165 — 6, 9, 10, 11, 12, histoire complète de la gale 181 et suiv. — 13, 14. trombidium [illegible] 99

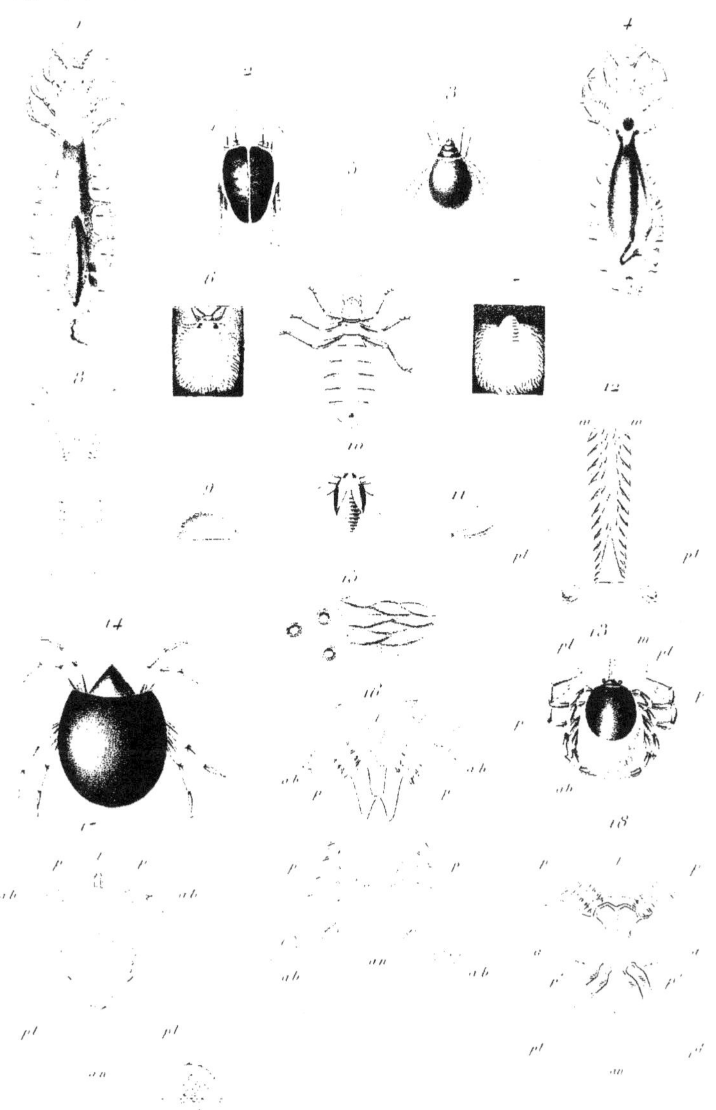

1 pou du corps mâle 882, 22 — 2 acare dutrophore marin 67[illegible] — 3. acare de fèves en mue 616 — 4 pou du corps femelle 882, 22 — 5 pou des Antiques 896 — 6, 7 [illegible] — 8 acare purpurin de la mer 675 — 9, 14 acare de l'abeille 616 — 11, 12, 13 [illegible] — 15 [illegible] morbides de l'acare sur la peau de l'abeille 616 — 16 ciron de la gale du cheval [illegible] — 17 18 ciron de la gale humaine [illegible]

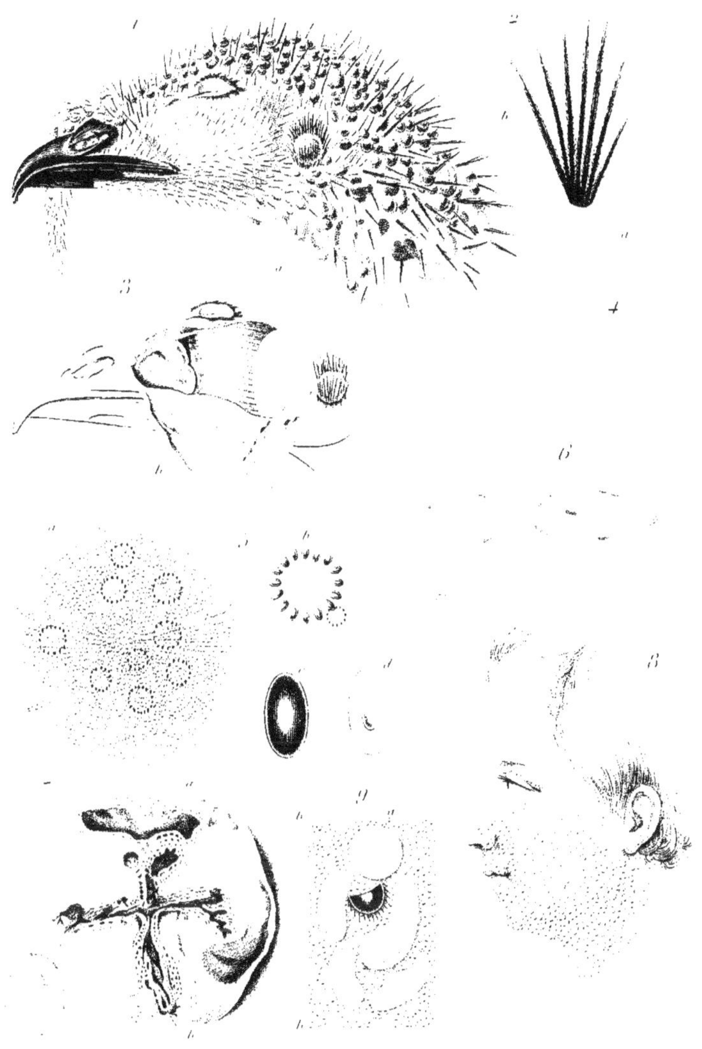

1. Tête de jeune dindon malade 8 : 2 _ 2. plumes invaginées ibid. _ 3. Anatomie de sa tumeur sous-orbiculaire ibid. _ 4. produit stéatomateux de sa maladie ibid. _ 5. analyse d'une dartre au début 1200 _ 6. éruption produite par les acares sur la peau du bras 1/1 _ 7. analyse d'une dent cariée 1203 _ 8, 9 éruption produite par les acares sur la peau du visage 1/1

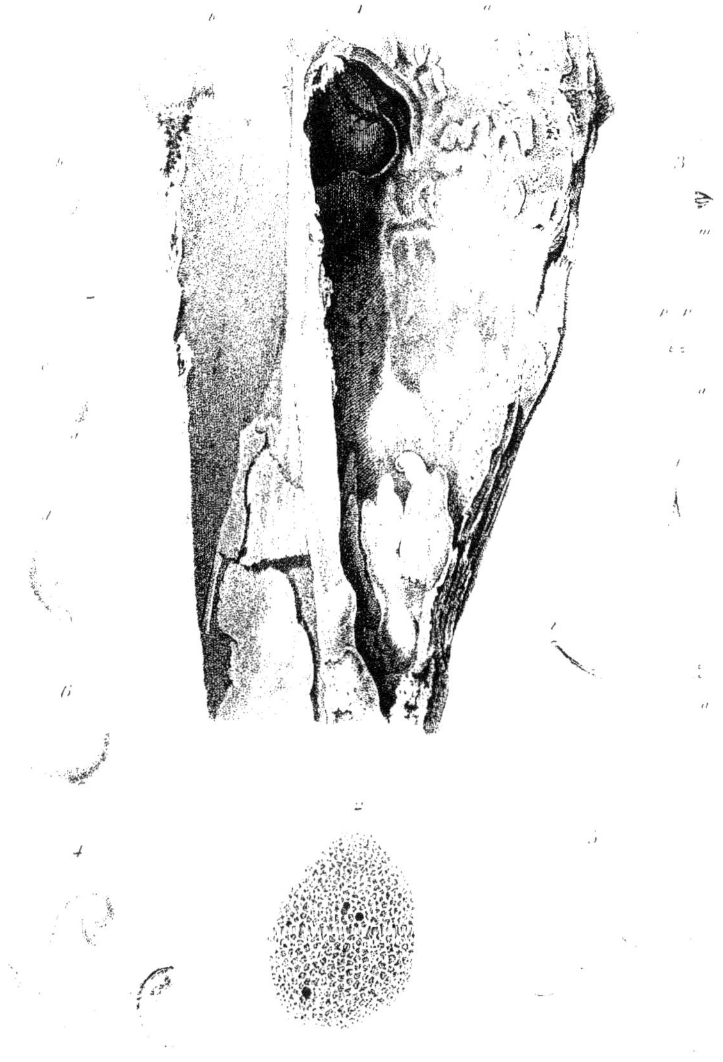

1, 2. Morve des chevaux pag. 475 du 3e vol. — 3. Larve de la mouche du fromage 826 — 4…6.7 analyse d'un kyste du tendon tibio-rotulien pag. 463 du 3e vol.

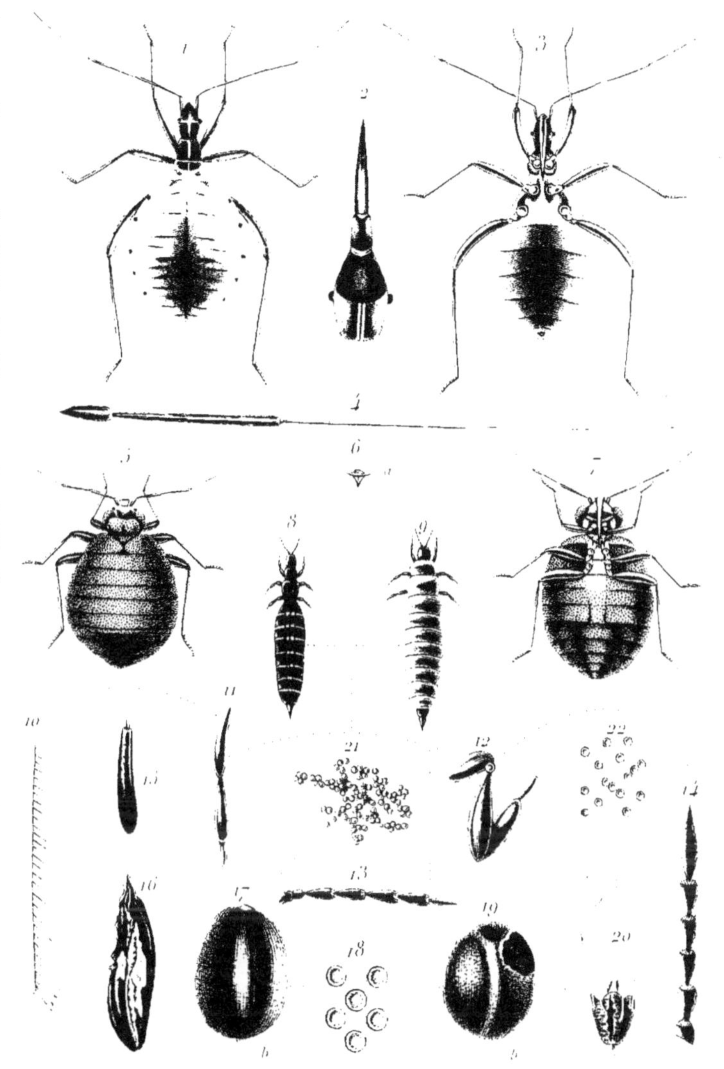

[illegible] de la Punaise mouche vue par le dos (70?) — 3 vue par le ventre ibid — [illegible] son suçoir ibid — 4 ses antennes ibid — 5 et 7 Punaise des lits (79?) — 6 œuf de la Punaise de la vigne (794) — 8 thrips physapus (82?) — 9 larve jaune (82) — 10 ailes du thrips physapus (82) — 11 12 ses pattes ibid — 13 antennes de la femelle ibid — 14 antennes du mâle ibid — 15 grain de seigle de grandeur naturelle (788) — 16 le même grossi ibid — 17 blé carié (786) — 19 le même éventré ibid — 20 [illegible] attaquée du charbon (787) — 21 granulations de la carie du blé vues à la loupe (787) — 18 les mêmes mesurées au micromètre ibid — 22 granulations du charbon de l'orge ou de l'avoine mesurées au même micromètre ibid

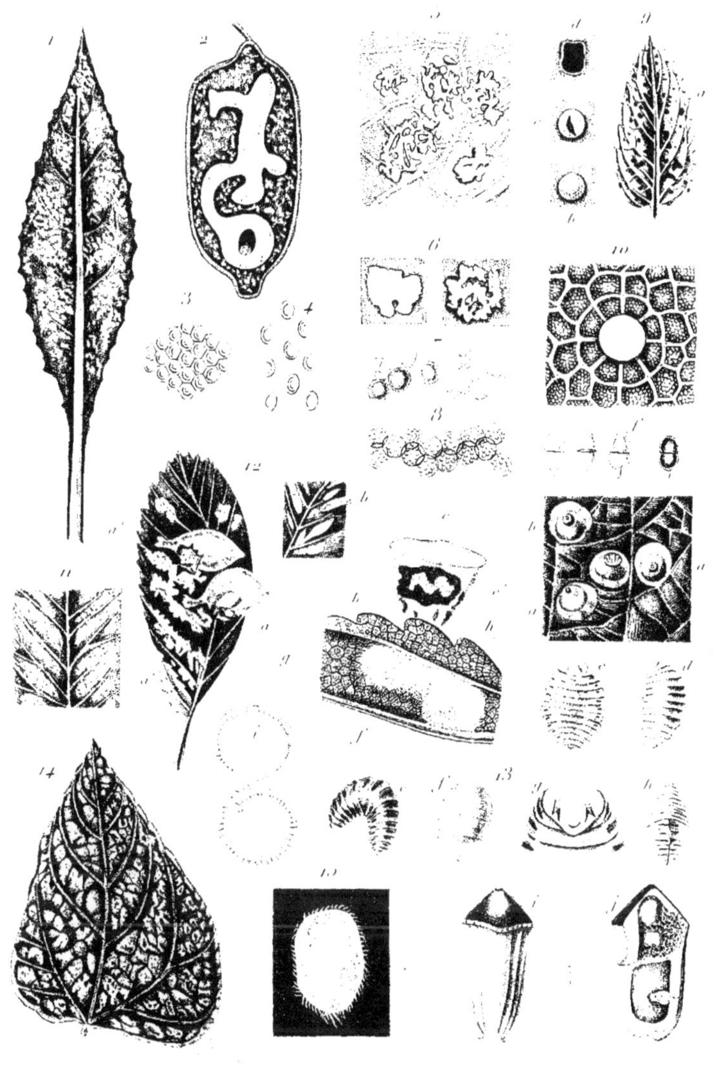

5. 8. blanc ou meunier du chou (756). — 9. 10. urédo des labiées (589, 766). — 11. meunier des feuilles de pois (?). — 12. histoire des galles vésiculeuses des feuilles de l'orme (79). — 13. Cynips des feuilles du tilleul (912). — 14. maladie acarigène des feuilles du haricot (992). — 15. coques soyeuses des feuilles de l'orme (912). — 1. 2. 3. 4. blanc ou meunier de la julienne (Hesperis), produit par le thrips jaune (783).

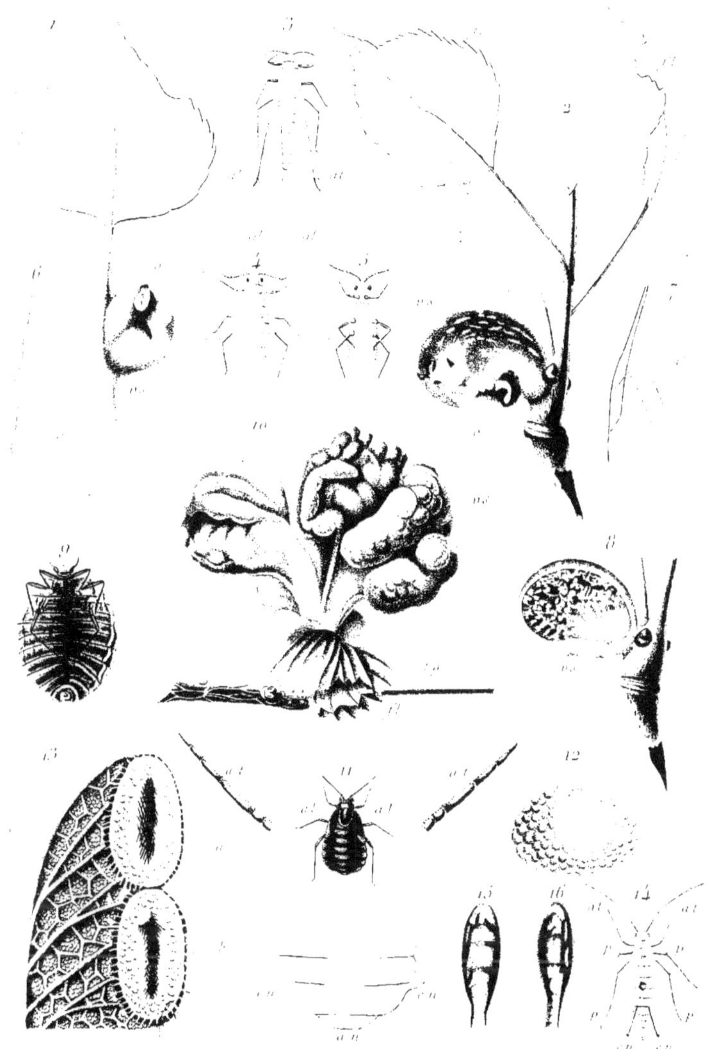

[illegible] _3 puceron mâle qui les produit [illegible] _4 [illegible] pucerons [illegible] _6 [illegible] _8 [illegible] _9 femelle de ces pucerons [illegible] _10 [illegible] _11 puceron qui la produit [illegible] _12 tumeur herbacée produite sur le pommier par un acare ou un puceron [illegible] _13 [illegible] filaments qui en couvrent la cavité [illegible] _14 puceron [illegible]

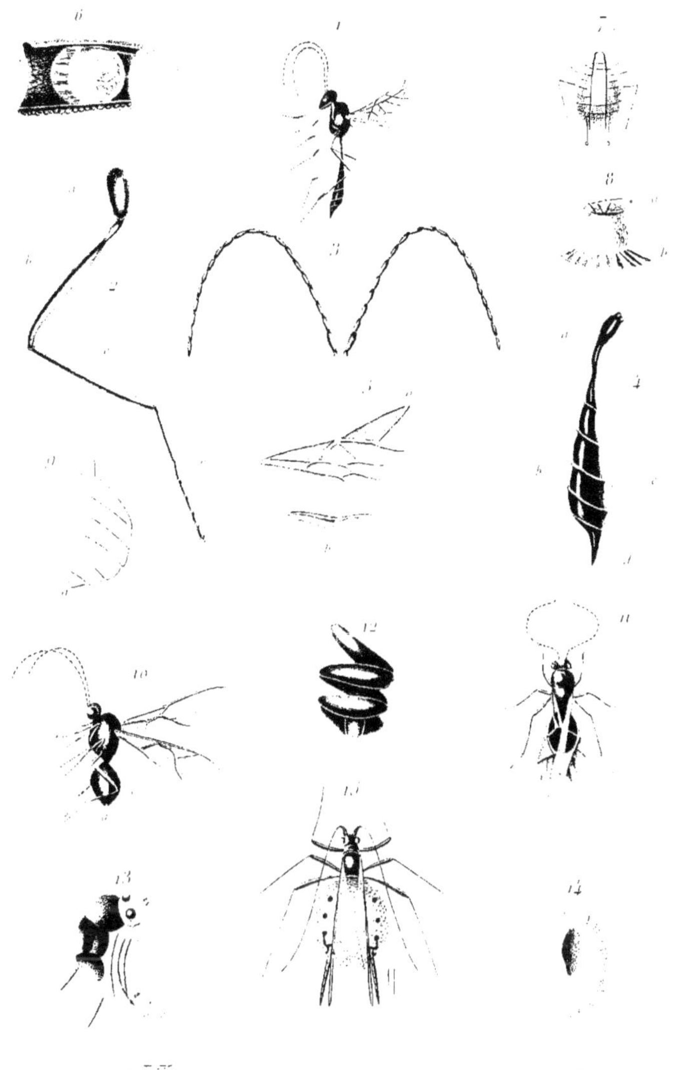

[illegible] ichneumon à coque [illegible] grossi [illegible] — 2. une de ses pattes, ibid. — 3. ses antennes, ibid. — 4. son abdomen, ibid. — 5. ses ailes, ibid. — 6. sa coque perforée [illegible] — 7. puceron dans lequel sa larve vit, ibid. — 8. coque [illegible] [illegible] — [illegible] abdomen de l'ichneumon [illegible] [illegible] — [illegible] de sa larve [illegible] dans le ventre du puceron [illegible] ibid. — 14. larve de l'ichneumon [illegible]

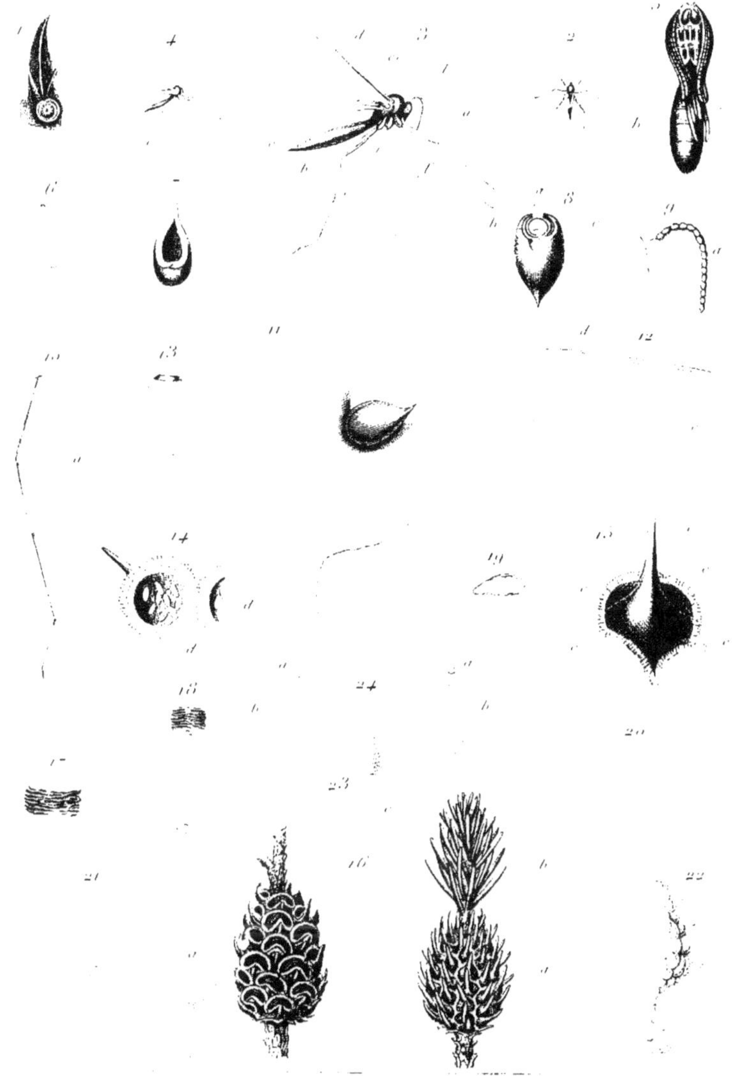

1. 12. Histoire et analyse du diplolèpe auteur de la galle en navette des feuilles du hêtre. 910. — 13. 16. Histoire du puceron auteur des pseudocônes des sapins a b rameau vert, a' b' le même desséché 766. — 17. 22. Pourceaux de l'aphlasie du beurre rendus par les selles 972, 1.1. — 23. 24. Cochenille des pruniers amandiers 879.

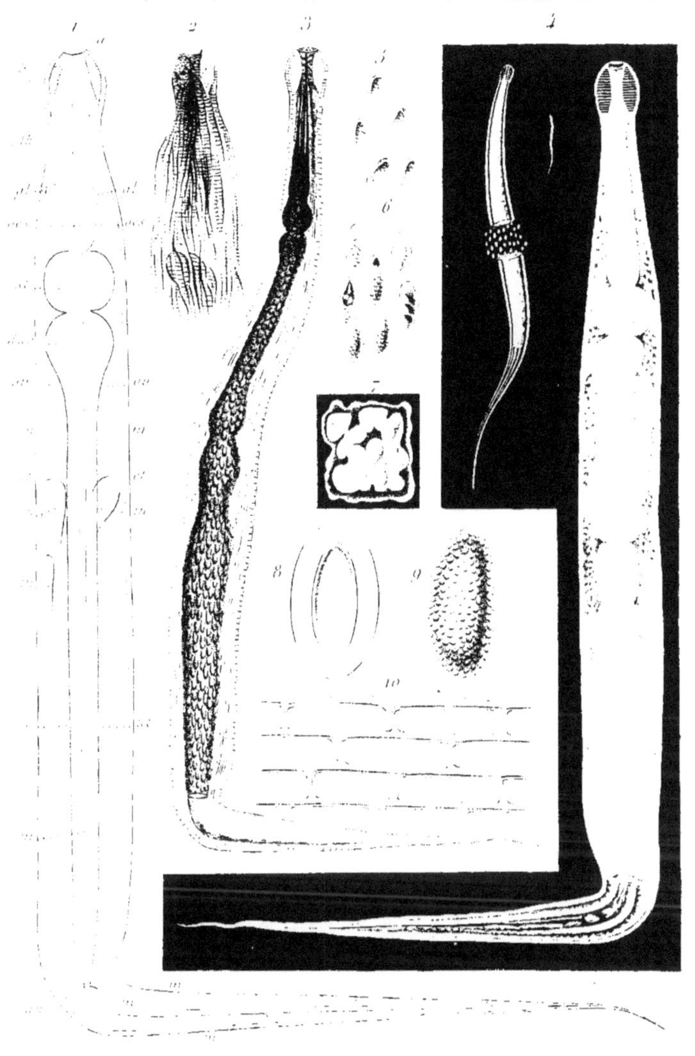

1 Topographie des organes de l'ascaride vermiculaire (975) _ 2 derme de l'ascaride (977) _ 3 Ascaride desséché [illegible] _ 4 ascaride [illegible] (ibid) _ 5 œufs de l'ascaride (982) _ 6 analogie des granulations des [illegible] (ibid.) _ 7 [illegible] de la grappe (ibid) _ 8 œuf de l'ascaride dans l'acide sulfurique (982) _ 9 œuf de l'ascaride vu dans l'eau (ibid) _ 10 épiderme de l'ascaride grossi au microscope (977)

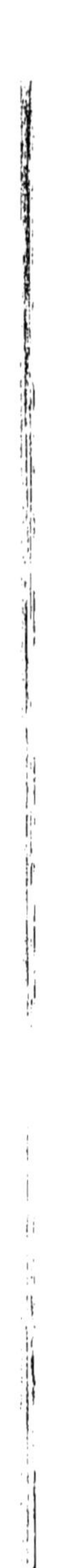

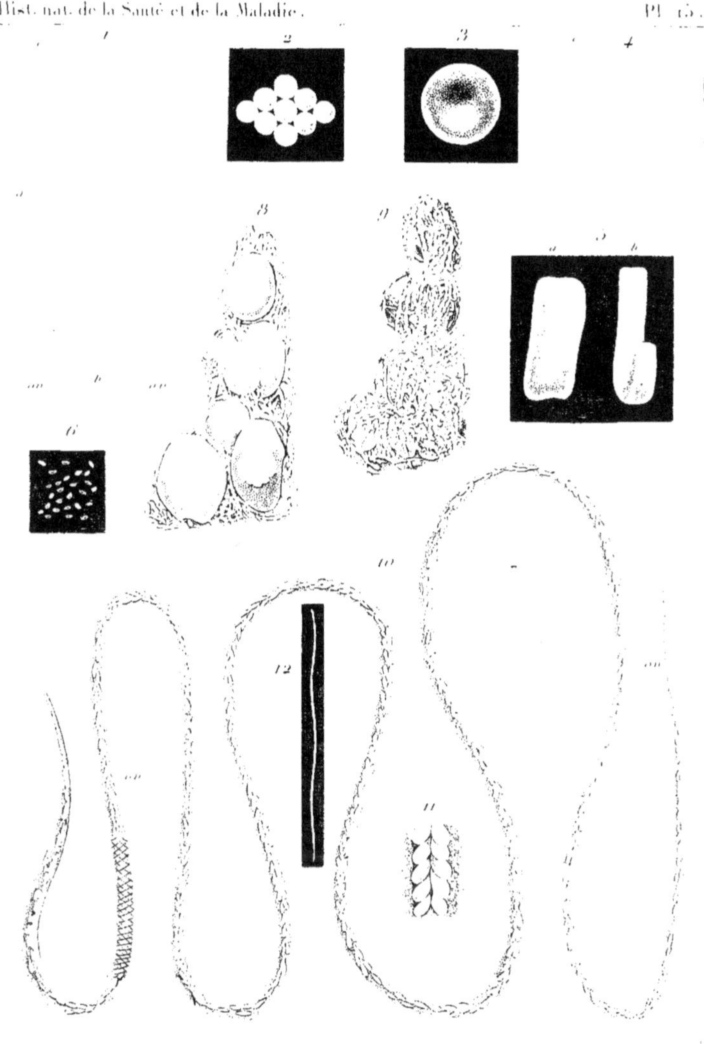

1, 2, 3, 4, 5, 6, 7, ver cucurbitain du chien ×104. — 8, 9, œufs de filaire sous le derme d'une poule ×112. — 10, 11, 12, filaire de la poule, ibid.

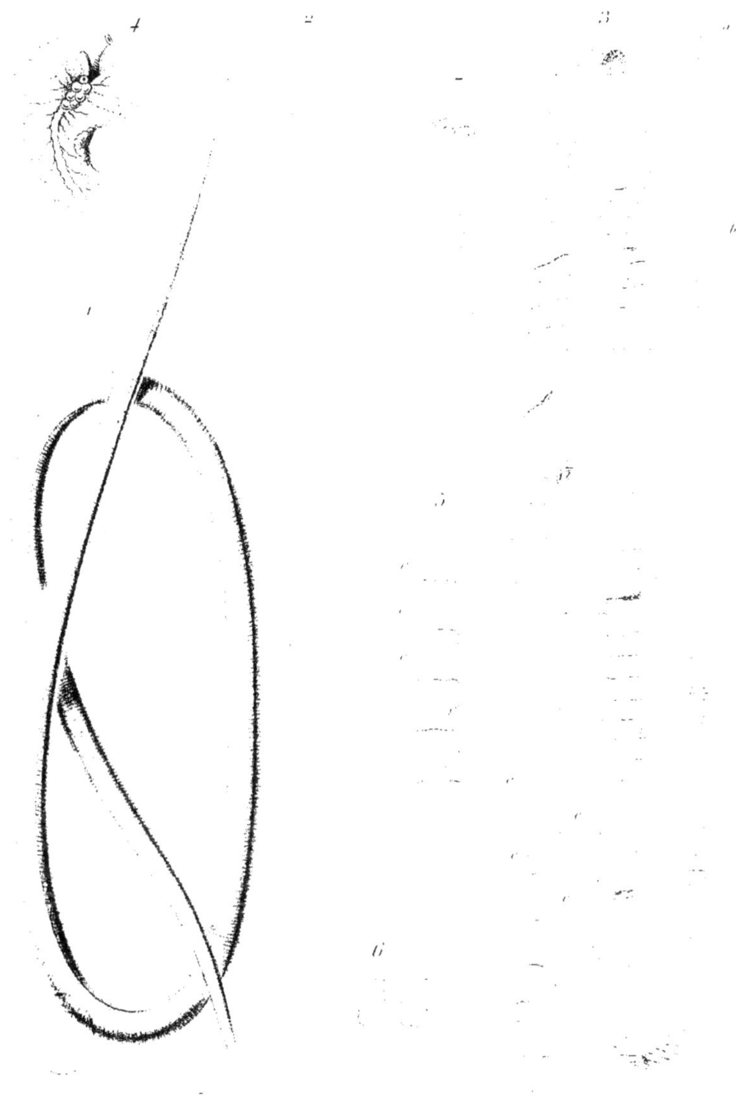

1 Ascaride lombricoïde n°63 — 2 Ligule des poissons n°68 — 3 ver solitaire n°70 — 4 [illegible] du feu dans l'esprit de vin n°47 — 5 articulations du ver solitaire à oscules unilatéraux n°63. — 6 id. à deux trois et quatre oscules ibid. — 7 hydatide du cerveau n°73.

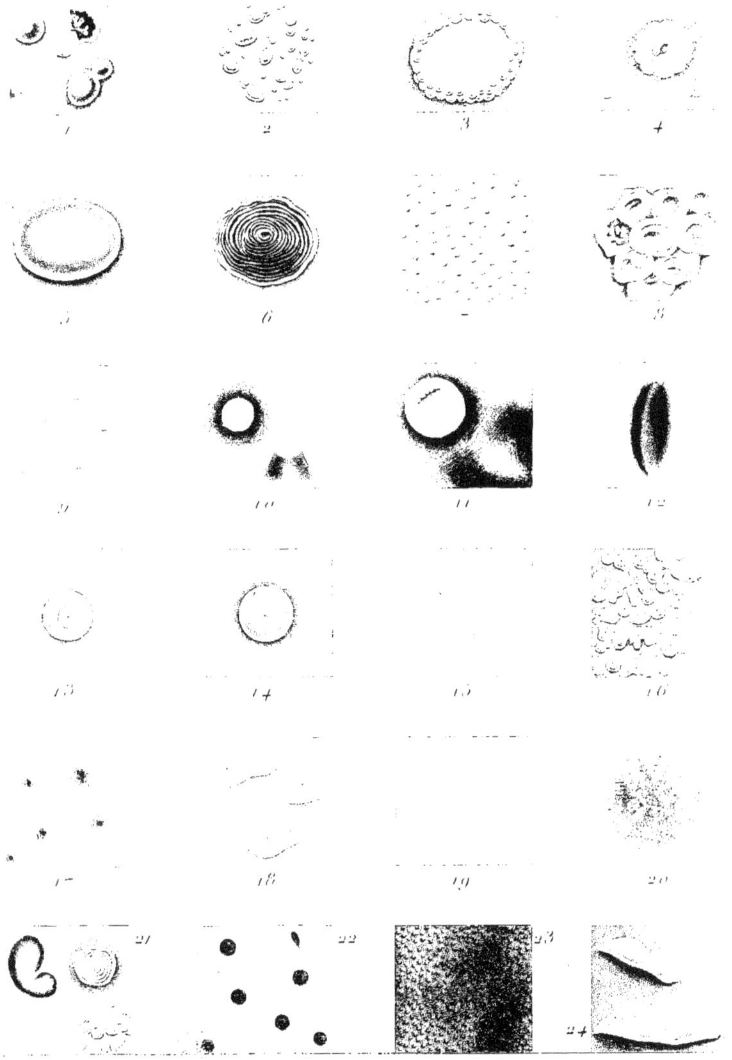

1 pustules de la gale 1193. — 2 herpès phlycténoïde ibid. — 3 herpès circinoïde ibid. — 4 herpès iris ibid. — 5 pemphigus ibid. — 6 Rupia simplex ibid. — 7 suette miliaire ibid. — 8 impetigo et favus 1209. — 9 Acne 1193. — 10 boutons purulens. — 11 piqûre d'araignée ou d'acare 619 1180. — 12 Ecchymose 1171. — 13 pustules de vaccine du 8e jour 1193. — 14 Cow-pox des vaches ibid. — 15 variole discrète ibid. — 16 variole confluente ibid. — 17 morsures de punaise et de puce 796. — 18 piqûre de cousin 810. — 19 pétéchies 997. — 20 taches mélanosiques 1193. — 21 Caractères Syphilitiques ibid. — 22 maladie pédiculaire 1209. — 23 Scarlatine 1193. — 24 Erysipèle ibid.

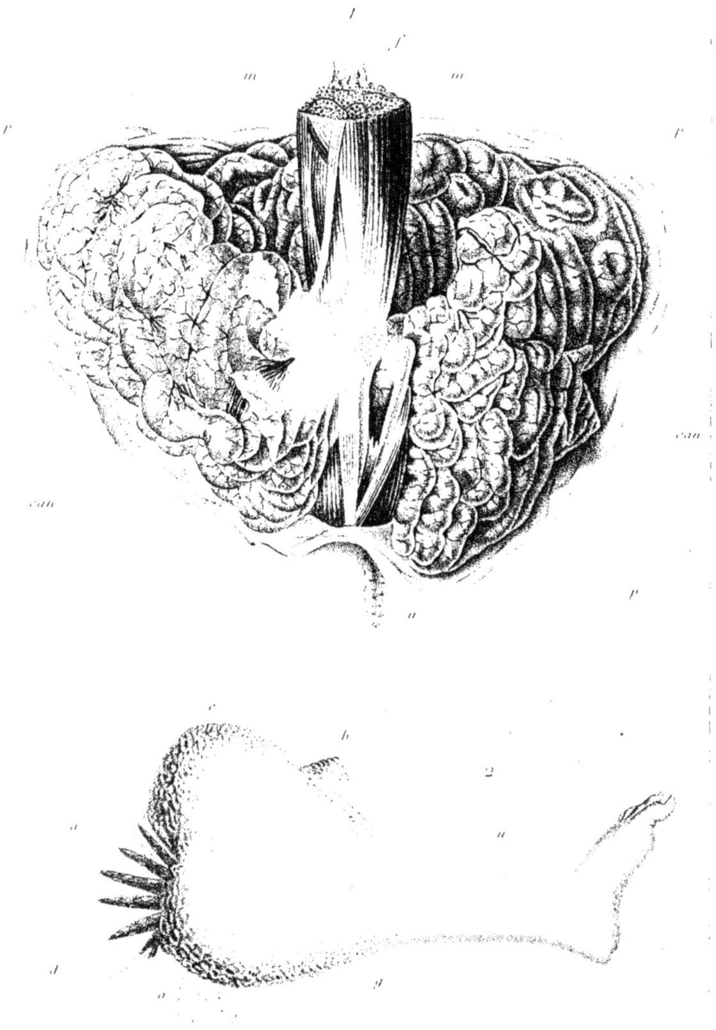

Fig. 1. Anatomie de la tumeur encéphaloïde qui a nécessité l'amputation de la cuisse 1814. — f os du fémur ; m m muscles de la cuisse — pp peau de la cuisse — can. tumeur encéphaloïde qui part du tibia — u ulcère qui a dénudé le péroné.

Fig. 2 — jambe avant l'opération — a lames de couteau sur la partie saine de la cuisse. Tom. 3. pag. 309. b [illegible] 1814 — c g vermiculations chagrinées que prenait la peau de la cuisse — d veines qui se dessinaient en [illegible] sur la peau saine de la cuisse. — u. ulcère sur le péroné.

www.ingramcontent.com/pod-product-compliance
Lightning Source LLC
LaVergne TN
LVHW010123230826
846091LV00001BA/127

9782329607870